R. Lépine

Professeur de clinique médicale à l'Université de Lyon
Correspondant de l'Institut
Associé de l'Académie de Médecine, etc.

Le

Diabète Sucré

Paris, FÉLIX ALCAN, *éditeur*, 1909.

LE

DIABÈTE SUCRÉ

LE

DIABÈTE SUCRÉ

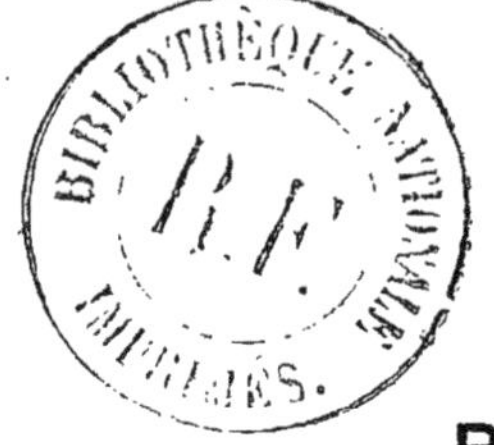

PAR

R. LÉPINE

Professeur de clinique médicale à l'Université de Lyon.
Correspondant de l'Institut
Associé de l'Académie de Médecine, etc.

PARIS
FÉLIX ALCAN, ÉDITEUR
ANCIENNE LIBRAIRIE GERMER BAILLIÈRE ET Cie
108, BOULEVARD SAINT-GERMAIN, 108

1909

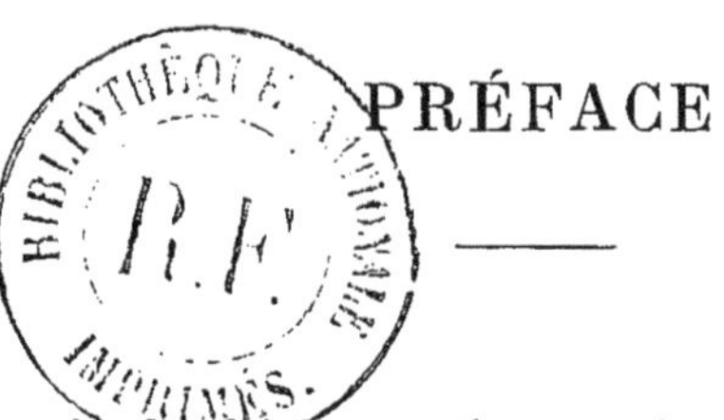

PRÉFACE

La méthode hippocratique, c'est-à-dire l'observation pure, appliquée pendant des siècles, a permis de distinguer des symptômes morbides, de reconnaître comment ils sont habituellement groupés, et de quelle manière évoluent les maladies. — Combinée à un empirisme judicieux, elle a fait réaliser à la médecine d'insignes progrès, et procuré à la thérapeutique presque tous ses grands remèdes.

Mais comme l'a remarqué Cl. Bernard, l'observation a un champ d'action limité : elle est incapable de nous révéler la cause intime des maladies. — Des médecins justement célèbres, auxquels il est impossible de refuser une haute intelligence et une rare sagacité, ont observé des diabétiques, pendant dix-huit cents ans, et ils ont cru — peut-on leur en faire un reproche? — que le vice organique de leur maladie se trouvait dans le rein.

Pour n'être pas abusé par des apparences trompeuses, il faut recourir à une méthode plus pénétrante : partir toujours de l'observation clinique, seule base solide; puis, en s'aidant des lumières de la biologie, s'élever à la recherche et à la détermination aussi exacte que possible de la déviation fonctionnelle.

Cette méthode a un défaut : pour être féconde, elle exige que nos connaissances biologiques soient non seulement exactes, mais encore suffisamment étendues. On n'a pu la mettre à profit dans l'étude des maladies nerveuses que lorsque la physiologie du système nerveux a été assez avancée ; et, pour l'appliquer au diabète, Cl. Bernard a dû, préalablement, étudier la glycémie, découvrir la glycogénie hépatique, et l'influence que le système nerveux exerce sur elle.

Encore ces grandes découvertes qui, dans leur temps, passionnèrent les médecins, ne lui ont-elles pas fourni une base suffisamment large, puisqu'il n'a pu, malgré son génie, proposer une théorie satisfaisante du diabète, et une thérapeutique utile.

Après le labeur accompli dans ces derniers temps, qui nous a dévoilé, en partie, le mystère des sécrétions internes, la diminution de la glycolyse chez le diabétique, depuis longtemps soutenue par le professeur Bouchard, et un certain nombre de faits relatifs au métabolisme des hydrates de carbone, il semblera peut-être permis de tenter à nouveau une synthèse du diabète. — J'ai fidèlement suivi la méthode de Cl. Bernard, et, à son exemple, étudié soigneusement la glycémie. Avec M. Boulud, j'ai trouvé que ce qu'on a appelé jusqu'ici « le sucre du sang » ne représente pas la moitié de sa quantité totale, attendu que la plus grande partie est à l'état de combinaison, plus ou moins solide suivant les circonstances,

— qui le dissimule à tous nos réactifs, mais dont il se dégage spontanément dans le torrent circulatoire pour les besoins de la glycolyse fonctionnelle. — C'est donc un sucre immédiatement disponible, quoique non apparent, d'où le nom de *sucre virtuel*. On ne peut lui refuser une réelle importance biologique.

Quant à l'autre partie, celle que l'on connaît depuis Cl. Bernard, elle n'est pas non plus tout à fait libre; car elle ne dialyse point. L'état de combinaison lâche, dans lequel elle se trouve, explique en grande partie, et indépendamment de l'état du rein, le défaut de parallélisme entre l'hyperglycémie et la glycosurie.

On trouvera aussi dans cet ouvrage quelques précisions sur la glycogénie, si fouillée dans ces dernières années et sur la glycolyse, que nos derniers travaux sur le sucre virtuel ont transformée. — J'ai longuement traité des glycosuries, parce que chacune d'elles ayant, en quelque sorte, sa pathogénie propre, son étude jette des clartés sur certaines variétés de diabète. La glycosurie phlorizique est particulièrement suggestive. On l'a considérée comme une curiosité expérimentale, sans analogie avec le diabète de l'homme. Je ne partage pas cette manière de voir : ses rapports avec certains diabètes consomptifs justifient l'analyse attentive de son mécanisme.

Le diabète pancréatique du chien est également instructif, bien que, contrairement à ce qu'on a supposé, il soit en réalité un peu spécial, et n'ait que rarement son analogue dans la pathologie humaine.

Ainsi éclairé par les lumières de la physiologie et de l'expérimentation, le lecteur pourra mieux sonder les obscurités que présentent les états morbides si divers qu'on a englobés sous le nom de diabète sucré, type provisoire, qui n'est pas plus une maladie que l'*hémorragie*, et que l'on démembrera dès qu'on saura bien distinguer les éléments morbides qui le constituent.

Au point de vue pratique je me suis attaché à montrer qu'en général, et quand il n'est pas compliqué d'acétonémie grave, le diabète est guérissable, à la condition toutefois que, comme la tuberculose, on le traite hygiéniquement, médicalement, et, — pourquoi ne pas l'avouer? — empiriquement. Vu l'état imparfait de nos connaissances je trouve qu'on a trop systématisé le traitement du diabète. Il ne faut être dupe — ni des théories, car elles sont essentiellement provisoires, — ni des analyses chimiques des aliments, car leur précision n'est qu'apparente : A quoi nous sert de connaître la quantité globale des hydrates de carbone de tel fruit, alors qu'une bonne part est mieux utilisée que le glycose? Et quel est l'avantage d'être fixé en milligrammes sur la teneur en azote de tel aliment, quand on sait que les albumines sont foncièrement différentes les unes des autres?

Les faits nouveaux exposés dans cet ouvrage sont le résultat d'un travail de vingt ans. — C'est par dizaines de mille que se chiffrent les dosages de sucre du sang faits dans mon laboratoire, à l'aide des méthodes les plus précises, par mes chefs de laboratoire, MM. Porteret,

Barral, Métroz, Martz et Boulud. — Je leur adresse à tous mes remerciements sincères; mais à deux d'entre eux je dois une mention spéciale : c'est avec M. Barral que j'ai commencé l'étude de la glycolyse; avec M. Boulud j'ai découvert le dégagement de sucre dans le sang circulant, et poursuivi la revision de maintes questions difficiles. Il m'est particulièrement agréable de rendre ici hommage à son habileté technique, à sa rare sagacité, et à son zèle infatigable pour la science.

Lyon, le 5 décembre 1908.

TABLE DES CHAPITRES

HISTORIQUE

Chapitre I. — MATIÈRES SUCRÉES DU SANG NORMAL

Chapitre II. — APPORT DES HYDRATES DE CARBONE PAR L'ALIMENTATION

Chapitre III. — RÉSERVES GLYCOGÉNIQUES

Chapitre IV. — GLYCOGÉNIE

Chapitre V. — LIPOGÉNIE ET GLYCOLYSE

CHAPITRE VI. — HYPERGLYCÉMIE

CHAPITRE VII. — LES GLYCURIES

ÉTUDE CLINIQUE DU DIABÈTE SUCRÉ

CHAPITRE VIII. — ÉTIOLOGIE

CHAPITRE IX. — DYSCRASIE DIABÉTIQUE

CHAPITRE X. — SYMPTOMATOLOGIE

CHAPITRE XI. — NUTRITION CHEZ LE DIABÉTIQUE

CHAPITRE XII. — COMPLICATIONS DU DIABÈTE

Chapitre XIII. — MARCHE. DURÉE. TERMINAISONS

Chapitre XIV. — DIAGNOSTIC

Chapitre XV. — PRONOSTIC

Chapitre XVI. — TRAITEMENT

LE DIABÈTE SUCRÉ

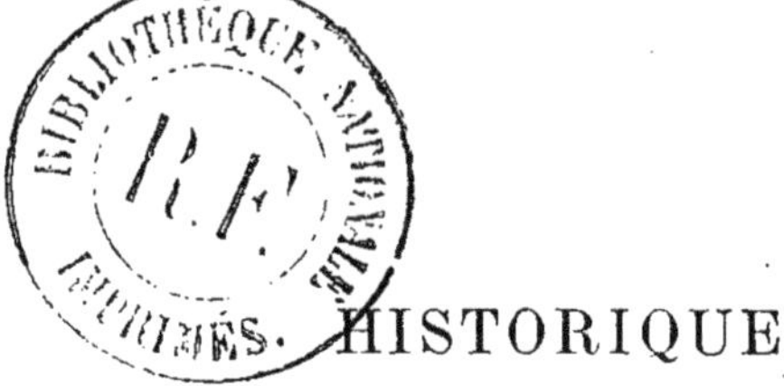

HISTORIQUE

1re PÉRIODE (JUSQU'EN 1775)

On a dû remarquer, dès la plus haute antiquité, que certains malades rendaient une quantité d'urine extraordinaire ; mais il faut arriver à Celse pour trouver la mention de cette anomalie. Persuadé qu'elle était due à ce que les boissons traversaient le corps, sans y séjourner, comme à l'état normal, Arétée la désigna par le mot *diabète* (διαβαίνω). Il nota, chez certains sujets atteints de cette maladie, une soif inextinguible et la diminution des forces.

Galien admet que le diabète résulte d'une faiblesse des reins, qui auraient perdu « la faculté de retenir les boissons, de même que dans la lientérie, l'intestin ne garde pas les aliments ». Aétius d'Amide, Alexandre de Tralles, Paul d'Egine, Rhazès et Avicenne acceptèrent cette doctrine.

Paul d'Egine l'exprime d'une manière très claire : « *Quum potio, protinus qualis assumpta est, transmittitur, diabete appellatur.* »

Cinq siècles plus tard, l'idée galénique subsiste intacte : Trincavella, de Venise († 1568), donne comme preuve que l'urine est bien constituée par la boisson *inaltérée*, le fait que l'urine d'un malade avait le même goût que ses tisanes[1]. Amatus Lusitanus définit le diabète : « *Transitus urinæ continuus, aut verius*

1. Trincavella. *Opera Omnia.* Lugduni, 1586-1592.

potionis non mutatæ. » Zacutus Lusitanus dit presque dans les mêmes termes : « *Velox exitus potus non mutati per urinam.* » Toutefois, pour cet auteur, les reins ne seraient pas seuls malades : l'estomac, siège de la soif, partagerait avec eux le défaut de ne pas retenir les liquides.

Paracelse, esprit génial, émet une idée nouvelle : le sang renfermerait *un sel* qui, éliminé par les reins, amènerait la polyurie; et cette conception ne paraît pas de sa part purement hypothétique : dans une mesure d'urine il aurait trouvé *quatre onces* de sel! En conséquence, dit-il, le traitement ne doit pas être dirigé contre l'état du rein. Mais la voix de Paracelse resta sans écho. Fernel, F. Plater, etc., professent la doctrine de Galien. Quant à Deleboë († 1672), l'illustre fondateur de l'école chimiatrique, il admet, naturellement, que le *vice* du diabète est dans le sang et non dans le rein.

Un de ses contemporains, Thomas Willis († 1678), insista plus que ses prédécesseurs sur la saveur sucrée de l'urine des diabétiques[1], qui, dit-il, est comme imprégnée de miel ou de sucre. Mais Dolaeus, plus de dix ans après la publication du médecin anglais, reste fidèle à la tradition galénique. Il considère l'urine des diabétiques comme « *potus, parum vel nihil, immutatus* ».

Pour Sydenham, qui ne se piquait pas de suivre les traditions médicales, le diabète résulte d'une digestion imparfaite. Morton[2] range le diabète dans le groupe des phtisies.

Boerhaave est éclectique : « *Diabetes urinæ chylosæ vel lacteæ frequens et copiosa trajectio; causa ejus censetur nimia laxitas fibrorum in arteriolis urinosis, concurrens simul cum humoribus valde dilutis quæ utraque ab aquoris*[3]. »

Mead († 1754) n'admet pas que le diabète dépende des reins : « *Non hic est renum morbus, ut vulgo medici statuunt, sed hepatis, etiam a vitiata bilis miscela oriundus.* » A l'autopsie des diabétiques il prétend avoir *toujours* trouvé dans le foie une matière stéatomateuse.

1. Des médecins hindous avaient antérieurement — peut-être avant Trincavella, — noté la saveur sucrée de certaines urines; mais cette remarque n'a été connue des médecins européens qu'au XIXe siècle.

2. R. Morton. *Opera medica.* Amsterdam, 1696. Dans cet ouvrage Morton signale l'hérédité du diabète.

3. H. Boerhaave. *Institutiones medicæ.* Lugduni Batavorum, 1708.

Sauvages, qui a essayé, comme on sait, de distinguer des *espèces* morbides dans les syndromes qui constituaient la pathologie au dernier siècle, décrit sept espèces de diabète : 1° *Diabetes legitimus Aretæi*, caractérisé par le fait que la quantité d'urine serait supérieure à celle de la boisson ; 2° *D. anglicus* (celui où l'urine a la saveur du miel) ; 3° *D. hystericus ;* 4° *D. artificialis* (que Malpighi aurait produit chez l'animal par la ligature de la veine splénique) ; 5° *D. a vino ;* 6° *D. arthriticus ;* 7° *D. febricosus*.

Cette classification n'est pas irréprochable : on ne sait ce que Sauvages entendait par diabète fébrile. L'exemple qu'il donne du diabète expérimental est étrange, et l'existence du diabète, qu'il appelle *légitime*, ne repose guère que sur une erreur d'observation ; mais il faut savoir gré à l'illustre nosologiste de Montpellier d'avoir tiré de l'oubli le diabète de Willis, et, le premier, d'avoir mentionné le diabète hystérique, qui n'est d'ailleurs pas un diabète sucré.

2e PÉRIODE (DE 1775 A 1847)

Un siècle environ après Th. Willis, son compatriote Dobson [1] nota que l'urine d'un diabétique présentait une odeur aigrelette et que le *sérum* de son sang avait une saveur douce : — Avec l'aide d'un pharmacien nommé Pool, il évapora 4 litres d'urine de ce malade et en retira plus de quatre onces d'une substance blanche sucrée. Dobson en conclut que, chez les diabétiques, il s'élimine par l'urine une matière analogue au sucre, *qui ne se forme pas dans le rein*, attendu que le sérum a une saveur sucrée. Pour lui, la cause du diabète réside dans l'assimilation imparfaite du chyle qui, dit-il, renferme toujours un peu de sucre. — On voit par ce simple énoncé quel progrès considérable a réalisé Dobson.

Cullen [2] († 1790) revendique comme sienne cette théorie et

1. Matth. Dobson. Experim. and obs. on the urine in diabetes (*Med. Observ. by a Society of Phys. in London*, 1775.

2. Cullen. First lines of Practice of Physic. Edinburgh, 1776.

veut faire passer Dobson pour un plagiaire. On est peu disposé à accepter cette insinuation malveillante quand on voit que pour Cullen l'essence du diabète est simplement un *spasme*[1].

Quelques auteurs attribuent à Cawley le mérite d'avoir, le premier, isolé le sucre de l'urine. Mais la publication de Cawley étant seulement de 1787, la priorité de Dobson paraît indiscutable. Quant à l'histoire clinique de son malade, elle ne manque pas d'intérêt :

Un homme de trente-quatre ans, corpulent, tomba malade en décembre 1787. Son émaciation et sa débilité devinrent extrêmes, bien qu'il mangeât copieusement. — L'année suivante on remarqua que son urine était de saveur sucrée et fermentait avec la levure. Deux litres d'urine donnèrent, par évaporation, environ 5 à 6 onces d'une matière noire, sucrée, ressemblant exactement à de la mélasse.

Dans la période ci-dessus indiquée, la quantité d'urine *n'excéda jamais* la quantité normale. — Puis, les symptômes s'aggravèrent ; la proportion du sucre urinaire diminua notablement. Sur la fin, 2 livres d'urine donnaient seulement une once et demie de sucre.

A l'autopsie, reins de volume normal ; pancréas rempli de calculs, dont le volume n'excédait pas celui d'un pois, analogues à ceux que l'on rencontre parfois dans les conduits salivaires ; l'extrémité droite du pancréas était très dure, comme squirrheuse[2].

Tel est le cas si souvent cité, où se trouve pour la première fois signalée cette variété clinique de diabète sans polyurie que l'on a nommée *diabetes decipiens*, et où l'autopsie a montré une affection calculeuse du pancréas. Cawley ne lui a d'ailleurs pas attribué le diabète : sous l'influence d'idées théoriques, il admet un trouble rénal, et paraît étonné de l'intégrité des reins.

1. CULLEN. Synopsis nosologiæ methodicæ. Edinburgh, 1769.

2. CAWLEY. Cas singulier de diabète (*The London Med. Journal* 1788. t. IX, p. 286). Il est rapporté par Lapierre (*Thèse de Paris*, 1879, p. 61).

F. Homes[1], qui observa avec sagacité deux diabétiques, conteste que la quantité des urines puisse dépasser celle des ingesta liquides. Il a fait fermenter l'urine avec de la levure, et a remarqué qu'après la fermentation elle a perdu son goût sucré pour prendre celui de la bière. Quant à la nature de la maladie, il accepte l'idée de Dobson.

P. Frank[2] émet une idée originale : pour lui, le diabète serait une maladie du système lymphatique (avec exaltation des fonctions urinaires) déterminée par un *virus* (nous dirions aujourd'hui une matière *toxique*), qui se formerait dans l'économie, ou serait introduite du dehors. Cette idée ne trouva aucun écho.

L'attention se fixa, au contraire, sur un opuscule d'un chirurgien de l'armée anglaise, Rollo, qui préconisait un nouveau traitement[3].

Rollo[4] considère le diabète comme une maladie de l'estomac avec « viciation » du suc gastrique. Les principaux moyens à employer sont le repos, une entière abstinence des substances végétales, un régime animal exclusif, les émétiques, le sulfure d'ammoniaque et les narcotiques.

Rollo ignorait que, normalement, l'amidon se transforme en sucre dans le tube digestif. S'il proscrit le régime végétal, c'est « dans le but de ralentir l'activité de l'estomac ». Ajoutons qu'il admet gratuitement une « suroxygénation des humeurs », hypo-

1. Fr. Homes. *Clinical Experiments, Historics and Dissections*. Edinb., 1780.

2. J.-P. Frank. *De curandis hominum morbis Epitome*. Mannehemii, 1792.

3. J'ai emprunté la plupart des citations qui précèdent à une remarquable étude historique du diabète jusqu'à la fin du XVIIIe siècle, que le Dr Max Salomon (de Hambourg) a publiée il y a quelques années (*Deutsches Archiv für klin. Medicin*. VIII, p. 489). J'y renvoie pour les indications bibliographiques anciennes. A partir de Rollo, inclusivement, mon historique est rédigé uniquement sur les textes originaux.

4. John Rollo. On two cases of Diabetes mellitus, with remarks on the arise during the progress of the cure. Londres, 1797. Traduction française par Alyon, Paris, an VI.

thèse bizarre qui lui inspire l'idée de prescrire des agents *désoxygénants*.

On voit que, sauf le régime animal, les prescriptions thérapeutiques de Rollo ne sont pas heureuses, et que son livre, en raison de ses théories singulières, ne semble pas mériter la réputation dont il jouit.

Quant à celui de Nicolas et Gueudeville, il ne renferme rien de bien nouveau.

Dupuytren et Thénard [1] ont décrit avec soin les caractères de l'urine chez un diabétique. Ils ont constaté qu'abandonnée à elle-même elle se troublait, dans l'espace de quelques jours, et qu'il s'en dégageait des bulles de gaz acide carbonique. Elle a donné de l'alcool par la distillation ; elle renfermait donc du sucre ; mais ce sucre était *peu sapide*. Ils ont aussi insisté sur l'utilité du régime animal.

En 1815, Chevreul démontra que le sucre de l'urine des diabétiques est chimiquement identique avec le sucre de raisin [2]. Prout confirma le fait. Dès ce moment, on n'admit plus que deux espèces de diabète : le diabète *sucré*, caractérisé par la présence de glycose dans l'urine, et le diabète *insipide*.

Si le diabète *sucré*, le seul dont nous ayons désormais à nous occuper, parut, dès lors, au point de vue humoral, une maladie bien définie, il n'en resta pas moins, pour les organiciens, une affection énigmatique. Quelques-uns tentèrent de l'expliquer par une congestion du rein. Mais Andral fit remarquer qu'il y a beaucoup de congestions du rein sans diabète, et des diabètes sans congestion du rein. Von Stosch admit, hypothétiquement, qu'il est d'origine cérébrale (1828). En fait, la grande période médicale de Laënnec, Bouillaud, etc., n'amena aucun progrès notable dans la connaissance de cette maladie.

1. Dupuytren et Thénard. Sur le diabète sucré (*Bulletin de la Société de la Faculté de Médecine*, 1806, p. 37).

2. Chevreul. Note sur le sucre du diabète (*Bulletin de la Société philomatique*, 1815, p. 148 et *Annales de Chimie*, t. XCV).

En 1821, Tiedmann et Gmelin firent l'importante découverte qu'il se forme normalement du glycose dans l'intestin des animaux, aux dépens des substances féculentes. Mais les esprits n'étaient pas alors préparés à reconnaître l'étroite connexion qui existe entre les actes physiologiques et pathologiques. Cette notion nouvelle ne fut utilisée que quelques années plus tard, notamment par Bouchardat[1].

Travaux de Bouchardat. — Ce savant, dans ses premières publications, accorda une importance un peu exagérée au fait que la transformation du sucre en glycose pouvait se faire, dans l'estomac des diabétiques, plus vite et plus complètement que dans celui de l'homme sain. C'est ainsi qu'il explique l'excès de sucre dans l'organisme de ces malades. Plus tard, sans abandonner ses idées à cet égard, il crut constater que « la quantité de sucre contenu dans les urines est dans un rapport constant avec la quantité des aliments féculents ou sucrés ». Aussi voulut-il les interdire complètement aux diabétiques. Pour les remplacer, il recommanda — d'une manière peut-être exagérée — l'emploi de l'alcool. D'autre part, il s'efforça d'augmenter la consommation du sucre par l'exercice musculaire[2].

Théorie de Mialhe. — Peu après les premiers travaux de Bouchardat, Mialhe[3], en suivant une indication donnée par Che-

1. Les premières publications de ce maître ont paru en 1838, et surtout en 1839, dans la *Revue médicale*. Les suivantes, fort nombreuses, sont, pour la plupart, réunies dans son livre : de la *Glycosurie ou Diabète sucré*.

2. Bouchardat a aussi eu le mérite de remarquer la fréquence de l'atrophie du pancréas chez les diabétiques. A l'exemple de Haller il a essayé de l'enlever chez des chiens ; mais ses animaux n'ont pas survécu.

3. Ce chimiste venait de se faire connaître en découvrant dans la salive la diastase qui transforme l'empois d'amidon en sucre (*C.-R. de l'Acad. des Sciences*, 31 mars 1845.) — La production de sucre par la salive aux dépens de l'amidon avait déjà été indiquée par Leuchs; mais on ne savait à quel *agent* était due cette transformation de substance. — Quinze jours plus tard, Bouchardat et Sandras trouvèrent une diastase semblable dans le suc pancréatique (*id.* 15 avril).

vreul[1] « que le glycose, la dextrine et le lactose n'ont aucune action réductrice sur l'oxyde de cuivre tant qu'ils n'ont pas été influencés par les alcalis », fut conduit à émettre une nouvelle théorie du diabète[2] : d'après lui, l'alcalinité du sang suffit chez les personnes saines pour brûler le sucre fourni par l'alimentation ; mais les diabétiques, qui transpirent peu, n'éliminent pas suffisamment les acides qui se trouvent normalement dans la sueur ; d'où , diminution de l'alcalinité du sang et incomplète combustion du sucre. — Cette pathogénie n'était pas très solide ; mais l'indication des alcalins est demeurée dans la pratique.

Cependant un chimiste italien, Ambrosiani, avait en 1835 démontré, au moyen de la levure de bière, la présence d'un sucre fermentescible dans l'extrait du sang d'un diabétique[3]; et l'année suivante, Mac Gregor[4], en suivant la méthode d'Ambrosiani, reconnaissait l'existence de sucre dans le sang d'un grand nombre de ces malades. Il ajoute qu'il en a trouvé des traces dans le sang d'animaux sains, en digestion de féculents. Magendie[5] fit la même constatation.

Résumons les progrès accomplis jusqu'à l'année 1847 :

A la fin du XVIIe siècle, Th. Willis signale la présence d'une matière sucrée dans l'urine des diabétiques, et cette matière est plus tard retrouvée dans l'urine et dans le sang. Désormais on

1. CHEVREUL. (*C. R. de l'Acad. des Sciences*, 23 août 1824). D'autre part, Frémy (*id.* oct. 1844) avait fait l'observation que si on arrose un arbre avec une eau légèrement alcaline, il ne porte plus de fruits sucrés.

2. MIALHE. *Bulletin de l'Acad. de Méd.* 1847 et *Bulletin de thérap.* 1849. Plus tard (*Union médic.* 1866) il admet que « la cause première de la glycosurie ne réside pas tout entière dans une composition anormale du sang, mais bien dans une affection nerveuse essentielle ».

3. AMBROSIANI. *Annali univers. di med.* Milano 1835 et *Journal de chim. méd.*, 1836. — Cl. Bernard lui reproche d'avoir, en clarifiant le liquide avec du blanc d'œuf, « introduit une cause d'erreur nouvelle qui a invalidé complètement le résultat de son travail ». Cette critique me paraît excessive.

4. MAC GREGOR. *London Medic. Gazette*, 1837, XX, p. 270.

5. MAGENDIE. *C. R. de l'Acad. des Sciences*, 1846, XXIII, 27 juillet.

a un caractère permettant de séparer le diabète sucré des autres polyuries.

Au commencement du XIXe siècle, Chevreul identifie le sucre de l'urine avec le glycose; Tiedmann et Gmelin découvrent la transformation de l'amidon en sucre dans le tube digestif; on décèle du sucre dans le sang, après l'ingestion d'amylacés, et Bouchardat soutient que le sucre excrété par les diabétiques provient des hydrates de carbone alimentaires. Bien qu'elle ne soit pas rigoureusement exacte, cette hypothèse était féconde.

Reynoso. — Pettenkofer et Voit. — Tel était l'état de la question du diabète, quand, vers 1847, Cl. Bernard commença ses mémorables travaux. Mais, pour ne pas en interrompre l'exposé, il convient de signaler, bien que plus récentes, les publications de Reynoso, et de Pettenkofer et Voit, qui, comme Mialhe, ne virent dans la pathogénie du diabète qu'un défaut de destruction du sucre :

Pour Reynoso[1], ce défaut vient d'une diminution de l'énergie respiratoire. De leur côté, Pettenkofer et Voit[2], dans des expériences d'une précision en apparence irréprochable, crurent constater que l'exhalation de l'acide carbonique et l'absorption de l'oxygène étaient relativement moindres chez le diabétique que chez l'homme sain, bien que la désassimilation fût, chez le premier, plus grande. Ils expliquèrent cette anomalie en supposant que les globules rouges étaient devenus incapables de fixer l'oxygène. L'éclat des découvertes de Cl. Bernard laissa dans l'ombre cette hypothèse[3].

1. A. Reynoso. Mémoire sur la présence du sucre dans les urines, et sur la liaison du phénomène avec la respiration (*Annales des Sciences naturelles*, 4e série, 1855 (Zoologie), tome III, p. 120).

2. Pettenkofer et Voit. Ueber den Stoffverbrauch bei der Zuckerharnruhr (*Zeitschrift für Biologie*, 1867, III. 380).

3. Nencki et Sieber démontrèrent d'ailleurs un peu plus tard que les oxydations ne sont pas diminuées chez les diabétiques : si on leur ingère du benzol, il se produit chez eux la même quantité de phénol que chez un homme sain (*Journal für prakt. Chemie*, 1882, XXVI, p. 1).

3° PÉRIODE (DE CLAUDE BERNARD JUSQU'A 1877)

C'était dans la première moitié du XIXe siècle une croyance universelle que l'animal, à l'état physiologique, est incapable de fabriquer du sucre comme fait la plante [1]. Mais un jeune physiologiste déjà connu par d'intéressants travaux sur le nerf spinal, ayant remarqué à l'autopsie d'un chien *nourri de viande* que le sérum du sang contenu dans le cœur droit donnait une réaction sucrée, fut conduit, par cette constatation fortuite, à douter de la légitimité de l'opinion généralement admise [2].

DÉCOUVERTE DE LA GLYCOGÉNIE HÉPATIQUE

« Un chien fut assommé huit heures après un repas de viande. Aussitôt l'abdomen ouvert on recueillit : 1° du sang qui s'écoula de l'incision faite au tronc de la veine porte, vers le point où la veine splénique vient s'y aboucher; 2° du chyle, en ouvrant le canal thoracique ; 3° du sang du cœur ; 4° les matières alimentaires contenues dans le tube digestif.

« Ces dernières, ainsi que le chyle, ne renfermaient pas de sucre.

« Le sang de la veine porte étant coagulé, il s'en sépara un sérum opalin légèrement lactescent dans lequel on trouva une très grande quantité de sucre.

« Le sérum du sang pur dans le ventricule droit du cœur présentait beaucoup de sucre, mais en moins grande abondance que dans le sang de la veine porte. »

1. Voir DUMAS (*C. R. de l'Acad. des Sciences*, 1845, t. XXI). Dans le lait d'une chienne *nourrie absolument de viande*, cet éminent chimiste avait, naturellement, trouvé du sucre ; mais ce résultat ne le convainquit point, *parce que l'animal avait rongé la paille de sa litière !* A la même époque, Boussingault, Dumas et Payen soutenaient que les matières grasses ne se forment que dans les plantes. Magendie cependant et d'autres savants, dit Cl. Bernard, ne pouvaient comprendre que tout le beurre que fournit le lait d'une vache pût être retiré de l'herbe qu'elle broutait.

2. Cl. BERNARD. De l'origine du sucre dans l'économie animale (*Archives générales de médecine*, 1848, t. XVIII, p. 203).

Il y avait, comme on voit, quelque chose de paradoxal dans ces résultats : lorsque les matières contenues dans le tube digestif ne renfermaient pas de sucre, le sang de la veine porte en contenait une grande quantité. Cl. Bernard fit alors une expérience qu'il rapporte en ces termes :

« Ayant tué, par la section du bulbe rachidien, un chien en digestion de matières exemptes de sucre ou d'amidon, j'ouvris immédiatement la cavité abdominale, et, avec la plus grande célérité possible, j'apposai des ligatures : 1° sur des rameaux veineux qui émanaient de l'intestin grêle; 2° sur la veine splénique; 3° sur les rameaux veineux émanant du pancréas; 4° sur le tronc de la veine porte avant son entrée dans le foie. Incisant ensuite ces différentes veines entre la ligature et les organes, je pus constater : 1° que le sang des veines intestinales, de même que les matières contenues dans l'intestin, ne renfermaient pas de sucre; 2° que le sang de la rate n'en présentait non plus aucune trace; 3° que le sang des veines pancréatiques en était également exempt; 4° qu'au contraire, le sang recueilli entre la ligature de la veine porte et le foie, et qui reflua en grande abondance de cet organe, renfermait des quantités énormes de sucre. Il était donc à présumer que le tissu du foie devait en renfermer, et, en effet, l'analyse d'une portion de ce foie montra des quantités très considérables de sucre, tandis que les tissus de la rate, du pancréas et des glandes mésentériques, également lavés et examinés avec soin, ne dénotèrent aucune trace de sucre aux réactifs[1]. »

Cl. Bernard explique ensuite que ce reflux du sang du foie dans la veine porte est facile lorsqu'on ouvre l'abdomen, à cause de la diminution de la tension abdominale. C'est pour éviter cette cause d'erreur qu'il a recommandé, lorsqu'on veut recueillir à l'état de pureté le sang de la veine porte, de ne faire tout d'abord à la paroi abdominale qu'une petite incision, par laquelle, avec le doigt recourbé en crochet, on saisit le tronc porte qu'on lie à

1. Ce résultat, qui nous semble actuellement étrange, s'explique par l'insuffisance de la technique.

Peu après cette publication, Lehmann (*Bericht der Gesellschaft der Wissenschaften zu Leipzig*, 1850) répéta les expériences de Cl. Bernard sur des chevaux qui venaient d'être sacrifiés. Dans la veine porte il ne trouva que des traces de sucre, tandis que le sang des veines sus-hépatiques en renfermait une proportion considérable.

peu de distance du hile hépatique. Ceci fait, on ouvre largement le ventre et on incise la veine au-dessous de la ligature.

Dans le même mémoire, Cl. Bernard se pose la question de savoir « si ce sucre résulte d'une transformation particulière de certains éléments du foie, ou si l'on doit admettre qu'il est simplement accumulé dans l'organe par suite de l'alimentation ». Il n'est pas favorable à cette dernière hypothèse : 1° parce que le sang d'un chien alimenté exclusivement *pendant dix-neuf jours* avec de la viande cuite, « renfermait beaucoup de sucre »; 2° parce que « chez un lapin nourri d'herbe et *de carottes*, mort dix-sept heures après la section des pneumo-gastriques, il n'a pu déceler de sucre ni dans le sang ni dans le foie. De ce dernier fait, il conclut que la formation du sucre dans cet organe se fait sous l'influence du système nerveux.

Ce mémoire de début renfermait trois faits nouveaux : 1° que les plantes n'ont pas, comme on le croyait alors, le privilège de faire du sucre ; 2° qu'un organe, le foie, en fabrique normalement ; 3° que la formation du sucre dans le foie paraît en relation avec une influence nerveuse. De ces trois propositions, les deux premières semblaient prouvées par les expériences ci-dessus relatées ; et cependant il a fallu d'interminables controverses pour les mettre hors de contestation, controverses d'ailleurs nécessaires, car de graves erreurs entachaient les constatations faites par Cl. Bernard. Quant à la troisième proposition, à peine formulée dans le premier mémoire, elle fut, l'année suivante, complétée par une brillante découverte, celle de la glycosurie consécutive à la piqûre du plancher du quatrième ventricule[1]. J'y reviendrai, après avoir exposé les vicissitudes par lesquelles a passé la doctrine de la glycogénie hépatique, et les luttes passionnées auxquelles elle a donné lieu.

Travaux de Figuier. — Les inexactitudes contenues dans le premier mémoire de Cl. Bernard se retrouvent dans sa thèse pour le doctorat ès sciences publiée trois ans plus tard[2]. A cette date,

1. Cl. Bernard. (*C. R. de l'Académie des Sciences*, 1849).
2. Cl. Bernard. *Sur une nouvelle fonction du foie*. Paris, 1853.

il continue à soutenir qu'il n'y a pas *trace de sucre* dans le sang des artères ou des veines du système général, ni dans celui de la veine porte d'un animal nourri de viande (p. 68). Cette erreur fut relevée par Figuier qui, en précipitant les matières albuminoïdes du sang par l'alcool acidifié, put déceler, dans le sang normal de la circulation générale, la présence de sucre[1], et qui en démontra aussi l'existence dans le tronc de la veine porte, chez un chien nourri *de viande*, deux heures après le dernier repas[2].

A ces faits, Cl. Bernard[3] répondit, d'une manière un peu sommaire, « qu'ils sont complètement inexacts ». Il faut dire, à la décharge de Cl. Bernard, que des chimistes autorisés, Leconte[4], Poggiale[5], Lehmann[6] n'admettaient pas l'existence du sucre dans le sang de la veine porte (sauf, naturellement, dans le cas d'ingestion d'hydrates de carbone). — On constatait bien une réduction des sels de cuivre; mais on ne parvenait pas à obtenir de l'acide carbonique au moyen de la fermentation, que l'on considérait comme seule capable de fournir la *preuve* de la présence du sucre.

Dans un 3e mémoire, Figuier[7] fit connaître une nouvelle expérience :

Chez un chien de forte taille, nourri depuis huit jours de viande de cheval, il retire six heures après le dernier repas 600 grammes de sang de la veine porte, qui sont traités par deux fois et demie leur volume d'alcool acidulé.

1. Figuier. Mémoire sur l'origine du sucre contenu dans le foie (*Gaz. hebd.*, 1855, p. 83).

2. Figuier. 2e Mémoire sur la fonction glycogénique du foie (*Gaz. hebd.*, 1855, p. 236). — Schmidt, après Magendie, avait aussi trouvé des traces de sucre dans le sang des artères.

3. Cl. Bernard. (*C. R. de l'Acad. des Sciences*, XL, 2 avril 1855.)

4. Leconte. (*C. R. de l'Acad. des Sciences*, 16 avril.)

5. Poggiale. (*Bulletin de l'Acad. de Médecine*, 17 avril.)

6. Lehmann. (*C. R. de l'Acad. des Sciences*, XL, p. 585.)

7. Figuier. (*Gazette hebdomadaire*, 1855, p. 634).

La liqueur est évaporée à siccité, au bain-marie. Le résidu est repris par l'eau distillée, et la liqueur est divisée en deux parties.

La première, additionnée de levure de bière, n'a donné aucun signe de fermentation.

Le second a été tenu en ébullition pendant deux ou trois minutes avec cinq gouttes d'acide azotique ordinaire. La liqueur a donné un dépôt albumineux et s'est éclaircie.

Exactement neutralisée par un peu de carbonate de soude, et additionnée de levure de bière, elle a présenté au bout d'un quart d'heure les signes d'une fermentation, qui a continué plusieurs heures. Le gaz a été complètement absorbé par la potasse, et, dans le liquide, on a reconnu l'existence d'alcool.

« De cette expérience, dit Figuier, on peut conclure que le principe sucré qui se forme pendant la digestion des viandes s'accompagne, dans la veine porte, de quelque substance étrangère qui met obstacle à la fermentation alcoolique...

« En résumé, le sang de la veine porte, traité à chaud par un acide, fournit du sucre, alors que sans ce traitement il ne *paraît* pas en contenir. » Figuier supposa que l'acide agit en détruisant une matière qui s'oppose à la fermentation; mais Lehmann[1] objecta qu'il avait sucré un extrait alcoolique du sang de la veine porte, et qu'il n'avait jamais vu la fermentation manquer après l'addition de levure[2]... Dans l'état de la chimie, continue Lehmann, on ne peut tirer de l'expérience de M. Figuier que ces deux conclusions: ou bien il y a dans le sang de la veine porte un hydrate de carbone qui se transforme en sucre fermentescible après l'action des acides, ou bien il existe une combinaison copulée du sucre. » Quoi qu'il en soit, conclut Lehmann, il n'y a pas de sucre véritable dans le sang de la veine porte pendant la digestion de la viande. « Le résultat réel des recherches de M. Figuier est donc de confirmer et de consolider la

1. LEHMANN. Sur la présence du sucre dans la veine porte (*Gazette hebdomadaire*, 1855, p. 763).

2. Cette objection est sans valeur : il est clair que si l'on sucre un *extrait*, il restera sucré.

doctrine de M. Cl. Bernard sur la formation du sucre dans le foie. »

La réplique de Figuier[1] n'est pas sans intérêt : tout d'abord il critique, avec raison, le procédé de recherche du sucre dont Lehmann s'est servi et qui consiste à traiter la liqueur alcoolique sucrée par une lessive de potasse caustique, dans le but d'obtenir un glucosate alcalin qui se dépose au bout de quelques heures, sous la forme d'un précipité gélatineux, « attendu que, sans parler de *l'attaque possible d'une certaine quantité de glucose par la potasse*, les glucosates alcalins sont encore très mal connus des chimistes »; puis il s'élève contre la conclusion de Lehmann, que l'existence du sucre copulé dans le sang de la veine porte consolide la théorie de la glycogénie hépatique. Cette théorie, dit-il, « sera au moins modifiée : on ne pourra plus dire que le foie *fabrique* du sucre, mais seulement qu'il le *transforme* ».

La glycogénie hépatique confirmée par l'expérience du foie lavé. — En somme, pour tout esprit impartial, il n'y avait encore vers le milieu de l'année 1855, c'est-à-dire sept ans après les premières expériences de Cl. Bernard, aucune *preuve* décisive permettant d'affirmer la formation de sucre dans le foie, soit aux dépens de la fibrine, comme le croyait Lehmann[2], soit aux dépens des matières grasses[3]. Moleschott apportait bien à Cl. Bernard l'appui de quelques expériences faites sur des grenouilles, privées de foie

1. Figuier. Lettre à M. Lehmann, professeur à l'Université de Leipzig, à propos de son Mémoire sur la présence du sucre dans le sang de la veine porte (*Gaz. hebdomad.*, 1855, p. 779).

2. Au moyen d'analyses comparatives du sang de la veine porte et des veines sus-hépatiques, Lehmann avait trouvé une grande diminution de la proportion de la fibrine. Il en avait conclu que c'était aux dépens de celle-ci que se formait le sucre dans le foie (*C. R. de l'Acad. des Sciences*, t. XL, p. 587).

Schmidt (*Charakteristik der epid. Cholera*, 1850) avait admis que la production du sucre chez les animaux dépendait d'une oxydation des graisses.

3. Moleschott (*C. R. de l'Acad. des Sciences*, 30 avril 1855).

depuis deux à trois semaines, et dont le sang et les muscles ne renfermaient pas de sucre. Mais cet appui était, en somme, assez fragile puisqu'à ce moment on n'avait jamais constaté de sucre dans les muscles d'aucun animal en santé et qu'on en trouvait dans le sang de la circulation générale des mammifères seulement à la suite de l'ingestion d'hydrates de carbone. — Ce fut alors que l'éminent physiologiste[1] apporta en faveur de sa doctrine une nouvelle expérience :

A un chien vigoureux, qui depuis plusieurs jours était nourri de viande seulement, et qui fut tué sept heures après un copieux repas, il extirpa le foie, et, au moyen d'une canule fixée à la veine porte, y fit passer un courant d'eau froide qui s'échappait par les veines sus-hépatiques. Au bout de quarante minutes, l'eau ayant depuis longtemps cessé d'être sucrée, il interrompit le lavage et constata que le tissu du foie ne présentait plus de sucre. Mais vingt-quatre heures après, le foie contenait de nouveau une matière sucrée.

Telle est la célèbre expérience du « foie lavé ». Elle prouvait, dit Cl. Bernard : 1° que le sucre peut se former dans le foie sans la participation du sang ; 2° qu'il dérive d'une matière fixée sur le tissu hépatique. Il était désormais *incontestable* que le foie pouvait faire du sucre *post mortem*, mais cette expérience ne prouvait pas que le sucre se formât dans le foie *pendant la vie*.

C'est ce que fit remarquer Figuier, en raillant la « *sécrétion* de sucre chez le *cadavre*[2] », et la « *fonction* physiologique *posthume*[3] ».

Cette spirituelle critique n'était pas sans portée.

Vers la même époque, Colin[3], alors chef de travaux à Alfort, ayant découvert la présence de sucre dans les chylifères de chiens

1. Cl. BERNARD. Sur le mécanisme de la formation du sucre dans le foie (*C. R. de l'Acad. des Sciences*, 24 septembre 1855).

2. FIGUIER (*C. R. de l'Acad. des Sciences*, 8 octobre 1855).

3. COLIN. De la formation du sucre dans l'organisme (*C. R. de l'Acad. des Sciences*, 11 juin 1855), et Sur la formation du sucre dans l'intestin (*Bulletin de l'Acad. de médecine*, 1er avril 1856).

et d'un taureau nourris exclusivement de viande, prétendait que ce sucre se forme *dans l'intestin* aux dépens de matières albuminoïdes. Cette conclusion lui paraissait légitimée par le fait généralement admis, par Cl. Bernard tout le premier, qu'il n'y avait pas de sucre dans le sang de la grande circulation, sinon dans les heures qui suivent l'ingestion d'hydrates de carbone. Le sucre du chyle chez les carnivores ne pouvait donc venir du sang. On comprend dès lors la portée des recherches de Chauveau, alors chef de service à l'école vétérinaire de Lyon[1] :

De dosages de sucre faits dans le sérum, cet expérimentateur concluait :

1° Que pendant l'abstinence, même prolongée, le sucre ne disparaît pas dans le sang des vaisseaux de la grande circulation;

2° Que le sang des veines sus-hépatiques est le plus sucré;

3° Que la lymphe est sucrée, même après une longue abstinence;

4° Que le sucre de la lymphe ne provient pas des tissus; car on ne trouve pas de sucre dans les tissus, sauf dans celui du foie;

5° Que le sang des veines de la grande circulation est un peu moins sucré que celui des artères; qu'une partie du sucre du sang artériel filtre dans les vaisseaux lymphatiques, et que l'autre « subit une métamorphose dont la nature reste à prouver ».

Dans une communication ultérieure Chauveau montra que l'injection de glycose dans le sang augmente considérablement le sucre de la lymphe[2].

1. CHAUVEAU. Nouvelles recherches sur la fonction glycogénique (*C. R. de l'Acad. des Sciences*, 19 mai 1856). Si l'on veut apprécier la valeur absolue des chiffres de Chauveau il faut savoir (ce qu'on ignorait alors) : 1° que 100 centimètres cubes de sérum renferment plus de sucre que 100 centimètres cubes du sang qui a fourni le sérum, attendu que le plasma renferme plus de sucre que les globules ; 2° qu'il se perd une notable quantité de sucre pendant la coagulation spontanée du sang, même si elle a lieu à la glacière.

2. CHAUVEAU. *Lettre à l'Académie de médecine*, 2 juin 1857. — BÉRARD admettait la formation du sucre dans les reins (*Gazette hebd.*, 1857, p. 345).

Découverte de la matière glycogène. — La découverte de la « matière glycogène » vint donner un nouvel essor à la doctrine de la glycogénie hépatique.

Depuis 1855, Cl. Bernard avait remarqué que « la décoction du tissu hépatique chez un animal *nourri de matières féculentes et sucrées* présente toujours une apparence *lactescente* émulsive[1] ». Il ignorait d'ailleurs la nature de cette matière. Hensen, alors étudiant à Würzburg, eut l'idée de la traiter par de la salive et du suc pancréatique, et constata qu'elle produit du sucre [2]. Sans connaître cette importante observation, Cl. Bernard[3] arrivait de son côté à l'isoler et à déterminer sa nature.

On prend, dit-il, le foie encore chaud d'un chien nourri de viande et on le divise en tranches minces qu'on jette dans l'eau bouillante. On brise ensuite dans un mortier ces morceaux de foie coagulé, et on fait cuire trois quarts d'heure cette bouillie dans une quantité d'eau juste suffisante pour la baigner. On l'exprime ensuite, et on additionne le liquide de décoction, de 4 volumes d'alcool à 40°. Il se forme un précipité blanc opalin floconneux. Ce précipité recueilli sur un filtre est lavé à l'alcool. Il reste une matière blanc grisâtre que je nomme *matière glycogène*, et qui a la propriété de se redissoudre dans l'eau, à laquelle elle donne une teinte opaline, et d'être de nouveau précipitée par l'alcool concentré. Pour la purifier, on la fait bouillir dans une dissolution de potasse caustique[4].

La preuve palpable de la glycogénie hépatique (tout au moins *post mortem*) était ainsi fournie à tout juge impartial ; mais elle ne suffit pas aux adversaires de Cl. Bernard. Entraîné par l'ar-

1. Cl. Bernard. *Leçons de physiologie expér.*, 1855, 13 janvier.

2. Hensen. *Verhandlungen der phys. med. Gesellschaft zu Würzburg*, 18 juli 1856, t. VII, p. 219, et *Virchow's Archiv.*, t. XI.

3. Cl. Bernard. Sur le mécanisme physiologique de la formation du sucre dans le foie (*C. R. de l'Acad. des Sciences*, 16 mars 1857).

4. Voir aussi E. Pelouze. Sur la matière glycogène (*C. R. de l'Acad. des Sciences*, 29 juin 1857) et A. Kékulé. *Pharmaceut. Centralb.*, 1858, p. 300. — Un peu plus tard Berthelot et de Luca montrèrent que le sucre provenant du glycogène est identique avec le glycose (*C. R. de l'Académie des Sciences*, 1er août 1859).

deur de la lutte, Figuier prétendit que c'était « une singulière illusion de croire que l'on peut débarrasser de tout son glycose le foie d'un animal par un simple courant d'eau [1] », attendu que, même après trois quarts d'heure de lavage, cet organe « convenablement examiné renferme encore une trace de glycose, et que, si on l'en débarrasse rigoureusement par un lavage méthodique et prolongé, *il ne se charge pas ultérieurement de sucre*. Cette expérience, dit-il, a été répétée plusieurs fois avec le foie de cheval [2] ». En conséquence il persiste à considérer l'organe hépatique comme un simple dépôt où est retenu le sucre introduit dans l'économie.

Dans un autre mémoire publié peu après, le même physiologiste [3] établit que le sang de la grande circulation, comme celui de la veine porte, renferme une substance qui réduit le réactif cupro-potassique, n'est pas précipitée par le sous-acétate de plomb, et fermente, après ébullition en présence d'un acide, et il soutient l'hypothèse, séduisante d'ailleurs, qu'il existe dans les différents organes divers principes de la nature du sucre, qui subissent certaines transformations, et peuvent former du sucre fermentescible.

Sanson [4], chef des travaux à l'école vétérinaire de Toulouse, affirmait de son côté et avec raison, que la viande de boucherie, comme celle du cheval, renferme *toujours* de la dextrine végétale ou matière glycogène, et qu'en conséquence Cl. Bernard

1. Figuier. Expériences qui prouvent qu'il ne se forme point de sucre après la mort dans le foie des animaux (*Gazette hebd.*, 1857, p. 416).

2. Figuier dit (p. 418) avoir reconnu que le cheval est un des animaux dont le foie est le moins sucré ; il ne s'est donc pas mis dans les conditions les plus favorables pour reproduire le résultat annoncé par Cl. Bernard.

3. L. Figuier. Nouveaux faits et considérations nouvelles contre l'existence de la fonction glycogénique du foie (*Gazette hebdom.*, 1857, p. 577 et 608).

4. Sanson. Origine du sucre dans l'économie animale (*C. R. de l'Acad. des Sciences*, 1857, t. XLIV, p. 1159 et 1323 et XLV), p. 343 et *Journal de la physiologie de B.-S.*, 1858, I. p. 244 et 1859, II, p. 104.

était mal fondé à prétendre que les chiens au régime de la viande ne recevaient pas d'hydrates de carbone dans leur alimentation. D'après le même expérimentateur il existe certainement de la dextrine dans le sang de la circulation générale (et aussi dans celui de la veine porte d'un chien nourri de viande [1]).

En résumé, pour Sanson, « s'il est vrai que l'économie animale peut donner naissance à du sucre, elle ne jouit pas de la propriété de *produire* le principe amylacé d'où il provient, et cette propriété demeure l'apanage de l'économie végétale. Les végétaux créent ce principe; les animaux le transforment et le détruisent ».

En face de cette opposition, Cl. Bernard [2] affirmait « que la matière glycogène se rencontre *exclusivement* dans le foie, sans qu'aucun autre organe en présente la *moindre trace* ». A cet égard il était dans l'erreur, et lui-même peu après s'exprimait de la manière suivante :

« Il existe, dans le placenta des mammifères, une *fonction* qui jusqu'ici était restée inconnue, et qui coïncide avec l'absence de la fonction glycogénique du foie pendant les premiers temps de la vie embryonnaire. Cette fonction temporaire est localisée dans un élément anatomique transitoire, glandulaire ou épithélial du placenta. Cet organe *hépatique* temporaire, en permettant d'étudier directement dans un élément anatomique isolé la production de la matière glycogène, confirme et complète, par un exemple nouveau, ce que j'ai dit depuis longtemps, que la formation de la matière amylacée glycogène est une faculté commune aux règnes animal et végétal [3]. »

1. Tandis que Figuier n'en démontrait l'existence qu'en faisant bouillir l'extrait du sang, en présence d'un acide, Sanson vit que cette substance, qu'il a considérée à tort comme de la dextrine, se transforme spontanément en glycose, au bout de quelques heures d'exposition du sang à l'air. Il a entrevu le dégagement de sucre aux dépens de ce que j'ai nommé plus tard : *sucre virtuel*.

2. Cl. Bernard. Remarques sur la formation de la matière glycogène (*C. R. de l'Acad. des Sciences*, 29 juin 1857, et *Gaz. hebd.*, p. 480).

3. Cl. Bernard. Sur une nouvelle fonction du placenta (*Journal de la physiologie de B.-S.*, 1859, t. II, p. 31).

Ainsi Cl. Bernard faisait, de quelques cellules épithéliales, un *organe*, qu'il nommait *hépatique*, et leur attribuait une *fonction nouvelle*.

Remettant la question sur son vrai terrain, Rouget prouva par la découverte de matière glycogène dans beaucoup d'épithéliums[1], dans les tissus embryonnaires[2], dans les tumeurs[3], dans les tissus enflammés[4], etc., que sa présence n'avait pas la signification que Cl. Bernard lui avait donnée[5]. D'après Rouget, les substances dites glycogènes peuvent être envisagées à un point de vue autre que celui de la glycogénie *générale*, et il n'y a pas lieu d'ad-

1. Rouget. Des substances amyloïdes, de leur rôle dans la constitution des tissus des animaux (*Journal de la physiologie*, 1859, t. II, p. 83 et 308). — Voir aussi : Schiele : Glycogen im normalem und path. Epithelien (*Centralblatt für die med. Wissensch.*, 1880, p. 646).

2. Hoppe-Seyler (*Physiolog. Chemie*, p. 708) a constaté dans les premiers rudiments du foie une forte proportion de glycogène. — Demant (*Zeitschrift für physiolog. Chemie*, 1867, t. XI, p. 142) a dosé le glycogène hépatique de 6 petits chiens âgés de moins de douze jours. Il a trouvé plus de 11 p. 100 à la naissance et moins de 3 p. 100 après quatre jours. — O. Meyer (*Inaug. Dissert.*, Breslau, 1884) a reconnu chez l'embryon du poulet, au 2e jour, la présence de glycogène, dans la région du cœur. — Kossel (*Zeitschrift für phys. Chemie*, 1891, t. XV, p. 333) a dosé 13 p. 100 de glycogène dans la substance sèche de la corde dorsale de l'esturgeon.

3. Cornil et Ranvier. *Traité d'anat. path.* et Langhans (*Virchow's Archiv*, 1890, t. CXX, p. 28) ont signalé la présence du glycogène dans les tumeurs. Plus récemment, Brault (*Presse médicale*, 1898, p. 37 et *Le pronostic des tumeurs basé sur la recherche du glycogène*, Paris, Masson, 1899) a insisté sur la relation existant entre l'abondance de cette substance et la rapidité d'évolution de la tumeur. Meillère et Loeper (*C. R. de la Société de Biologie*, 1900, p. 225), ont confirmé les résultats de Brault en dosant le glycogène par la méthode de Brücke.

4. Paschutin (*Maly's Jahresbericht der Thierchemie*, pro 1884, p. 477) a constaté que l'inflammation de divers organes provoquée par des injections irritantes amène une augmentation plus ou moins considérable de la proportion de glycogène qu'ils contenaient.

5. Cl. Bernard, après les observations de Rouget, a modifié sa manière de voir : « La disparition, dit-il, du glycogène dans les parties qui s'organisent porte à penser que dans ces cas elle n'a pas dû se changer en sucre, mais qu'elle semble être entrée directement dans l'organisation du tissu. » (*Journal de la physiologie*, publié par *Brown-Séquard* 1859, t. II, p. 39, *en note*).

mettre les prétendues fonctions glycogéniques, en particulier celles de l'amnios et du placenta... Or ce n'est pas chose indifférente et secondaire de rapporter à une propriété de tissu les phénomènes que l'on considérait comme dépendant de la fonction d'un organe spécial; car à l'idée de *fonction* se lie trop souvent, même dans les meilleurs esprits, celle de *cause finale*. Ainsi, on trouve dans un organe une matière susceptible, dans certaines conditions, de se transformer en sucre; on en conclut que la *fonction* de cet organe est de produire du sucre [1]...

Cependant la doctrine de la glycogénie hépatique avait encore, après Figuier, et après Sanson, de nouveaux assauts à soutenir.

TRAVAUX DE PAVY ET DE SCHIFF

Vers 1859, un médecin anglais, Pavy, élève de Cl. Bernard, et jusqu'alors partisan de sa doctrine, fut conduit par ses recherches à nier la réalité de la glycogénie hépatique *pendant la vie* [2]. Les motifs sur lesquels il a basé sa conviction sont surtout les suivants : 1° il n'a pas trouvé plus de sucre dans le sang du ventricule droit que dans celui de la veine-porte; 2° il n'en a pas constaté dans le foie jeté dans l'eau bouillante *immédiatement* enlevé à un animal sacrifié par la section du bulbe [3].

1. Rouget. *Loc. cit.*, p. 313.

2. Pavy. (*Philosophical Transactions*, 1859, p. 595, et *On the alleged sugarforming function of the liver*, London, 1861). — Voir aussi *Researches on the Nature and Treatment of Diabetes*, 1862.

3. Pour Pavy, le glycogène se transforme normalement en graisse ; mais, dans des circonstances *anormales*, il peut faire du sucre. Ces circonstances peuvent se présenter : 1° si les cellules hépatiques sont comprimées par des vaisseaux hyperémiés ; 2° si le sang de la veine porte est altéré ; 3° à la suite de troubles de l'innervation, mais les conditions précédentes ne réalisent guère qu'une glycosurie transitoire. Dans le véritable diabète sucré il faut admettre un *défaut d'activité* du foie, grâce auquel le sucre traverse le foie sans se modifier ; la persistance de la glycosurie avec la diète carnée s'explique par la transformation en urée du glycogène formé aux dépens de l'albumine.

Meissner et Ritter[1] répétèrent cette dernière expérience avec le même résultat, tandis que si la projection des fragments dans l'eau bouillante était différée de une ou deux minutes ils trouvaient du sucre dans le décocté hépatique. Mac Donnel[2], de son côté, chez 7 chiens sur 8, ne put déceler que des traces de sucre dans le sang du cœur droit : D'après Eulenburg[3], il n'y a pas un excès de sucre dans celui des veines sus-hépatiques. Tieffenbach[4] et Lusk[5] n'ont observé qu'une faible différence quant à leur teneur en sucre entre le sang des veines sus-hépatiques et celui de la veine porte, etc. Je citerai encore Tscherninow[6], auteur d'un travail consciencieux. De ses recherches, dans le détail desquelles il serait superflu d'entrer, cet expérimentateur conclut que le foie ne fabrique pas de sucre pendant la vie, et qu'au contraire il *fait disparaître* (pour l'emmagasiner) celui qui lui est apporté par la veine porte ; d'où le nom de *glyco-phtirium* (destructeur de sucre), qu'il veut imposer à la matière dite *glycogène*.

A côté de Pavy, Schiff mérite une place à part. Cet ingénieux physiologiste, déjà connu par ses travaux sur les relations du diabète avec les lésions nerveuses, soutint, comme Pavy, que le foie ne fabrique pas de sucre chez l'animal normal; mais il se sépara du médecin anglais en admettant que si la transformation du glycogène hépatique n'a pas lieu dans les conditions normales, c'est parce que le sang ne contient pas de *ferment diastasique*. Qu'il survienne une stagnation quelconque du sang, le ferment se produira et agira sur la matière glycogène.

« A l'appui de cette hypothèse, il cite les expériences suivantes[7].

1. Ritter. Ueber das Amytum und den Zucker der Leber (*Zeitschrift f. rat. Med.*, t. II).
2. Mac Donnel. *Observations on the function of the Liver*, Dublin, 1863.
3. Eulenburg (*Berl. kl. Woch.*, 1867, n° 41).
4. Tieffenbach. Ueber die Existenz der glycog. Funktion der Leber (*Inaug. Dissertat.*, Kœnisgsberg, 1869).
5. Lusk. On the origine of diabetes (*New-York Medical Journal*, 1870).
6. Tscherinow. Zur Lehre von dem Diabetes mellitus (*Virchow's Archiv*, 1869, t. XLIX, p. 102).
7. Schiff. Nouvelles recherches sur la glycogénie animale (*Journal de l'anatomie et de la physiologie de Robin*, 1866, p. 365).

« Nous avons fortement lié en masse la cuisse d'un animal, de manière à interrompre complètement la circulation, et nous l'avons laissé une demi-heure, une heure ou deux heures; nous avons produit ainsi une glycosurie qui durait jusqu'à douze heures.

« Nous avons aussi lié le bras à un homme dont l'urine n'était pas sucrée; nous avons laissé la ligature jusqu'à l'arrivée de la paralysie complète du mouvement et de la sensibilité de la main (quarante minutes); nous l'avons ensuite délié, et l'urine, évacuée une demi-heure après, donna une réaction évidente du réactif de Trommer. »

Ces expériences sont loin d'être probantes; car l'auteur ne s'est pas mis à l'abri des actions réflexes. Il a fait, il est vrai, d'autres expériences, sur des chats :

« Nous avons, dit-il, lié les vaisseaux principaux d'une seule extrémité, pour voir si le ralentissement de la circulation produit de cette manière suffirait pour donner lieu à la formation du ferment, et si la circulation collatérale, en entraînant le ferment vers le foie, produirait la glycogénie et le diabète. Cela *nous a parfaitement réussi;* nous avons trouvé du sucre dans l'urine. »

Mais on sait, depuis les travaux de Boehm et Hoffmann[1], qu'il suffit d'attacher les chats sur la planche à expériences pour déterminer chez eux la glycosurie (*Fesselungs-Diabetes*). Les expériences de Schiff, quelque intéressantes qu'elles soient, ont donc peu de valeur. En tout cas, elles ne prouvent nullement que la glycosurie soit due à un ferment né sous l'influence de la stagnation. Dans le cours de cet ouvrage, on verra comment elles doivent être interprétées.

Quant à la doctrine de Pavy, elle n'a guère obtenu de succès qu'à l'étranger. Encore y fut-elle vivement combattue par Harley[2], par Tudichum[3], par Dalton[4], etc. Néanmoins, Cl. Bernard[5]

1. Boehm et Hoffmann. Beiträge zur Physiologie des Kohlehydratstoffwechsels, II (*Archiv. für exp. Pathologie*, 1878, t. VIII).

2. Harley. (*British Med. Journal*, 1859, et *Proceedings of the Royal Society*, 1860.)

3. Tudichum. *British Med. Journal*, 1860, p. 206.

4. Dalton. *Sugar formation in the Liver*, New-York, 1871. — Analyse in *Archives de physiologie*, 1871-1872, p. 264.

5. Cl. Bernard. (*C. R. de l'Acad. des Sciences*, 1876).

jugea opportun d'intervenir, espérant fixer, comme il le dit lui-même, l'état de la science sur la question de la glycogénie; et, dans les mois qui précédèrent sa mort, il fit à l'Académie des Sciences plusieurs communications où il décrit avec soin son procédé de dosage du sucre au moyen du sulfate de soude, son manuel opératoire et les résultats de ses dosages.

Quant au manuel opératoire, voici celui auquel il s'est arrêté : Il introduit une sonde élastique par la veine crurale et la pousse dans la veine cave jusqu'un peu au-dessus du diaphragme. Il aspire alors avec une seringue la quantité de sang à analyser. « Pour empêcher le reflux par en bas du sang hépatique dans la veine cave on peut pratiquer une petite ouverture aux parois abdominales immédiatement au-dessous et dans l'angle de la dernière fausse côte. Avec l'index de la main gauche porté sur la veine cave au-dessus de l'insertion des veines rénales on peut reconnaître et diriger l'extrémité de la sonde, et empêcher, par une compression ménagée, les reflux sanguins, de manière à obtenir le sang des veines sus-hépatiques sans mélange de celui des parties inférieures de la veine cave. »

Parmi un grand nombre d'expériences, toutes faites sur des chiens, il cite les trois suivantes, comme décisives[1] :

		SUCRE p. 100.
I.	Sang de la veine cave inférieure dans le bassin	0,88
	— au niveau des rénales	1
	— au niveau des veines sus-hépatiques	2,66
II.	Sang de la veine cave infér. au-dessous des rénales	1,08
	— au niveau des veines sus-hépatiques	2
III.	Sang de la veine cave infér. au niveau des veines sus-hépatiques	2,05 à 3
	Sang artériel	1,7

Assurément, la différence au profit des veines sus-hépatiques est considérable. Mais ce sont des expériences *choisies* parmi beaucoup d'autres, destinées à prouver la réalité de l'excès de sucre dans le sang qui provient du foie. Ajoutons que Cl. Bernard ne dit pas dans quelles conditions de nourriture se trouvaient les animaux.

1. Cl. BERNARD. De la formation de la matière sucrée, etc. (*Annales de chimie et de physique*, 1876, p. 66 du tirage à part).

INFLUENCE DU SYSTÈME NERVEUX SUR LA GLYCOGÉNIE

Dans son premier mémoire, Cl. Bernard avait noté l'absence de sucre dans le foie d'un lapin dont les pneumogastriques avaient été sectionnés. Dans le but de produire un effet inverse, c'est-à-dire d'exagérer la glycogénie, il eut l'idée de piquer, chez un de ces animaux, l'origine de ces nerfs dans le bulbe. Une heure après, le lapin était glycosurique.

Cette découverte semblait, au premier abord, confirmer l'hypothèse que l'influence nerveuse capable d'exciter la glycogénie hépatique suivait la voie des pneumogastriques; mais, après la section préalable de ces nerfs, Cl. Bernard constata que la piqûre du bulbe amenait encore l'hyperglycémie et la glycosurie. Elle ne devint inefficace qu'après la section de la moelle à la partie inférieure de la région cervicale, ou supérieure de la région dorsale [1].

Une nouvelle preuve que l'influx nerveux ne prend pas la voie des pneumogastriques fut donnée par le fait que la section de ces nerfs *au-dessous* du diaphragme ne trouble pas la glycogénie hépatique [2].

Ces remarquables expériences furent répétées par divers physiologistes [3].

1. Cl. BERNARD. *Leçons de pathologie expérimentale*, 1854-55, 20e leçon, t. I et surtout *Leçons sur le système nerveux*, t. I, p. 444.

2. Cl. BERNARD. *Leçons de pathologie expérimentale*, 1854-55, 17e leçon, t. I, p. 327 et suivantes. — D'après lui le pneumogastrique conduit une influence *centripète, partie du poumon* et qui redescend par la moelle. — Vulpian (*Leçons sur les vaso-moteurs*, II, p. 23-24) considère comme plus vraisemblable que la différence des effets de la section des vagues suivant qu'elle est faite au cou ou au-dessous du diaphragme tient à ce que la première de ces sections, qui sacrifie les nerfs laryngés cardiaques et pulmonaires, est beaucoup plus grave que l'autre.

3. Voir notamment: R. WAGNER et SCHRADER. Ueber die Erzeugung der Diabetes bei Kaninchen durch Verletzung einer Stelle des verlängesten Markes auf dem Boden der 4ten Hirnhœhle (*Götting-Nachrichten*, 1852, n° 4. — W. KUEHNE : Ueber den künstlichen Diabetes bei Fröscher (*Inaug. Dissert.* Göttingen, 1856. — BERNHARDT. Ueber der Zuckerstich bei Vögeln (*Virchow's Archiv*, 1874, t. LIX, p. 407). —

Un d'eux, Schiff[1], observa une glycosurie en produisant différentes lésions du système nerveux : 1° de la protubérance, 2° des faisceaux antérieurs de la moelle, dans toute sa hauteur, et même des faisceaux postérieurs.

On savait, depuis ce travail précédemment cité de Cl. Bernard, que l'influx nerveux du bulbe descend dans la moelle[2] ; mais de celle-ci au foie quelle voie suit-il?

D'après ce physiologiste la section préalable des splanchniques empêcherait la piqûre du plancher du 4e ventricule de produire la glycosurie, mais celle-ci *persisterait* lorsque la section des nerfs est pratiquée *après* la piqûre. Le premier de ces deux faits n'est d'ailleurs rien moins que constant; car certains expérimentateurs ont vu que la *section seule* des splanchniques peut être suivie de glycosurie.

Il résulte des travaux de Pavy[3], Eckhard[4], Cyon et Aladoff[5] qu'on peut aussi l'observer après la section (ou l'extirpation du premier ganglion thoracique.

L'intérêt de ce dernier travail réside dans le fait que Cl. Bernard n'avait pas réussi à constater la présence de sucre dans les excréments de pigeons qui avaient subi la piqûre du bulbe, et que Bernhardt en a pu démontrer l'existence d'une manière certaine. Ces pigeons étaient depuis longtemps nourris de viande. Il s'était préalablement assuré que dans ces conditions d'alimentation les excréments de pigeons sains ne sont jamais sucrés, tandis qu'ils peuvent l'être si les animaux sont nourris de grain.

1. SCHIFF. *Untersuchungen über die Zuckerbildung*, etc., Wurzburg, 1859.

2. Cl. BERNARD. *Leçons sur le système nerveux*, t. II, p. 528-551.

3. PAVY. *Proceedings of the Royal Society of London*, vol. X, 1859, p. 27.

4. ECKHARD. *Beiträge zur Anatomie und Physiologie*, Giessen, 1869, t. IV, p. 1, 1876, t. VII, p. 12.

5. CYON et ALADOFF. Die Rolle der Nerven bei Erzeugung von kunstlichen Diabetes (*Bulletin de l'Acad. de St-Pétersbourg*, 1871, t. XVI, p. 308). (Analysé dans le *Centralblatt für die medicin. Wissenschaften*, 1872, p. 152). — Voir aussi Luchanoff (de Kiew) analyse dans le *Jahresbericht* de *Hofmann et Schwalbe*, 1875, partie physiologique, p. 356. — On trouvera des détails sur quelques-uns des travaux précédents dans la thèse de Laffont : Recherches expérimentales sur la glycosurie (*Journal de l'Anatomie et de la Physiologie*, 1880, p. 347).

Par quel mécanisme ces diverses lésions nerveuses peuvent-elles amener la glycosurie ?

D'après Schiff, elles auraient pour effet commun de produire une hyperémie des viscères abdominaux, soit par élargissement *actif* des vaisseaux, consécutivement à une contraction anormale de fibres longitudinales (hypothétiques), soit par élargissement *passif*, succédant à la paralysie des nerfs vasomoteurs[1].

Mais l'hypothèse des fibres longitudinales n'a pas fait fortune. Aussi, dans ses *Leçons* de 1866, Schiff ne parle-t-il plus d'hyperémie active; mais possédé par son idée de la production d'un ferment dans le sang, il admet que ce ferment prend naissance dans les cas d'hyperémie passive « étendue à une vaste province du corps », *sans que la participation du foie soit nécessaire*.

Pour Cl. Bernard l'influence nerveuse agit sur le foie par l'intermédiaire de la circulation[2]. Est-ce un phénomène d'excitation ou de paralysie ? Après beaucoup d'hésitation il incline à penser qu'elle n'est pas le résultat d'une simple paralysie, attendu qu'elle devrait, dans cette hypothèse, persister jusqu'à la cicatrisation complète des fibres nerveuses divisées « tandis qu'elle disparaît habituellement deux jours après l'opération, et quelquefois beaucoup plus tôt. Cela semble venir à l'appui de l'idée qu'il ne s'agirait pas d'une dilatation passive, mais d'une dilatation active des vaisseaux qui se produit alors par excitation spéciale[3] ».

On doit à Vulpian d'avoir montré l'insuffisance de la théorie précédente : ayant remarqué que la vascularité du foie ne paraît pas influencée par la section ou l'excitation faradique des splanchniques et des pneumogastriques, Vulpian suppose qu'outre des fibres vasomotrices, les nerfs destinés au foie contiennent d'autres fibres qui peuvent y influencer les phénomènes de nutrition. Ces fibres

1. Schiff. *Untersuch. über Zuckerbildung*, 1859.

2. Cl. Bernard. *Leçons sur la physiologie et la pathologie du système nerveux*, 1858, t. I, 34e leçon, p. 477.

3. Cl. Bernard. *Leçons de pathologie expérimentale*, 1872, p. 263. — On voit que les idées de Schiff avaient fait impression sur Cl. Bernard.

excito-sécrétoires joueraient, d'après lui, dans le foie un rôle analogue à celui que remplissent certaines fibres de la corde du tympan dans la glande sous-maxillaire[1].

Cette vue a été ultérieurement confirmée par les expériences de Morat et Dufourt, sur lesquelles nous reviendrons.

DÉCOUVERTE DE LA GLYCOSURIE CURARIQUE

Peu après avoir trouvé que la piqûre du bulbe est suivie de glycosurie, Cl. Bernard faisait une autre découverte, celle de la glycosurie curarique :

« Nous avons constaté, dit-il, qu'on rend un animal diabétique toutes les fois que les fonctions de la vie de relation sont supprimées, en même temps que les fonctions purement nutritives restent intactes. Il semble que celles-ci s'exagèrent alors d'autant plus que les premières ont conservé moins d'action. Ainsi, quand, sur un animal, on vient à éteindre les mouvements volontaires et la sensibilité, on voit tous les organes internes, le foie, les intestins, les glandes, en un mot tous les viscères qui ne sont pas soumis à l'influence de la volonté, présenter une activité plus grande que dans l'état normal. L'énergie vitale qui a cessé pour toutes les actions de la vie animale semble se concentrer sur les actes purement organiques. Nous avons trouvé, depuis quelques années, qu'il existe une substance extrêmement précieuse pour démontrer ainsi cette indépendance de la vie animale et de la vie organique; cette substance est le *curare*[2]. »

Le citation précédente montre que l'éminent physiologiste se laissait parfois entraîner par des vues théoriques. En réalité, la pathogénie de la glycosurie curarique est plus complexe que ne l'a pensé Cl. Bernard. Nous y reviendrons dans un des chapitres suivants (voir *Glycosuries toxiques*).

1. VULPIAN. *Leçons sur les vaso-moteurs*, t. II, p. 27.

2. Cl. BERNARD. *Leçons de physiologie expérimentale*, 1855, 18e leçon, p. 343-344.

RÉSUMÉ DE L'ŒUVRE DE CL. BERNARD

En somme, les travaux de Cl. Bernard nous ont appris que l'organisme animal, au régime carné, fait du sucre, ce qui explique l'insuccès du traitement de Bouchardat, chez un certain nombre de diabétiques [1]. Ils ont démontré de plus que le sucre se produit particulièrement dans le foie, notion intéressante, qui permettait aux organiciens d'essayer de localiser dans cette glande le siège de la maladie. En provoquant une glycosurie par une lésion bien déterminée du bulbe, Cl. Bernard faisait connaître, sinon l'origine, au moins le lieu de passage des fibres qui règlent la glycogénie [2]. Les anatomo-pathologistes avaient désormais une piste à suivre [3]. Enfin, il nous apprenait que certaines intoxications sont capables de produire une glycosurie.

Ces faits importants ont orienté l'étude scientifique du diabète; et comme ce sont bien des *faits*, dans le sens que Chevreul a donné à ce mot, ils demeurent inattaquables. Au contraire, on doit critiquer la théorie que Cl. Bernard a cru pouvoir donner du diabète.

D'après lui, cette maladie, « n'est autre chose qu'un trouble de la nutrition portant précisément sur le dépôt de réserve...

1. Andral (*C. R. de l'Acad. des Sciences*, 23 juillet 1855) a rapporté l'observation d'une femme qui pendant deux mois ne mangea que de la viande : « de 27 grammes le sucre tombe à 20, à 15 et à 10 grammes; puis, sans qu'il y ait eu d'infraction à ce régime, il remonte à 15, puis à 20, à 30, à 44 et à 49 grammes. A ce moment, deux mois après le début du régime carné, on donne des œufs et du pain. Le résultat immédiat fut une diminution du sucre ; mais il remonta ensuite à 54 grammes. » Les résultats précédents ont pu paraître curieux en 1855. Mais ils ne présentent rien d'extraordinaire.

2. Des lésions — parfois fort minimes — du mésocéphale rencontrées chez des diabétiques ont été considérées souvent à tort comme pathogéniques. Je fais particulièrement allusion aux lésions signalées par Dickinson (*British Med. Journal*, 1870, febr. 16) et bien d'autres.

3. Voir R. Goolden. On diabetes and its relation to brain affections (*Lancet*, 1854, june 24 et july 15). — Leudet (*C. R. de l'Acad. des Sciences*, mars 1857), et *Mémoires de la Société de biologie*, 1857, p. 123. — Becquerel, *Moniteur des hôpitaux*, 1857, etc.

« Par suite d'un travail de désassimilation excessif, l'organisme use incessamment et d'une manière exagérée le dépôt dont le foie est le siège; le sucre est versé dans le sang en quantité anormale, d'où hyperglycémie et glycosurie; mais la source hépatique n'est pas épuisée pour cela : elle continue à assimiler les matériaux propres à former le glycogène, et par suite le sucre; elle redouble pour ainsi dire d'activité pour remplacer le sucre éliminé; elle épuise l'organisme pour suffire à cette production, à cette dépense désordonnée en matière sucrée. Il paraît donc évident, ainsi que l'expérience l'a d'ailleurs prouvé, que chez le diabétique, le foie n'a pas perdu ses fonctions: il pèche au contraire par un fonctionnement trop actif, par une vitalité exubérante [1]. »

Les travaux modernes ont montré l'insuffisance manifeste de cette théorie : Cl. Bernard a méconnu plusieurs éléments du diabète, notamment la diminution de la glycolyse; et, bien qu'il ait soupçonné la complexité de la pathogénie du diabète, il n'en a certainement pas mesuré l'étendue. Son grand mérite est d'avoir vu que le diabète, comme toute maladie, consiste en une simple déviation des fonctions normales, et cette démonstration a été utile à la Médecine. Pour être juste, il convient, d'autre part de ne pas oublier les travaux de ses contradicteurs, que le rayonnement de sa gloire a trop laissé dans l'ombre.

PROGRÈS DE LA PATHOLOGIE

La brillante période dont je viens d'esquisser l'histoire a non seulement transformé la pathogénie du diabète; elle a aussi enrichi sa pathologie. Je n'en veux pour preuve que les publications de Marchal [2] (de Calvi) sur les complications phlegmo-

1. Cl. Bernard. *Leçons sur le diabète*, p. 437. Il est à noter que l'hypothèse de la suractivité du foie chez les diabétiques n'a eu que peu de succès parmi les médecins et qu'on peut compter ceux qui, comme Garrod (*British Med. Journal*, 1857, n°s 16-22) et Lécorché (*Traité du Diabète*, Paris, 1877) se sont prononcés en sa faveur.

2. Elles se trouvent résumées dans son livre sur *Les accidents diabétiques*, Paris, 1864. Les premières datent de 1852.

neuses et gangreneuses de cette maladie, ainsi que celles de Desmares[1], Stœber[2], de Graefe[3], Sichel[4], Lécorché[5], etc., sur les troubles oculaires d'origine diabétique.

4e PÉRIODE (DE 1877 A 1889)

Dans les derniers temps de sa vie, Cl. Bernard crut pouvoir se flatter d'avoir réduit ses contradicteurs au silence; et cependant, en 1877, l'année même où parurent les *Leçons sur la glycogénie*, v. Mering[6] publiait, sous la direction de C. Ludwig, des dosages qui ne témoignaient pas en faveur d'un excès de sucre dans le sang des veines sus-hépatiques[7].

Ce n'était pas seulement l'Ecole de Leipzig qui en Allemagne mettait en doute la réalité de la glycogénie hépatique; Pflueger la niait de son côté, ainsi que plusieurs autres physiologistes, qui, non sans quelque apparence de raison, se refusaient à admettre que l'analyse comparée du sang artériel et du sang veineux d'un organe permette de tirer des conclusions fermes sur son fonctionnement, car des facteurs complexes entrent en jeu. Seegen ne partagea pas leurs doutes :

L'ŒUVRE EXPÉRIMENTALE DE SEEGEN

Chez 13 chiens, Seegen a trouvé, comme moyenne, 2 gr. 3 de sucre p. 1000 dans le sang des veines sus-hépatiques et 1,2 dans

1. Desmares. *Traité des maladies des yeux*, 1854.
2. Stoeber. (*C. R. de la Clin. ophtalm. — Gazette méd. de Strasbourg* 1855.)
3. De Græfe. *Archiv. für Opht.*, 1858.
4. Sichel. *Gazette hebd.*, 1860.
5. Lécorché. *Archives de Méd.*, 1861, et *Gazette hebd.*, 1861. — L'existence de troubles oculaires graves dans le diabète a été signalée dès le commencement du XIXe siècle, mais c'est seulement dans la période de Cl. Bernard qu'ils ont été étudiés.
6. v. Mering. Ueber die Abzugswege des Zuckers aus der Darmhöhle (*Archiv für Anat. u. Phys.*, 1877, p. 379).
7. Je ne reproduis pas ses chiffres et renvoie à l'original. Il est à noter que les dosages ont été faits, non dans le *sang*, mais dans le *sérum*.

celui de la veine porte[1]. Des expériences postérieures[2], dans lesquelles l'alimentation des chiens a été rigoureusement réglée, lui ont fourni les résultats suivants :

	MOYENNES DU SUCRE DU SANG P. 1000		
	de la veine porte	des veines sus-hépatiq.	de la carotide
I. Chez 8 chiens à l'inanition depuis 6-10 jours.	1,47	2,60	1,57
II. Chez 9 chiens quelques heures après un repas d'amidon	1,44	2,61	1,50
III. Chez 6 chiens 2-4 heures après un repas sucré. . .	1,86	2,65	1,65
IV. Chez 3 chiens après un repas de sucre et de dextrine	2,56	3,20	1,76
V. Chez 8 chiens à une alimentation carnée, 2-3 heures après le repas	1,41	2,81	1,55
VI. Chez 8 chiens au régime de la graisse	1,14	2,17	1,28

Reprenons le tableau précédent en marquant les accroissements du sucre par rapport au sang de la veine-porte :

	SUCRE DU SANG		
	de la veine porte	des veines sus-hépatiq.	de la carotide
I. Chiens à l'inanition.	1,47	+1,13	+0,10
II. — à l'amidon	1,44	+1,17	+0,06
III. — au sucre	1,86	+0,79	—0,19
IV. — au sucre et dextrine.	2,56	+0,64	—0,80
V. — à la viande	1,41	+1,40	+0,14
VI. — à la graisse	1,14	+0,93	+0,14

Ainsi, d'après Seegen, il existerait toujours dans le sang des veines sus-hépatiques une forte augmentation de la proportion de sucre. Cette augmentation est assez extraordinaire chez les chiens des séries III et IV ; car, chez ces animaux, en raison de

1. SEEGEN. Ueber Zucker im Blute, mit Rücksicht auf Ernährung (*Pflueger's Archiv*, 1885, t. XXXVII, p. 348 ; et 1886, t. XXXIX, p. 121).

2. Je reproduis ces chiffres, comme documents historiques, en remarquant, qu'ils n'ont, d'une manière absolue, pas plus de valeur que ceux de Cl. Bernard.

leur alimentation sucrée, la proportion de sucre dans la veine porte était déjà fort élevée (surtout dans la série IV), et on aurait pu s'attendre à ce que le foie retînt du sucre, loin d'en ajouter à un sang déjà surchargé. De tels résultats sont de nature à faire penser que les chiffres relatifs aux veines sus-hépatiques sont moins dignes de confiance que les autres, et en effet, quelle que soit la méthode employée, il est impossible que l'intervention opératoire n'augmente pas la proportion de sucre dans les veines sus-hépatiques[1].

Quoi qu'il en soit de cette question délicate, sur laquelle nous aurons à revenir, Seegen a confirmé la *réalité* de la glycogénie hépatique. Mais, au lieu de l'expliquer, comme Cl. Bernard, par l'hydrolysation du glycogène, il a émis l'hypothèse qu'elle était due à une production de sucre au dépens des matières albuminoïdes[2]. Il est inutile de reproduire ici les considérations qui ont amené Seegen à modifier la doctrine de son devancier[3]. Qu'il me suffise de rappeler qu'ayant dosé, à différents moments pendant une période de vingt-quatre heures, le glycogène et le sucre de foie laissé *in vitro*, à la température du laboratoire, il crut constater, dans les premières heures, la constance du chiffre de glycogène, malgré l'augmentation de celui du sucre[4].

1. PFLUEGER (*Archiv für die gesammte Physiologie*, 1891, t. L, p. 397), a surtout incriminé l'ouverture de l'abdomen. D'autres, les mouvements de l'animal sur la planche. Mais SEEGEN (*Centralblatt für Physiologie*, 20 mars, 1897), dit avoir dosé 3gr,17 de sucre dans le sang des veines sus-hépatiques d'un chien calme, le sang de l'artère renfermant 1gr,73. — BING (*Skandin. Archiv für Physiologie*, 1899, t. IX) accuse avec raison les procédés employés pour recueillir le sang des veines sus-hépatiques de produire une stase pendant laquelle le sang se charge de sucre.

2. COLIN. (*Recueil de méd. vétér.*, 1864) et GRIESINGER (*Archiv für phys. Heilkunde*, 1859) avaient déjà supposé que le sucre peut provenir des matières albuminoïdes.

3. Une d'elles est que le glycogène au contact du suc pancréatique se transformerait en *maltose*, tandis que le sucre produit dans le foie est du *glycose*.

4. SEGEEN. (*Pflueger's Archiv*, t. XXII et XXIV.)

Partant d'une notion introduite dans la science par Plozz et Gyergyai, à savoir que le sang de la veine porte peut renfermer beaucoup de peptones[1], tandis que celui des veines sus-hépatiques n'en contient pas, il a fait macérer des fragments de foie frais dans une solution de peptone, d'autres dans de l'eau pure et, après vingt-quatre heures, a dosé l'ensemble des hydrates de carbone dans les uns et les autres. Il a trouvé une différence d'un douzième au profit des premières[2]. Dans une autre série de recherches[3] il a ingéré, à de petits chiens, de 10 à 30 grammes de peptone dans 300 grammes d'eau, en trois fois (deux heures, une heure et une demi-heure avant de les sacrifier). Il a constaté que la proportion de sucre que contenait leur foie était beaucoup plus élevée (0,87 à 1,45 p. 100) qu'elle l'est en général (0,45 à 0,55 p. 100). Il a aussi (pour échapper à l'objection que les peptones sont transformées en albumine pendant leur passage à travers la muqueuse de l'intestin) injecté à des chiens pesant 4 à 7 kilos, 8 à 11 grammes de peptone dans une veine mésaraïque et dosé le sucre du foie dix à quarante minutes après. Il a trouvé dans cette série de 0,90 à 1,27 de glycogène pour 100 grammes de foie, ce qui est aussi une augmentation notable par rapport à la moyenne (voir plus haut). Enfin il a répété sa première série *in vitro*, avec une variante : il a ajouté du sang aux fragments de foie et fait passer un courant d'air pour essayer de se rapprocher des conditions de la vie[4]. Dans cette série encore il a trouvé que l'ensemble des hydrates de carbone était augmenté en présence des peptones, sans que, dans les quelques cas où le glycogène a été dosé, ce dernier ait paru sensiblement diminué. Mais Bœhm et Hoffmann[5], puis Girard (de Genève) ont critiqué, avec raison, le procédé de dosage

1. Ce n'est pas là un fait absolument prouvé. Les recherches ultérieures de Hofmeister l'ont conduit à admettre que les peptones sont transformées en albumine pendant leur passage à travers la muqueuse intestinale,

2. Seegen. (*Pflueger's Archiv*, 1881, t. XXV.)

3. Seegen. (*Pflueger's Archiv*, 1882, t. XXVIII.)

4. Seegen. (*Pflueger's Archiv*, 1885, t. XXXVII.)

5. Boehm et Hoffmann (*Pflueger's Archiv*, t. XXIII) ont signalé aussi une petite faute de calcul : Comme le poids de la molécule du sucre est 180, celui de la molécule de glycogène étant 162, il faut *diviser* par 1,11 les résultats de Seegen et Kratschmer.

indirect du glycogène employé par Seegen, et, en répétant ses expériences, ils n'ont pas trouvé une augmentation *post mortem* de la somme des hydrates de carbone (sucre + glycogène). Quant à l'action de la peptone *in vitro,* Delprat[1] ainsi que Chittenden et Lambert[2] n'ont observé que dans *quelques* cas une augmentation d'ailleurs fort légère de la somme des hydrates de carbone.

Les faits avancés par Seegen n'ont donc pas été confirmés. Cela n'empêche qu'il ait ouvert une voie féconde, car la production de sucre aux dépens de matières protéiques est aujourd'hui démontrée[3].

L'ŒUVRE CLINIQUE DE SEEGEN

A ces travaux expérimentaux ne se borne pas l'œuvre de Seegen : Dans un ouvrage riche en observations cliniques, il a décrit deux formes ou plus exactement deux espèces différentes de diabète[4].

Dans la première forme — c'est la forme *légère* de la maladie — le sucre éliminé par l'urine provient sans aucun doute du sucre alimentaire. Ce n'est pas là une simple vue théorique, c'est l'expression d'une notion d'expérience; car, dès que nous supprimons l'introduction des hydrates de carbone, la glycosurie s'arrête.

Ou bien les hydrates de carbone introduits et transformés en sucre passent directement dans la circulation sans être utilisés par le foie pour la production du glycogène, ou bien le glycogène formé à leurs dépens ne joue pas son rôle physiologique et se trouve transformé en sucre. Quoi qu'il en soit, on doit consi-

1. Delprat. *Dissert. Amsterdam* et *Maly's Jahresb.*, pro 1881, p. 321.

2. Chittenden et Lambert. *Transactions Connecticut Acad.* et *Maly's Jahresb.*, pro 1885, p. 309.

3. Voir le chapitre *Glycogénie.*

4. Seegen. *Der Diabetes mellitus,* Berlin, 1870. — J'emprunte la description de ces deux espèces de diabète à son livre plus récent : *Die Zuckerbildung im Thierkörper*, traduit en français par Hahn, sous le titre : *La glycogénie animale,* Paris, 1890, p. 238.

dérer la forme légère du diabète comme résultant d'une *impuissance de la cellule hépatique à faire subir aux hydrates de carbone alimentaires leurs transformations normales...*

Dans la seconde forme de la maladie, la glycosurie se produit sans qu'une trace d'hydrate de carbone soit introduite, et il n'y a guère lieu de douter que ce soit ici le sucre du foie *normalement formé* qui se trouve éliminé en plus ou moins grande quantité par l'urine. Le sucre provenant du foie doit (à l'état normal) subir une oxydation constante dans l'organisme... La glycosurie indique que toute l'économie, ou une partie plus ou moins grande de ses éléments, ont perdu la faculté de détruire le sucre.

J'ai souligné les mots *normalement formé*, parce que, dans la pensée de Seegen, ils indiquent que, pas plus dans cette forme que dans la première, il ne se produit du sucre en quantité exagérée. Dans d'autres publications, il revient sur cette proposition qui est, pour lui, fondamentale. Ainsi, à cet égard, Seegen se sépare de Cl. Bernard, comme il s'en sépare sur le mécanisme de la production du sucre dans le foie.

Les travaux que je vais maintenant analyser reposent aussi sur l'idée qu'il n'y a pas, dans le diabète, une production exagérée de sucre :

TRAVAUX DE CANTANI

Les premiers en date sont ceux de Cantani, qui remontent à 1871[1]. Se fondant sur des idées théoriques et sur le fait, d'ailleurs inexact, que le sucre du sang *diabétique* ne dévierait pas la lumière polarisée, Cantani a émis l'hypothèse que ce sucre ne serait pas du glycose, mais un isomère, moins apte que le glycose à être détruit dans l'organisme, et dont la production serait due à une altération chimique des cellules pancréatiques. Cette altération aboutirait à leur atrophie, avec dégénérescence graisseuse.

1. CANTANI. *Le diabète sucré et son traitement diététique*, trad. française par Charvet. Paris, 1876.

Au point de vue clinique, Cantani professe qu'il n'existe pas plusieurs espèces de diabète, mais seulement plusieurs degrés ou stades. Il en distingue surtout deux :

1° Chez les malades du premier degré, la diète carnée exclusive fait disparaître la glycosurie. Chez ceux du 2e degré, le sucre éliminé provient de la viande ingérée, non de l'albumine des tissus. La preuve en est donnée par le jeûne, qui fait toujours disparaître la glycosurie [1]. Il y a, d'ailleurs, chez ces malades, comme chez ceux du 1er degré, des stades différents de gravité.

Dans les cas légers, le sucre introduit (ou produit) dans l'économie peut encore s'y brûler en partie; dans les cas graves, il abandonne en totalité l'organisme. *Il n'y a d'ailleurs pas, chez le diabétique, une production de sucre plus grande qu'à l'état normal.*

HYPOTHÈSE DE SCHULTZEN

D'après C. Ludwig et Scheremetjewski, l'infusion intra-veineuse d'une solution de glycose ne serait pas suivie d'une augmentation correspondante de l'acide carbonique exhalé [2]. Schultzen [3] en tira la conclusion que le glycose est incapable d'être oxydé dans le sang, s'il n'est pas dédoublé au préalable. Ayant trouvé, d'autre part, dans l'urine de sujets intoxiqués par le phosphore, c'est-à-dire chez lesquels les oxydations sont diminuées, un corps qu'il considère comme de l'aldéhyde glycérique, il supposa qu'à l'état normal le glycose se dédouble en aldéhyde glycérique et en glycérine [4].

La théorie de Pawlinoff [5] est une variante de celle de Schultzen :

1. Sydney Ringer avait affirmé la possibilité de la persistance de la glycosurie chez certains diabétiques à l'inanition. Cantani conteste à tort l'exactitude de cette assertion.

2. Scheremetjewski. *Ludwig's Arbeiten*, 1869.

3. Schultzen. Beiträge zur Pathologie und Therapie der D. mell. (*Berliner klinische Wochens.*, 1872, p. 35).

4. En conséquence, il conseilla d'administrer de la glycérine aux diabétiques. Les résultats n'ont pas répondu aux espérances de l'auteur.

5. Pawlinoff. Zur Frage der Zuckerharnruhr (*Virchow's Archiv*, LXIV).

il admet que le sucre ne peut être brûlé qu'après avoir été transformé, *par les muscles*, en une substance plus facilement oxydable.

DOCTRINES DE BOUCHARD, DE ZIMMER, DE GŒTHGENS, D'EBSTEIN

Vers la même époque, Bouchard professait aussi que le diabète tient essentiellement à la non utilisation du sucre [1].

Mais, d'autre part, un certain nombre de médecins admettaient une formation exagérée de glycose. Les uns, fidèles à la doctrine de Pavy, accusaient une perturbation de la nutrition, en vertu de laquelle le glycogène faisait du sucre au lieu de former de la graisse. Zimmer [2] a particulièrement développé cette idée et, ce qui fait l'originalité de sa théorie, c'est le rôle important qu'il fait jouer au système musculaire.

D'autres ont été surtout frappés de la dénutrition azotée sur laquelle avaient déjà insisté Gœthgens [3], puis Lécorché [4] ; et, parmi ces derniers, il faut citer le professeur Ebstein, auteur d'une théorie d'après laquelle « les deux grands éléments du diabète, l'hyperglycémie et l'excès de la désassimilation azotée seraient dus à une formation trop peu abondante d'acide carbonique dans les tissus ». La base de cette théorie étant inexacte, il est inutile d'y insister.

« Le Diabète », par Frerichs.

Dans un livre paru en 1884, un clinicien d'une autorité considérable, Frerichs [5], s'est borné à consigner les résultats de son

1. Les idées du professeur Bouchard sommairement publiées dans la *Tribune médicale* 1873 sont exposées dans ses *Leçons sur le ralentissement de la nutrition*, Paris, 1882. On les trouve avec développements, dans son *Traité de Pathologie générale*, t. III.

2. Zimmer. (*Deutsche Klinik*, 1867, 1871 et 1873. — *Deutsche med. Woch.*, 1879.)

3. Goethgens. Ueber den Stoffwechsel eines Diabetikers verglichen mit dem eines Gesundes. (*Inaug. dis.*, Dorpat, 1866.

4. Lécorché. *Traité du diabète*. Paris, 1877.

5. Fr. Th. von Frerichs. *Ueber den Diabetes* (avec 5 planches). Berlin, 1884. — Cet ouvrage a été traduit en français.

observation personnelle, et a laissé volontairement de côté toute théorie. Comme le symbolise une vignette placée au frontispice, ce livre est une gerbe de faits. D'après Frerichs il est prématuré de vouloir pénétrer l'énigme d'une maladie contre laquelle s'acharnera longtemps encore la pénétration de nombreux Œdipes. Au déclin de sa carrière, il a tenu à livrer à ses successeurs le trésor de son expérience, mais rien de plus ; il a même renoncé à leur tracer une voie de recherches.

GLYCOSURIE ALIMENTAIRE

Purement clinique, le livre de Frerichs ne donne guère prise à la critique. Il renferme cependant des assertions inexactes, par exemple celle-ci : « qu'à l'état de santé l'absorption de grandes quantités de sucre n'a aucune influence sur l'urine et que ce liquide n'en renferme pas trace [1]. » Et cependant Schmidt [2] (chez le chat), Becker [3] (chez le lapin), Mosler [4] dans sa propre urine, Poggiale [5], Schiff [6], Vogel [7], Ludwig [8], etc., avaient, bien avant 1884, fait la remarque que l'ingestion d'une forte dose de sucre *peut* être suivie de glycosurie ; mais il était difficile de la produire, et Cl. Bernard avait donné une explication séduisante de la tolérance de l'organisme :

« Si nous injectons, dit-il, dans la jugulaire d'un chien, 10 grammes de glucose dissous dans 30 grammes d'eau tiède, nous voyons que cette substance déborde et passe dans l'urine, ainsi que cela a lieu chez un diabétique. Mais si, au lieu d'injecter

1. FRERICHS. *Loc. cit.*, p. 39-40.

2. SCHMIDT. *Charakteristik der epid. Cholera*, 1850, p. 167.

3. BECKER. *Zeitschrift f. wissensch. Zoologie*, 1854, V, p. 137.

4. MOSLER. *Inaug. Abh.*, Giessen, 1853.

5. POGGIALE. *C. R. de l'Acad. des Sciences*, 1856, XLII, p. 198.

6. SCHIFF. *Zuckerbildung in der Leber*, 1859.

7. J. VOGEL. *Virchow's Handbuch der speciell. Pathol.*, 1856, VI, 2, p. 490.

8. LUDWIG. *Lehrbuch der Physiologie*, 1861, II, p. 394.

la solution par la veine jugulaire nous faisons, avec les précautions convenables, l'injection par la branche rectale de la veine-porte, nous constatons que le sucre ne passerait plus dans les urines lors même qu'on augmenterait la dose. Le foie a donc agi dans ce cas comme une sorte de barrière qui a retenu le sucre, et l'a empêché de se montrer en aussi forte proportion dans le torrent circulatoire.

« Le foie agit bien comme organe spécial pour retenir le sucre, et ce n'est pas le sang de la veine porte qui détruit le sucre en plus forte proportion : pour le prouver j'ai imaginé une autre expérience qui consiste à soumettre à une alimentation féculente ou sucrée des chiens auxquels j'avais préalablement oblitéré la veine porte, à l'entrée du foie, de façon que le sucre ne pût plus traverser cet organe en sortant de l'intestin, mais qu'il fût obligé de passer pour ainsi dire directement dans la circulation générale par des anastomoses collatérales.

« Sur trois chiens j'ai opéré avec succès l'oblitération lente de la veine porte à l'entrée du foie au moyen d'une traction graduée, à l'aide d'une ligature passée autour du vaisseau. Quelques jours après l'opération, un de ces chiens exclusivement nourri avec des pommes de terre, présentait pendant la digestion une quantité notable de glucose dans l'urine [1]. »

Ces expériences furent répétées par Schöppfer, sur une série de lapins :

A chacun de ces animaux, Schöppfer a injecté 1 gr. 5 de glucose dissous dans 10 centimètres cubes d'eau, aux uns dans une veine mésaraïque, aux autres dans une des veines crurales. Dans ce dernier cas, il a retrouvé, d'habitude, près d'un gramme de sucre dans l'urine, tandis qu'en faisant l'injection dans une veine mésaraïque, il n'a pas observé de glycosurie [2].

Un médecin des hôpitaux de Lyon, Colrat [3], considérant que les malades atteints de cirrhose du foie, de pyléphlébite ou de toute autre affection dans laquelle la veine porte est plus ou

1. Cl. Bernard. *Leçons sur le diabète*, 1877, p. 268-269. Ces expériences avaient été publiées en 1873, dans la *Revue scientifique*, mais j'ai préféré reproduire le texte des *Leçons* qui est celui de Cl. Bernard.

2. Schöppfer. Beiträge zur Kenntniss der Glycogenbildung in der Leber (*Archiv für experim. Patholog.*, 1873, I, p. 73).

3. Colrat. *Lyon médical*, 1875.

moins oblitérée, présentent exactement les conditions de l'expérience de Cl. Bernard, n'hésita pas à utiliser ces données physiologiques pour le diagnostic de l'oblitération du réseau intrahépatique de la veine porte. Il administra 200 grammes de glycose à un cirrhotique, et constata dans son urine la présence de sucre. « En conséquence, dit-il, la glycosurie alimentaire devient *un signe* d'oblitération totale ou partielle de la veine-porte. »

L'année suivante, je faisais l'épreuve de la glycosurie alimentaire chez 6 malades de l'hôpital Beaujon [1]. Chez les trois premiers, atteints de cirrhose du foie, j'obtins de la glycosurie qui fut, même dans un cas, très prononcée. Mais j'avais administré une dose de glycose *trop forte* (300 grammes).

Les trois autres, où, avec 300 grammes de glycose, je n'observai pas de glycosurie, sont plus intéressantes. Elles ont été faites chez un ictérique, chez un phtisique avec foie gras, et chez un sujet atteint de cancer du foie. Je faisais remarquer qu'il était assez surprenant que des foies ictériques ou infiltrés de graisse eussent conservé leur fonction. Le fait était moins étonnant pour le cancer parce que dans cette maladie il n'y a jamais qu'une portion restreinte de l'organe qui est envahie.

Les recherches de Robineau [2], bien que peu précises, tendaient à confirmer mon interprétation : dans la cirrhose atrophique, où les cellules du foie sont altérées, l'épreuve de la glycosurie alimentaire donne un résultat *positif;* c'est au contraire *négatif* dans les cirrhoses hypertrophiques. Or on sait que dans ces cirrhoses les cellules hépatiques ne paraissent pas aussi altérées.

Ces recherches manquaient d'une base physiologique solide : on donnait du sucre, un peu à l'aventure, sans savoir exactement combien l'homme sain peut en tolérer. Les recherches de Worm-Müller [3] physiologiste norvégien enlevé trop tôt à la

1. Lépine. *C. R. de la Société de Biologie*, 1876, 26 févr. et *Gazette méd. de Paris*, p. 123.

2. Robineau. *Thèse de Paris*, 1878.

3. Worm-Mueller. Die Ausscheidung des Zuckers, etc. (*Pflueger's Archiv*, 1884, XXXIV, p. 576).

science, ont rendu le service de nous renseigner sur l'*état normal*.

Elles ont porté sur deux sujets sains qui, pendant la période d'expériences, étaient soumis à un régime exclusivement azoté. Il leur a fait ingérer des quantités variables (de 50 à 250 grammes) des substances suivantes : sucre de canne, sucre de lait, glucose et, faute de lévulose pure, du miel dont la teneur en lévulose et en glucose était exactement connue. Voici les résultats de ses expériences :

Substance ingérée.	Trouvée dans l'urine (en grammes).		Pour 100
250 gr. sucre de canne	1,81	sucre de canne	0,72
100 —	0,85		0,85
50 —	0,10		0,20
200 gr. sucre de lait	0,68	sucre de lait	0,84
100 —	0,32		0,32
50 gr. glycose	0,47	glycose	0,94
117 — +86 lévulose	1,30		0,60
58 — +42 —	0,81		0,81

Il est à noter, car le fait est en contradiction avec ce qu'avait vu Cl. Bernard, chez le chien, qu'après l'ingestion de sucre de canne, saccharose, c'est cette espèce de sucre qui a été retrouvée *à l'exclusion* du glycose. Nous verrons plus loin que, même chez l'homme, ce résultat est loin d'être la règle.

NUMÉROS des chiens.	POIDS des chiens en kilogrammes.	DURÉE de la période d'expériences en jours.	SUCRE ingéré en grammes.	SUCRE excrété en grammes.	Pour 100.
1	7,8	5	520	15,2	3,0
1	6,0	8	750	10,4	1,3
2	9,2	2	560	22,0	4,0
3	11,2	3	480	7,6	1,9

Seegen [1], en faisant ingérer à des chiens de fortes quantités de sucre de canne, a retrouvé dans leur urine à la fois du saccharose

1. SEEGEN. Ueber Zucker im Harne nach Rohrzuckerfütterung (*Id.*, 1885, XXXVII, p. 342).

et du sucre interverti, en proportion variable. Dans ces expériences, la somme des deux sucres a été assez élevée, ce qui n'est pas étonnant, vu l'énorme quantité de sucre ingéré.

On doit à Hofmeister des recherches sur l'assimilation, *chez le chien*, de différents sucres (glycose, lévulose, galactose, saccharose et lactose). Ses conclusions sont qu'il existe pour un même sujet et pour chaque espèce de sucre une *limite d'assimilation*, au delà de laquelle une fraction de la quantité ingérée en plus est éliminée. Voici les limites qu'il a observées pour différents sucres[1] :

SUCRES	POIDS des chiens en kilogr.	LIMITE D'ASSIMILATION en gr.	par kil.
Saccharose.	2,8	10	3,6
Glycose	2,5 à 2,6	5 à 6	1,9 à 2,3
—	2,6 2,8	6 7	2.1 2,5
Sucre de lait.	2,5 2,6	1 2	0,4 0,8
Galactose.	3,5 2,6	0,5 1	0,2 0,2

Ce tableau montre combien l'assimilation des sucres, chez le chien, diffère de ce qu'elle est chez l'homme.

En 1895, Linossier et Roque[2] étudient, d'une manière très précise, la saccharosurie et la glycosurie consécutives à l'ingestion du sucre de canne, chez l'homme, et concluent que « chaque sujet, au lieu d'une limite d'assimilation, a plutôt un coefficient personnel d'utilisation, coefficient toujours très élevé à l'état de santé variant de 97 à 99 p. 100 du sucre ingéré (quand ce dernier n'est pas en quantité excessive) ».

L'important mémoire de Linossier et Roque a été suivi d'un bon nombre de travaux qui seront analysés plus loin.

L'ACÉTONÉMIE, COMPLICATION DES DIABÈTES GRAVES

C'est également dans la période consécutive à Cl. Bernard qu'a été découverte l'acétonémie. qui aboutit souvent au coma.

On avait, depuis longtemps, observé que certains diabétiques

1. Hofmeister. (*Archiv für exper. Path. und Ph.*, 1889, XXV.)

2. Linossier et Roque. Contribution à l'étude de la glycosurie alimentaire. (*Archives de médecine expérimentale*, 1er mars).

tombaient tout à coup dans le coma après une courte période de dyspnée et ne tardaient pas à succomber.

V. Stosch a rapporté l'histoire d'un de ces malades, mort dans un état comateux qu'il attribua à l'opium; mais nous pouvons, rétrospectivement, rectifier cette interprétation : c'est bien un cas de coma diabétique. Un peu plus tard, Prout n'hésite pas à reconnaître que certains états comateux dépendent du diabète; et il insiste sur la diminution de la sécrétion urinaire[1].

En 1854, v. Dusch relate l'histoire d'un jeune diabétique qui tomba brusquement dans le coma, suivi de mort, le même jour. La respiration était rapide et profonde[2].

Hodges (1843) avait noté l'odeur étrange exhalée par certains diabétiques. Petters[3] eut le mérite de reconnaître l'existence probable d'acétone dans l'urine et dans le sang d'une femme diabétique qui succomba avec un abaissement de la température, et de l'anurie.

Kaulich[4] confirma la présence de l'acétone dans l'urine de plusieurs diabétiques et tenta d'esquisser la symptomatologie de l'acétonémie. Il reconnut de plus que cette intoxication n'était pas *spéciale* au diabète; enfin Rupstein[5], assistant de Frerichs, mit la découverte de ses prédécesseurs hors de doute, en retirant de l'urine d'une diabétique, qui jouissait d'ailleurs d'un état général satisfaisant, 40 centimètres cubes d'un liquide qu'il put identifier avec l'acétone.

Kussmaul, en 1874, expérimenta la toxicité de l'acétone[6] :

A un lapin, il injecta 3 grammes d'acétone sous la peau ; à un chien 10 grammes ; à un autre lapin il fit inhaler 8 grammes de

1. V. Stosch. *Versuch einer Path. und Therapie des Diabetes mellitus.* Berlin, 1828.

2. v. Dusch. *Zeitschrift für rationn. Medicin*, 1854, IV.

3. Petters. Ueber Acetonbildung im thierischen Organismus (*Prager Vierteljahrschrift*, 1857, LX).

4. Kaulich. *Prag. Vierteljahrs.*, 1860, LXVII.

5. Rupstein. *Centralblatt für die med. Wissensch.*, 1874, n° 50.

6. Kussmaul. *Deutsches Archiv für klinische Medicin*, 1874, XIV.

la même substance, et observa chez les trois animaux une accélération du pouls, un ralentissement de la respiration et un abaissement de la température centrale.

En versant quelques gouttes de perchlorure de fer dans l'urine des diabétiques graves on produit une couleur rouge intense. Le professeur Gerhardt, qui découvrit cette réaction l'attribua à l'éther acétyl-acétique, et Bühl[1], après quelques expériences sur des lapins, admit que cette substance était la cause du coma diabétique, mais les expériences de Quincke[2], sur le chien, montrèrent que l'éther acétyl-acétique est peu toxique. L'hypothèse de Bühl n'était donc pas fondée. Puis v. Jaksch démontra que la réaction de Gerhardt est due, non à l'éther, mais à l'acide diacétique. Ont eut alors l'idée d'incriminer cet acide ; mais les recherches de Brieger, prouvèrent qu'il est également peu toxique. Tel était l'état de la question quand Stadelmann, puis Minkowski, lui firent faire un pas décisif.

DÉCOUVERTE DE L'ACIDE β-OXYBUTYRIQUE

Déjà Gœtghens[3], en dosant les acides et les bases de l'urine d'un diabétique, avait remarqué que les bases étaient en excès notable sur les acides, qu'il avait pu déterminer. Il en avait logiquement tiré la conclusion que cette urine devait contenir un acide *inconnu*. Trois ans plus tard, en suivant la même méthode, Stadelmann[4] parvenait à isoler l'acide crotonique. Mais, des recherches ultérieures, faites à peu près en même temps, et indépendamment les unes des autres, par E. Külz[5] et par Minkowski[6], ont montré que l'acide crotonique ne préexiste pas dans l'urine et se forme aux dépens d'un autre acide, l'acide

1. Buhl. Ueber diab. Coma (*Zeitschrift für Biologie*, 1880, XVI, p. 413).
2. Quincke. Ueber Coma diabeticum (*Berlin. klin. Woch.*, 1880, n° 1.
3. Goetghens. *Zeitschrift für physiolog. Chemie*, 1880, IV, p. 36.
4. Stadelmann. *Archiv für experim. Patholog.*, 1883, VII, p. 419.
5. E. Kuelz. *Zeitschrift für Biologie*, 1884, XX, p. 165.
6. Minkowski. *Archiv für exper. Pathologie*, 1884, XVIII, p. 35.

β-oxybutyrique. Ainsi s'est trouvée constituée la doctrine de la dyscrasie acide, complication éventuelle du diabète, bientôt confirmée par plusieurs élèves de Schmiedeberg, Walter [1], Coranda [2], Hallerworden [3], etc.

DÉCOUVERTE DE LA GLYCOSURIE PHLORIZIQUE

Dans plusieurs communications, dont la première date de 1885, v. Mering [4] fit connaître le fait curieux que l'administration à un chien, même inanitié, d'une dose suffisante de phlorizine [5], produit infailliblement, en peu d'heures, une glycosurie sans hyperglycémie. Par cette découverte, qui a suscité un nombre considérable de travaux, se termine la période prépancréatique de l'histoire du diabète.

5e PÉRIODE (DE 1889 A 1892)

LE DIABÈTE PANCRÉATIQUE

Bouchardat avait supposé que des lésions du pancréas pouvaient causer le diabète ; et, quand, après les travaux de Cl. Bernard sur cette glande, on connut mieux son rôle physiologique, Popper [6] imagina que les acides gras, mis en liberté dans l'intestin, sont à l'état normal, résorbés par la veine porte

1. WALTER. *Archiv für exp. Pathologie*, 1877, VII, p. 148.
2. CORANDA. *Id.*, 1879, XII, p. 76.
3. HALLERWORDEN. *Id.*, 1880. XII, p. 237.
4. v. MERING. *Centralblatt für die med. Wissens.*, n° 30 — et *Verhandl. des Congresses für innere Medic.*, 1886, p. 185 et 1887, p. 349. — *Zeitschrift für kl. Medicin*, 1888, XIV, p. 405, et 1889, XVI, p. 431.
5. L'orthographe de ce mot n'est pas encore bien fixée. *Phlorizine* me paraît plus simple que *phloorrhizine* (*Dictionn. de Robin*). En tout cas, au point de vue de l'étymologie, *phloridzine* est un barbarisme.
La phlorizine est un glycoside découvert en 1835, par Stas et de Coninck dans l'écorce de la racine du pommier, et qui avait été essayé dans le traitement des fièvres.
6. POPPER. Das Verhältniss des Diabetes zu Pankreasleiden (*Œster. Zeitschrift für prakt. Heilkunde*, 1868.

et amenés au foie, où ils se combinent avec la matière glycogène pour former les acides biliaires.

Si le suc pancréatique faisait défaut, le glycogène du foie ne trouvant pas à se combiner avec les acides gras, se transformait en sucre, d'où hyperglycémie, et diabète.

D'après une autre théorie, le suc pancréatique transforme normalement le sucre des aliments en acide lactique et en acides gras. S'il manque ou s'il est altéré, le sucre alimentaire passe en nature dans le sang.

Voilà les conceptions bizarres auxquelles peuvent être entraînés des médecins, en l'absence d'une base physiologique solide.

On a vu précédemment l'hypothèse de Cantani, qui fait aussi jouer un rôle au pancréas.

Ces diverses théories n'avaient en somme obtenu qu'un médiocre succès auprès des praticiens, quand Lancereaux décrivit une *forme* particulière de diabète, forme qui d'après lui, serait, à l'exclusion des autres, sous la dépendance d'une lésion du pancréas. Dans une note lue à l'Académie de médecine[1] il esquissa, d'une manière un peu schématique, les caractères cliniques de cette forme : début brusque, amaigrissement considérable, polydipsie et polyphagie, déjections alvines spéciales, et surtout évolution rapidement fatale. Son élève Lapierre[2] reproduisit ces idées, et lui-même reprit la question dans des *Leçons cliniques*[3] et de nouvelles communications à l'Académie de Médecine[4]. Tout d'abord, il divisa simplement les diabètes en *gras* et *maigre* (ou pancréatique). Un peu plus tard il admit en outre un diabète constitutionnel (arthritique) et un diabète nerveux.

L'existence de ces deux dernières formes fut aussitôt acceptée; mais en affirmant que le diabète maigre était l'expression cli-

1. LANCEREAUX. *Bulletin de l'Acad. de médecine*, 1877.

2. LAPIERRE. Sur le diabète maigre dans ses rapports avec les maladies du pancréas. (*Th. de Paris*, 1879).

3. LANCEREAUX. *Union médicale*, 1880 et 1890.

4. LANCEREAUX. *Bulletin de l'Acad. de méd.*, 1888.

nique d'une lésion du pancréas, Lancereaux prêta le flanc à la critique ; car on ne tarda pas à rencontrer des diabètes maigres à l'autopsie desquels il fut impossible de constater la moindre altération, même microscopique du pancréas[1] ; et, d'autre part, on peut noter très fréquemment l'existence de sclérose du pancréas à l'autopsie de diabétiques vulgaires. Ce fut alors que Baumel (de Montpellier) eut l'idée d'étendre la théorie pancréatique à toutes les espèces de diabètes.

Pour les cas où l'on ne trouve pas de lésions, même histologiques, du pancréas, Baumel suppose que le diabète pourrait être dû à la suspension de la sécrétion pancréatique par une influence circulatoire ou nerveuse; et à l'appui de cette hypothèse, il rappelle que Bernstein a vu l'excitation du bout central du pneumogastrique arrêter l'excrétion du suc pancréatique. Quant au mode d'action de cette suspension de l'excrétion du suc pancréatique sur la production du diabète, Baumel est très explicite : « C'est l'absence ou la diminution du ferment saccharifiant pancréatique dans le tube digestif, et peut-être dans le foie, qui explique la transformation incomplète des matières amylacées donnant lieu à l'excès de glucose...[2] »

C'était un retour à la théorie discréditée de Popper.

Mais la voix de Baumel demeura sans écho, et la question du diabète pancréatique, posée par Lancereaux, resta stationnaire jusqu'au moment où v. Mering et Minkowski publièrent une courte note que, vu son importance, je traduis en son entier.

Après l'extirpation du pancréas chez le chien, il survient un diabète sucré, qui commence quelque temps après l'opération et qui dure des semaines, sans interruption, jusqu'à la mort de l'animal.

Outre la glycosurie, on observe la polyurie, la polydipsie, la

1. J'ai observé moi-même plusieurs cas de ce genre. Dans l'un d'eux, l'examen du pancréas a été fait par mon savant collègue le professeur Renaut.

2. Baumel. Pancréas et diabète. (*Montpellier méd.*, nov. 1881, janv. et mai 1882.

polyphagie, puis un amaigrissement très prononcé, et une grande faiblesse, malgré une alimentation abondante.

L'urine d'un chien dépancréaté, et à jeun depuis quarante-huit heures, renfermait 50 à 60 grammes de sucre par litre.

Un autre chien, de 8 kilogrammes, soumis à une alimentation exclusivement carnée, excrétait, par jour, près d'un litre d'urine renfermant de 60 à 80 grammes de sucre. Après l'ingestion de glucose, le sucre de l'urine monte, temporairement, à 120 grammes par litre. La plus grande partie du sucre ingéré se retrouve dans l'urine.

L'urine des chiens dépancréatés renferme une quantité notable d'acétone.

La proportion de sucre du sang est très augmentée. Dans un cas, elle s'élevait à 3 p. 1.000, et dans un autre à 4,6.

Quant au glycogène des organes, il disparaît : chez un chien, diabétique depuis quatre semaines, et sacrifié en pleine digestion de viande, nous n'avons pu déceler de glycogène, ni dans le foie, ni dans les muscles.

Le ganglion solaire n'est pas lésé pendant l'opération. Il faut considérer le diabète comme la conséquence *directe* de l'extirpation du pancréas.

La transfusion du sang d'un chien diabétique dans la veine d'un chien sain n'est pas suivie, chez ce dernier, de glycosurie.

Mentionnons enfin que la résorption de la graisse est troublée à un haut degré chez les chiens dépancréatés et que l'utilisation des albuminoïdes paraît aussi laisser à désirer[1].

Pour comprendre la nouveauté des faits énoncés par la note précédente, il importe de se rappeler qu'un certain nombre de physiologistes, Bérard et Colin[2], Klebs et Munk[3], Finkler[4], Senn[5],

1. v. MERING und O. MINKOWSKI. Diabetes mellitus nach Pankreas exstirpation. (*Centralblatt für klinische Med.*, 1889, 8 juin, p. 394).

2. BÉRARD et COLIN. Mémoire sur les effets de l'extirpation du pancréas. (*Gazette hebdomadaire*, 1858, p. 59).

3. KLEBS et MUNK. *Tageblatt der 43 Versammlung deutscher Naturforscher in Innsbruck*, 1869.

4. FINKLER. *Verhandlungen des Congresses für innere Medicin*. Wiesbaden, 1858.

5. SENN. *Volkmann's Sammlung klinischer Vorträge*. 1888.

Martinotti[1] — je ne parle pas de ceux, beaucoup plus nombreux, qui s'étaient bornés à lier le canal de Wirsung — avaient déjà pratiqué *l'extirpation* du pancréas chez divers animaux, sans avoir remarqué que cette opération pût avoir la glycosurie pour conséquence. Il est vrai que plusieurs d'entre eux ne paraissent pas avoir examiné l'urine et que d'autres disent explicitement n'avoir pas enlevé l'organe en entier.

INFLUENCE DE LA SÉCRÉTION INTERNE DU PANCRÉAS

V. Mering et Minkowski ne disent point par quel mécanisme l'ablation du pancréas produit le diabète. Quelques mois après la note précédente j'annonçai le fait nouveau, qu'à l'état normal « le pancréas contribue à la destruction du glycose[2] », et dans la même publication j'émettais le premier cette idée, également nouvelle, que le pancréas n'est « pas seulement une glande déversant sa sécrétion dans l'intestin, mais *une sorte de glande vasculaire sanguine*[3] ».

Mes travaux, poursuivis pendant les années suivantes, avec la collaboration de Barral, ont démontré que la glycolyse *in vitro* dans le sang des animaux dépancréatés, est, en général, moindre qu'à l'état normal. — Ce fait rendait probable la diminution de la glycolyse dans leurs tissus, car il résultait « de nos expériences de circulation artificielle dans une patte de chien que les tissus détruisent davantage de sucre quand le sang est riche en ferment glycolytique[4] ».

Cette citation suffit à montrer que même dans mes premières publications je n'ai pas soutenu l'opinion (qu'on m'a gratuitement

1. Martinotti. *Giornale della R. Academia di Medicina di Torino*, 1888, p. 348 et 383. (Cité d'après v. Mering et Minkowski).

2. Lépine. Nouvelle théorie du diabète. (*Lyon médical*, 1889, LXII, p. 620, 29 décembre).

3. Lépine. (*Lyon médical*, 1889. LXII, p. 621) et La pathogénie du diabète. (*Revue scientifique*, 1891, 28 février, p. 273).

4. Lépine. *Revue de Médecine*, 1892, p. 481.

prêtée) que la glycolyse aurait lieu seulement dans le sang. — J'ai seulement dit qu'il était légitime, puisqu'on ne peut la mesurer directement dans les tissus, d'essayer de l'apprécier dans le sang défibriné.

Cependant plusieurs expérimentateurs italiens, tout d'abord de Dominicis[1], qui avait aussi réussi à obtenir la survie des chiens privés de pancréas, puis Reale et de Renzi[2], contestèrent que l'extirpation du pancréas fût constamment suivie de diabète; mais v. Mering et Minkowski[3] confirmèrent l'exactitude des faits consignés dans leur première note et y ajoutèrent que, d'après eux, le diabète est le résultat du défaut « d'une fonction spécifique du pancréas dans la nutrition générale, fonction jusqu'ici ignorée ».

Ainsi, pas plus dans cette seconde publication que dans la première, ils ne font allusion à une sécrétion interne du pancréas[4].

Pour Minkowski, tout diabète est pancréatique : Si, dit-il, les maladies du pancréas sont assez rarement suivies de diabète, c'est qu'il faut que l'organe soit lésé en totalité, ou en presque totalité; — d'autre part, s'il est vrai que le pancréas ne paraît pas matériellement lésé dans tout diabète, on peut supposer qu'il présente au moins quelque trouble fonctionnel[5].

Vers le même temps, Hédon de (Montpellier) inaugurait la

1. De Dominicis. Extirpation du pancréas, ses effets sur la digestion et l'économie animale. (*Gazette hebdomadaire*, 1890).

2. E. Reale. *Verhandlungen* des X *intern. med. Congresses*. Bd. II, (*Ablh.* 5, p. 97).

3. v. Mering et Minkowski. Diabetes mellitus nach Pankreasexstirpation. (*Archiv für experim. Pathol.*, 1900, janv., t. XXVI, p. 371).

4. On a vu plus haut que l'année précédente (1889), j'avais comparé le pancréas à une glande vasculaire sanguine. C'est donc à tort que plusieurs auteurs attribuent à v. Mering et Minkowski l'idée de la *sécrétion interne*, que j'ai le premier formulée, et que Minkowski n'a acceptée que plus tard, après ses expériences de transplantation du pancréas.

5. Minkowski. Diabetes mellitus und Pankreasaffection. (*Berliner klinische Woch.*, 1900, p. 167.

publication d'une série de travaux qui ont élucidé plusieurs points importants du diabète pancréatique expérimental[1]. On lui doit notamment une bonne étude du diabète *atténué* consécutif à l'ablation incomplète du pancréas[2] ; on lui doit aussi un procédé de destruction de cette glande en deux temps, grâce auquel la survie des chiens est devenue beaucoup plus commune.

La même année (1892) parut un remarquable travail de Thiroloix[3] :

Tandis que Mering et Minkowski expliquent le diabète consécutif à l'ablation du pancréas par la suppression d'une « fonction inconnue » du pancréas, Thiroloix pense que le traumatisme nerveux en est la cause principale, attendu qu'il « nous explique, mieux que toute autre cause, l'apparition précoce ou tardive, et la marche intermittente de la glycosurie[4] ».

Quant au diabète pancréatique de l'homme, Thiroloix est d'avis que la lésion pancréatique ne suffit pas à elle seule. Il faut qu'elle retentisse sur le système nerveux.

Mais, presque au même moment, Minkowski annonçait qu'il avait réussi « chez plusieurs chiens, à transplanter un fragment du pancréas en dehors de la cavité du ventre, et de cette manière à *empêcher le diabète,* malgré l'extirpation de la plus grande partie de la glande. Après l'ablation ultérieure de la partie greffée sous la peau du ventre, le diabète était survenu avec son intensité ordinaire[5] ».

1. Hédon. *C. R. de la Société de Biologie*, oct. 1890, et *Archives de Méd. expérimentale*, janv. 1891, mai et juillet 1892. — *Archives de physiologie*, avril 1892). — Ces notes et les travaux ultérieurs d'Hédon sont résumés par lui dans un important mémoire. (*Travaux du laboratoire de physiol. de Montpellier*, 1898).

2. Cette étude a été reprise plus tard par Sandmeyer.

3. Thiroloix. Le diabète pancréatique. (Expérimentation, Clinique, Anatomie pathologique). (*Thèse de Paris*, 1892).

4. Thiroloix. *Loc. cit.*, p. 119.

5. Minkowski. Weitere Mittheilungen über den Diabetes mellitus nach Exstirpation des Pankreas. (*Berliner klinische Wochenschrift*, 1892, 1er févr., p. 90).

Cette expérience, répétée par Hédon[1], démontrait aux plus incrédules que le diabète consécutif à l'ablation du pancréas n'était pas dû à une influence nerveuse, car l'ablation de la greffe n'exerce aucune action sur le système nerveux et ne peut agir que par la suppression totale de ce qui subsistait de la sécrétion interne. Celle-ci était donc définitivement démontrée.

LE SUCRE VIRTUEL

L'année précédente, j'avais découvert, avec la collaboration de Barral[2], que dans le sang défibriné *in vitro*, on peut au bout de peu de temps (un quart d'heure) observer une augmentation du glycose, si, par un artifice, on le préserve de la glycolyse.

J'ai étudié plus complètement avec Boulud ce processus dont l'intérêt biologique n'est pas contestable[3].

RÉSUMÉ

En résumé, l'histoire du diabète comprend plusieurs périodes :

La première se prolonge jusqu'à la fin du XVIIIe siècle, c'est-à-dire jusqu'au moment où une substance sucrée a été retirée de l'urine diabétique.

Dans la seconde, qui s'étend jusqu'à Cl. Bernard, on reconnaît que cette substance est du glycose. Bouchardat institue un traitement symptomatique.

La troisième période est celle de Cl. Bernard : la principale source du sucre (le foie) est découverte, ainsi que l'influence du système nerveux sur la glycogénie; mais le traitement ne fait aucun progrès.

Dans la quatrième période, Seegen cherche à démontrer la

1. Hédon. Greffe sous-cutanée du pancréas. (*Archives de Physiologie*, oct. 1892).

2. Lépine et Barral. (*C. R. de l'Acad. des Sciences*, 1891).

3. Voir plus loin, *Sucre virtuel*, p. 63.

réalité d'une glycogénie sans l'intermédiaire du glycogène, et on découvre la dyscrasie acétonique.

Les travaux de Lancereaux et ceux de v. Mering et Minkowski, etc. constituent une cinquième période, dans laquelle la valeur pathogénique des lésions du pancréas est démontrée, et que je clos, un peu arbitrairement, à l'année 1892.

Vient ensuite la période contemporaine, où le rôle du pancréas est envisagé d'une manière moins exclusive qu'il ne l'a été par Minkowski, et où surgissent des idées nouvelles. Mais je m'abstiens d'en aborder l'histoire parce qu'on trouvera dans les différents chapitres de ce livre la substance et la critique des travaux récents. Les analyser ici ferait double emploi[1].

1. Voir. pour indications bibliographiques : JACCOUD, article *Diabète*. (*Nouveau Dict. de méd. et de ch. pratiques*, t. XI, 1866). — SENATOR. (*Ziemssen's Handbuch*, XIII, 2, p. 111, 1876). — LÉCORCHÉ. (*Traité du diabèt.*, Paris, 1877). — DEMANGE, article *Diabète*. (*Dictionnaire encyclopédique*, t. XXVIII, 1883). — LEGENDRE. *Traité de médecine*, I, 1890. — NAUNYN. (*Der Diabetes* Wien, 1906). — V. NOORDEN. *Die Zuckerkrankheit*, Berlin 1907. — RICHARDIÈRE et SICARD. *Nouveau Traité de Méd. et de Thérap.*, XII, 1907.

CHAPITRE PREMIER

MATIÈRES SUCRÉES DU SANG NORMAL

LEUR PROPORTION ET LEUR NATURE

SUCRES IMMÉDIATEMENT RÉDUCTEURS

Le sang normal renferme une proportion variable de matières sucrées[1], surtout du glycose[2]. En les dosant par la méthode de la réduction, et en admettant que leur pouvoir réducteur soit égal à celui du glycose des chimistes, on en trouve, en général, environ 0 gr. 80 p. 1.000 grammes de sang[3]. Mais si l'on se sert du polarimètre, on trouve un chiffre plus faible, de moitié, environ[4]. Il faut donc admettre, dit le professeur Hédon, ou bien que le sucre du sang « est un sucre particulier, différent du glycose, ou bien qu'il est formé par un mélange de plusieurs sucres à propriétés optiques inverses ».

Hanriot, de trente litres de sang de cheval reçu dans le sulfate

1. Sur la chimie des matières sucrées, consulter : A. GAUTIER. (*Chimie organique* et *Chimie physiologique*). — MAQUENNE. (*Les sucres et principaux dérivés*. Paris, 1900). — LIPPMANN. (*Chemie der Zuckerarten*, Braunschweig, 2e édition).

2. PICKARDT (*Zeitschrift für physiol. Chemie*, 1892, XVII, p. 217) ; Miura (*Zeitschrift für Biologie*, 1895. XXXII, p. 279), etc., en traitant un extrait de sang par la phénylhydrazine ont obtenu des cristaux de glycosazone.

3. Ce chiffre est la moyenne des matières sucrées du sang du chien, résultant des dosages faits dans mon laboratoire. — LIEFMANN et STERN ont récemment indiqué de 0,6 à 1. (*Bioch. Zeitschrift*, I, 299.

4. HÉDON. (*C. R. de la Société de Biologie*, 1898, 511).

de soude parvint à obtenir 6 grammes d'une substance « donnant à l'analyse, au saccharimètre, et au titrage par réduction, des chiffres s'accordant avec le glycose[1] ». Mais, ses laborieuses recherches lui prouvèrent de plus, qu'indépendamment du glycose, il existe dans le sang des substances réductrices, ce qui est d'accord avec ce qu'avait dit Otto, il y a plusieurs années : Otto laissait tomber le sang dans l'alcool. Il lavait le coagulum à l'eau bouillante ; l'eau de lavage était réunie à l'alcool, et le mélange évaporé pour la plus grande partie. Il le partageait alors en deux portions : dans l'une, il dosait le sucre par la méthode de Knapp ; l'autre était additionnée de levûre, et il y dosait les matières réductrices après fermentation. Voici ses résultats :

		SUCRE		MATIÈRES RÉDUCTRICES	
		min.	max.	min.	max.
Chez le chien . .	Artère fémorale.	1,1	1,47	0,16	0,58
	Veine fémorale .	1,0	1,29	0,18	0,72
Chez le lapin . .	Artère carotide .	0,88	1,07	0,17	0,31
	Veine jugulaire.	0,80	0,95	0,26	0,36

On voit que, d'après Otto[2], la proportion des matières réductrices qui ne sont pas du sucre est loin d'être négligeable, puisque, dans le sang veineux, elle pourrait dépasser *la moitié* de la quantité de sucre. Mais il est possible que la fermentation n'ait pas été complète, et, qu'en conséquence, Otto ait dosé comme matières réductrices une partie du sucre déjà dosée comme glycose. Ce qui légitime cette supposition, c'est le chiffre élevé qu'il donne du pouvoir réducteur du sang *normal* : (1,49 + 0,58 = 2,05, pour le sang artériel et 1,29 + 0,72 = 2,01, pour le sang veineux).

1. HANRIOT. (*C. R. de la Société de Biologie*, 1898, p. 543). — Ce sucre a pu être converti en para-chloralose, fusible à 227°, ce qui caractérise le glycose.

2. OTTO. Ueber den Gehalt des Blutes an Zucker und reducirendes Substanz unter verschiedenen Umständen (*Pflueger's Archiv*, 1885, t. XXXV, p. 467).

Jacobsen [1] a signalé dans le sang une substance réductrice, soluble dans l'éther et qui lui a paru identique à la jécorine précédemment trouvée dans le foie par Drechsel. En effet, comme celle-ci, traitée par l'acide sulfurique, elle donne du glycose. D'après Henriquez [2] cette substance serait plus abondante dans le sang que le glycose libre ; mais les recherches d'Hédon [3], les miennes (en collaboration avec Martz), celles de Kolisch [4] ont montré le peu de fondement de l'opinion de Jacobsen. L'éther aqueux dissolvant des quantités très sensibles de glycose, il est douteux que la jécorine préexiste dans le sang : elle peut s'être formée pendant les manipulations nécessaires pour la préparation de l'extrait. En effet, Bing [5], en évaporant une solution de glycose dans de l'alcool contenant de la lécithine, a obtenu une combinaison qu'il a cru (à tort) être de la jécorine, et que l'on considère généralement comme une lécithine-glycose, combinaison lâche qu'il suffit de laver à l'alcool pour la détruire [6].

P. Mayer a signalé l'acide glycuronique dans le sang du bœuf et de l'homme, en se servant d'un réactif indiqué par Neuberg, la parabromphénylhydrazine [7]. Nous avons, Boulud et moi, confirmé ce fait, surtout pour le sang du chien [8].

Toutes les conjugaisons connues de l'acide glycuronique déviant à gauche, on serait tenté d'expliquer par leur présence le fait que le pouvoir dextrogyre d'un extrait de sang est très inférieur à son pouvoir réducteur [9]. Mais la faible proportion

1. JACOBSEN. *Skandin. Arch. f. Phys.*, 1895, t. VI, p. 262.

2. HENRIQUEZ. *Hoppe's Zeitschrift*, 1897, t. XXIII, p. 244.

3. HÉDON. *C. R. de la Société de Biologie*, 1898, p. 511.

4. KOLISCH et STEJSKAL. *Wiener klinische Wochenschrift*, 1898, n° 6.

5. BING. *Skandin. Archiv für Physiologie*, 1899, IX, p. 336.

6. Voir P. MAYER. *Biochem. Zeitschrift*, 1906, I, p. 100). — MEINERTZ. *Zeitschrift für physiol. Chemie*, XLVI, p. 377. — SIEGFRIED et MARK. *Id.*, p. 492. — WALDVOGEL et TINTEMANN. *Id.*, XLVII, p. 129.

7. P. MAYER. *Zeitschrift für physiolog. Chemie*, 1901, XXXII, p. 518.

8. LÉPINE et BOULUD. *C. R. de l'Acad. des Sciences*, 1902.

9. Il peut même arriver, à la vérité très rarement, que l'extrait de

d'acide glycuronique existant dans le sang ne permet pas de considérer cette explication comme suffisante.

On pourrait aussi penser à la coexistence de lévulose ; et, en fait, dans quelques cas, nous avons, Boulud et moi, admis dans un extrait de sang, la présence de ce sucre, grâce aux caractères suivants :

1° Réaction de Seliwanoff ;

2° Augmentation du pouvoir dextrogyre, et *diminution* du pouvoir réducteur après chauffage à 100°, en présence de 7 p. 100 d'acide chlorhydrique, pendant deux heures, lequel détruit le lévulose, sans altérer le glycose ;

3° Cristaux en fines aiguilles de lévulosate de calcium, obtenus par l'extraction au moyen d'éther acétique alcoolisé[1].

L'existence de lévulose dans le sang normal est explicable par le fait qu'en milieu alcalin le glycose peut passer à l'état de lévulose (Lobry de Bruyn)[2]. Nous verrons ultérieurement que l'association d'une lévulosurie à une glycosurie n'est pas une très grande rareté clinique.

Dans certains cas le sang normal paraît renfermer aussi une petite proportion d'un sucre ressemblant au saccharose ; car nous avons parfois rencontré des extraits de sang dont le pouvoir réducteur n'était pas en rapport avec le pouvoir dextrogyre. On peut, dans ce cas, se demander s'il s'agit du saccharose alimentaire, absorbé sans s'être dédoublé dans l'intestin[3], ou bien d'un sac-

sang d'un chien sain dévie *à gauche*. Tel était le cas chez un jeune chien de chasse, parfaitement bien portant.

	DÉVIAT. POLAR.	RÉDUCTION immédiate.	RÉDUCTION après chauffage avec acide tartrique.
Sang artériel	— 0,1	0 gr. 79	0 gr. 84

1. LÉPINE et BOULUD. Sur les sucres du sang. (*C. R. de l'Académie des Sciences*, 1901, 15 juillet).

2. La présence de lévulose dans les transsudats a été maintes fois constatée. Voir OFNER. (*Zeitschrift für physiolog. Chemie*, 1905, XLV, p. 359).

3. On verra dans un des chapitres suivants que le saccharose ne se dédouble pas dans le sang.

charose qui se serait produit dans l'économie, par soudure d'une molécule de glycose et d'une molécule de lévulose.

En tous cas, la présence de maltose dans le sang n'est rien moins que rare, soit qu'il provienne de l'absorption intestinale, soit qu'il ait été formé dans le foie.

Pavy avait remarqué qu'un extrait de sang de lapin (obtenu par la méthode de Cl. Bernard) devient plus réducteur si on le fait bouillir avec un acide. Couvreur (de Lyon), qui a fait la même observation, en a conclu que le sang du lapin renferme du maltose. Cela est très probable, vu le genre d'alimentation de cet animal. Mais, comme nous le verrons tout à l'heure, presque tous les extraits de sang, chauffés en présence d'un acide, deviennent plus réducteurs, alors même qu'ils ne renferment pas trace de maltose. Aussi, pour démontrer la présence de ce sucre, il faut recourir, concurremment, au polarimètre et à la méthode de la réduction, *avant* et *après* avoir hydrolysé l'extrait de sang[2]. Une dernière preuve est fournie par l'obtention de cristaux de maltosazone qui, d'après Grimbert, fondent à 196° — 198°, au bloc Maquenne, tandis que dans les mêmes conditions ceux de glycosazone fondent à 130° — 132°.

En procédant de cette manière, nous avons parfois décelé du maltose dans le sang de chiens sains, alors même qu'ils étaient au régime exclusif de la viande; nous l'avons surtout rencontré dans le sang de chiens dépancréatés[3]. Il paraît très probable que la présence de ce sucre dans le sang est due à un trouble des fonctions du foie : On sait, en effet, par des expériences *in*

1. Couvreur. (*Société linnéenne de Lyon*, 1898).

2. Le pouvoir dextrogyre du maltose est près de trois fois supérieur à celui du glycose, tandis que son pouvoir réducteur est inférieur d'un tiers environ à celui de ce dernier sucre.

3. Lépine et Boulud. (*C. R. de l'Acad. des Sciences*, 1901, 11 mars). — Chez nos chiens sains l'augmentation du pouvoir réducteur après le chauffage de l'extrait de sang était toujours moindre que chez les lapins de Couvreur, ce qui n'est pas étonnant, nos animaux étant au régime carné, tandis que les lapins ont une nourriture exclusivement végétale.

vitro qu'il résulte d'une hydrolysation imparfaite du glycogène. Or, nous verrons, en traitant de la glycosurie pancréatique, que les fonctions du foie sont profondément altérées par l'ablation du pancréas.

Il se peut qu'il existe dans le sang du mannose ayant pour origine une transformation du glycose qui a lieu, dans certaines conditions (Lobry de Bruyn). Or ces conditions sont réalisées dans l'économie, siège incessant de dédoublements et de synthèses [1].

Enfin, le sang normal peut renfermer des traces de pentoses.

Le sang ne contient normalement que peu de glycogène. Le professeur Huppert[2], chez différents animaux, a dosé de 4 à 25 milligrammes dans 1.000 grammes de sang ; encore ce chiffre est-il probablement très fort. Mais exceptionnellement, par exemple chez des animaux épuisés par une saignée, l'extrait de sang du ventricule droit dévie fortement à droite, et son pouvoir réducteur augmente très notablement par le chauffage en présence d'un acide. Il est en conséquence possible, et même probable, que ce sang renferme du glycogène en quantité anormale. Voici un de ces cas :

CHIEN 2317	DÉVIATION POLAR.	POUVOIR RÉDUCTEUR Immédiat.	POUVOIR RÉDUCTEUR Après chauffage.
Sang du ventr. droit .	+0,9	1,02	1,16
Sang de la carotide . .	+0,3	1,10	1,10

Ainsi, l'extrait de sang du ventricule droit possède un très fort pouvoir dextrogyre Son pouvoir réducteur avant le chauffage est cependant moindre que celui de l'extrait de sang de la carotide; et il devient plus considérable après le chauffage.

En résumé, un certain nombre d'hydrates de carbone se rencontrent dans le sang, et la chimie moderne nous apprend qu'ils

1. Freund. (*Centralbl. für Physiologie*, 1892, p. 468) a signalé dans le sang humain l'existence de gomme animale (de 0,15 à 0,17 p. 1.000), mais cette substance n'étant pas réductrice ne peut être confondue avec les sucres.

2. Huppert. (*Zeitschrift für physiol. Chemie*, 1904, XVIII).

se transforment facilement les uns dans les autres. Le glycose passe facilement à l'état de lévulose, de mannose, même d'acide glycuronique et de pentose[1].

Tous les sucres, à pouvoirs rotatoire et réducteur variables, extraits du sang par le sulfate de soude bouillant[2], dosés en bloc par réduction en évaluant le pouvoir réducteur en glycose, constituent ce qu'on a appelé jusqu'à ce jour le *sucre du sang* et que nous appellerons *sucre immédiat*, parce qu'on l'obtient immédiatement par le simple épuisement du sang. Bien différent à cet égard est le *sucre virtuel*, dont nous allons maintenant parler.

SUCRES NON IMMÉDIATEMENT RÉDUCTEURS

Revenons au fait important, découvert par Pavy, à savoir qu'un extrait de sang chauffé en présence d'un acide devient plus réducteur. Ce fait s'observe :

1° Quand le sang renferme du glycogène, du maltose ou du saccharose en quantité sensible;

2° Quand il existe en proportion suffisante des conjugaisons glycuroniques non réductrices par le simple chauffage avec la liqueur de Fehling ;

3° Enfin dans beaucoup d'autres conditions encore mal connues, et si fréquentes, qu'une augmentation sensible du chiffre de la réduction, après le chauffage de l'extrait de sang, en présence d'un acide, est la règle.

Nous avons Boulud et moi des raisons de penser que cet excès provient en grande partie de ce que nous appelons le *sucre virtuel* du sang.

1. D'après Neuberg, le glycose donnerait naissance au *l*-xylose qui existe dans les nucléo-protéides de l'économie.

2. Ou par le nitrate acide de mercure (méthode de Bierry et Portier), en ayant soin de se débarrasser des dernières traces de mercure au moyen de l'hydrogène sulfuré. Avec cette méthode, l'extrait de sang est complètement débarrassé des matières réductrices non sucrées.

Nous désignons ainsi un sucre existant dans le sang à l'état de combinaison telle que l'extrait de sang ne réduit pas les sels de cuivre, ne fermente pas et n'agit pas sur la lumière polarisée, tant qu'il n'est pas dégagé de sa combinaison. Comme ce dégagement se produit dans le sang circulant, son intérêt physiologique est indiscutable.

AUGMENTATION DU GLYCOSE DANS LE SANG IN VITRO A 58°

En 1891, j'ai montré avec Barral [1], que si, par une canule bifurquée, on recueille simultanément du sang : A, dans du sulfate de soude bouillant ; B, dans un ballon à 58° (ou refroidi à quelques degrés au-dessus de 0), pour empêcher (ou tout au moins diminuer) la glycolyse, et qu'un quart d'heure, ou une demi heure après, on traite ce dernier exactement comme on avait fait pour A, on trouve en B une plus grande quantité de sucre [2].

Cet excès de sucre (B — A) varie suivant les conditions dans lesquelles se trouve l'animal : très souvent il est *dix* fois plus considérable que le chiffre possible d'une erreur de dosage[3].

Il arrive parfois qu'un échantillon du sang d'un chien sain, après avoir séjourné une heure à 58°, ne présente pas d'excès de sucre, et qu'un autre échantillon, du même sang, en présente, si on l'a préalablement additionné d'eau. Celle-ci exerce donc une influence *favorisante*.

1. Lépine et Barral. (*C.R. de l'Acad. des Sciences*, 1891, 25 mai et 22 juin).

2. La température de 58° n'a d'autre effet que d'empêcher ou tout au moins, d'atténuer beaucoup la glycolyse. On obtient le même résultat, mais plus imparfait, avec de l'eau à la température de quelques degrés au-dessus de 0.

3. En traitant le même sang par des méthodes différentes, on peut, sans doute, obtenir des chiffres très différents ; mais si on opère sur deux échantillons du même sang, et traités de même, les erreurs de dosage, dans mon laboratoire, n'atteignent pas 5 centigrammes pour 1.000 grammes de sang. Il est donc incontestable que l'excès qu'on constate après 1 heure à 58° tient à ce que la proportion du sucre décelé aux réactifs y a réellement augmenté.

Mais l'addition d'émulsine, et surtout d'invertine, qui, comme on sait, dédoublent certains glycosides[1], agit beaucoup mieux.

Chien 2721, ayant servi à plusieurs expériences, et devenu hyperglycémique ; bien portant d'ailleurs :

	POUVOIR RÉDUCTEUR	
	Immédiat.	Après chauffage.
Sang artériel.	1,33	1,50
Après 1 heure à 58°.	1,47	1,50
Id. avec invertine	1,51	1,73

Ainsi, dans ce sang, l'augmentation du sucre, après une heure à 58°, est très notable, à en juger par la réduction sans chauffage : ($1,47 > 1,33$) ; elle est considérable après l'addition d'invertine et surtout dans l'extrait chauffé : ($1,73 > 1,50$). Et encore n'est-ce qu'un minimum. Le sucre virtuel doit dépasser en réalité $1,73 - 1,50 = 0,23$. Pour l'obtenir d'une manière plus complète il faut traiter le caillot (obtenu par le sulfate de soude chaud) par l'acide fluorhydrique, récemment employé avec succès par Hugounenq et Morel[2] pour hydrolyser les matières albuminoïdes, et qui, d'après eux, respecte beaucoup mieux les hydrates de carbone que l'acide chlorhydrique employé jusqu'ici. Depuis l'importante communication de ces chimistes, nous avons pu faire un bon nombre d'expériences. En voici une comme exemple :

	POUVOIR RÉDUCTEUR	
Chien 2736.	Immédiat.	Après chauffage avec l'acide fluorhydrique (sucre total).
Sang artériel	0,74	1,51

1. Lépine et Boulud. (*C. R. de l'Acad. des Sciences*, 13 mai 1907).
Si l'on assomme un chien par un coup de maillet sur la tête, il devient aussitôt hyperglycémique (Cl. Bernard) ; or, si avant le coup de maillet on a coupé le sciatique et le crural d'un côté (le droit par exemple), le sang de la veine crurale gauche, après l'assommement dégage, à 58°, plus de sucre que celui du côté droit. — Ainsi, sous l'influence de la commotion cérébrale, il s'est produit dans les tissus *quelque substance diastasique*, qui a fait dégager *in vitro* du glycose aux dépens du sucre virtuel. Cette substance ne se produit pas du côté où les nerfs sont coupés.

2. Hugounenq et Morel. (*C. R. de l'Acad. des Sciences*, 15 juin 1908, p. 1293).

Ainsi, chez cet animal, parfaitement sain, le sucre virtuel est 1,51 — 0,75 = 0,76. On lui injecte alors, dans une veine, en solution isotonique, 2 grammes de glycose pur, par kilogramme.

Une heure plus tard :

Sang artériel.	0,70	2,36

On remarquera que le pouvoir réducteur immédiat n'a pas augmenté après l'injection d'une quantité de glycose assez considérable (il a même diminué); mais le sucre virtuel a éprouvé une augmentation très sensible puisqu'il est devenu 2,36 — 0,70 = 1,66.

Chez deux autres chiens sains, nous avons observé les chiffres suivants :

	POUVOIR RÉDUCTEUR	
	Immédiat.	Après chauffage de 20 heures avec l'acide fluorhydrique (sucre total).
Chien 2754. Sang artériel	1,16	2,40
Chien 2744. —	1,00	2,56

Ainsi, dans le sang des deux saignées, surtout dans le second, il y a beaucoup de sang virtuel.

AUGMENTATION DU SUCRE DANS LE SANG CIRCULANT

Si l'on fait tomber simultanément du sang de la veine jugulaire et du sang artériel dans du sulfate de soude chaud, ou dans du nitrate acide de mercure, on trouve parfois le sang veineux plus sucré, bien que, dans les capillaires, le sang doive perdre du sucre. La même particularité, plus rarement, peut être observée quand on compare le sang artériel à celui de la fémorale ou d'autres veines. Elle a été notée par divers expérimentateurs; mais en raison de son apparence paradoxale, ils l'ont considérée comme une erreur de dosage. C'était à tort : en effet, contrairement à l'opinion de Cl. Bernard, et d'autres physiologistes, j'ai montré, avec Boulud[1], que le sang de la carotide, recueilli

1. Lépine et Boulud. (*C. R. de l'Acad. des Sciences*, 21 sept. 1903).
Chez un gros chien on place dans une carotide une canule munie d'un tube de caoutchouc qu'on comprime avec une pince; puis, par

avec les précautions les plus minutieuses, exactement en même temps que celui du ventricule droit, est *très souvent* plus sucré que ce dernier.

On pourrait objecter que la moindre proportion de sucre dans le sang du cœur droit tient à ce que, par hasard, la sonde aurait récolté du sang de la veine cave supérieure, à l'exclusion de celui de la veine cave inférieure, qui est plus sucré. Mais dans toutes mes expériences la sonde pénétrait profondément dans le ventricule.

On peut encore moins supposer que l'excès de sucre dans la carotide soit produit par la concentration du sang dans les capillaires du poumon, car un calcul très simple montre que la quantité d'eau exhalée pendant quelques secondes est trop faible pour expliquer une augmentation de plusieurs centigrammes de sucre par litre. — De plus, dans cette hypothèse, les différentes matières sucrées du sang devraient augmenter parallèlement ; or, il n'en est pas ainsi ; et, le plus souvent, l'augmentation du pouvoir dextrogyre dans le sang du ventricule gauche est plus accusée que celle du pouvoir réducteur. Il ne s'agit donc pas d'une concentration du sang, mais de l'addition aux matières sucrées préexistantes d'un sucre dextrogyre.

L'augmentation du sucre dans le sang de la carotide est très fréquente chez le chien à jeun depuis une quinzaine d'heures[1] ; et on l'obtient à coup sûr dans certaines conditions[2] :

1° Si le chien est depuis au moins une demi-heure en état

la jugulaire droite, on introduit dans le ventricule un tube de verre exactement rempli par un mandrin. Il est essentiel de pénétrer dans le ventricule, afin d'opérer sur le sang, mélangé, des deux veines caves. Quand l'extrémité de la sonde a buté contre la paroi ventriculaire, on retire le mandrin et on laisse couler le sang. On fait alors couler celui de la carotide, en réglant son écoulement pour qu'il ne soit pas plus rapide que celui du sang du cœur droit.

1. Il est clair que, pendant la digestion, les conditions sont favorables à l'excès de sucre dans le ventricule droit, à cause de la forte proportion de sucre apporté par le sang des veines sus-hépatiques.

2. Lépine et Boulud. (*C. R. de la Société de Biologie*, 11 janvier 1907).

d'asphyxie suffisante pour qu'il se soit produit une hyperglycémie.

2° Si l'animal a inhalé une quantité suffisante de chloroforme, ou s'il a ingéré 2 à 3 grammes d'alcool par kilogramme.

3° S'il a reçu sous la peau une injection de phlorizine, ou d'invertine[1], etc.

Voici quelques faits à l'appui :

Chien 2293, sain et neuf.

	DÉVIATION POLAR.	POUVOIR RÉDUCTEUR
Sang du ventricule droit	+0,2	1,05
Sang de la carotide.	+0,2	1,03

Après une asphyxie (par pincement des narines), ayant duré une heure :

Sang du ventricule droit	+0,8	2,50
Sang de la carotide.	+0,9	2,68

Chien vieux.

Après une chloroformisation de quelques minutes :

Sang du ventricule droit.	1,12
Sang de la carotide	1,40

Chien 2710.

Pendant la chloroformisation :

Sang du ventricule droit.	1,28
Sang de la carotide	1.49

Chien 2717.

Après une chloroformisation de dix minutes :

Sang du ventricule droit.	1,38
Sang de la carotide	1,47

Chien 2687.

Quelques heures après l'ingestion de 2gr,5 d'alcool par kilogramme (dilué dans deux parties d'eau) :

Sang du ventricule droit.	1,00
Sang de la carotide	1,16

1. On a vu (page 65) que cette substance favorise le dégagement du sucre aux dépens du virtuel.

Chien 2393.

Après l'injection sous-cutanée de $0^{gr},25$ de phlorizine par kilogramme :

Sang du ventricule droit.	0,58[1]
Sang de la carotide	0,64

Ainsi, l'excès de sucre dans la carotide n'est pas négligeable, puisqu'il dépasse souvent 0 gr. 20 et même 0 gr. 30 pour 1.000 grammes de sang. D'après Gréhant et Quinquaud[2], cette quantité de sang (qui est celle que possède un chien de taille moyenne) met moins d'une minute pour traverser les capillaires du poumon. Dans un temps très court, la quantité de sucre du sang peut donc augmenter d'un cinquième !

D'où provient cet excès de sucre ?

Il est, *a priori*, peu vraisemblable qu'il ait sa source dans le poumon. Voici d'ailleurs la preuve qu'il provient du sang lui-même :

Recueillons simultanément du ventricule droit deux échantillons de sang : A et B, A dans le sulfate de soude chaud, et B dans un ballon stérilisé, renfermant du sable, et immergé dans un bain-marie à 58° —; prenons *en même temps*, deux échantillons de la carotide, A′ et B′ dans les mêmes conditions (Cette quadruple prise simultanée n'offre aucune difficulté) ; — défibrinons B et B′ en agitant les ballons qui renferment du sable, et laissons-les une demi-heure environ à la température du laboratoire ; puis, traitons-les par le sulfate de soude chaud, comme A et A′. — Le dosage du sucre nous montrera que si A′ a plus de sucre immédiat que A, B′ n'a pas plus de sucre que B.

Chien 2693.

Huit heures après l'injection sous-cutanée de phlorizine :

A. Sang du ventricule droit	0,40
B. Même sang après une demi-heure à 58° . .	0,74
A′. Sang de la carotide	0,58
B′. Même sang après une demi-heure à 58° . .	0,66

1. La phlorizine produit le plus souvent de l'*hypoglycémie*. (Voir p. 268).

2. Gréhant et Quinquaud. (*C. R. de la Société de Biologie*, 1886, p. 159).

Ainsi, le sang du ventricule droit, défibriné et laissé environ une demi-heure, *in vitro*, à une température qui le préservait de la glycolyse, a dégagé 0,74 — 0,40, c'est-à-dire 0 gr. 34 de sucre, tandis que le sang de la carotide n'en a dégagé que 0,62 — 0,58, c'est-à-dire 0,08.

Cette diminution de la réserve de sucre dans le sang de la carotide s'explique facilement si l'on admet qu'une certaine quantité de sucre se trouvait dans le ventricule droit à titre de glycoside dissimulé à tous les réactifs du sucre (sucre virtuel), qu'une partie de ce glycoside s'est dédoublé dans les capillaires du poumon [1] et que le glycose résultant de ce dédoublement constitue l'excès constaté dans le sang de la carotide. Si B′ est inférieur à B, c'est qu'il s'est détruit un peu de sucre dans le poumon.

On ne peut admettre, pour deux motifs, que l'excès de sucre dans le cœur gauche provienne du glycogène du sang ; d'abord parce que ce dernier s'y trouve en quantité trop faible, et aussi parce que son hydrolysation demanderait plus de quelques secondes, durée de la circulation pulmonaire [2].

SUCRE VIRTUEL ET SUCRE TOTAL

En résumé, outre le sucre jusqu'ici connu dans le sang, il y existe un sucre qui se dissimule à nos réactifs et qui est certai-

1. Ce dédoublement comme on a vu plus haut se fait spontanément dans le sang *in vitro ;* mais il me paraît assez probable que dans le sang circulant il doit être favorisé par quelque ferment des tissus. Le poumon est, comme on sait, particulièrement riche en ferments dédoublants : Voir Sieber. Die Fettspaltung durch Lungengewebe (*Zeitschrift für physiol. Chemie*, 1908, LV, 177. — Schittenhelm. Ueber Fermente im Lungengewebe. (*Centralblatt für die gesamt. Physiol.*, 1908, n° 8).

2. Postérieurement à nos premiers travaux sur le sucre virtuel, quelques auteurs, Pavy, puis Langstein, ont exprimé plus ou moins explicitement l'idée qu'à la molécule albuminoïde pouvait être combinée, comme dans les glycosides, une molécule de sucre destinée aux tissus (*Transportzucker*). Voir Langstein (*Ergebnisse der Physiologie*, III, 1904, p. 490). Mais ces auteurs ont simplement *supposé*, et non *constaté*, que ce sucre fut capable de se libérer spontanément. Je dois aussi mentionner un travail d'Embden (*Beiträge zur chem. Phys. und Path.*, 1904, VI, p. 44), où il est fait mention d'une augmentation de sucre dans le sang circulant à travers un foie isolé, après qu'on eut ajouté du sang frais. Mais, bien que l'animal eût été strychnisé avant l'ablation du foie, est-on sûr qu'il fut dépourvu de glycogène ?

nement engagé dans plusieurs combinaisons différentes, plus ou moins solides : il est clair que le sucre qui se libère spontanément dans le poumon, ou *in vitro*, est moins fortement combiné que celui qui est dégagé seulement grâce à l'addition d'invertine, et surtout que celui obtenu seulement qu'en chauffant l'extrait de sang avec l'acide fluorhydrique[1]. C'est par ce dernier procédé seul qu'on a la chance d'obtenir le sucre total. Encore est-il beaucoup de cas où l'on n'est pas sûr du chiffre, car si l'action de l'acide fluorhydrique n'a pas été assez ménagée, on perd du sucre ; et, si elle n'est pas suffisamment intense, on ne le dégage pas en totalité[2].

En soustrayant du sucre *total* le sucre *immédiat* (soit dans le sang tombant du vaisseau dans le sulfate de soude chaud), on a le sucre *virtuel*.

CONSTANCE DE LA PROPORTION DES MATIÈRES SUCRÉES DU SANG

Chez l'animal, et chez l'homme à l'état de santé, la quantité de matières sucrées dosables par la réduction simple (c'est-à-dire ne se trouvant pas à l'état de sucre virtuel) oscille dans des limites peu étendues (elles sont comprises entre 0 gr. 70 et 0 gr. 95

1. On sait que Schutzenberger, en hydrolysant l'albumine de l'œuf avec la baryte, a obtenu du sucre, et que Pavy (et d'autres) en ont également obtenu en traitant l'albumine du sérum et presque toutes les substances albuminoïdes par un mélange d'acides sulfurique et chlorhydrique.

On trouvera la bibliographie du sucre combiné à l'albumine du sérum dans deux articles de Langstein (*Ergebnisse der Physiologie*, I, p. 63 et III, 453) à qui l'on doit de bons travaux sur les sucres de l'albumine du sérum. Voir aussi : Abderhalden et Bergell (*Hoppe's Zeitschrift*, XLI, p. 530). Langstein, *id.*, XLII, p. 171. — Il est à noter que, jusqu'à nos travaux, les chimistes n'ont pas obtenu tout le sucre contenu dans le sérum ; car ils ont opéré non sur ce liquide, mais sur l'albumine. En conséquence ils ont perdu le sucre dégagé spontanément et détruit par la glycolyse.

2. LÉPINE et BOULUD. Sur le sucre total du sang. (*C. R. de l'Acad. des Sciences*, 27 juillet 1908).

environ, pour 1.000 grammes de sang). — Si un travail musculaire intense amène une consommation exagérée d'hydrates de carbone, un mécanisme régulateur tend à rétablir immédiatement la proportion normale du sucre dans le sang. — Si au contraire une quantité anormale de sucre y est introduite, un mécanisme de sens contraire intervient, et fixe à l'état de réserve le sucre en excès. Cl. Bernard croyait que le foie avait le monopole de ce double mécanisme; mais son opinion n'est plus admissible : on sait aujourd'hui que les tissus emmagasinent du sucre, puis le restituent au sang; et, de son côté, comme nous venons de le voir, le sang fixe du glycose, et le libère avec la plus grande facilité.

RÉPARTITION DES MATIÈRES SUCRÉES ENTRE LE PLASMA ET LES GLOBULES

Ce n'est pas le sang qui transsude à travers les capillaires, mais le plasma. Au point de vue biologique c'est donc la teneur du plasma en sucre qu'il importe de connaître.

Depuis C. Ludwig, on admet généralement que 1.000 grammes de sérum renferment plus de sucre que 1.000 grammes de sang. Mais cette donnée, d'ailleurs exacte, ne reposait jusqu'à nos travaux [1] que sur une base fragile; car cet éminent physiologiste ignorait que pendant la centrifugation il se détruit du sucre dans les globules, tandis qu'il ne s'en détruit pas dans le sérum (Lépine et Barral), et que, d'autre part, il se dégage pendant le même temps beaucoup de sucre, surtout dans le sérum en contact avec les globules blancs [2]. L'assertion classique était donc fondée sur deux inexactitudes de sens inverse.

On sait aussi par quelques expériences d'Hamburger [3],

1. Lépine et Boulud. (*C. R. de l'Acad. des Sciences*, 17 juillet 1905 et 4 nov. 1907).

2. Lépine et Boulud : Sur le sucre du plasma sanguin. (*C. R. de l'Acad. des Sciences*, 4 nov. 1907).

3. Hamburger. (*Revue de Médecine*, 1894, p. 1126).

in vitro, que la proportion du sucre dans le sérum est plus forte quand ce dernier est saturé d'acide carbonique.

Nos expériences ont été faites avec une technique très simple que, provisoirement, nous considérons comme la meilleure; car il faut éviter l'addition de substances empêchant la coagulation, parce qu'elles altèrent plus ou moins gravement la répartition des matières sucrées : On reçoit le sang dans un cylindre de verre, refroidi, et on centrifuge le plus rapidement possible. Moins de cinq minutes après que le sang est sorti du vaisseau, un échantillon de son sérum est versé dans le sulfate de soude chaud. Il importe d'opérer rapidement, parce que, si la centrifugation se prolonge, on augmente l'erreur résultant du dégagement de sucre dans le sérum.

Dans quelques cas, cette erreur ne paraît pas dépasser quelques centièmes; de sorte que l'on est fondé à penser que l'on a le sucre du sérum (et du plasma) avec une grande approximation; mais, dans d'autres cas, quand on trouve, par exemple, que le sucre de 1.000 grammes de sérum dépasse de 40 p. 100 celui de 1.000 grammes de sang, il faut suspecter ce résultat. Nous avons indiqué, dans les notes précitées, le moyen de le contrôler.

En résumé, vu la transformation d'une partie du sucre virtuel en sucre immédiat pendant la durée (même courte) de la centrifugation, il est fort difficile de connaître, dans certains cas, le chiffre réel du sucre immédiat dans le plasma circulant. On est plus sûr du chiffre exact de son sucre total.

Voici les chiffres que nous avons obtenus chez un chien sain et neuf (2746) :

	POUVOIR RÉDUCTEUR	
	Immédiat.	Après chauffage pendant 20 h. avec l'acide fluorhydrique.
Sérum (centrifugé)	1,42	2,13

Comme 1,42 est plutôt trop fort, on peut affirmer que, dans ce sérum, le sucre virtuel s'élevait, *au moins*, à 0 gr. 71.

Le sang, d'où provenait ce sérum, nous a donné les valeurs suivantes :

Sang (artériel).	1,00	1,67

LE SUCRE EST-IL A L'ÉTAT LIBRE DANS LE SANG ?

On admet généralement, depuis Cl. Bernard, que le rein ne laisse pas passer le sucre quand le taux de ce dernier dans le sang est inférieur à 3 grammes p. 1.000. Cette assertion n'est pas conforme aux faits : Nous verrons ultérieurement que l'urine normale renferme une proportion de sucre qui n'est pas négligeable, et qu'il existe souvent des glycosuries très prononcées, alors que l'hyperglycémie peut passer pour presque insignifiante. Aussi nous paraît-il conforme à la réalité de dire que la glycosurie ne dépend pas seulement de l'état du rein, mais aussi de l'état de non-combinaison du sucre dans le sang. Je suis pour ma part très disposé à admettre que le sucre que nous croyons tout à fait libre (celui qui est décelé aux réactifs), est en réalité engagé dans une combinaison très lâche, dont il est libéré pendant les manipulations que nécessite la préparation de l'extrait de sang.

Cette hypothèse n'est pas nouvelle : Schenk avait remarqué qu'en épuisant le sang, seulement avec de l'eau bouillante, il ne pouvait extraire que 80 p. 100 du sucre qu'il obtenait s'il faisait usage d'eau acidulée. Il en avait conclu que le sucre était combiné aux matières albuminoïdes. Mais, dans une publication ultérieure il a abandonné cette manière de voir, ses expériences de dialyse l'ayant conduit à penser que le sucre se trouve dans le sang à l'état de liberté [1].

Arthus [2] reprenant les expériences de Schenk, à laissé la question indécise. On a vu que, pour Henriquez et Bing, le

1. Schenk. (*Pflueger's Archiv*, XLVI, p. 60, et XLVII, p. 621).
2. Arthus. (*Zeitschrift für Biologie*, 1897, XXXIV, p. 438).

sucre du sang est en grande partie à l'état de jécorine. Kolisch[1], après avoir admis, puis abandonné cette hypothèse, s'est, finalement, prononcé en faveur d'une combinaison, dont il ne précise pas la nature.

Lœwi[2] croit aussi que le sucre du sang est combiné; Asher soutient qu'il est libre.

Lors de la publication d'Asher[3] je venais de terminer, avec Boulud, une longue série d'expériences de dialyse du sucre du sérum. Voici comment elles ont été instituées :

On recueille aseptiquement, dans des tubes plongeant dans la glace, une quantité de sang suffisante pour obtenir environ 60 centimètres cubes de sérum. On centrifuge rapidement, et on verse aussitôt 40 centimètres cubes de sérum dans un dialyseur de 75 millimètres de diamètre intérieur, fermé en bas par une mince feuille de papier parchemin, qui a été lavé à l'eau bouillante, pour enlever les pentoses qui peuvent s'y rencontrer.

Le liquide extérieur est constitué par de l'eau salée, à 7 p. 1.000, bouillie et refroidie à 4° environ. On dispose le dialyseur de telle sorte que les liquides extérieur et intérieur soient exactement au même niveau. Au bout de deux heures, on dose le sucre :

1° Dans le sérum témoin, qui a été maintenu à une température basse; 2° dans le liquide intérieur ramené au volume primitif; 3° dans le liquide extérieur.

Ainsi, nous évitons l'addition de toute substance capable de modifier le sang. Nous employons le sérum, et non le sang, pour éviter la glycolyse[4], et nous opérons à basse température pour entraver le développement des microbes. A cette température,

1. Kolisch. (*Zeitschrift für physik. und diaet. Therapie*, 1900).

2. Loewi. (*Archiv für exper. Pathol.*, 1902, XLVIII, p. 410).

3. Asher. (*Centralblatt für Physiologie*, 1905, XIX, p. 449). — Dans ses expériences de dialyse il a employé comme liquide extérieur du sang privé de sucre par la fermentation, et comme liquide intérieur du sang *fluoré*, comme avait fait Arthus. Mais le sang privé de sucre par la fermentation est profondément altéré, et, d'autre part, le fluorure altère de son côté le sang.

4. On verra dans le chapitre consacré à la glycolyse qu'elle ne se produit pas dans le sérum (Lépine et Barral).

nous n'empêchons pas la formation de sucre nouveau, aux dépens du sucre virtuel du sérum. Aussi dosons-nous le sucre, dans le témoin, en même temps que dans les liquides intérieur et extérieur. En raison de la pénétration d'une certaine quantité d'eau dans l'intérieur du dialyseur (l'eau favorise, comme nous avons vu, la formation de sucre aux dépens du sucre virtuel), il est probable que celle-ci est moindre dans le témoin. Mais cela n'a pas d'importance quant à l'objet de notre recherche, qui est le rapport du sucre existant dans les liquides intérieur et extérieur.

Quand le sérum est bien frais, et appartient à un chien sain et neuf, on ne trouve pas de sucre dans le liquide extérieur ; et, dans le dialyseur, il existe la même quantité p. 100 que dans le sérum témoin — ou bien une quantité plus forte, pour le motif rappelé plus haut.

Si le sang n'est pas celui d'un chien sain et neuf, une certaine quantité de sucre peut passer dans le liquide extérieur :

C'est ce que montre l'expérience suivante :

Chien 2311, ayant servi à diverses expériences, et saigné plusieurs fois les jours précédents.

Sérum témoin	0,88
Liquide intérieur	0,78
Liquide extérieur	0,12

La dialyse est, dans ce cas, de 13 p. 100 des matières sucrées.

On observe aussi la dialyse du sucre si le sérum n'est pas frais alors même que le chien était sain et neuf.

Chien 2292. — Avec le sérum frais, il n'y a pas eu de dialyse. Après avoir conservé douze heures une partie du sérum à la température du laboratoire, on a les résultats suivants :

Sérum témoin	1,10
Liquide intérieur	0,89
Liquide extérieur	0,22

La dialyse a été de 22 p. 100 des matières sucrées.

Chez le chien suivant (2447), bien portant, on a fait une infusion intra-veineuse de 30 centimètres cubes par kilogramme d'eau salée à 7 p. 1.000; quelques heures plus tard, on le saigne :

Sérum témoin	1,39
Liquide intérieur	1,26
Liquide extérieur	0,28

Ici, l'excès de sucre est assez considérable (1.26 — 0,28 = 1,54, tandis que nous n'avons que 1.39 dans le témoin). La dialyse est de 20 p. 100 des matières sucrées.

En résumé, dans les conditions où nous sommes placés, nous n'avons pu constater une dialyse appréciable si le sérum était frais et appartenait à un chien sain et neuf[1]. Ce fait est en faveur de l'idée qu'à l'état normal le sucre n'est pas *libre* dans le sang. S'il est combiné, même lâchement, à des matières colloïdes, on comprend qu'il ne passe pas dans l'urine[2].

SUCRE DE LA LYMPHE

La lymphe, dit Cl. Bernard, est le vrai milieu intérieur. C'est dans la lymphe que baignent nos tissus. Nous savons que sa composition varie suivant les organes. Malheureusement on n'a pu encore étudier, vu la difficulté de recueillir en quantité suffisante de la lymphe d'un organe, les variations de ses matières sucrées suivant les organes et les diverses conditions biologiques.

Le liquide céphalo-rachidien serait précieux s'il provenait exclusivement des interstices du tissu nerveux central. Mais il est sécrété, en grande partie, par les plexus choroïdes, et les variations de quantité du sucre qu'on y trouve ne paraissent pas en rapport étroit avec l'état de fonctionnement de l'encéphale[3].

1. Morel et Duclaux (*Lyon Médical*, 5 février 1908) ont constaté que le chlorure de sodium se comporte à cet égard comme le sucre : S'il est contenu dans le sérum frais, il dialyse moins vite que s'il est en dissolution dans l'eau, au même titre. Si le sérum est préparé depuis quelques heures, le sel dialyse plus vite.

2. Edie et Spence (*The Biochemical Journal*, 1907, II, p. 103) admettent aussi d'après leurs expériences de dialyse que le sucre se trouve en grande partie combiné dans le sang.

3. Voir Gillard (*Thèse de Lyon*, 1904).

FERMENT DIASTASIQUE DU SANG

Magendie[1] reconnut au sang la propriété de transformer l'empois d'amidon en sucre réducteur. Ce fait fut confirmé par Cl. Bernard[2], Hensen[3], Schiff[4], v. Wittich[5], Lépine[6], Tiegel[7], Bœhm et Hoffmann[8], Ellenberger et Hofmeister[9], Seegen[10], etc. — Malheureusement, à l'époque où ils firent leurs recherches, on ignorait que l'air renferme des germes qui transforment l'amidon en sucre.

Avec Barral[11], j'ai étudié, en milieux stériles, le pouvoir saccharifiant du sang. Nous avons démontré qu'il est localisé dans le sérum, à l'exclusion des globules [12], qu'il augmente après la ligature du canal de Wirsung[13] et diminue après l'ablation du pancréas, etc.

Bial (de Breslau) [14], sous la direction du professeur Röhmann,

1. Magendie. (*C. R. de l'Acad. des Sciences*, 1846, XXIII).
2. Cl. Bernard. (*Id.*, XLI).
3. Hensen. (*Virchow's Archiv*, 856, XI.
4. Schiff. (*Untersuchungen, etc.*, Wurzburg, 1859).
5. V. Wittich. (*Pflueger's Archiv*, 1870, III).
6. Lépine. (*Arbeiten aus der physiolog. Anstalt zu Leipzig*, 1870).
7. Tiegel. (*Pflueger's Archiv*, VI et VII).
8. Boehm et Hoffmann. (*Archiv für exper. Patholog. und Pharmak*, 1878, VII, p. 489 et X, p. 1).
9. Ellenberger et Hofmeisper. (*Maly's Jahresb.* pro 1882, p. 501).
10. Seegen. (*Centralbl. für med. W.*, 1887, p. 356).
11. Lépine et Barral. De la glycolyse apparente et réelle, etc. (*C. R. de l'Acad. des Sciences*, 1890, CXII, p. 1414).
12. Lépine et Barral. Sur les variations du pouvoir glycolytique et saccharifiant du sang dans l'hyperglycémie asphyxique, et de la localisation du ferment saccharifiant dans le sérum (*id.*, 1891, CXIII, p. 1014).
13. Gruetzner avait antérieurement fait la même observation pour le *ferment de l'urine*.
14. H. Bial. Ueber das diastatische Ferment der Lymph- und Blutserums. (*Inaug. Dissert.*, Breslau, 1892, et *Pflueger's Archiv*, 1892, LII, p. 137).

a confirmé l'existence du ferment dans le sérum, à l'exclusion des globules, et a insisté sur le fait, déjà signalé par Dubourg, que ce ferment pousse l'hydrolysation de l'amidon, non seulement jusqu'au maltose, mais jusqu'au glycose. Un autre élève de Röhmann, Hamburger [1] a émis l'hypothèse que le processus se ferait en deux temps, d'abord avec de l'amylase, puis avec de la maltase, dont l'existence avait été déjà signalée dans le sérum par Dastre et Bourquelot [2], par Dubourg [3] et par Bourquelot et Gley [4].

D'après O. Lœwi [5] le pouvoir diastasique est sensiblement de même intensité dans le sérum d'animaux de même espèce.

Castellino et Paraca [6], et surtout Achard et Clerc [7] ont étudié les variations quantitatives du pouvoir amylolytique du sérum sanguin dans diverses conditions.

L'ORIGINE DE L'HÉMODIASTASE

J'ai démontré avec Barral [8] qu'elle est plus abondante dans le sang d'un chien dont le canal de Wirsung est lié depuis peu

1. C. Hamburger. Vergleichende Untersuchungen über die Einwirkung des Speichels, des Pankreas und Darmsaftes zowie des Blutes auf Stärkekleister. (*Inaug. Dissert*, Bonn, 1895.

2. Dastre et Bourquelot. Sur l'assimilation du maltose. (*C. R. de l'Acad. des Sciences*, 1884, XCVIII, p. 1604).

3. Dubourg. *Thèse de la Faculté des Sciences de Paris*, 1885.

4. Bourquelot et Gley. Action du sérum sanguin sur le glycogène et sur le maltose. (*C. R. de la Société de Biologie*, 1895, 247, 30 mars).

5. O. Lœwi. (*Gesellschaft zur Beförderung der Naturw. zu Marburg*, 1904).

6. Castellino et Paraca. (*Morgagni*, 1894).

7. Achard et Clerc. (*C. R. de la Société de Biologie*, 1901, séances du 29 juin et du 7 décembre). Ils l'ont trouvé diminué chez des diabétiques et augmenté chez le lapin après l'administration de la pilocarpine et après la ligature du rein.

8. Lépine et Barral. (*C. R. de l'Académie des Sciences*, 1891). — W. Schlesinger (*Deutsch. med. Woch.*, 1908, n° 14) a récemment confirmé ce fait.

de temps [1], et moins abondante, au contraire, consécutivement à l'ablation du pancréas [2]. Si, de plus, comme le prétend Cavazzani [3], le sang de la veine porte a un pouvoir diastasique plus prononcé que les autres sangs, on sera conduit à admettre que ce ferment provient surtout du suc pancréatique [4].

Mais il n'est pas probable que le pancréas en soit la seule source [5] ; et, reprenant une idée que j'avais autrefois émise [6], j'incline aujourd'hui à penser que le pouvoir amylolytique est une propriété du protoplasma très répandue dans l'économie. Nous verrons ultérieurement que les cellules hépatiques produisent une amylase, et en quantité très variable suivant les conditions. Il paraît certain que bien d'autres glandes se comportent d'une manière analogue, notamment les glandes du tube intestinal. Lœper et Ficaï [7] ont observé une augmentation très notable du

1. Loeper et Ficaï (*Archives de méd. exp.*, 1907) l'ont trouvée chez le lapin moins abondant après la ligature du canal de Wirsung, probablement parce qu'ils ont trop attendu. J'ai en effet répété récemment avec Boulud nos anciennes expériences, et nous avons nettement constaté que le premier effet de la ligature du canal est bien celui que j'avais autrefois indiqué. La diminution de l'hémodiastase qui arrive *secondairement*, prouve que ce ferment ne provient pas de la sécrétion *interne* du pancréas.

2. Ce dernier fait a été confirmé par Kaufmann. (*C. R. de la Société de Biologie*, 1894, 19 février), et par Schlesinger (*loc. cit.*).

3. Cavazzani. (*Archives italiennes de Biologie*, t. XX, p. 244).

4. Langendorff (*Dubois Archiv*, 1879, p. 1) qui avait observé l'existence du ferment diastasique dans le sang des oiseaux après la ligature du canal de Wirsung, en avait tiré la conclusion qu'il préexiste dans le sang, et que les glandes salivaires, ainsi que le pancréas, l'empruntent à ce liquide. — D'après Surmont (*C. R. de la Société de Biologie*, 1902, 24 mai), l'injection de sérum anti-pancréatique abaisse des deux tiers le pouvoir amylolytique du sang. — Schlesinger (*loc. cit.*) admet aussi que le ferment diastasique du sang vient pour la grande partie du pancréas.

5. Pugliese et Domenichini (*Archives italiennes de biologie*, 1907, t. XLVII, p. 1) supposent qu'une partie du ferment diastasique du foie dont il sera question plus loin (p. 133) est résorbée et contribue aussi, pour une petite part, à l'énergie du ferment diastasique du sang.

6. Lépine. (*Lyon médical*, 1871, t. VII, p. 312).

7. Loeper et Ficaï. (*Archives de méd. exp.*, 1907, p. 727-727). — Voir aussi

pouvoir amylolytique du sérum en liant l'intestin grêle à la terminaison de l'iléon.

D'après quelques recherches faites sur le chien, ce pouvoir augmente par le jeûne, diminue par un jeûne prolongé, et reprend son taux normal après quelques jours de réalimentation. Ces faits s'expliquent parfaitement si l'on admet que l'amylase sanguine a sa principale source dans les glandes digestives ; car, au début du jeûne, la résorption du ferment (non utilisé) est plus active ; elle doit diminuer quand les progrès de l'inanition ont affaibli l'activité des glandes, et reprendre quand une alimentation suffisamment prolongée a rétabli l'état normal.

Dubourg[1] a trouvé le fait (ultérieurement confirmé), qu'on peut faire disparaître, d'une manière à peu près complète, le pouvoir amylolytique du sang, en soumettant l'animal (lapin) à un régime purement herbacé.

L'hémodiastase est éliminée par l'urine[2] : Achard et Clerc[3] ont vu qu'elle augmente dans le sang après la ligature du pédicule rénal, et Lœper et Ficaï l'ont trouvée également en plus forte proportion chez les malades atteints d'imperméabilité rénale.

Tcherevkoff[4] prétend avoir isolé le ferment du sang en recevant ce dernier dans l'alcool et en lavant à l'eau froide le caillot bien desséché et pulvérisé. Il serait moins abondant si le sang a séjourné à l'air au lieu d'être reçu directement dans l'aloool, en sortant du vaisseau.

D'après Martin Hahn[5] le pouvoir diastasique du sang est aboli après un chauffage à 65°-70°.

LOEPER et ESMONET. Résorption comparée des ferments peptique et pancréatique dans le tube digestif. (*C. R. de la Société de Biologie*, 1908, 22 février).

1. DUBOURG. Sur l'amylase de l'urine (*Thèse de la Faculté des Sciences*, 1889, et *Annales de l'Institut Pasteur*, 1889, p. 304).

2. D'après LOEPER et FICAÏ l'urine aurait un pouvoir amylolytique sensiblement égal à celui du sérum sanguin.

3. ACHARD et CLERC. (*C. R. de la Société de Biologie*, 1902).

4. TCHEREVKOFF. (*Archives de Physiologie*, 1895, p. 629).

5. MARTIN HAHN. (*Berliner klin. Woch.*, 1897, p. 499).

En résumé, l'hémodiastase, fort intéressante à divers égards, ne paraît pas présenter une grande importance au point de vue de la pathogénie du diabète, car elle n'est pas augmentée dans le sang des diabétiques, et paraît même être en moindre proportion chez certains d'entre eux. Toutefois, si elle se trouve en forte proportion dans le sang de la veine porte, elle augmente la glycogénie aux dépens du glycogène, et peut même produire une hyperglycémie, ainsi que je l'ai autrefois constaté en faisant des injections de salive filtrée dans une veine mésaraïque, et que l'a bien vu Pariset avec des injections de suc pancréatique[1].

FERMENT DIASTASIQUE DANS LA LYMPHE

Röhmann[2], après avoir déterminé au préalable la teneur en sucre de la lymphe s'écoulant d'une fistule du canal thoracique a injecté dans la patte d'un chien une petite quantité de glycogène dissoute dans de l'eau salée. Au bout de quelques instants la lymphe était plus sucrée.

Cette expérience montre que la lymphe renferme une diastase saccharifiante. Il serait intéressant de comparer au point de vue de leur pouvoir diastasique la lymphe de divers organes.

1. Pariset. *Thèse de la Faculté des Sciences*, Paris, 1906.
2. Röhmann. (*Pflüeger's Archiv*, 1892, t. LII, p. 157).

CHAPITRE II

APPORT DES HYDRATES DE CARBONE PAR L'ALIMENTATION

L'ingestion d'hydrates de carbone à l'état de substances amylacées ou sucrées et de cellulose constitue, à l'état normal, la principale source du sucre quotidiennement consommé.

MODIFICATIONS DES HYDRATES DE CARBONE DANS LE TUBE DIGESTIF

TRANSFORMATION DES SUBSTANCES AMYLACÉES

L'amidon cru est fort peu attaqué par les sucs digestifs; mais, à l'état d'empois, il est presque entièrement transformé en sucre [1]. On sait le rôle que jouent la salive et le suc pancréatique dans cette transformation [2].

Elle est assez rapide, même chez le chien, animal carnivore :

1. Voir Ruebner. Ueber die Ausnützung einiger Nahrungsmittel im Darmcanale des Menschen. (*Zeitschrift für Biologie*, 1879, t. XV, p. 115).

2. Voir l'historique, p. 77; — et, pour l'état de la question, les récents traités de physiologie. Mais, en décrivant les étapes de la transformation de l'amidon en glycose, les auteurs n'insistent pas assez sur une question fort importante à notre point de vue, celle des différences existant entre les divers amidons, quant à leur aptitude à être transformés. Elle est incidemment abordée par J. Wolff (*Revue générale des sciences*, 1907, 15 juin). On verra dans la suite que l'amidon des pommes de terre et de la farine d'avoine ne se comporte pas chez le diabétique comme l'amidon du blé.

Ellenberger et Hofmeister[1] ont administré à sept chiens (qui étaient à jeun depuis vingt-quatre heures) une ration de 115 grammes de riz, cuit à l'italienne, renfermant 80 grammes d'amidon sec. Ces animaux ont été sacrifiés l'un après l'autre, d'heure en heure, et on a dosé les hydrates de carbone contenus dans leur tube digestif, — dans l'estomac, on a trouvé de l'amidon et de la dextrine, — dans l'intestin, outre ces deux substances, une certaine proportion de sucre. En représentant par 100 les 86 grammes d'amidon ingérés, on a :

	Quantités d'hydrates de carbone retrouvées dans le tube digestif à l'état.		QUANTITÉS	
	D'AMIDON	DE DEXTRINE OU DE SUCRE	TOTALES	NON RETROUVÉES
Après 1 heure.	92,5	1,1	93,6	6,4
— 2 —	75,2	1,9	77,6	22,9
— 3 —	52,7	3,6	56,3	43,7
— 4 —	19,7	6,6	26,3	73,7
— 6 —	12,2	3,3	15,5	84,5
— 8 —	1,7	1,3	3,0	97,0
— 10 —	1,4	0,1	1,5	98,5

Les chiffres des deux premières colonnes ont été obtenus *directement* par l'analyse du contenu du tube digestif. On voit qu'au bout d'une heure il y a encore 92,5 p. 100 d'amidon à l'*état d'amidon*, et seulement 1,1 à l'état de dextrine ou de sucre. En additionnant ces deux chiffres on a 93,6, qui, soustrait de 100, laisse 6,4. Ce chiffre indique la quantité d'hydrates de carbone non retrouvés dans le tube digestif, c'est-à-dire *absorbés*[2].

1. Ellenberger et Hofmeister. Ueber die Verdauung der Stärke bei Hunden. (*Archiv für Physiologie*, 1891, p. 212.)

2. Les chiffres précédents présentent quelques irrégularités (qu'on reconnaît en construisant la courbe), et qui tiennent sans doute à ce que les chiens, qui n'étaient pas dans les mêmes conditions d'âge, de poids et de race, n'avaient pas la même puissance digestive. Mais ces irrégularités ne sont pas très considérables. On remarquera que c'est au milieu de la période digestive (quatre heures environ après l'ingestion de l'amidon) qu'on trouve le plus de dextrine ou de sucre dans le tube digestif. Au commencement il s'en est encore peu formé, et, à la fin, ces substances ont été résorbées.

Après huit heures, la résorption d'une quantité modérée d'amidon peut atteindre 97 p. 100. Ces chiffres sont intéressants; mais ils ne valent que pour le chien.

Bleile[1], au lieu d'amidon, a fait ingérer à un chien de 13 kil. 600, à jeun depuis quatre jours, de la dextrine, à la dose de 100 grammes (correspondant à 111 grammes de glycose). L'animal sacrifié quatre heures et demie plus tard, on a trouvé dans le tube digestif une quantité d'hydrates de carbone correspondant :

Dans l'estomac, à	22 gr. 2 de glycose.
Dans l'intestin, à	6 gr. 9 —
	29 gr. 1

81 gr. 9 de glycose ont donc disparu du tube digestif; cela fait 83,7 p. 100 de la quantité ingérée.

On a dit qu'en raison de l'acidité du suc gastrique il ne se forme que peu de sucre dans l'estomac. Cependant Œhl[2] soutient que la saccharification intra-stomacale est abondante chez l'homme; et, d'après Müller[3], une demi-heure après l'ingestion d'une bouillie de farine, 60 à 80 p. 100, au moins, de ce qui est resté dans l'estomac a passé déjà à l'état de maltose. — Le professeur Roger pense aussi que la quantité d'amidon transformé en sucre dans l'estomac n'est pas négligeable[4].

Un fait observé par Crützner[5] fait comprendre que la matière amylacée imbibée de salive échappe, un certain temps, à l'acidité du suc gastrique : il fait ingérer à des rats une pâtée colorée avec du tournesol bleu, puis une autre non colorée, et il sacrifie les animaux à différents moments, à partir de l'ingestion des pâtées, par exemple de demi-heure en demi-heure. Or, il cons-

1. Bleile. Ueber den Zuckergehalt des Blutes. (*Archiv für Anatomie und Physiologie*, 1879, *physiol. Abth.*, p. 59).

2. Œhl. (*Archives italiennes de Biologie*, 1899, XXXII, p. 93).

3. J. Mueller. (*Verhandlungen des Congresses für innere Medicin*, 1901). — Voir aussi Hensay. (*Münchener med. Wochenschrift*, 1901, n° 30).

4. Roger et Simon : *C. R. de la Société de Biologie*, 1907, 1er et 8 juin. — Voir aussi : L. Meunier (*Presse médicale*, 1908, 16 septembre).

5. Gruetzner. (*Pflueger's Archiv*, 1905, CVI, p. 463).

tate que la pâtée ingérée en dernier lieu reste au centre et n'arrive qu'au bout d'un certain temps au contact de la paroi stomacale.

On sait que l'hydrolysation de l'induline donne du lévulose. — Cette hydrolysation s'opère très rapidement à 100°, en présence d'un acide faible. Elle se fait aussi à l'aide d'un ferment, dit inulase, et avec le suc *gastrique naturel*[1], mais pas avec le suc pancréatique[2].

Le suc intestinal a-t-il la propriété de saccharifier l'amidon? Cette question a quelque intérêt; car, dans les maladies graves du pancréas, il n'y a plus à compter sur le suc pancréatique; et, comme on sait, certains individus sécrètent très peu de salive. Bidder et Schmidt, Frerichs, Gumilewski[3], Grunert[4], Schiff[5], Turbing et Manning[6], F. Krüger[7], etc., l'ont tranchée par l'affirmative, Thiry et K. Lehmann, par la négative. Röhmann[8] pense que ces divergences doivent s'expliquer par le fait que le suc employé provenait de différents segments de l'intestin. Après avoir rappelé nos expériences[9], il conclut, comme nous, que la

1. Richaud. (*C. R. de la Société de Biologie*, 1900, p. 416). — Bierry et Portier, (*Id.*, p. 423).

2. Bierry. (*Id.*, 1905, p. 256, 29 juillet).

3. Gumilewski. (Ueber Resorption im Darm. (*Pflueger's Archiv*, 1886, t. XXXIX, p. 564).

4. Grunert. Die fermentative Wirkung des Dünndarmsaftes. (*Inaug. Dissert. Dorpat*, 1890).

5. Schiff. Le suc intestinal des mammifères. (*Archives de physiologie normale et pathologique*, 1862, p. 699).

6. Turbing and Manning. A rescarche on the properties of pure human succus entericus. (*Guy's hospital reports*, 1892, p. 27).

7. Krueger. Untersuchungen über fermentative Wirkung des Dünndarmsaftes. (*Zeitschrift für Biologie*, 1899, t. XXVII, p. 229).

8. Röhmann. Ueber Secretion und Resorption im Dünndarm. (*Pflueger's Archiv*. 1887, t. XLI, p. 411).

9. Lannois et Lépine. Sur la manière différente dont se comportent les parties supérieure et inférieure de l'intestin grêle au point de vue de l'absorption et de la transsudation. (*Archives de physiologie norm. et path.*, 1883, p. 92).

partie supérieure de l'intestin grêle saccharifie l'amidon beaucoup mieux que la partie inférieure.

Il s'en faut d'ailleurs que la question de la saccharification de l'amidon — sur laquelle on a tant écrit — soit près d'être complètement élucidée ; chaque jour elle s'enrichit de faits nouveaux : Wohlgemuth a vu que le suc pancréatique *bouilli* renforce l'action de la ptyaline [1], et le professeur Roger a constaté que la salive également *bouillie* est douée du même pouvoir [2].

DIGESTION DE LA CELLULOSE

Depuis des siècles, l'homme mange des herbes, des feuilles et des tiges de jeunes plantes, et l'expérience lui a montré qu'il assouvissait ainsi sa faim. En effet, son tube digestif digère en partie la cellulose [3], avec de notables différences d'ailleurs, suivant la provenance de cette substance. Mais, vu sa qualité de polyanhydride du glycose, on devait se demander si elle n'était pas nuisible aux diabétiques. Or, d'après Schmidt et Lœrisch [4], bien que partiellement absorbée, elle n'augmente jamais la glycosurie [5]. — Telle est la conclusion de leurs recherches. Mais la quantité journellement absorbée ne peut être bien considérable.

La question est complexe ; car la cellulose, en partie dans le tube digestif, après être devenue soluble, se détruit par suite de fermentations. Cette étude ne rentre d'ailleurs pas directement dans notre sujet.

DÉDOUBLEMENT DES DISACCHARIDES DANS LE TUBE DIGESTIF

Le maltose formé en abondance par hydrolysation de l'amidon,

1. Vohlgemuth. (*Physiol. Gesellschaft zu Berlin*, 19 july 1907).

2. Roger. (*Archives de méd. expér.*, mars 1908, p. 217).

3. Weiske. *Zeitschrift für Biologie*, 1870, VI. — V. Knierem. (*Id.*, 1885). — Lœrisch. (*Zeitschrift für physiol. Chemie*, 1906, XLVII.

4. Schmidt et Lœrisch. (*Zentralblatt für die gesamte Physiol. u. Path. des Stoffwechsels*, 1907, p. 815, et *Deutsche med. Woch.* (*Id.*, n° 47).

5. Voir Lafayette Mendel. (*Z. für die ges. Phys.*, 1908, n° 17).

ainsi que le saccharose et le lactose ingérés, sont en grande partie dédoublés dans le tube digestif :

Dédoublement du saccharose. — Le saccharose (sucre de canne, sucre de betterave), que l'homme civilisé ingère en assez grande quantité, n'est pas utilisé par nos tissus. Il faut qu'il soit dédoublé ou, comme on dit, *interverti* dans le tube digestif[1]. D'après Frerichs et Cl. Bernard, la salive et le suc gastrique (du chien) n'ont pas d'action sur le saccharose. Köbner[2] et Uffelmann[3] admettent qu'il se produit du sucre interverti dans l'estomac atteint de catarrhe. Mais Seegen[4] estime que cet état morbide n'est pas nécessaire ; car l'estomac de chiens sains ayant ingéré plusieurs jours de suite 100 grammes de saccharose, et sacrifiés de deux à quatre heures après la dernière ingestion, renfermait, outre une quantité assez forte de ce sucre, une petite proportion de sucre interverti.

Chez l'homme, après l'ingestion de saccharose, Leube[5] a constaté dans le liquide stomacal, retiré par la sonde, la présence de sucre réducteur. Ferris et Lusk[6] prétendent même que l'inversion du sucre de canne est très active dans l'estomac, en raison de

1. Les chimistes admettent que le sucre *interverti* est un mélange à parties égales de glycose et de lévulose. Son nom lui vient de ce qu'il dévie *à gauche* la lumière polarisée tandis que le sucre de canne la dévie *à droite*. La cause de cette interversion est due à ce que le pouvoir rotatoire du lévulose est *beaucoup plus élevé* que celui du glucose. Le sucre interverti réduit la liqueur de Fehling, ce que ne fait pas le sucre de canne, et son pouvoir réducteur est un peu plus fort que celui du glycose ; 521 contre 500.

2. Heinrich Köbner, Disquisitiones de sacchari cannæ in tractu cibario mutationibus. (*Dissert. inaug.*, Breslau, 1859) ; et Ueber die Veraenderungen des Rohrzuckers im Magen-Darmkanal. (*Zeitschrift für Biologie*, 1896, t. XXXIII, p. 405).

3. Uffelmann. Beobachtungen und Untersuchungen an einem gastrotomirten fiebernden Knaben. (*Deutsches Archiv für kl. Medicin*, 1877, t. XX, p. 571).

4. Seegen. Beiträge zur Kenntniss der Umwandlung der Kohlenhydrate im Magen-und Darmkanal. (*Pflueger's Archiv*, 1887, t. XL).

5. Leube. Ueber die Veränderung des Rohrzuckers im Magen des Menschen. (*Virchow's Archiv*, 1882, t. LXXXVIII, p. 222).

6. Ferris et Graham Lusk. (*American Journal of Physiology*, 1898, I, p. 277).

l'acide chlorhydrique. Mais il existe sans doute de grandes différences individuelles [1].

Si, quelque temps après avoir fait ingérer à un animal du sucre de canne, on examine le contenu de l'intestin grêle, à partir du commencement du duodénum, on y trouve du sucre réducteur en plus ou moins grande abondance (Cl. Bernard). L'interversion du saccharose dans l'intestin n'est due ni à la bile ni au suc pancréatique, mais au suc intestinal lui-même. Ce fait, qu'a avancé Cl. Bernard, a été confirmé par divers observateurs, Leube [2], Paschutin [3], Vella [4], Bastianelli [5], Turbing et Manning [6], Krüger [7], etc.

Horace Brown et Héron [8] ont fait digérer pendant quelques heures 5 grammes de muqueuse intestinale sèche dans 100 centimètres cubes d'une solution de saccharose à 3 p. 100. Au bout de cinq heures (à 45°) ils ont constaté que 25 p. 100 environ du sucre était interverti. Le résultat est à peu près le même, que l'on prenne on non les plaques de Peyer.

D'après Röhmann [9] le ferment inversif, comme le ferment saccharifiant, est plus abondant à la partie supérieure de l'intestin grêle.

1. Kuelz. (*Beiträge zur Path.*, II, p. 141) a constaté chez un diabétique grave qu'une solution de sucre de canne, à 5 p. 100, qui avait séjourné quarante-cinq minutes dans l'estomac, ne renfermait pas une quantité appréciable de glycose.

2. W. Leube. Ueber die Verdauungsprodukte des Darmsaftes. (*Centralblatt für d. med. Wissensch.*, 1878, n° 19).

3. Paschutin. Einige Versuche über die Verdauungsprocesse. (*Id.*, 1870, n° 36).

4. Vella. Neues Verfahren zur Gewinnung reinen Darmsaftes und Feststellung seiner physiologischen Eigenschaften. (*Moleschott's Untersuchungen*, 1880, t. XIII, p. 62).

5. Bastianelli. Die physiologische Bedeutung des Darmsaftes. (*Id.*, 1886, t. XIV, p. 146).

6 et 7. *Loc. cit.*

8. Horace Brown et J. Héron. Die hydrolytischen Wirkungen des Pankreas und des Dünndarmes. (*Maly's Jahresbericht*, pro 1880, p. 76).

9. Röhmann. *Loc. cit.* (*Pflueger's Archiv*, t. XLI).

Les travaux précédents n'ont d'ailleurs pas fourni la preuve *décisive* que le pouvoir inversif appartienne à la muqueuse. On peut supposer l'intervention de microbes. Mais il semble résulter des expériences de Miura que, dès la naissance, c'est-à-dire avant l'envahissement du tube digestif par les microbes, la muqueuse de l'intestin grêle, surtout celle de la partie supérieure, est douée du pouvoir inversif [1], à un faible degré d'ailleurs.

On admet que ce pouvoir inversif est dû à un ferment particulier [2].

Tout le sucre de canne n'est pas interverti quand il est ingéré en abondance; Cl. Bernard, Drosdorff [3], etc., ont trouvé dans ces conditions que, après le chauffage en présence d'un acide, le sang de la veine porte possédait un pouvoir réducteur plus considérable.

J'ai répété ces expériences et, comme exemple, je citerai la suivante :

Chienne de 10 kilogrammes. A 11 heures du matin on lui ingère 150 grammes de sirop de sucre de canne renfermant 66 p. 100 de saccharose, ce qui fait 99 grammes. A 3 heures et demie on trouve que le sang de la carotide renferme, pour 1.000, 1 gr. 19 de glycose, ce qui est un chiffre peu supérieur à la normale. Le sang de la veine porte en renferme davantage, 1 gr. 46, et, après interversion par un acide, 1 gr. 65, compté comme *glycose*.

1. Miura. Ist der Dunndarm im Stande, Rohrzucker zu invertiren? (*Zeitschrift für Biologie*, 1895, t. XXXII, p. 274.) Mais l'auteur ne spécifie pas qu'il ait fait des cultures, afin de prouver d'une manière certaine l'asepsie de la muqueuse.

2. Ce ferment a reçu différents noms : Berthelot l'a nommé ferment *glycosique* (1860). Donath (1875) lui a donné le nom d'*invertine*, Green celui d'*invertase*, Duclaux celui de *sucrase*. La dénomination d'*invertase* est incorrecte, puisque le radical doit appartenir au corps à transformer ; celle de *sucrase* a le défaut de n'être pas très précise. Le mot *saccharase* serait préférable.

3. Drosdorff. Ueber die Resorption der Peptone, des Rohrzuckers, etc. (*Zeitschrift für physiolog. Chemie*, 1877, t. I, p. 2123).

Dédoublement du lactose. — Dastre[1] a, le premier, montré que le lactose n'est pas utilisé par les tissus en tant que lactose, qu'il a besoin d'être dédoublé, et que ceux-ci ne sont pas capables d'opérer ce dédoublement. De nombreux travaux ont pleinement confirmé ces conclusions[2].

Le dédoublement du lactose ne se fait pas dans l'estomac[3]. On ne peut même l'obtenir avec le suc intestinal *in vitro* (Dastre[4], Pregl[5], Mendel[6]). — Mais, d'autre part, de Jong[7], Pautz et Vogel[8] ont vu que le jéjunum d'un nouveau-né est capable de dédoubler, après quarante-huit heures de macération à 40°C., une partie du lactose.

Rohmann et Lappe ont trouvé, au moyen de la phénylhydrazine[9] et de la fermentation, que la muqueuse de l'intestin grêle du veau et du chien (même adulte) peut aussi opérer ce dédoublement. La muqueuse intestinale du bœuf n'a pas cette propriété[10]. On ne saurait en être fort surpris, le lait n'étant pas un aliment normal pour le bœuf.

1. Dastre. Pouvoir nutritif du lait. (*Archives de physiologie*, 1889, p. 718) ; Transformation du lactose dans l'organisme. (*Id.*, 1890 p. 103).

2. Un des plus récents est celui de Riehl. Ist das Gewebe der Lunge im Stande Milchzucker zu invertiren ? (*Zeitschrift für Biologie*, 1906, XLVIII, p. 309).

3. Abbot a constaté qu'en présence du suc gastrique à 37° pendant plusieurs jours, le sucre de lait n'est pas modifié. (*Zeitschrift für Biologie*, 1891, t. XXVIII, p. 279).

4. Dastre. (*Archives de physiologie*, 1890, p. 103).

5. Fritz Pregl. Ueber Gewinnung, Eigenschaften und Wirkungen des Darmsaftes vom Schafe. (*Pflueger's Archiv*, 1895, t. LXI, p. 401).

6. Lafayette, B. Mendel. Ueber die sogenannten paralytischen Darmsaft. (*Pflueger's Archiv*, 1896, t. LXIII, p. 436).

7. S. de Jong. Ueber die Umwandlung des Milchzuckers bei Diabetes mellitus. (*Maly's Jahresbericht*, pro 1886, p. 448).

8. Pautz et Vogel. Ueber die Einwirkung der Magen-und Darmschleimhaut auf einige Biosen und auf Raffinose. (*Zeitschrift für Biologie*, 1895, XXXII, p. 304).

9. Le point de fusion des cristaux de phényllactosazone est 193°, tandis que celui des cristaux de phénylglycosazone est 205°.

10. Röhmann et Lappe. (*Bericht der deutsch. chem. Gesell.*, 1895,

Portier[1], dans le laboratoire de Dastre, en employant, comme les précédents expérimentateurs, la phénylhydrazine, a constaté que le dédoublement du sucre de lait peut être obtenu par la muqueuse de l'intestin grêle des *jeunes* chiens et des veaux. Avec la muqueuse du lapin, le dédoublement a été faible; il a fait défaut avec celle du porc et des chiens vieux, ainsi qu'avec le pancréas de tous les animaux sur lesquels il a expérimenté.

Les recherches de Weinland[2] ont abouti à des résultats analogues : avec l'intestin grêle de jeunes mammifères et d'enfants nouveau-nés, de chiens adultes, de porcs et de chevaux, il a obtenu le dédoublement du lactose, mais pas avec celui du bœuf, du mouton, du lapin et du poulet, sauf, chez ces derniers animaux, après une alimentation lactée continuée pendant plusieurs mois[3].

Selon Röhmann et Nagano, la partie inférieure de l'intestin grêle ne dédoublerait pas le lactose[4]. Pour Bierry et Salazar[5]. la macération de la muqueuse intestinale ne renferme de la lactase que si elle contient des éléments cellulaires, ou, tout au moins, si la durée de la macération a été suffisamment longue.

t. XXVIII); voir aussi E. Fischer et Niebel. (*Sitzungsber, d. k. preuss. Akad. der Wiss.*, 1896).

1. Portier. Recherches sur la lactase. (*C. R. de la Société de Biologie*, 1898, p. 387).

2. E. Weinland. Beiträge zur Frage nach dem Verhalten des Milchzuckers. (*Zeitschrift für Biologie*, 1899, t. XXXVIII, p. 16).

3. Portier et Bierry. (*C. R. de la Société de Biologie*, 1901, p. 810) qui ont répété cette expérience chez le canard, ont obtenu après vingt-cinq jours d'ingestion de lactose le dédoublement de ce sucre. Porcher. (*C. R. de l'Acad. des Sciences*, 1905, 22 mai) recommande de procéder de la manière suivante : l'intestin (d'un chevreau) est rapidement lavé et essoré, puis suspendu dans de l'éther saturé d'eau. Au bout de trois jours on recueille l'extrait aqueux qui s'est rassemblé au-dessous de l'éther (environ 120 centimètres cubes), et qui forme deux couches (la supérieure, blanchâtre, est la plus active). Cet extrait aqueux additionné de toluène est capable d'hydrolyser *plus* de 30 grammes de lactose en six heures.

4. Röhmann et Nagano. (*Pflueger's Archiv*, 1903, XCV).

5. Bierry et Gmo-Salazar. (*C. R. de l'Acad. des Sciences*, 1904, 1er août, p. 381).

L'existence de lactase dans le suc pancréatique a été encore plus vivement discutée.

Weinland[1] l'a trouvée dans l'extrait de pancréas de chiens nourris de lait. Comme elle fait défaut si le lactose est injecté dans une veine, au lieu d'être ingéré, il pense que la présence de la lactase du pancréas dépend d'un réflexe dont le point de départ serait dans la muqueuse intestinale[2].

Bainbridge admet aussi que le pancréas s'adapte à l'alimentation[3].

J'avoue être assez disposé à admettre qu'une glande digestive adapte sa sécrétion à la nature de l'aliment qu'elle doit transformer. C'est là un cas particulier d'une loi biologique générale. Mais tous les physiologistes n'acceptent pas cette manière de voir[4]. D'après Popielski, la composition du suc pancréatique est déterminée par l'intensité et la durée de l'excitation.

Dédoublement du maltose. — Brown et Héron[5] ont observé que le suc pancréatique et la muqueuse de l'intestin grêle du porc dédoublent le maltose. Le fait a été confirmé par Tebb[6] et par Bourquelot[7]. Plus récemment, Bierry et Terroine[8] ont remarqué que, dans les cas où le suc pancréatique n'agit pas sur le maltose il suffit de l'acidifier légèrement pour qu'il devienne actif.

En tous cas, le dédoublement du maltose peut se faire, soit dans le sang (qui d'après les expériences de Dubourg[9] est capable

1. Weinland. (*Zeitschrift für Biologie*, 1899, t. XXXVIII, p. 607).

2. (*Id.*, 1900, t. XL, p. 386).

3. Bainbridge. On the adaptation of the pancreas to different food stuffs. (*Proceed. Royal Society*, 1903, LXXII, p. 35, et *Journal of Physiology*, 1904, mai).

4. Elle me paraît contredite par Bierry (*C. R. de la Soc. de Biol.*, 1905, I, p. 702) et par Plimmer. (*Journal of Physiology*, XXXIV, nos 1-2).

5. Brown et Héron. (*Maly's Jahresbericht* pro 1880, p. 76).

6. Tebb. (*Journal of Physiology*, 1893, t. XV).

7. Bourquelot. (*Journal de l'anatomie*, 1886, et *Les ferments solubles*, Paris, 1896, p. 11).

8. Bierry et Terroine. (*C. R. de la Société de Biologie*, 20 mai 1905).

9. Dubourg. Sur l'amylase de l'urine. (*Thèse de la Faculté des Sciences* et *Annales de l'Institut Pasteur*, Paris, 1889).

d'hydrolyser le maltose), soit dans les tissus. Tebb[1] l'a démontré pour les glandes lymphatiques, le foie, le rein, l'estomac et même les muscles. La maltase est donc beaucoup plus répandue dans l'économie que l''invertine, ce qui ne saurait étonner, le saccharose n'étant qu'un aliment de luxe, dont l'emploi est relativement récent, tandis que l'amidon, qui fait le maltose, constitue, depuis des milliers d'années, l'aliment principal de la plupart des hommes[2].

Beaucoup d'autres sucres sont ingérés par l'homme; car les végétaux et les fruits, qui servent à son alimentation, en contiennent un très grand nombre, mais, en général, la quantité ingérée est minime, sauf dans quelques circonstances particulières. Après l'ingestion de certains végétaux, par exemple d'oignons, on absorbe des pentoses, qui ne sont utilisés qu'en faible partie, attendu qu'on observe, dans ce cas, une pentosurie. Mais ce n'est pas ici le lieu de nous arrêter sur cette question[3].

ABSORPTION DES SUCRES

D'après le professeur Albertoni[4], un gros chien peut absorber 60 grammes de sucre en une heure; dans un autre travail[5], il dit 80 grammes. Cette absorption est plus intense, toutes choses égales, dans la partie inférieure de l'intestin grêle. Ce fait, que j'ai signalé, avec Lannois[6], il y a vingt ans, a été vérifié par plusieurs physiologistes.

On ne connaît pas exactement la proportion de sucre qu'ab-

1. Tebb. *Loc. cit.*

2. D'après Dastre et Bourquelot. (*C. R. de l'Académie des sciences*, 1884, 30 juin). Le maltose (non hydrolysé) est assimilable par nos tissus, mais moins facilement que le glycose.

3. Voir le chapitre *Glycuries alimentaires*.

4. Albertoni. (*Archives italiennes de Biologie*, XV, p. 321).

5. Albertoni. (*Annali di chimica e di farmacol.*, XIII).

6. Lannois et Lépine. *Loc. cit.*

sorbe l'estomac par rapport à l'intestin ; on sait seulement que cette proportion varie suivant le degré cryoscopique de la solution sucrée. D'après Carnot et Chassevant[1], ces solutions sont retenues dans l'estomac par le réflexe pylorique, d'autant plus longtemps que leur concentration moléculaire est plus éloignée de l'équilibre osmotique des liquides de l'organisme. Comme les solutions salines, elles subissent dans l'estomac des transformations tendant à les amener à l'isotonie.

Becker[2], et plus récemment Röhmann[3], qui a expérimenté sur des chiens avec anse de Thiry, ont recherché les conditions de la résorption d'une solution sucrée dans une anse intestinale. Scanzoni[4] a repris ces expériences avec la même méthode. Il a trouvé qu'une anse de Thiry absorbe en sept minutes et demie de 23 à 29 p. 100 du sucre contenu dans une solution à 1 p. 100, en quinze minutes de 30 à 35 p. 100, et qu'en trente minutes il s'absorbait jusqu'à 60 p. 100 du sucre d'une solution à 1/2 p. 100.

En ajoutant une goutte d'essence de moutarde à un litre de solution sucrée (à 1 p. 100) la résorption augmente d'un quart environ. Mais une goutte de cette essence dans 100 centimètres cubes seulement de la même solution sucrée *diminue* beaucoup l'absorption (il se fait des hémorrhagies dans la muqueuse). D'autres essences agissent de même. L'addition de 5 p. 100 d'alcool à une solution de sucre à 5 p. 1000 augmente notablement l'absorption.

Le professeur Hédon[5] a étudié comparativement l'absorption de différents sucres en solutions telles que chacune fût sensi-

1. Carnot et Chassevant. Sur le passage pylorique des solutions de glycose. (*C. R. de la Société de Biologie*, 1905, II, p. 1069).

2. Becker. (*Zeitschrift für wissensch. Zoologie*, 1854, V, p. 149).

3. Röhmann. *Loc. cit.* (*Pflueger's Archiv*, 1887, t. XLI).

4. F. V. Scanzoni. Ueber die Resorption des Traubenzuckers im Dünndarm und deren Beeinflüssung durch Medikamente. (*Zeitschrift für Biologie*, 1896, t. XXXIII, p. 469).

5. Hédon. Sur la résorption intestinale des sucres en solutions isotoniques. (*C. R. de la Société de Biologie*, 27 janvier 1900) et (*Archives internat. de pharmacodyn.*, vol. VII, p. 163).

blement à la même concentration moléculaire que le sérum ; il a trouvé que la résorption est plus forte pour le glucose et le galactose que pour l'arabinose et surtout que pour le raffinose.

D'après Röhmann et Nagano[1] les hexoses simples et particulièrement le galactose, seraient mieux résorbés que les disaccharides. Parmi ceux-ci, le saccharose serait celui qui se résorbe le mieux ; puis vient le maltose et enfin le lactose[2].

En somme, les travaux que je viens de citer, auxquels il convient d'ajouter ceux que j'indique en note, ont commencé à jeter la lumière sur une question qui paraissait fort obscure, et qui d'ailleurs n'est point encore élucidée dans ses détails.

VOIES D'ABSORPTION

Höber[3] a supposé que les sucres, comme les sels, peuvent être résorbés, sans traverser les cellules épithéliales, par les interstices qui les séparent, et Friedenthal a, de son côté, insisté sur le peu de perméabilité des cellules de l'économie vis-à-vis

1. Nagano. (*Pflueger's Archiv*, 1902, XC, p. 389, et Röhmann et Nagano. (*Id.*, 1903, XCV, p. 533).

2. Consulter les travaux suivants:
Hamburger. Ueber den Einfluss der intra-intestinalen Druckes auf die Resorption im Dünndarme. (*Archiv für Anat. und Physiologie*, 1896, *physiol. Abth.*, p. 428). — Waymouth Reid. A comparison of the diffusion into serum and absorption by the intestine of peptone and glucose. (*Journal of Physiol.*, 1897, t. XXI, p. 408). — O. Cohnheim. Ueber Dünndarmresorption. (*Zeitschrift für Biologie*, 1898, t. XXXVI, p. 129) et Ueber die Resorption im Dünndarm und der Bauchhohle (*id.* 1899, t. XXXVII, p. 443). — Höber. Ueber Resorption im Dünndarm. (*Pflueger's Arch.*, 1898, t. LXX, p. 624) et Ueber Concentrationsänderungen, etc. (*id.*, 1899, t. LXXIV, p. 263). — Hedin. Ueber den Einfluss einer thierischen Membran (*id.*, 1899, t. LXXVIII, p. 107). — Hans Friedenthal. Ueber die bei der Resorption der Nahrung in Betracht kommende Kräfte. (*Archiv für Anat. und Physiologie*, 1900, *physiol. Abth.*, p. 217, et 1901, p. 222).

3. Rud. Höber. Ueber Resorption im Darm. (*Pflueger's Archiv*, 1899, LXXIV, p. 246).

du sucre de lait[1]. Cette délicate question ne paraît pas encore jugée.

Quoi qu'il en soit, les sucres atteignent le réseau sanguin plus facilement que les chylifères, situés sur un plan plus profond ; et dans les conditions normales, sont résorbés à peu près exclusivement par la voie veineuse : v. Mering[2] a constaté que la teneur du chyle en glycose est la même chez les chiens nourris de viande et chez ceux qui ont reçu une copieuse ration d'amidon et de sucre. Mais il en est autrement dans certaines conditions : ainsi, Heidenhain ayant trouvé que l'eau est absorbée par les chylifères quand elle est en grande abondance dans l'intestin, son élève Ginsberg[3] a fait, à son instigation, des recherches montrant qu'en effet, lorsqu'on a introduit dans l'intestin une certaine quantité de liquide sucré, le chyle renferme une proportion de sucre supérieure à la normale (4 p. 1000).

Bock et Hoffmann[4], dans leurs expériences d'isolement du foie chez le lapin, avaient déjà noté que le sucre disparaissait du sang en 45 minutes, s'ils liaient, en même temps que la veine porte, les lymphatiques de l'intestin; sinon, en 80 minutes seulement. En conséquence, ils concluaient de leurs expériences que l'absorption du sucre par les lymphatiques chez le lapin n'est pas négligeable, quand la veine porte est liée.

Mais, à l'état normal, cette veine constitue bien la voie principale par laquelle les sucres sont introduits dans l'économie. C'est donc au foie qu'ils sont tout d'abord portés.

En tous cas, et bien que les fèces ne renferment pas de sucre,

1. Friedenthal. (*Archiv für Physiologie*, 1901, p. 226).

2. v. Mering. *Loc. cit.* (*Archiv für Anat. und Physiologie*, 1877, *physiol. Abtheil.*, p. 398).

3. S. Ginsberg. Ueber die Abwege des Zuckers aus dem Dünndarm. (*Pflueger's Archiv*, 1889, t. XLIV, p. 306).

4. Bock et Hoffmann. Experimental-Studien über Diabetes. (*Maly's Jahresbericht*, pro 1874, p. 441).

tout le glycose ingéré ne pénètre pas nécessairement dans l'économie; Albertoni a constaté, dans certains cas, une augmentation de l'excrétion de l'ammoniaque, consécutivement à l'ingestion du sucre[1]. Ce fait tend à faire penser qu'une partie s'est transformée en acide lactique.

1. ALBERTONI (*Memor. delle R. Acc. d. Scienze di Bologna*, 1905 X.)

CHAPITRE III

RÉSERVES GLYCOGÉNIQUES

Dans les conditions normales de l'alimentation, des centaines de grammes de sucre pénètrent chaque jour dans la circulation. — D'autre part, surtout quand l'apport est insuffisant, l'économie en fabrique, aux dépens de ses *réserves*. — La plus connue de ces réserves est le glycogène, qu'il serait préférable de désigner sous le nom de *zoamyline* (Rouget); car la matière glycogène découverte par Cl. Bernard, n'est pas la seule source du sucre.

ZOAMYLINE

Chez l'homme normal, le poids du foie n'est guère que le quarantième de celui du corps, et la teneur centésimale en glycogène de cet organe étant moins élevée que chez certains animaux domestiques, le poids total du glycogène hépatique est inférieur à 80 grammes.

RÉPARTITION DU GLYCOGÈNE HÉPATIQUE

Deux fragments d'un même foie ne renferment pas la même proportion de glycogène. Ce fait a été signalé par v. Wittich,

1. GARNIER, dans le foie de deux suppliciés, une à deux heures après la mort, a trouvé de 3 à 4 grammes de glycogène pour 100 de foie frais. (*Réunion biologique de Nancy*, 13 février 1906).

puis contesté et confirmé par les recherches de Lambling[1] et par les nôtres[2]. On sait que les différentes régions d'une glande ne fonctionnent pas toutes en même temps. Mais, en outre, d'après Sérégé, le sang des veines mésaraïques ne se mélangerait qu'imparfaitement dans la veine porte avec le sang de la veine splénique. Le premier irriguerait surtout le lobe droit. Il en résulterait qu'au moment de la digestion intestinale, ce lobe renfermerait davantage de glycogène; un peu plus tard, environ douze heures après l'ingestion des aliments, le lobe gauche deviendrait riche en glycogène[3].

Mais on doit se demander si, en réalité, le cours du sang dans la veine porte est dichotomisé avec la précision que Sérégé lui assigne. En tout cas la question n'est pas tranchée[4]:

Glénard et Siraud[5], Pincherle[6], Torindo Silvestri[7] se montrent assez favorables aux idées de Sérégé. Mais les expériences de Brissaud et Bauer[8], celles de Gilbert et Villaret[9], enfin celles de Looten[10] concourent à prouver qu'il n'existe pas dans la veine porte un double courant sanguin, l'un orienté de la grande mésaraïque vers le lobe droit, et l'autre de la petite mésaraïque et de

1. LAMBLING. (*C. R. de la Société de Biologie*, 1885, p. 385) a trouvé dans le foie d'un supplicié, peu après la mort, 1,85 p. 100 de foie frais, dans le lobe droit, et 2 grammes dans le gauche.

2. LÉPINE et BOULUD. (*C. R. de l'Acad. des Sciences*, 11 janv. 1904). — K. GRUBE. (*Pflueger's Archiv*, 1905, CVII, p. 483) prétend encore que le glycogène est uniformément réparti dans le foie ; mais ses analyses ne prouvent nullement son dire.

3. SÉRÉGÉ. (*Journal de médecine de Bordeaux*, 1901, 21 avril).

4. SÉRÉGÉ. Répartition du glycogène dans le foie. (*C. R. de la Société de Biologie*, 1905, I, p. 521).

5. GLÉNARD et SIRAUD. Article *Foie* du *Dictionnaire de Physiologie* de CH. RICHET.

6. PINCHERLE. Independenza dei territori epatici. (*Soc. med. chirurg. di Bologna*, 16 apr. 1904).

7. TORINDO SILVESTRI. (*Riforma med.*, nov. 1907).

8. BRISSAUD et BAUER. Etude des voies de la circulation veineuse intra-hépatique, à l'aide des injections gélatineuses colorées. (*Soc. de Biolog.*, 1 et 8, déc. 1906).

9. GILBERT et VILLARET. Sur quelques particularités de la circulation veineuse intra-hépatique. (*Soc. de Biolog.*, 24 nov. 1906). — Voir aussi DEVÉ (*id.*, 13 avril 1907).

10. LOOTEN. De l'indépendance vasculaire du foie droit et du foie gauche. (*Journal de l'anatomie et de la physiologie*, 1908, p. 87).

la splénique vers le lobe gauche. Il n'est donc pas possible de rapporter exclusivement à des différences d'irrigation les différences très sensibles que présentent, à un moment donné, quant à leur teneur en glycogène, les divers territoires du foie, et qui tiennent à leur asynchronisme fonctionnel.

EXAMEN MICROCHIMIQUE

Les travaux de Cl. Bernard[1], Schiff[2], Bock et Hoffmann[3], Nasse[4], Heidenhain et Kayser[5], Langley[6], Afanasieff[7], Barfurth[8], Baum[9], Lahousse[10], Saake[11], Cavazzani[12], Crighton[13], etc., nous ont appris que si l'on traite une coupe fraîche de foie par une solution faible d'iode, on n'obtient qu'une coloration jaune, même dans les cas où le foie est très riche en glycogène. Mais si l'on a préalablement ajouté de l'acide trichloracétique, on aura une coloration brune. Cela s'explique par le fait que tant que la cellule hépatique est alcaline, une partie de l'iode se combine pour faire un sel neutre[14].

L'état de jeûne amène naturellement de profondes modifications morphologiques : chez des chiens à jeun depuis plus de

1. Cl. Bernard. (*C. R. de l'Académie des Sciences*, t. LXXV).
2. Schiff. (*Untersuchungen über die Zuckerbildung*, Würzburg, 1856).
3. Bock et Hoffmann. Ueber das microchemischen Verhalten der Leberzellen. (*Virch. Archiv*, 1872, t. LVI, p. 201).
4. Nasse. (*Arch. f. gem. Arbeiten.*, t. IV).
5. (*Handbuch der Physiologie* de Hermann, t. V).
6. Langley. (*Proceedings of the Royal Society*, London, 1883, vol. 34).
7. Afanasieff. (*Pflueger's Archiv*, t. XXX).
8. Barfurth. (*Arch. f. mik. Anat.*, t. XXV).
9. Baum. (*Zeitschrift für Thiermedicin*, XII, cité d'après *Fortschritte der Medicin*, 1887, p. 12).
10. Lahousse. (*Archives de Biologie*, VII).
11. Saake. (*Zeitschrift f. Biol.*, t. XXIX, p. 429).
12. Cavazzani. (*Archiv für die gesammte Physiologie*, 1894, t. LVII, p. 181).
13. Crighton. (*Microscopic researches on glycogen*, London, 1896).
14. Sur la répartition du glycogène dans les cellules du lobule hépatique. Voir Ribadeau-Dumas (*C. R. de la Société de Biologie*, 1903, p. 836) et Gilbert et Jomier, *id.*, 1904, p. 81, 21 janv.

soixante heures, les cellules hépatiques sont petites, et les mailles du réticulum ne renferment guère que des granulations qui ne se colorent pas en brun par l'iode, sauf tout à côté du noyau. Au contraire, quelques heures après un repas (surtout vers la quatorzième heure), le glycogène est au maximum.

Plusieurs auteurs ont admis que le glycogène se trouve dans les cellules hépatiques à l'état de combinaison lâche [1], comme l'hémoglobine, dans le stroma des globules rouges. Cette opinion semble très plausible. Pflueger la combat parce que, dit-il, on peut extraire avec de l'eau tout le glycogène hépatique; mais il est permis de penser qu'une combinaison lâche peut se détruire pendant l'extraction. Hirschfeld [2] admet que le glycogène entre en combinaison avec de la graisse; c'est une vue purement théorique.

PRODUCTION DE ZOAMYLINE HÉPATIQUE AUX DÉPENS DE CERTAINS SUCRES

C'est surtout dans le foie que la zoamyline a été étudiée :

Fœrster [3], après avoir injecté du sucre dans les veines de gros chiens à l'inanition, n'a trouvé dans leur foie qu'une très faible proportion de zoamyline. Mais, si la quantité du sucre injectée n'est pas très forte, on comprend qu'il soit aussitôt utilisé chez un animal à l'inanition, sans qu'une *réserve* puisse se produire. D'autres expérimentateurs ont d'ailleurs obtenu un résultat opposé à celui de Fœrster. Ainsi, Maziarski [4], quelques

1. Voir Sake. *Zeitschrift für Biologie*, 1893, t. XXIX. — Malfitano (*C. R. de l'Acad. des sciences*, 37^b, 1906) admet que la zoamyline hépatique est unie à des électrolytes, des phosphates alcalins et alcalino-terreux.

2. Hirschfeld. Die Oxydationswege des Zuckers. (*Berliner klin. Wochens.*, 1907, n° 52, 30 décemb.).

3. Förster. (*Sitzungsberichte der münchener Akad.*, mai 1876).

4. Maziarski. (*Maly's Jahresbericht* pro 1899, p. 403). De petits fragments de foie étaient prélevés avant l'injection de sucre, et à différents moments après cette injection. Le résultat positif obtenu par cette méthode, s'il est réel, est d'autant plus remarquable que les traumatismes hépatiques, même légers, tendent à diminuer la proportion du glycogène.

heures après l'injection de glycose dans une branche de la veine porte, dit avoir constaté à l'aide du microscope l'augmentation du glycogène dans les cellules. Cl. Bernard [1] inclinait à croire que le glycose ingéré agissait « comme un *excitant* nutritif plutôt que comme principe directement transformable en glycogène ». Mais, contrairement à cette opinion, on admet aujourd'hui que non seulement le glycose, mais d'autres sucres sont directement zoamylogènes.

On doit à C. Voit [2] et à ses élèves d'intéressantes recherches à cet égard ; les expériences ont été faites sur des lapins et sur des poulets ; et, bien que ces animaux diffèrent beaucoup de l'homme, je ne crois pas qu'elles soient dénuées de valeur. Le glycose, le saccharose, le lévulose et le maltose ont augmenté le glycogène hépatique [3]. Avec le lactose et le galactose, il n'en a pas été de même. Cremer [4] a obtenu identiquement les mêmes résultats, les animaux ont été sacrifiés au bout de quinze heures.

Kausch et Socin [5] ont expérimenté sur des lapins à jeun depuis cinq jours et qu'ils ont sacrifiés douze heures après leur avoir ingéré 30 grammes de lactose en solution concentrée. Ils n'ont obtenu que des quantités très faibles de glycose, peut-être parce que le lactose a fermenté dans l'intestin. Ils en ont obtenu davantage chez des chiens à jeun depuis plusieurs jours, après ingestion de sucre de lait ou de galactose.

1. Cl. Bernard. (*Leçons sur le Diabète*, Paris, 1877, p. 323).

2. C. Voit. (*Zeitschrift für Biologie*, 1894, XXVIII, p. 245).

3. Le résultat obtenu avec le lévulose est à remarquer, parce que ce sucre dévie *à gauche*. (Voir Haycraft. *Zeitschrift für physiol. Chemie*, 1904, XIX). — Pflueger. *Archiv für die gesammte Physiologie*, 1908, CXXI, 559). — L'inuline (l'anhydride du lévulose) qui a été préconisée dans l'alimentation des diabétiques, n'a pas donné de glycogène à certains expérimentateurs ; mais Miura (*Zeitschrift für Biologie*, 1895, XXXII), Desgrez. *C. R. de la Société de Biologie*, 1900, 5 mai), et Richaud (*id.*, p. 417) me paraissent avoir obtenu des résultats positifs.

4. M. Cremer. (*Zeitschrift für Biologie*, 1892, XXIX).

5. Kausch et Socin. (*Archiv für exp. Pathologie*, 1893, t. XXXI, p. 398).

Les expériences de Sommer [1] et celles de Weinland montrent aussi que le lactose peut, s'il se dédouble, produire du glycogène chez le chien [2]. Si l'on échoue chez le lapin, cela tient au défaut de dédoublement du lactose dans le tube digestif de cet animal; car on réussit en lui injectant du galactose.

D'après Brocard [3], qui a expérimenté sur des cobayes, le lévulose, à poids égal, donnerait plus de glycogène que le glycose, et celui-ci, plus que le galactose [4].

Grube a fait circuler pendant deux heures à travers le foie isolé d'une tortue un sang renfermant 10 p. 100 de différents sucres : avec le glycose, le lévulose et le galactose il a obtenu une *légère* augmentation de glycogène hépatique, tandis que le sucre de canne, le lactose et l'arabinose ne lui ont donné qu'un résultat négatif. Le mannose ne possède qu'un faible pouvoir zoamylogénique [5]. Ce sucre entrant pour une part assez importante dans l'alimentation des Japonais, il est possible qu'il soit mieux utilisé par leur organisme que par le nôtre.

Les chimistes distinguent trois mannoses : d'après P. Mayer [6], tous trois feraient du glycogène, bien qu'un d'entre eux ne fermente pas [7].

1. Sommer. (*Habilit.-Schrift* Würzburg, 1899).

2. Weinland (*Zeitschrift für Biologie*, 1899, XXVIII, p. 48 et 1900, XL, p. 374). — Chez le chien à l'inanition depuis plusieurs jours, G. Rosenfeld (*Centralblatt für innere Medicin*, 1900, n° 7) a vu qu'une très notable proportion du galactose (ingéré à la dose de 3 à 6 grammes par kilogramme) se retrouve dans l'urine, mais que la plus grande partie de ce qui reste dans l'économie forme du glycogène.

3. M. Brocard. (*Journal de physiologie et de pathologie générale*, 1902, p. 52). Il est à remarquer que ce sucre, qui est médiocrement zoamylogène, fermente mal. — Voir Bauer (*Centralblatt für innere Medic.*, 1906, n° 47). — Brasch (*Zeitschrift für Biologie*, 1907, p. 113).

4. K. Grube. Untersuch. über die Bildung des Glycogens in der Leber. (*Pflueger's Archiv*, 1907, CVIII).

5. Rosenfeld. (*Centralblatt für innere Medicin*, 1900, n° 7).

6. P. Mayer. (*Verhandl. des XX Congres. für innere Medicin*, 1902).

7. On sait que pour l'Ecole de Münich, les sucres zoamylogéniques sont tous fermentescibles. Il se peut d'ailleurs que les exceptions à cette loi ne soient qu'apparentes ; en d'autres termes qu'un sucre

On a beaucoup discuté la question de savoir si les pentoses peuvent donner naissance à du glycogène [1]. Avec le xylose, les résultats diffèrent suivant l'espèce animale : il serait zoamylogène chez le poulet, qui est omnivore [2], mais ne le serait pas chez le lapin [3].

Chez l'homme, les pentoses ne paraissent pas susceptibles de faire du glycogène en quantité notable [4].

En résumé, il se produit du glycogène aux dépens de divers sucres. Avec certains d'entre eux, le processus chimique est des plus simples [5] ; mais, avec d'autres, dont la molécule diffère beaucoup au point de vue stéréochimique, une modification structurale de cette dernière paraît nécessaire.

PRODUCTION DE ZOAMYLINE HÉPATIQUE AUX DÉPENS DE MATÉRIAUX PROTÉIQUES

Cl. Bernard a vu que le foie d'un chien alimenté de viande pendant des mois renferme du glycogène. Il en a conclu que les matières protéiques en peuvent être la source ; et, renchérissant sur lui, des physiologistes ont prétendu qu'elles en sont la source exclusive [6]. Mais de telles assertions sont en contradiction formelle avec l'observation journalière : ainsi que l'ont vu

non fermentescible se transforme dans l'économie en sucre fermentescible, avant de passer à l'état de glycogène.

1. Salkowski. (*Centralblatt f. die med. Wissensch.* 1893, 18 mars). — Neuberg et Wohlgemuth (*Berichte d. d. chem. Gesellsch.*, 1901, p. 1745).

2. Cremer. Ueber die Verwerthung der Rhamnose (*Zeitschrift für Biologie*, XLII, p. 428).

3. J. Frentzel. Ueber Glycogenbildung im Thierkörper nach Fütterung mit Holzzucker. (*Pflueger's Archiv*, 189 , t. LVI, p. 273).

4. Ebstein. (*Virchow's Archiv*, 1893, CXXXIV, p. 361). — Voir toutefois : Lindemann et May. (*Deutsches Archiv. für klin. Med.* 1896, t. LVI.

5. D'après Vaudin (*Annales de l'Institut Pasteur*, 1902, p. 85). Ce processus s'accompagnerait en tous cas, du passage à l'état insoluble de divers sels, notamment de phosphates terreux qui étaient tenus en solution par le sucre.

6. Wolffberg. (*Zeitschrift für Biologie*, 1876, XII, p. 266).

Pavy, et nombre d'expérimentateurs, il est incontestable que le glycogène est moins abondant chez des animaux au régime strict de la viande [1].

Et cependant la viande n'est pas de la matière protéique pure : outre du glycogène — dont la proportion n'est pas négligeable — on y trouve des sucres [2] et d'autres matières capables de donner du sucre (notamment de la dextrine). On y trouve aussi du sucre *combiné*, que nous avons nommé *sucre virtuel*, qui n'est pas extrait par l'eau bouillante ; d'où il résulte qu'en nourrissant un chien exclusivement avec de la viande bouillie, on ne le prive pas d'hydrates de carbone [3]. Il n'est donc pas étonnant qu'un

1. D'après Pavy (*Guys Hospit. Reports*, 1858, 3e série, IV, p. 315). Le poids du foie d'un chien de moyenne taille, au régime carné, ne dépasse guère 3 p. 100 du poids corporel, et la proportion moyenne de glycogène hépatique est 7 p. 100 du poids du foie. Ainsi, un chien de 10 kilogrammes au régime carné en possède, au plus, 25 grammes. Si le chien est au régime du pain et des pommes de terre, le poids du foie s'élève à 6 p. 100, et la proportion moyenne du glycogène à 17 p. 100, ce qui, pour un chien de 10 kilogrammes, fait 100 grammes. Mais les expériences de Pavy ayant été peu nombreuses, on ne peut accepter comme définitifs les chiffres précédents, car il existe chez les chiens de très grandes différences sous le rapport du glycogène. Il résulte de mes propres recherches que des animaux (cobayes) de la même portée, et vivant dans la même cage, ont une proportion de glycogène hépatique très différente. Ainsi, même en se servant de témoins, il est très difficile de déterminer la valeur zoamylogénique d'un aliment.

Sur le glycogène hépatique dans ses rapports avec l'alimentation carnée, voir encore Bœhm et Hofmann. (*Archiv für exp. Path. u. Pharmak.*). — Tscherinow. (*Virchow's Archiv*, 1869, XLVII, p. 102 et Afanasieff. (*Pflueger's Archiv*, 1883, XXX, p. 385) (avec 2 planches). — Moszeik (*Pflueger's Archiv*, 1883, XLII, p. 556). — Léonard. (*Dubois Reymond Archiv*, 1887, Suppl.-Bd.).

2. Panormoff. (*Zeitschrift für physiolog. Chemie*, XVII, p. 596) a établi contrairement à l'opinion de Cl. Bernard qu'on y trouve du glycose, surtout chez les animaux à sang froid. — Osborne et Zobel. (The sugars of muscle. *Journal of Physiology*. 1903, XXIX), y ont rencontré surtout du maltose. Ce sont des cristaux de maltosazone, mélangés à d'autres osazones, que Pavy aurait pris pour des cristaux d'isomaltosazone.

3. La caséine est une des rares matières albuminoïdes à laquelle ne seraient pas unis des hydrates de carbone *préexistants*. Mais, selon moi, cette exception n'est qu'apparente. Il me semble, en effet, très probable

régime carné entretienne dans le foie une réserve de glycogène, à la vérité, beaucoup moins abondante que celle qu'assure un régime mixte, où prédominent les hydrates de carbone.

Cela est d'autant moins surprenant que, contrairement à l'opinion de Pflueger, la molécule protéique, par elle-même, est capable de faire du glycogène. Les progrès de la science ont, en effet, donné la preuve que certains acides amidés faisant partie intégrante de la molécule protéique, ont ce pouvoir : Cohn[1] a dosé le glycogène hépatique chez huit lapins sacrifiés après avoir été tenus plusieurs jours à l'inanition. Sur les huit, quatre avaient ingéré de la leucine. Or, il a obtenu les résultats suivants :

		GLYCOGÈNE HÉPATIQUE DES	
	jour de l'inanition.	lapins témoins.	lapins avec leucine.
1-2.	4 1/2	1,16	4,6
3-4.	4	1,8	2,3 (?)
5-6.	7	—	2,1
7-8.	6	—	2,8

O. Simon[2] n'a pas constaté de glycogène dans le foie de lapins strychnisés qui avaient reçu 16 gr. de leucine ; mais l'action antagoniste de la strychnine, qui est *azoamylique*, explique peut-être ce résultat négatif[3]. D'autre part, Neuberg et Langstein[4] paraissent avoir prouvé que l'alanine (autre acide amidé), est réellement zoamylogène ; mais cette source de glycogène n'est pas très considérable.

que, dans le lait, le lactose est combiné (d'une manière lâche) à la caséine, dont il est séparé par les manipulations nécessaires à la préparation de celle-ci.

1. R. Cohn. Zur Frage der Zuckerbildung aus Eiweiss. (*Zeitschrift für physiol. Chemie*, 1899, XXVIII, p. 211).

2. O. Simon. Zur Physiologie der Glycogenbildung (*Zeitschrift für physiolog. Chemie*, 1902, XXXV, p. 315).

3. Grube. (*Pflueger's Archiv*, 122, p. 451), dit n'avoir pas réussi à augmenter le glycogène du foie de tortue irrigué avec le liquide de Ringer additionné de leucine et d'alanine ; mais les conditions de l'expérience n'étaient, peut-être, pas parfaites.

4. Neuberg et Langstein. (*Archiv für Physiologie*, 1903, p. 514).

PRODUCTION DE GLYCOGÈNE AUX DÉPENS DES GRAISSES

Nous ne parlerons pas des animaux inférieurs [1]. Mais l'exemple de la marmotte paraît prouver que, chez les animaux supérieurs, il se produit du glycogène aux dépens de la graisse. On sait, en effet, depuis longtemps, que cet animal en hibernation peut augmenter de poids par suite d'une absorption d'oxygène supérieure à la perte d'acide carbonique (Regnault et Reiset), ainsi que le montre l'abaissement du quotient respiratoire [2], et qu'à la fin de l'hibernation il possède en abondance du glycogène. On en a conclu que ce dernier provient d'une oxydation de la graisse. Toutefois, cette conclusion n'est pas universellement acceptée.

Le professeur Bouchard a observé qu'un homme placé sur le plateau d'une balance, en l'absence d'ingesta, présente, parfois, dans l'espace d'une heure, une augmentation de poids qui peut atteindre 10 grammes, et même 20 grammes, bien que pendant ce temps, le sujet élimine de l'eau et de l'acide carbonique. Cette augmentation singulière, tout à fait *exceptionnelle* chez l'homme, serait au contraire assez fréquente chez la souris et même chez le chien après une alimentation riche en graisse, succédant à une période de jeûne prononcé; d'où l'hypothèse qu'elle serait due à une oxydation incomplète des graisses et probablement à leur transformation en glycogène.

Hanriot [3], dans des expériences *in vitro*, a constaté que la

1. Couvreur. (*C. R. de la Société de Biologie*, 7 décembre 1896) a constaté chez le ver à soie, à la période chrysalidienne, « un rapport étroit entre la courbe ascendante exprimant le poids du glycogène, et la courbe descendante qui exprime celui de la graisse ».

2. Voir R. Dubois. (*C. R. de la Société de Biologie*, 1893, 31 décembre et *Physiologie de la Marmotte*, Paris, 1896). — Voir aussi : Chauveau. (*C. R. de l'Acad. des Sciences*, 18 mai 1896). — Pembrey. (*Maly's Jahresbericht*, pro 1902, p. 620) a observé que la marmotte pendant le dépôt de la réserve graisseuse a un quotient respiratoire supérieur à 1.

3. Hanriot. Oxydation directe de la graisse (*C. R. de l'Académie des Sciences*). La proportion de glycérine étant très faible dans la graisse animale (5 p. 100) il faudrait admettre que la production de glyco-

graisse peut fixer une quantité notable d'oxygène. Malgré ces faits, plusieurs physiologistes contestent que des acides gras puissent donner naissance à du glycogène.

ZOAMYLOGÉNIE AU MOYEN DE L'ALDÉHYDE FORMIQUE

Les expériences de K. Grube[1] paraissent témoigner en faveur de l'idée que la cellule hépatique est capable de faire la synthèse du glycogène avec l'aldéhyde formique.

Cet expérimentateur a fait circuler une solution de Ringer à travers le foie isolé d'une tortue ; il a observé, au bout de deux heures, que le glycogène y avait diminué de 27 p. 100. Mais après avoir additionné la solution d'une très faible proportion d'aldéhyde formique (0,1 à 0,2 p. 1.000), et en avoir fait passer 15 litres en sept heures, il a constaté une augmentation du glycogène de 20 à 40 p. 100.

GLYCOGÈNE DES MUSCLES ET DES AUTRES ORGANES

Glycogène des muscles. — Sanson[2] a découvert le glycogène musculaire. Limpricht[3], Mac Donnell[4], Nasse[5] ont confirmé

gène se fait aux dépens des acides gras. D'autre part, Bouchard et Desgrez. (*Journal de physiol. et de path. génér.*, 1900) et Gilbert et Jomier. (*C. R. de la Société de Biologie*, 1905, I, p, 17) n'ont pas vu que chez le chien la graisse augmentât le glycogène hépatique.

1. K. Grube. Ueber die kleinsten Molecule welche die Leber zur Synthese des Glykogens verwerthen kann (*Pflueger's Archiv*, 1908, 121, p. 636). — Dans la chlorophylle, l'aldéhyde formique se transforme en hydrate de carbone. (Bokorny).

2. Sanson. De l'origine du sucre dans l'économie animale (*Journal de la physiologie* publié par *Brown-Séquard*, 1858, p. 258).

3. Limpricht. Ueber einige Bestandtheile der Fleischflüssigkeit (*Annalen der Chemie und Pharmacie*, t. CXXXIII, p. 293).

4. Mac Donnell. Recherches sur la matière amylacée des tissus fœtaux (*Comptes rendus de l'Acad. des Sciences*, t. LX, p. 293 et *Amer. Journal*, 1863).

5. Nasse. Beiträge zur Physiologie der contractilen Substanz. (*Pflueger's Archiv*, 1869, t. II, p. 97).

cette découverte, et ce dernier a vu que certains muscles en contiennent davantage. C'est que le glycogène, dans les muscles, et dans les organes autres que le foie, est surtout en rapport avec l'activité fonctionnelle de l'organe [1]. C'est une réserve *locale*. Il nous intéresse donc d'une manière moins directe que le glycogène du foie.

Le glycogène musculaire se distingue du glycogène hépatique par divers caractères physiques et chimiques [2]. Il est, sans doute, à l'état de combinaison, car on ne peut l'en chasser par l'eau bouillante [3] ; il faut employer la potasse concentrée.

Cremer [4], et plus récemment, Maignon [5], ont insisté sur la teneur très inégale en glycogène que présentent souvent des muscles symétriques. L'ignorance de ce fait a certainement induit en erreur des expérimentateurs.

Zoamylogénie musculaire. — On a dit que la zoamyline des muscles leur était apportée par le sang. Cette opinion est certainement trop exclusive, et les muscles, comme le foie, peuvent, avec du glycose, faire du glycogène ; mais, paraît-il, ils n'en produisent pas avec le lévulose [6]. D'après Bouchard et Desgrez, ils peuvent en faire avec de la graisse [7].

1. D'après Tadasu Saiki (*The Journal of Biological Chemistry*, IV, june, 1908), qui a employé la méthode de Pflueger, les muscles lisses ne renferment qu'une trace de glycogène. Cadéac et Maignon, *C. R.*, t. XXXVI, avaient déjà constaté qu'ils étaient très pauvres en sucre.

2. Pour les caractères microscopiques, voir une note de Meillière et Loeper. (*C. R. de la Société de Biologie*, 1901, p. 153). — Voir aussi, J. Arnold. (*Centralbl. für allg. Pathol.*, 1908, n° 15, p. 617).

3. Loeschke. (*Pflueger's Archiv*, 1904, CII, p. 592), aurait obtenu la totalité du glycogène, mais l'épuisement a duré vingt jours (!).

4. Cremer. (*Zeitschrift für Biologie*, 1888, XXIV, p. 77).

5. Maignon. (*C. R. de l'Acad. des Sciences*, 1907, 27 juillet).

6. D'après Sachs (*Zeitschrift für klin. Med.*, 1900, XLI, 437), l'injection de *lévulose* dans le sac lymphatique de la grenouille privée de foie n'augmente pas son glycogène musculaire.

7. Ce fait est contesté par Maignon. (*C. R. de la Société de Biologie*, 11 avril 1908.)

Ces expérimentateurs[1] ont pris deux lots de chiens. Ceux du premier lot n'ont reçu, pendant neuf jours, que de l'eau, pour toute alimentation. On les a alors sacrifiés, et on a déterminé la quantité de glycogène contenue dans leur foie et dans leurs muscles. Ceux du second lot, après la même période d'inanition, ont été alimentés exclusivement avec de la graisse. La moyenne du glycogène pour les chiens des deux lots a été :

	1er lot.	2e lot.
Par kilog. de foie	2,57	1,67
Par kilog. de muscle.	2,29	3,13

On remarquera que, chez les animaux du 2e lot, le foie renferme *moins* de glycogène. Ce résultat n'est pas extraordinaire, puisqu'ils n'ont été alimentés qu'avec de la graisse.

Filippi[2] après avoir établi une fistule d'Eck[3] a naturellement observé une diminution du glycogène hépatique. Or, il a trouvé dans les muscles 4 p. 100 de glycogène, c'est-à-dire une proportion très forte.

Glycogène dans les organes. — Le glycogène a été rencontré dans tous les organes, mais en faible quantité. Sa pré-

1. Bouchard et Desgrez. (*Journal de physiologie et de pathologie générale*, 1900).

Sur la question de la zoamylogénie musculaire, voir E. Kuelz, Bildet der Muskel selbständig Glycogen ? (*Pflueger's Archiv*, 1881, XXIV, p. 64). — Laves. Ueber das Verhalten des Muskelglycogens nach der Leberexstirpation. (*Archiv für experim. Pathologie*, XXIII, p. 139). — Carl Schmelz. Experimental Kritik der von Laves ausgeführten, den Ursprung des Muskelglycogens betreffenden Arbeit. (*Zeitschrift für Biologie*, 1889, XXV, p. 180). — Hergenhahn. (*Zeitschrift für Biologie*, 1890, XXVII). — Hatcher et Wolf. (*The Journal of Biological Chemistry*, 1907, march, n° 1. Ses expériences de circulation dans un muscle isolé lui ont donné des résultats négatifs.

2. Filippi. (*Zeitschrift für Biologie*, 1908, L).

3. On sait que cette opération consiste à aboucher le bout inférieur de la veine porte dans la veine cave. Le foie, en conséquence, est privé du sang de la veine porte.

sence dans les leucocytes du sang a donné lieu à des discussions qui sont hors de notre sujet[1].

A l'état normal, le plasma sanguin (exempt de cellules), renferme une faible proportion de glycogène. A cet égard, je partage l'opinion de Dastre. Mais ainsi que nous l'avons vu au chapitre du *Sang*, il est des cas anormaux qui ne s'expliquent que par la présence d'une forte quantité de glycogène dans ce liquide.

Le glycogène de la lymphe est contenu aussi dans les globules blancs (Dastre). Il n'y existe qu'en faible proportion[2].

EUZOAMYLIE

On peut désigner par le nom d'Euzoamylie l'état dans lequel le glycogène est abondant. Cet état se rencontre dans différentes conditions. Nous allons indiquer les principales :

1. Voir GABRITSCHEWSKI. (*Archiv f. exp. Patholog.*, t. XXVIII, p. 272). — LIVIERATO. (*Archivio italiano di clinica medica*, t. XXXII, fascicule 3). — ZOLLIKOFER. (*Inaug. Dissert.*, Bern, 1899). — SALMON. (*Thèse de Paris*, 1899, avec bibliographie importante). — TARCHETTI. (*La Clinica medica italiana*, 1900, n° 8, p. 468). — SEBASTIANO LA FRANCA. (*Riforma medica*, 1900). — KAMINER. (*Zeitschrift für klin. Medicin*, 1902, XLVIII, p. 408). — HOFFBAUER. (*Verhandlungen des XX Congresses für innere Med.*, 1902). — REICH. (*Beiträge zur klin. Chirurgie*, 1904, XLII, p. 277). — SCHRIEDER. (*Münch. med. Wochensch.*, 1904, LI, p. 407). Pour ce dernier, le glycogène fait partie intégrante et normale du stroma des leucocytes. — Au contraire, d'après LOEPER. (*Archives de Méd. expér.* 1902), le glycogène n'est pas décelé dans les globules blancs du sang *normal*, mais seulement dans les leucocytes polynucléaires, quand une infection ou intoxication a amené leur production plus abondante qu'à l'état normal. Les diabétiques exempts de foyers infectieux *n'ont pas de glycogène dans leurs globules ;* mais, s'ils sont atteints de tuberculose pulmonaire ou de pneumonie, leurs polynucléaires s'infiltrent de glycogène. — BARNICOT. The iodine reaction on the leucocytes. (*The Journal of Pathology and Bacteriology*, june 1906, avec une bibliographie assez complète) soutient à peu près la même opinion que Lœper. — LOVELL GULLAND. (*British Med. Journal*, 1904, april 16).

2. Pour le glycogène dans les tissus, LUBARSCH, Ueber die Bedeutung der path. Glycogenablagerungen. (*Virch. Arch.*, 1906, t. CLXXXIII.)

I. — Influence immédiate de l'alimentation

Plusieurs observateurs, notamment Baum[1], Lauder Brunton[2], Gilbert et Jomier[3], ont vu au microscope que, peu d'heures après le repas, les cellules hépatiques sont riches en granulations de glycogène.

Külz[4], après avoir laissé des lapins à l'inanition pendant six jours, a fait ingérer, avec une sonde œsophagienne, aux uns 20 grammes de glucose, à d'autres 20 grammes d'amidon en suspension dans l'eau[5]. Les ayant sacrifiés entre quatre et trente-six heures après l'ingestion, il a trouvé le maximum du glycogène à la seizième heure.

D'après Praussnitz, qui a répété ces expériences sur des poulets à l'inanition[6], le maximum du glycogène hépatique ne serait atteint que vingt heures après l'ingestion du sucre (et même vingt-quatre heures d'après Hergenhahn[7]). Une fois le maximum atteint, le glycogène du foie diminue très vite. Le glycogène musculaire augmente et diminue moins rapidement[8].

1. Baum. (*Maly's Jahresb.*, pro 1886, p. 282.) Ses recherches ont été faites sur le cheval.

2. Lauder Brunton et Delépine. (*Proceedings of the Royal Society*, 1891).

3. Gilbert et Jomier. (*C. R. de la Société de Biologie*, 1905, 14 janvier).

4. E. Kuelz. Beiträge zur Lehre von der Glycogenbildung in der Leber. (*Pflueger's Archiv*, 1881, XXIV).

5. Il est à noter que, chez les animaux ayant ingéré l'amidon, la zoamylogénie, pendant les quinze premières heures, a été *plus abondante* que chez ceux qui ont ingéré une quantité équivalente de glycose. On aurait pu s'attendre à un résultat contraire; car il faut un certain temps pour que l'amidon soit transformé en sucre, puis résorbé; mais le fait s'explique peut-être en admettant que l'ingestion d'une quantité relativement grande de glycose est suivie de la formation d'acide lactique.

6. Praussnitz. (*Zeitschrift für Biologie*, 1889, XXVI, p. 410).

7. Hergenhahn. (*Id.*, 1890, XXVII, p. 215).

8. Ce dernier point a été confirmé par Pugliese (*Journal de physiologie et de pathologie générale*, 1903, p. 664). Chez des animaux inanitiés, puis réalimentés, il a constaté que le glycogène du foie reparaissait plus vite que celui des muscles.

II. — Influence des saisons

Maignon[1], chez une quarantaine de chiens, sacrifiés à différents mois de l'année, a trouvé que le biceps fémoral renfermait :

	grammes.		
En janvier . . .	0,57	glycogène (p. 100 grammes de muscle).	
En février . . .	0,7	—	—
En mars	0,8	—	—
En avril	0,6	—	—
En mai.	0,65	—	—
En juin	0,44	—	—
En juillet-août .	0,28	minimum.	

A partir de septembre, le glycogène augmente. Il atteindrait son maximum à la fin de l'hiver et au début du printemps, puis il décroîtrait rapidement jusqu'à la fin de l'été. Ainsi, contrairement à ce qui a lieu chez les animaux hibernants, l'accumulation du glycogène aurait lieu chez le chien bien nourri[2] au moment où les combustions respiratoires sont plus actives.

Il en est autrement chez des chiens inanitiés : Si les uns sont sacrifiés en mai, et d'autres au mois de décembre, on trouve les premiers plus pauvres en glycogène que les seconds. Comme il est difficile d'admettre que la destruction du glycogène est plus forte en mai que pendant les mois froids de l'hiver, il paraît évident que la production du glycogène est plus intense en hiver qu'au printemps.

En somme, l'euzoamylie n'est qu'une *résultante ;* elle indique seulement que la production l'emporte sur la destruction.

Chez des lapins, Gürber[3] a trouvé qu'avec *la même alimentation* le foie peut être en hiver plus riche en glycogène qu'en été. Au

1. Maignon. Influence des saisons sur la nutrition. (*Lyon méd.*, 22 sept. 1907).

2. Maignon n'a malheureusement pas mesuré la ration alimentaire quotidienne fournie aux animaux en expérience. Il est probable qu'ils mangeaient davantage l'hiver.

3. Guerber. (*Sitzungsberichte der Würzb. phys. med. Gesellschaft*, 1895, n° 2).

premier abord, cela paraît assez extraordinaire. Toutefois, si la température n'est pas très basse, un lapin pourvu d'une épaisse fourrure ne perd pas beaucoup de chaleur. De plus, il se peut que l'hiver la digestion soit plus active et l'absorption des principes alibiles plus complète. Enfin il n'est pas impossible que les lapins de Gürber aient eu à supporter une température estivale un peu élevée, et dans ce cas les animaux perdent en partie leur glycogène hépatique, ainsi que nous le verrons dans un des paragraphes suivants.

INFLUENCE DU SYSTÈME NERVEUX

Cl. Bernard[1] a noté que si l'on sectionne la moelle d'un lapin entre la dernière cervicale et la première dorsale, l'animal se refroidit progressivement, le sang et le foie sont dépourvus de sucre, mais le foie renferme « une quantité énorme de glycogène ».

Boehm et Hoffmann ont confirmé ce fait chez le chat[2].

J. Mayer[3] a étudié l'influence de la hauteur à laquelle est pratiquée la section de la moelle. Ses expériences ont été faites sur des lapins, du poids de 1.500 à 2.000 grammes, à jeun depuis quatre à six jours. Elles comprennent six séries, chacune de huit animaux. Dans chaque série, la moelle a été coupée à une hauteur différente :

1re série : Section entre la 5e et la 6e cervicale.

2e série : Section entre la dernière cervicale et la 1re dorsale.

3e série : Section entre la 2e et la 3e dorsale.

4e série : Section entre la 6e et la 7e dorsale.

5e série : Section entre la dernière dorsale et la 1re lombaire.

6e série : Section entre la 3e et la 4e lombaire.

Environ deux heures après la section, il a injecté dans la jugulaire 40 centimètres cubes d'une solution de glycose à 10 p. 100, soit 4 grammes, et quatre heures plus tard il a dosé le sucre du

1. Cl. Bernard. (*Leçons du Collège de France*, 1855, p. 363-375 ; 1858, p. 444 ; *Leçons sur le diabète*, p. 365).

2. Boehm et Hoffmann. (*Archiv für exp. Pathologie*, 1878. VIII, p. 375).

3. J. Mayer. (*Pflueger's Archiv*, 1898. XVII, et 1879, XX).

sang; puis (l'animal promptement sacrifié), le glycogène du foie par la méthode de Brücke. Voici les moyennes de chaque série :

SÉRIES	SUCRE DU SANG P. 1.000	QUANTITÉ D'URINE EN C. C.	SUCRE TOTAL EXCRÉTÉ PAR L'URINE	GLYCOGÈNE DU FOIE P. 100
1	2,2	14	0,463	0,202
2	2,16	13	0,409	0,861
3	1,32	17	0,411	0,383
4	1,36	46	1,890	traces
5	2,00	35	0,829	0,297
6	2,59	35	1,049	0,095
Témoin.	2,35	43	1,33	0,723

Dans cette dernière série, les animaux ont été soumis exactement aux mêmes conditions que dans les autres, sauf que chez eux *la moelle n'a pas été coupée*.

Ainsi, conformément à l'assertion de Cl. Bernard, le glycogène est plus abondant dans le cas où la section porte entre la dernière cervicale et la 1re dorsale[1] (2e série).

Il est vrai que l'augmentation n'est pas considérable et que Mayer n'est pas suffisamment fondé à prétendre que le chiffre du glycogène est fixe après quatre jours de jeûne. Nebelthau[2] a aussi trouvé une augmentation de glycogène hépatique chez des lapins ayant survécu plus de seize heures à la section de la moelle au-dessus de la 1re dorsale. Kaufmann[3] a observé chez le chien, après la même section, un résultat inverse, mais il n'a fait que deux expériences.

1. Dans toutes les autres séries la proportion de glycogène hépatique est fort réduite. A cet égard on remarquera les résultats de la série 4 (section entre la 6e et la 7e dorsales), dans laquelle le glycogène hépatique a paru faire défaut. On notera aussi que cette série est la seule où la quantité d'urine n'est pas diminuée, tandis que dans les trois premières la quantité d'urine n'atteint pas la moitié de la normale.

2. Nebelthau. (*Zeitschrift für Biologie*, 1891, XXVIII, p. 164).

3. Kaufmann. (*Archives de Physiologie*, 1895.) Cet expérimentateur dit que les muscles sont riches en glycogène après la section de la moelle au niveau de la 1re dorsale. — Chandelon (*Pflueger's Archiv*, 1876, XIII), et Manché (*Zeitschrift für Biologie*, 1889, XXV) avaient trouvé

INFLUENCE DE CERTAINES SUBSTANCES

Glycérine. — Nous avons vu précédemment que la glycérine est zoamylogène; quelques expériences font penser qu'elle est en même temps euzoamylique :

Luchsinger[1] a montré que si, à un chat ou à un lapin ayant reçu de la glycérine, on pique le plancher du 4e ventricule, il ne se produit pas de glycosurie[2]. Ce fait peut s'expliquer en admettant que la glycérine *empêche* le glycogène de se transformer en sucre[3]. La démonstration de cette influence euzoamylique a été donnée par Richter[4].

Antipyrétiques. — Les expériences que j'ai faites avec la collaboration de Porteret ont montré que l'acétanilide, l'antipyrine et, probablement tous les *antipyrétiques*, augmentent la proportion du glycogène du *foie* et des *muscles*[5].

Ces expériences ont porté sur deux lots de cobayes soumis préalablement à la même alimentation, puis à l'inanition. Aux animaux de l'un des lots on a injecté sous la peau de l'eau pure; à ceux de l'autre lot, plusieurs doses d'antipyrine, chacune de 0 gr. 10 à 0 gr. 20 (dose qui n'est nullement toxique), de manière

une augmentation du glycogène dans les muscles paralysés par la section de leur nerf moteur. — Voir aussi BOLDT. (*Centr. für die med. Wiss.*, 1894).

1. LUCHSINGER. (*Pflueger's Archiv*, 1875, XI, p. 502).

2. D'après ECKHARD, ce résultat négatif ne serait pas aussi constant que le dit LUCHSINGER ; mais en administrant la glycérine par le tube digestif et non en injection sous-cutanée, RANSOM (*Journal of Physiology*, 1888, VIII, p. 99) a confirmé l'absence de glycosurie après la piqûre.

3. Cette action empêchante, d'après LUCHSINGER, se continue après la mort : le foie d'un animal sacrifié après une injection de glycérine conserverait mieux son glycogène *post mortem*.

4. RICHTER. Zur Kenntniss der Wirkungsweise gewisser die Zuckerausscheidung herabsetzender Mittel. (*Zeitschrift f. kl., Med.*, 1899, XXXVI).

5. LÉPINE et PORTERET. (*C. R. de l'Acad. des Sciences*, 3 avril 1888), et LÉPINE. (*Archives de médecine expérimentale*, 1889, p. 53).

à les tenir pendant trente-six heures sous l'influence de l'antipyrine.

La moyenne du glycogène hépatique a été pour les animaux témoins 2 gr. 25 p. 100, et pour les autres 2 gr. 85 p. 100. C'est une différence de 18 p. 100 au profit de ceux-ci.

La moyenne du glycogène des muscles du train postérieur (dosé par la méthode de Brücke) a été, pour les animaux témoins, 0 gr. 235 p. 100, et pour les autres 0 gr. 302 p. 100, soit une différence de 22 p. 100.

Il est infiniment probable que c'est en grande partie par l'intermédiaire des nerfs que les antipyrétiques ralentissent la destruction du glycogène; mais il était important de savoir s'ils pouvaient agir dans le même sens, *in vitro*, directement sur la cellule hépatique. Or, les expériences que nous avons faites nous ont donné un résultat positif : la moitié du foie d'un cobaye ayant macéré quatre heures dans l'eau a fourni 5 gr. 26 de glycogène p. 100 de foie frais ; l'autre moitié ayant macéré dans de l'eau avec antipyrine, 7 gr. 05 p. 100.

Sur des poulets à l'inanition, Nebelthau[1] à confirmé le fait que l'antipyrine, la kairine et la quinine exercent une influence euzoamylique.

Narcotiques. — L'opium, qui a joui d'une certaine réputation dans le traitement du diabète, agit aussi en mettant obstacle à la transformation du glycogène en sucre[2]. Cette action s'exerce surtout par l'intermédiaire du système nerveux, car dans nos expériences de circulation artificielle dans le foie, nous n'avons pas vu, Martz et moi, que la morphine même à dose très forte fût capable d'empêcher l'azoamylie hépatique.

Au contraire, le sulfate de quinine, à la dose, à la vérité, *énorme* de 5 grammes par litre de sang, agit *directement* sur la cellule hépatique, puisque dans nos expériences de circulation

1. Nebelthau. (*Zeitschrift für Biologie*, 1891, t. XVIII, p. 174). Les doses administrées par Nebelthau ont été fortes.

2. Richter. *Loc. cit.*

artificielle elle a empêché presque complètement la transformation du glycogène en sucre.

Les bicarbonates alcalins, à *forte dose*[1], l'urée[2], différents sels ammoniacaux, le chloral (?) la paraldéhyde (?), le sulfonal (?) agissent dans le même sens[3], mais moins énergiquement.

En résumé, un grand nombre de substances sont *euzoamyliques*, en gênant la transformation du glycogène en sucre.

AZOAMYLIE

La condition inverse de l'euzoamylie est réalisée par l'inanition, par les états cachectiques, par certaines intoxications, par divers états fonctionnels et par certaines conditions locales (irrigation sanguine, insuffisance du foie, etc.).

INANITION

Le glycogène, surtout celui du foie, diminue plus ou moins vite pendant l'inanition. Toutefois, chez certains animaux, le foie est loin d'être dépourvu de glycogène après quelques jours de jeune. Pflueger, dit qu'un chien, d'ailleurs très gros, en possédait 50 grammes au vingt-huitième jour de jeûne, une partie s'étant formée pendant la durée de l'inanition, aux dépens des

1. Dufourt (*Archiv. de méd. expér.*, 1890) a pris deux petits chiens, aussi semblables que possible ; il les a soumis au jeûne pendant quatre jours ; puis, au bout de ce temps, les a nourris avec une quantité exactement mesurée de viande pendant plusieurs jours ; l'un d'eux recevait, en outre, de 2 à 5 grammes de bicarbonate de soude. Or le foie de ce dernier renfermait une quantité de glycogène double de celle du chien témoin. De son côté Ehrlich (*Pflueger's Archiv*, 1908, t. CXXI, p. 236) a vu que le glycogène hépatique augmente chez des grenouilles qui vivent dans une solution sucrée alcaline, tandis qu'il n'éprouve pas de modifications si la solution est neutre, et qu'il diminue si elle est acide.

2. Kuelz. (*Centralblatt für Physiologie*, 1890, t. IV, p. 788).

3. Röhmann. (*Pflueger's Archiv*, 1886, t. XXXIX, p. 21). — Nebelthau. *Loc. cit.*

autres réserves[1]. C'est ce que prouve la faiblesse du quotient respiratoire constatée chez la marmotte à l'état d'hibernation. On sait qu'il en est de même chez les jeûneurs[2].

L'influence de la réalimentation sur la reconstitution de la réserve glycogénique a été étudiée avec beaucoup de soin par Pugliese[3] et, plus récemment, par Pflueger : Avec une alimentation exclusivement carnée et grasse il se fait très peu de glycogène, tandis qu'il s'en produit énormément avec une alimentation composée exclusivement de glycose[4].

Il résulte de ce qui précède que c'est surtout une alimentation insuffisante et longtemps prolongée qui est azoamylogénique; car, dans ce cas, les réserves font défaut.

INFLUENCE DU SYSTÈME NERVEUX

La piqûre du plancher du quatrième ventricule produit un certain degré d'azoamylie[5].

Morat et Dufourt ont montré qu'en l'absence de circulation hépatique l'excitation des centres nerveux produite par le sang asphyxique amène la destruction du glycogène du foie[6] :

1. KUELZ. (*Jubelfeier von C. Ludwig*, 1891). — PFLUEGER. Kann bei volkommener Entziehung der Nahrung der Glycogengehalt im Thierkörper zunehmen ? (*Archiv für die gesammte Physiol.*, 1899, t. LXXVI, p. 1). — ZUNTZ et VOGELIUS. Ueber die Neubildung von Kohlehydraten im hungernden Organismus. (*Archiv für Anat. und Physiol.* (*Phys. Abth.*, 1893, 378). — Plus récemment PFLUEGER (*Archiv für die gesammte Phys.*, LXX, p. 253), a observé le même fait chez la grenouille, en tenant compte des saisons. — Voir aussi ROLLY (*Deutsches Archiv für klin. Medicin*, 1905, t. LXXXIII, p. 107), qui a expérimenté chez des lapins fébricitants et à l'inanition.

2. Voir LEHMANN et KUENTZ. (*Virchow's Archiv*, t. CXXXI. Suppl.)

3. PUGLIESE. (*Bulletino delle scienze mediche*, 1904, april, et *Journal de physiol. et de path. générale*).

4. PFLUEGER. (*Archiv für die ges. Physiologie*, 1907, CIX, p. 117). Cet aveu est bon à retenir, Pflueger soutenant que les hydrates de carbone se forment exclusivement aux dépens de la graisse.

5. RICHTER. (*Fortschritte der Med.*, 1898.

6. MORAT et DUFOURT. Les nerfs glyco-sécréteurs. (*Archives de physiologie*, 1894, p. 379).

Chez un animal (chien ou lapin) curarisé, on fait la respiration artificielle. Par une ouverture au thorax et une autre à l'abdomen, on lie l'aorte au-dessous du diaphragme et la veine porte. On étreint le pédicule d'un des lobes du foie avec une forte ligature; puis, on suspend de temps en temps la respiration artificielle, afin d'exciter les centres nerveux par l'asphyxie. Naturellement, cette excitation ne peut se transmettre au lobe lié. On dose ensuite le glycogène comparativement dans ce lobe et dans le reste du foie. Voici les résultats de Morat et Dufourt :

	GLYCOGÈNE p. 100	
	Dans les lobes non excités.	Dans les lobes excités.
Lapin	1,26	0,91
Chien	2,89	2,21
—	1.00	0,9

Afin d'éliminer l'influence de la stase dans le lobe lié j'ai varié l'expérience précédente en coupant les nerfs d'un lobe, au lieu de le lier, et en sectionnant la veine cave inférieure entre le foie et le cœur. L'ouverture de la poitrine a pour résultat d'amener l'asphyxie de l'animal (non préalablement curarisé), et, en conséquence, d'exciter les centres nerveux. On enlève le foie cinq minutes après et on dose comparativement le glycogène dans un des lobes sains, et dans le lobe dont les nerfs ont été préalablement coupés.

	GLYCOGÈNE P. 100	
	Dans un lobe sain.	Dans un lobe énervé.
Chien 2103 [1]	0,25	0,26
— 2104 [2]	1,45	1,52

Chez le premier chien, la perte de glycogène, du côté sain, est de 5,6 p. 100 de la quantité totale; chez le second, elle est de 4,6 p. 100 [3].

1. La faible proportion de glycogène dans le foie de ce chien tient à ce que, chez cet animal, les nerfs du pancréas avaient été préalablement faradisés.

2. Chien sain et bien nourri.

3. Si l'asphyxie est très lente, le glycogène finit par disparaître complètement du foie. Ce fait indiqué par Cl. BERNARD a été confirmé par SEEGEN (*Leydens Beiträge*, 1902), et par WACHHOLZ (*Biol. Centralb.*, 1903, p. 692).

E. Cavazzani, en étudiant histologiquement les cellules hépatiques chez le chien, avant et après l'excitation du plexus cœliaque, a observé qu'après cette excitation elles ont diminué de volume[1], et les frères Cavazzani ont établi, par l'analyse chimique, la diminution du glycogène hépatique dans ces conditions[2].

Quant à l'action du vague, elle est probablement plus complexe que celle du splanchnique. D'après Levene, son excitation est suivie de la diminution du glycogène hépatique[3].

INFLUENCE DU TRAVAIL MUSCULAIRE, DES MODIFICATIONS DE LA TEMPÉRATURE ET DE LA TENEUR EN OXYGÈNE

Le travail musculaire est un des moyens les plus efficaces de faire tomber au minimum le glycogène du foie. Un brusque refroidissement, par exemple l'immersion dans l'eau glacée, ou

1. E. CAVAZZANI: Ueber die Veränderungen der Leberzellen während der Reizung des Plexus cœliacus. (*Pfluеger's Archiv*, 1894, LVII, 81.)

2. A. et E. CAVAZZANI. Sulla funzione glicogenica del fegato. (*Annali di chimica e farmacolog.*, mars 1894.)

3. On sait depuis Cl. BERNARD que la faradisation du bout central du vague détermine, par action réflexe, de l'hyperglycémie et de la glycosurie. Cl. Bernard a vu également que la section des deux vagues au cou est suivie de la disparition du glycogène hépatique, tandis qu'elle n'a pas lieu si la section des vagues est faite *au-dessous* du diaphragme. Il avait en conséquence supposé qu'à l'état normal il part du poumon par la voie centripète du pneumogastrique une excitation favorable à la formation du glycogène. Mais VULPIAN (*Leçons sur l'appareil vaso-moteur*, II, p. 23-24) a fait remarquer que l'hypothèse de Cl. Bernard n'était pas prouvée, vu la différence de gravité des deux opérations, et, d'après COUVREUR, qui a étudié les effets de la double section du pneumogastrique chez les oiseaux (*Société de Biologie*, 1891, p. 205-207), un certain degré d'asphyxie (causée par la double section) explique suffisamment la disparition du glycogène. En effet, chez les grenouilles, qui ont à leur disposition la respiration cutanée, Couvreur a trouvé, malgré la section bilatérale des vagues au cou, que leur foie contenait, huit jours après cette section, presque 7 p. 100 de glycogène. Je dois toutefois ajouter que d'après VASOIN (*Lo Sperimentale*, 1903, p. 566), la section préalable du vague augmente chez une grenouille hibernante l'azoamylie, provoquée par l'échauffement de l'animal.

une température ambiante très élevée, agissent d'une manière analogue.

Pascucci[1] a constaté une azoamylie relative chez des lapins ayant séjourné dans une atmosphère pauvre en oxygène.

L'azoamylie consécutive à l'inanition, au travail musculaire et au refroidissement, a une finalité fort claire : elle a pour but de fournir à l'économie le combustible qui lui manque. Au contraire dans l'azoamylie consécutive à l'échauffement, il n'y a pas de finalité en jeu : comme dans le cas de lésions nerveuses, ou de privation d'oxygène, elle paraît être le résultat de l'exaltation du processus de désassimilation.

INFLUENCE DU DÉFAUT DE LA SÉCRÉTION INTERNE DU PANCRÉAS

Il est indubitable que la suppression du pancréas est suivie d'*azoamylie :* v. Mering et Minkowski[2] puis Hédon[3] ont signalé, dès leurs premières publications, ce fait important sur lequel Minkowski a de nouveau insisté :

Quelques jours après l'ablation complète du pancréas, dit-il, on ne trouve plus que des traces de glycogène dans le foie, et malgré une alimentation copieuse, ces traces de glycogène n'augmentent pas d'une manière bien sensible. Il en est de même si l'on fait ingérer du sucre, ou si on l'injecte sous la peau ; le foie d'un chien diabétique qui avait reçu par ingestion, en deux jours, 170 grammes de glycose, ne renfermait que 0,14 p. 100 de glycogène ; celui d'un autre petit chien ayant reçu en injection sous-cutanée, en deux jours, 30 grammes de glucose n'en possédait plus que 0,06 p. 100[4].

On sait qu'après l'extirpation du pancréas les oiseaux n'excrètent qu'exceptionnellement du sucre par l'urine. Minkowski avait pensé que chez ces animaux la formation du glycogène

1. Pascucci. (*Arch. di farmacol. sperim.*, II, 2, p. 79.)
2. V. Mering et Minkowski. (*Centralbl. für klin. Medicin.* 1889, 8 juin.)
3. Hédon. (*Archives de physiologie*, 1891, p. 57.)
4. Minkowski. (*Archiv f. exper. Pathologie*, XXVI, p. 162.)

dans le foie n'était pas troublée. Mais Kausch[1] a montré que des canards privés complètement de pancréas, et à qui on fait ingérer par intervalles du *glycose*, ne forment pas de glycogène dans leur foie ou dans leurs muscles, alors même que chez ces animaux il existe une forte hyperglycémie (jusqu'à 5 grammes de sucre p. 1.000 et même davantage).

Avec Martz[2] j'ai fait circuler pendant une heure ou deux, dans l'appareil de Jacobj, spécialement modifié pour cet objet, du sang de chien à travers le foie du même animal (aussitôt après l'avoir extrait du corps, maintenu à la température de 38°. Dans ces conditions, le glycogène hépatique diminue très vite (jusqu'à ce que la proportion de sucre, dans le sang circulant, atteigne un chiffre colossal, environ 10 p. 1000). L'hydrolysation du glycogène est moins rapide, et la proportion de sucre du sang *beaucoup moins élevée,* si le sang, avant de passer dans le foie, traverse les vaisseaux du pancréas frais. Ce résultat montre qu'indépendamment de toute influence nerveuse le fonctionnement du foie est profondément modifié par la sécrétion interne du pancréas.

Mais le *défaut* de cette sécrétion interne ne suffit pas à contrebalancer l'inhibition nerveuse produite par la section de la moelle cervico-dorsale. En effet, après cette section, l'extirpation du pancréas ne paraît pas être suivie d'azoamylie[3].

INFLUENCE DE DIVERSES SUBSTANCES TOXIQUES

Presque toutes les substances toxiques ont une action azoamylique plus ou moins prononcée. Parmi elles, il faut citer l'arsenic dont l'action à cet égard est une des plus anciennement connues[4]. On admet généralement qu'avec l'azoamylie coexiste alors

1. KAUSCH. (*Archiv f. exper. Pathologie*, 1896, XXXVII, p. 275 et suiv.)

2. Voir pour les détails la *thèse de* MARTZ : Recherches expérim. sur la physiologie du foie, *Lyon*, 1897.

3. CHAUVEAU et KAUFMANN. (*C. R. de la Société de Biologie*, 1903).

4. SAIKOWSKI. (*Virchow's Archiv*, 1865, XXIV, p. 73).

un certain degré de dégénérescence graisseuse des cellules hépatiques, et Hirschfeld a récemment insisté sur ce point. Mais d'après Butterworth[1], qui a fait des expériences sur le rat, cette dégénérescence ne serait pas fatale : la graisse peut, dit-il, être en quantité normale, et même moindre, et on ne peut saisir trace de dégénération des cellules.

Après l'arsenic, il faut citer le mercure[2], le phosphore[3], l'antimoine, la strychnine, le nitrite d'amyle, le chloroforme[4], l'adrénaline[5], l'alcool[6], etc. — et même les simples purgatifs[7]. Pour tous les poisons, l'influence de la dose est capitale, une dose très forte amenant généralement l'effet inverse d'une dose faible.

Wiersma a injecté dans les veines de lapins bien nourris 10 à 28 centimètres cubes d'un extrait de pancréas de porc traité par l'eau acidulée et la glycérine, puis alcalinisé. Les animaux ont survécu un temps variable, de cinq minutes à deux heures quarante, généralement en rapport inverse avec la quantité de ferment injecté. Sur des coupes de foie traitées par la gomme iodée il a, dit-il, constaté que la diminution du glycogène est d'autant plus prononcée que le ferment est en quantité plus con-

1. Butterworth. The action of arsenic on the glycogenic function of the liver. (*Medical Chronicle*, 1905, febr. p. 273).

2. Kissel (*Inaug Dissertat.*, Würzburg, 1894), en confirmant le fait que l'injection intra-veineuse de sublimé est rapidement suivie d'azoamylie, dit que celle-ci peut manquer, si on injecte en même temps de la glycérine. Voir plus haut l'action euzoamylique de cette substance.

3. Athanasiu. (*Pflueger's Archiv*, CXXIV). — Mohr. (*Zeitschrift für exp. Pathologie u. Therapie*, 1905, I, p. 184).

4. Garnier et Lambert. (*Journal de Physiologie*, 1900).

5. Blum. (*Deutsches Archiv für klin. Med.*, 1901, LXXI, p. 146). — Doyon et Kareff. (*C. R. de la Société de Biologie*, 1904, 16 janv).

6. L'action de l'alcool paraît varier suivant les conditions de l'expérience. Salant (*The Journal of Biological Chemistry*, 1907, oct., p. 403), a constaté qu'une dose modérée est azoamylique, tandis qu'une dose toxique n'a pas cette action.

7. Lœper (*C. R. de la Société de Biologie*, 1905, p. 1012, 17 juin) a vu que les purgatifs, surtout les drastiques, diminuent le glycogène au voisinage des espaces portes, quelques heures après leur administration.

sidérable, qu'il est injecté plus vite, etc. : en d'autres termes, qu'il est moins dilué.

Ces expériences sont un peu brutales : j'ai injecté des doses modérées de macération de pancréas, incapables d'amener la mort. J'ai constaté qu'elles étaient azoamyliques.

INFLUENCE DES MALADIES INFECTIEUSES

Beaucoup d'infections produisent aussi de l'azoamylie : Roger a constaté, à la deuxième période de l'infection charbonneuse une diminution considérable du glycogène hépatique, et de l'hyperglycémie[1].

May[2] chez des lapins infectés par le rouget du porc a fait la même constatation; ses animaux étaient à jeun depuis quatre jours. Ott[3], son élève, a vu que, si l'on injecte la culture virulente avant de leur faire une ingestion de sucre, la durée de la zoamylogénie est diminuée; et ce résultat n'est pas dû à une diminution de l'absorption; car le dosage du sucre restant dans le canal intestinal prouverait plutôt que la résorption a été plus rapide chez ces animaux fébricitants.

Colla[4] a dosé le glycogène du foie et des muscles dans les infections diphtérique, tétanique, charbonneuse et pneumococcique. Il a toujours constaté une diminution du glycogène.

TROUBLES FONCTIONNELS ET ANATOMIQUES DU FOIE

Injections dans la veine porte, ligature de l'artère hépatique. — Ictère; lésions diverses du foie.

Les injections de substances irritantes ou acides ou de diastases dans une des branches de la veine porte, sont suivies d'une

1. ROGER. Variation de la glycogénie dans l'infection charbonneuse. (*Archives de physiologie normale et pathol.*, 1894).

2. MAY. (*Der Stoffwechsel im Fieber*, München, 1893).

3. OTT. Der zeitliche Verlauf der Glycogenablagerung, etc. (*Deutsches Archiv für klinische Medicin*, LXXI).

4. COLLA. (*Archives italiennes de Biologie*, XXVI). — Voir aussi : LUSCHI. (*Semaine méd.*, 1905, p. 47) et SOVANE. (*La pediatria*, 1903, n° 12).

diminution plus ou moins marquée du glycogène du foie. J'ai noté ce fait, il y a quelques années, après l'injection de salive dans une veine mésaraïque, et quelques expériences de Pariset[1] ont fixé la science à cet égard.

Il faut savoir d'ailleurs qu'une diastase n'est pas nécessaire : des expériences anciennes ont montré que l'injection d'acides dans la veine porte est suivie d'azoamylie, le foie paraissant très sensible à des modifications dyscrasiques même légères : d'après Jardin et Nivière, l'entrée de sang artériel dans la veine porte, serait suivie d'une diminution du glycogène du foie[2]. Ce fait, que je n'ai pas vérifié, tendrait à indiquer que le sang artériel serait azoamylique (?). En tous cas, la fistule d'Eck qui, comme on sait, consiste à détourner du foie le sang de la veine porte, en lui donnant issue vers la veine cave, amène une diminution du glycogène hépatique analogue à celle qu'on observe dans l'inanition[3].

Ligature de l'artère hépatique. — Cette ligature est suivie au bout de peu de jours d'azoamylie totale.

Ictère du foie. — L'infiltration ictérique des cellules hépatiques a été considérée comme capable de provoquer un certain degré d'azoamylie (W. Legg[4], v. Wittich[5], Külz et Frerichs[6]). Mais il est très difficile de préjuger chez un animal donné la quantité de glycogène qu'il possède. Aussi Dastre et Arthus[7] ont-ils procédé d'une manière plus rigoureuse que leurs devanciers, en

1. PARISET. (*Thèse de la Faculté des Sciences* de Paris, 1906).

2. JARDIN et NIVIÈRE. (*C. R. de la Société de Biologie*, 1898).

3. DE FILIPPI. Der Kohlenhydratstoffwechsel bei dem mit der Eckschen Fistel, etc. (*Zeitschrift für Biologie*, 1907, L, p. 38).

4. W. LEGG. (*Archiv für exper. Patholog.*, 1874, II, p. 384).

5. WITTICH. (*Centralblatt f. med. Wissensch.*, 1875, p. 113). Les animaux ont eu de la glycosurie.

6. KUELZ et FRERICHS. (*Pflueger's Archiv*, 1876, XIII, p. 460).

7. DASTRE et ARTHUS. (*C. R. de la Société de Biologie*, 1889, p. 251, 5 mars, et *Archives de Physiologie*, 1889, p. 473).

liant (chez un lapin, dont les lobes sont très distincts) un seul conduit hépatique. Comparant ainsi un lobe sain et le lobe ictérique, au point de vue de leur teneur en glycogène, ils en ont trouvé environ un dixième en moins dans le lobe ictérique[1].

Chez des chiens, Reusz[2] a répété l'expérience de Dastre et Arthus, en dosant, non seulement le glycogène, mais l'eau, ce qui lui a permis de rapporter le poids du glycogène à celui du foie sec, correction d'autant plus nécessaire que le lobe ictérique est un peu plus riche en eau :

	GLYCOGÈNE P. 1.000 DE FOIE SEC	
Chiens.	Lobe sain.	Lobe ictérique.
XVI.	30,37	29,21
XVII.	19,95	18,63
XVIII.	17,96	17,00
XIX.	10,24	11,16

On voit que, *le plus souvent*, le lobe ictérique renferme moins de glycogène. Mais la différence est bien peu considérable.

Reusz a aussi lié le canal cholédoque à des lapins, et leur a injecté, sous la peau, une solution de glycose[3]. Bien que la résorption ait été imparfaite, il a trouvé, dans le foie sec, de 10 à 23 p. 100 de glycogène, ce qui est une proportion assez forte, et, dans les muscles frais, de 0,056 à 0,3 p. 100.

En résumé, la rétention biliaire paraît moins azoamylique qu'on n'aurait pu croire.

Diverses *lésions anatomiques* du foie peuvent être accompagnées d'un certain degré d'azoamylie. Mais si le fonctionnement de la cellule hépatique n'est pas trop compromis, l'azoamy-

1. Nous avons dit précédemment (p. 100) que le glycogène n'est pas également réparti dans les divers lobes du foie. Il y a peut-être dans ce fait une cause d'erreur qui a pu entacher les expériences de Dastre et Arthus.

2. Reusz. Einfluss experiment. Gallenstauung auf den Glycogengehalt der Leber. (*Archiv für experiment. Pathologie*, 1898, XLI, p. 19.)

3. Reusz. (*Loc. cit.*, p. 22).

lie est loin d'être complète. D'après Brault[1], on peut trouver une proportion notable de glycogène dans les cellules d'un foie cirrhotique.

AZOAMYLIE MUSCULAIRE

Bien qu'elle n'ait été étudiée que fort imparfaitement, ce qui tient en partie à la difficulté que présentait jusqu'à Pflueger le dosage exact du glycogène musculaire, il convient d'en dire quelques mots, vu son autonomie au moins relative.

Dans l'inanition les muscles perdent du glycogène, mais beaucoup moins que le foie : Ainsi, le chien de Pflueger, cité précédemment, en possédait encore, après vingt-huit jours de jeûne, plus de 0 gr. 15 p. 100 de muscle frais[2].

Weiss, après avoir tétanisé les muscles de la cuisse d'une grenouille, a trouvé qu'ils avaient perdu, par rapport au côté sain, environ un tiers de leur glycogène. Chauveau et Kaufmann, chez le cheval, ont dosé dans un masséter au repos 0 gr. 177 de glycogène, et, après une demi-heure de travail, 0 gr. 139. Au contraire, on trouve du glycogène en forte proportion dans les muscles paralysés.

L'intoxication strychnique fait disparaître à peu près complètement le glycogène musculaire. Est-ce seulement par le fait des convulsions, ou bien ce poison exerce-t-il sur les muscles, par l'intermédiaire du système nerveux, une action trophique spéciale ? — La question n'est pas tranchée.

Diminution du glycogène musculaire après la ligature de

1. Brault. (*Presse médicale*, 1901, 29 mai).

2. D'après les recherches de Jensen (*Zeitschrift für physiol. Chemie*, 1902, XXV. p. 520) le myocarde, après quinze jours d'inanition, pourrait conserver son glycogène, alors que les muscles des membres en ont perdu les neuf dixièmes. Toutefois, le cœur d'une grenouille intoxiquée par la strychnine peut perdre complètement son glycogène (Jensen, *id.*, p. 533) bien qu'il continue à battre régulièrement. Ainsi, chez cet animal, le glycogène ne serait pas indispensable au fonctionnement du myocarde.

l'artère nourricière. — Voici à cet égard une expérience personnelle :

Chien 2187. — A 8 heures du matin, on lie l'artère iliaque primitive *gauche*. Huit heures plus tard, on sacrifie l'animal; on en enlève les deux gastro-cnémiens et on y dose le glycogène (ils ne renferment, ni l'un ni l'autre, de sucre en quantité notable).

	Glycogène p. 100.
Muscle droit sain.	0,69
— gauche	0.51

Soit une diminution de 27 p. 100.

SIGNIFICATION BIOLOGIQUE DE L'EUZOAMYLIE ET DE L'AZOAMYLIE

Il est presque inutile de faire remarquer que l'un ou l'autre de ces états ne nous permet pas de préjuger la question importante au point de vue du diabète, de la quantité de sucre produit, dans un temps donné.

En effet, la proportion d'hydrates de carbone accumulée dans le foie n'indique pas celle qui en est sortie : l'abondance du stock ne nous indique pas le bilan des affaires : ce qu'il faudrait connaître c'est le mouvement d'entrée et de sortie.

Les déductions qu'on peut tirer de la connaissance de l'euzoamylie et de l'azoamylie sont donc limitées. Il faut même ajouter que l'importance du glycogène, au point de vue du diabète, a été certainement surfaite, puisque, comme nous le verrons dans le chapitre prochain, il est loin d'être la seule source de sucre dans l'économie. Mais d'autre part, il ne faut pas exagérer en sens inverse, et méconnaître qu'il constitue une réserve d'hydrate de carbone, particulièrement nécessaire, puisque la marmotte, pendant l'hibernation, et l'homme inanitié transforment en glycogène une partie de leurs autres réserves. —

Si le glycogène est indispensable, c'est probablement parce qu'il présente l'avantage de pouvoir être consommé plus rapidement que la graisse. On a même soutenu que la destruction de cette dernière n'était possible que si elle était mise en train par celle du glycogène[1].

Et cependant, ce n'est pas l'hydrate de carbone le plus immédiatement utilisable. Nous avons déjà vu dans le chapitre I qu'il existe une autre réserve dans le sang, le sucre virtuel — qui, en quelques secondes peut augmenter d'un cinquième au moins le glycose du sang[2].

Mais il est possible que le glycogène soit plus qu'une simple réserve : on l'a considéré comme capable de jouer un rôle antitoxique vis à vis de divers poisons. Et cette idée, qui, au premier abord, semble un peu aventurée, trouve un appui dans un fait curieux, l'action antitoxique du sucre. Il est donc admissible que si un animal abondamment pourvu de glycogène résiste mieux, toutes choses égales, à l'action de substances toxiques, c'est non seulement parce que l'euzoamylie est un signe d'énergie vitale[3], mais aussi parce que la

1. C'est à ce point de vue qu'il faut se placer pour expliquer l'accumulation de glycogène dans le foie à la fin de la grossesse. Loin d'être un signe de ralentissement de la nutrition, comme l'a pensé Charrin, elle est le résultat d'un processus qui permit de fournir des matériaux à la glande mammaire. Je partage à cet égard l'opinion de Porcher. (*Bulletin de la Société médicale des hôpitaux de Lyon*, 1905, p. 194.) C'est également comme réserve disponible qu'il faut envisager le glycogène dans les tissus en voie de développement, et particulièrement dans les tumeurs malignes. — Voir Wolff (*Zeitschrift für klin. Medicin*, 1904, LI, p. 407).

2. Hirsch, Mueller et Rolly ont prétendu que le glycogène est indispensable à la production de l'hyperthermie de la piqûre. Mais Senator et Richter (*Zeitschrift für klinische Med.*, 1904, LIV. p. 30) ont prouvé que l'hyperthermie ne fait pas défaut après la piqûre même chez l'animal privé à peu près complètement de glycogène hépatique.

3. D'après Aubertin et Hébert (*Société de Biologie*, 6 juin 1908) on observe une surcharge glycogénique des cellules hépatiques chez les animaux ayant bien résisté à une intoxication chronique alcoolique ou absinthique et une dégénération graisseuse seulement chez les animaux cachectiques et mourants.

zoamyline, par elle-même, serait susceptible de neutraliser des poisons[1].

1. Voir sur ce sujet : Roger. Action du foie sur les poisons. (*Thèse de Paris*, 1887). — P. Teissier et Guinard. (*C. R. de l'Acad. des Sciences*, 22 et 29 juillet 1895 et *Archives de méd. expér. et d'anat. pathologique*, 1897, t. IX). — Zagari. (*Giornale internaz delle Scienze Mediche*, 1894, XV). — d'Amato. (Labor. du prof. Armanni). — Best. (*Ziegler's Beiträge*, XXXIII). — Pour la bibliographie du glycogène jusqu'à l'année 1902, voir Cremer. (*Ergebnisse der Physiologie*, I. Wiesbaden, 1902).

CHAPITRE IV

GLYCOGÉNIE

GLYCOGÉNIE AUX DÉPENS DE LA ZOAMYLINE HÉPATIQUE

La plupart des causes d'azoamylie que nous avons indiquées dans le chapitre précédent agissent non en restreignant la formation du glycogène, mais en provoquant sa transformation en sucre. Dans le plus grand nombre des cas, le mécanisme de cette transformation se fait par excitation nerveuse.

Mais on doit se demander si cette excitation ne s'exerce pas d'une manière médiate, à l'aide d'un ferment diastasique. Cl. Bernard a soupçonné son existence, et de nombreux travaux l'ont mis hors de doute.

FERMENT DIASTASIQUE DU FOIE

V. Wittich[1], après avoir lavé le foie à l'aide d'un courant d'eau pénétrant par la veine porte, l'a broyé avec du sable, traité par l'alcool, séché, puis épuisé par la glycérine; celle-ci acquit un pouvoir diastasique des plus nets.

Ebstein, J. Müller[2] et Cl. Bernard ont aussi observé que la glycérine mise en contact avec de la bouillie de foie possédait un pouvoir saccharifiant[3]. La réalité d'un ferment diastasique

1. V. Wittich. *Pflueger's Archiv*, 1873, VII, p. 29.
2. W. Ebstein et J. Mueller. (*Maly's Jahresbericht*, pro 1875, p. 185.
3. Cl. Bernard. (*C. R. de l'Acad. des Sciences*, 1877, LXXXV, p. 319).

hépatique paraissait donc établie; mais Dastre [1], puis Dubourg, n'ont pu le trouver dans le foie parfaitement lavé [2]. Aussi ce dernier admet-il que l'amylase qu'on trouve dans cet organe provient du sang. C'est l'ancienne opinion de Tiegel [3].

Elle a été, récemment, reprise par Bial [4] et par Borchardt [5], mais sans raison plausible.

Les travaux de Nasse, d'Arthus et Hubert, de Tebb, de Cavazzani [6], etc., ont en effet démontré d'une manière positive

1. Dastre. (*Archives de Physiologie*, 1888, I, p. 95).

2. Dubourg. Recherches sur l'amylase de l'urine. (*Annales de l'Institut Pasteur*, 1889, p. 313). — Une des expériences de Dastre témoigne cependant en faveur de la production de la diastase hépatique par le protoplasma. Après avoir lavé un morceau de foie au moyen d'eau glacée, il l'a divisé en deux parts : l'une a été déposée dans la glacière, l'autre a été énergiquement refroidie, au moyen d'un jet de chlorure de méthyle, dont la température a peut-être atteint 30° centigrades, puis placée également dans la glacière. Au bout de vingt-quatre heures, le second morceau de foie renfermait beaucoup plus de sucre que le premier. Ce résultat, qui semble paradoxal, se comprend si on réfléchit que le morceau soumis à une réfrigération successive, a éprouvé une certaine modification moléculaire qui a pu amener un mouvement de décomposition plus intense.

On sait que les viandes qui ont été soumises à l'action des appareils frigorifiques se putréfient rapidement.

3. Tiegel. Ueber eine Fermentwirkung der Blutes. (*Pflueger's Archiv*, 1872, VI, p. 249).

4. Bial. (*Engelmann's Archiv für Physiologie*, 1901, p. 249).

5. Borchardt. Ueber das zuckerbildende Ferment der Leber. (*Pfluegers Archiv*, C, p. 259). — Nasse. (*Maly's Jahresbericht*, pro 1889, p. 291).

6. M. Arthus et A. Hubert. (*Archives de Physiologie*, 1892, p. 659-60) — Tebb. (*Virchow's Jahresbericht*, 1895, I, p. 144), dit que l'enzyme du foie conserve par le dessèchement ses propriétés diastasiques. — Cavazzani (*Archives italiennes de Biologie*, 1897, XXVIII, p. 91), conteste l'existence d'un ferment distinct du protoplasma. — Permillieux (*C. R. de la Société de Biologie*, 1901, 12 janvier), a extrait le ferment en soumettant aux vapeurs du chloroforme un fragment de foie lavé, méthode employée autrefois par le professeur R. Dubois. (*C. R. de la Société de Biologie*, 1884). — Kaufmann (*Id.*, 1889, p. 600), a trouvé que la bile de plusieurs animaux a un pouvoir diastasique. — Pick (*Versammlung deutsch. Naturforscher*, 1902, et *Hofmeister's Beiträge* III) a extrait un ferment diastasique du foie d'un chien privé de pancréas. — Pugliese et Domenichini. Sur l'enzyme saccharifiant du foie. (*Archives italiennes de Biologie*, t. XLVII, p. 1).

la présence d'un ferment diastasique dans le foie. La seule question discutable est celle de savoir si l'enzyme est distinct du protoplasma. C'est une question de physiologie générale. J'incline quant à moi à croire que l'enzyme n'est que du protoplasma dégagé de la cellule.

Plusieurs auteurs, après Cl. Bernard, avaient remarqué que la glycogénie n'est pas abolie dans un fragment de foie immergé dans l'alcool. Seegen a particulièrement insisté sur ce fait. Voici, comme exemple, une de ses expériences : [1]

Exp. XII. — Foie de chien.	Sucre p. 100.	Glycogène p. 100.
Aussitôt extrait de l'animal	0,9	4,8
Après cinq jours dans l'alcool . . .	7,9	0,3

Mais il n'y a rien de fort extraordinaire dans le résultat de cette expérience. D'après Schöndorff et Victoroff[2], l'alcool ne pénètre que fort peu — ou pas du tout — au centre des fragments du foie. Les résultats sont autres si on broie le tissu. D'ailleurs, ainsi que l'a montré Dastre, l'alcool dilué ne détruit pas les enzymes; il diminue seulement leur activité.

NATURE DU SUCRE PRODUIT

On admet généralement que le sucre formé dans le foie aux dépens du glycogène est exclusivement du glycose. Mais cette opinion n'est pas tout à fait exacte : Boulud et moi avons souvent obtenu des cristaux de maltosazone soit dans de l'extrait du foie, soit dans le sang des veines sus-hépatiques. Il est donc certain que dans certaines conditions le glycogène du foie peut donner naissance à du maltose.

Musculus et Mering[3] avaient déjà constaté la présence d'une petite quantité de maltose dans le foie *post mortem*, et Külz et

1. Seegen. Der Process der Zuckerbildung in der Leber. (*Archiv für Anatomie u. Physiologie*, 1903, p. 428).

2. Schöndorff et Victoroff. (*Pflueger's Archiv*, 1907, CXVI, p. 495).

3. Musculus et Mering. (*Zeitschrift für physiol. Chemie*, II).

Vogel[1] ont vu que le glycogène hépatique en présence de la diastase du pancréas donne naissance, non seulement à du glycose, mais à du maltose et à de l'isomaltose (quant à l'existence de ce dernier dans le foie, il convient de faire quelques réserves).

Rosin et Labaud ont soumis un chat à l'inanition, puis lui ont ingéré pendant huit jours du lévulose avec un peu de viande et de lait. L'animal a été alors sacrifié. De son foie et de ses muscles ils ont retiré 8 grammes de glycogène, qui, sous l'action de diastase, a donné, dans les premières heures, du glycose, puis, dans les heures suivantes, du lévulose[2].

Cette expérience présente un certain intérêt; mais il serait prématuré d'en tirer la conclusion que le glycogène formé avec le lévulose donne du lévulose. De nouvelles recherches sont nécessaires.

VARIATIONS QUANTITATIVES DU FERMENT DIASTASIQUE DU FOIE

Le professeur Bang[3] évalue quantitativement la diastase hépatique par le pourcentage du glycogène transformé spontanément *post mortem*, pendant un temps donné. D'un nombre considérable d'expériences faites sur le lapin, il conclut : 1° qu'il n'y a pas de parallélisme entre la diastase hépatique et l'hémo-diastase; 2° qu'elle est augmentée aussitôt après une forte percussion de la nuque, et après la piqûre du plancher; qu'elle l'est aussi après l'excitation du bout central du vague, mais seulement après une heure. Pour ce motif, Bang n'admet pas, avec Cl. Bernard, que les effets de la piqûre et de l'excitation du bout central du vague soient identiques; et comme l'hyperglycémie qui se produit après cette excitation est indépendante de la teneur du foie en glycogène, il pense qu'il faut chercher dans les muscles la source du sucre. Enfin, il a trouvé la diastase hépatique

1. E. Kuelz und J. Vogel. (*Zeitschrift für Biologie*, 1894, XXXI, p. 108).

2. Rosin. Ueber Fruchtzuckerdiabetes. (*Zeitschrift zu Ehren von Salkowski*, Berlin, 1904, p. 122).

3. Bang (et ses élèves Ljungdhal et V. Bohm). (*Hofm. Beiträge*, 1907, IX, p. 408, et X, p. 1 et 312).

augmentée après l'administration de la morphine, et surtout de la strychnine, *mais pas après* l'injection de phlorizine. Nous verrons l'intérêt de ce fait en traitant des glycosuries toxiques[1].

GLYCOGÉNIE AUX DÉPENS DES MATIÈRES PROTÉIQUES

La glycogénie qui se fait aux dépens des matières protéiques est très complexe. On doit distinguer plusieurs processus tout à fait distincts :

1. DÉGAGEMENT DE SUCRE FAIBLEMENT COMBINÉ AUX MATIÈRES ALBUMINOIDES

Quand on connaît l'existence du sucre virtuel du sang, on ne peut être étonné que les matières albuminoïdes possèdent du sucre combiné d'une manière très lâche[2], mais cependant assez solide pour n'être pas entraîné par l'eau chaude. Ainsi, en ingérant de la viande, même bouillie, on ingère du sucre virtuel, qui est promptement dégagé par la digestion. Il n'y a pas là, je le reconnais, une véritable glycogénie. Je renvoie à ce sujet à ce qui a été dit pour le sang; car le processus du dégagement du sucre n'a été étudié que dans ce liquide.

Mais il y a certaines matières protéiques qui possèdent du sucre qui n'est pas simplement accolé à leur molécule, mais qui en fait partie intégrante. Telles sont les nucléo-protéides et les mucines.

1. D'après Maignon (*C. R. de l'Acad. des Sciences*, 28 oct. 1907), la transformation du glycogène musculaire en glycose s'opérerait aussi à l'aide d'une diastase qu'il a pu extraire.

2. La caséine paraît faire exception. Mais j'ai déjà dit (p. 106, en note) qu'il doit exister dans le lait une combinaison de la caséine et du lactose. Si mon hypothèse est vraie, la caséine se distingue seulement des autres matières albuminoïdes par l'énormité de la quantité de sucre qui lui est combiné.

2. GLYCOGÉNIE AUX DÉPENS DES GLYCO-PROTÉIDES ET DES NUCLÉO-PROTÉIDES

A. — Sucre des glyco-protéides

Dès 1852, Scherer, traitant par l'acide sulfurique une substance mucoïde qu'il avait extraite du liquide d'un kyste de l'ovaire, y trouvait une substance réductrice. Puis plus tard vinrent les travaux d'Eichwald [1], de Landwehr [2], d'Hammarsten [3]; mais c'est au professeur Fr. Müller que nous devons la principale matière réductrice, contenue dans la mucine, chitosamine (substance azotée qu'il vaut mieux appeler glycosamine), et qui, par dédoublement, donne du glycose [4]. Cette notion nouvelle a été confirmée et complétée par Iatzewitch [5], Furth [6], Leathes [7], Schulz et Ditthorn [8], Steudel [9], Langstein [10], etc.

B. — Sucre des nucléo-protéides

Hammarsten [11] a extrait d'une nucléo-protéide du pancréas un pentose que Neuberg a identifié avec le xylose [12]. Cette nucléo-

1. Eichwald. (*Ann. d. Chemie u. Pharmacie*, CXXXIV).

2. Landwehr. (*Zeitschrift für physiolog. Chemie*, V et VI).

3. Hammarsten. (*Pflueger's Archiv*, XXXVI, p. 373, et *Zeitschrift für physiol. Chemie*, XII, p. 163).

4. Voir Mueller. (*Sitzungsberichte d. G. zur Beforderung d. Naturwiss. zu Marburg*, 1896 et 1898). — Mueller et Seemann. (*D. med. Woch.*, 1899). — Mueller. (*Zeitschrift für Biologie*, XLII, p. 468). — Weydemann. (*Inaug. Dissert. Marburg*, 1896).

5. Iatzewitch. (*Archives des Sciences biolog. de Saint-Pétersbourg*, V).

6. Furth. (*Hofmeister's Beiträge*, I).

7. Leathes. (*Archiv für exp. Pathol. und Pharm.*, XLIII).

8. Ditthorn et Schulz. (*Hoppe's Zeitschrift*, XXIX, 373).

9. Steudel. (*Id.*, XXXIV, p. 353).

10. Langstein. (*Hofmeister's Beiträge*, III, 510, et VI). — Dans ce travail, il montre que par l'hydrolyse de glycoprotéides on peut, indépendamment de la glycosamine, obtenir du glycose et du lévulose. Sur ce point voir Neuberg. (*Hoppe's Zeitschrift*, XLV, p. 500).

11. Hammarsten. (*Zeitschrift für physiolog. Chemie*, XIX, p. 19).

12. Neuberg. (*Berichte d. deutsch. ch. Ges.* XXXV, p. 1467).

protéïde renferme de l'acide guanylique qui, d'après Bang[1] donnerait par son dédoublement, 4 molécules de guanine, 3 molécules de pentose, 3 de glycérine, et 4 d'acide phosphorique.

Cette nucléo-protéide paraît exister en quantité assez considérable dans le pancréas : Umber[2], d'un kilog de cet organe, a extrait 17 grammes de nucléo-protéide sèche[3]. Les chiffres suivants, de Grund, donnent la quantité de pentoses qu'il a pu retirer de divers organes :

	PENTOSES DANS 1.000 GRAMMES D'ORGANE	
	Frais.	Sec.
Pancréas (bœuf)	4,47[4]	24,8
Foie (veau)	1,	5,6
Thymus (veau)	0,99	6,6
Glande sous-maxillaire (bœuf)	0,96	5,3
Thyroïde	0,9	5,
Rein	0,84	4,9
Cerveau	0,29	2,2
Muscles	0,21	1,1

En admettant (hypothétiquement) que la proportion des pentoses soit la même dans les organes de l'homme, on aurait :

	PENTOSES
Dans 35 kilogrammes de muscles	7,38
Dans 1 kilogr. 850 de foie	1,85
Dans 1 — 430 de cerveau	0,41
Dans 290 grammes de reins	0,24

En tout, environ 10 grammes de pentoses[5].

1. D'après Blumenthal. (*Zeitschrift für kl. Med.*, XXXIV), les nucléo-protéides d'autres organes (thymus, thyroïde, rate, cerveau, foie et muscles) fourniraient le même pentose.

2. Bang. Ueber Nucleoproteide und Nucleinsäuren. (*Deutsche med. Wochensch.*, 1901, p. 634, et *Zeitschrift für physiol. Chemie*, XXXI, p. 411).

3. Umber. Das Nucleo-proteid des Pankreas. (*Zeitschrift für kl. Medic.*, 1900, XL, p. 464).

4. Ce chiffre, très élevé, est probablement en rapport avec l'abondance des ferments dans le pancréas.

5. G. Grund. (*Zeitschrift für physiolog. Chemie*, 1902, XXXV, p. 111).

Morel a répété les dosages de Grund et a trouvé des chiffres peu différents[1].

Mais la quantité de sucre que peut fournir à l'économie le dédoublement des nucléo-protéides[2], ainsi que celui des mucines, est en somme bien peu considérable, car les nucléo-albumines et les mucines sont peu abondantes dans l'économie. Au contraire, les autres matières albuminoïdes constituent une masse considérable, de sorte que si elles sont capables, en se détruisant, de fournir un noyau susceptible de devenir du sucre, cette source ne peut être considérée comme négligeable au point de vue quantitatif.

3. GLYCOGÉNIE AUX DÉPENS DES ACIDES AMIDÉS

Or, on doit à Fr. Müller et à Kossel la notion importante que les acides amidés peuvent donner naissance à des hydrates de carbone[3]. Nous avons d'ailleurs vu, à propos du glycogène, qu'elle repose sur une base expérimentale ; aussi est-elle acceptée par tous les physiologistes, sauf Pflueger[4].

1. Morel. (*Société médicale des hôpit. de Lyon*, 1907).

2. Ce sucre n'est pas exclusivement un pentose. Les nucléo-protéides donnent aussi des hexoses et de l'acide lévulinique. (Voir les travaux de Levene. (*Zeitschrift für physiol. Chemie*, XXXVII-XXXIX), de Kossel (*Berichte d. d. ch. Ges.*, 1894, et de ses élèves, Araki et Katsuje-Inouye).

3. Voir aussi Neuberg (*Berichte d. d. ch. Gesellschft*, 1908).

4. Voir l'article *Glycogène* du *Dictionnaire de Physiologie de* C. Richet. — C'est seulement dans le cas du chien dépancréaté que Pflueger paraîtrait disposé à atténuer quelque peu son intransigeance. Mais ce cas ne saurait nous occuper ici.

Pflueger fait remarquer qu'après la désamidation des acides monoamidés on a un acide gras. Mais, on n'a jamais prétendu qu'un noyau d'albuminoïdes se transforme en sucre sans passer par des états intermédiaires. — Pflueger fait état de ce que la caséine, qui renferme beaucoup de leucine, n'a pas donné de sucre. — La raison de ce résultat négatif est inconnue, je l'avoue ; mais, un fait négatif n'a jamais annihilé un fait positif. Or, avec l'alanine, on a obtenu du sucre.

QUANTITÉ DE SUCRE PRODUIT PAR 100 GRAMMES D'ALBUMINE DÉTRUITE

Le professeur Bouchard[1], en partant de la formule de l'albumine donnée par A. Gautier, a calculé que 100 grammes d'albumine pourraient fournir 55 gr. 8 de glycose, et qu'en conséquence, dans l'urine d'un diabétique à l'inanition, ou au régime strictement carné, on pourrait trouver jusqu'à 3,7 de glycose pour 1 d'azote.

Geelmuyden, se fondant sur des calculs de Zuntz, admet comme possible la production de 6,4 de glycose pour 1 d'azote[2]. Cela me paraît le chiffre extrême.

Or, on a parfois rencontré dans l'urine de diabétiques un rapport plus élevé[3] : Rumpf a cité un diabétique grave, tenu à une diète sévère, qui, en quinze jours, élimina 1.170 grammes de sucre, et 99 grammes d'azote. Cela fait un rapport de 11,8 en moyenne.

En présence de cette antinomie, on a pensé qu'une partie du sucre provenait de la graisse. Mais on peut aussi supposer que la molécule d'albumine n'a pas été détruite par le départ d'hydrates de carbone.

Si l'on accepte cette hypothèse, proposée par Umber[4], la diffi-

1. Bouchard. (*C. R. de la Société de Biologie*, 1897, 6 nov.).

2. Geelmuyden. (*Zeitschrift für physiolog. Chemie*, 1898, XXVI, p. 387). Voir Rumpf. Ueber Eiweissumsatz und Zuckerausscheidung beim Diabetes mellitus. (*Berliner klinische Wochenschrift*, 1899, n° 9, p. 185). Rosenqvist. Zur Frage der Zuckerbildung aus Fett bei schweren Fällen von Diabetes mellitus. (*Berliner kl. Woch.*, 1899, n° 24, p. 612). Hugo Luthje. Stoffwechselversuch an einen Diabetiker, mit specieller Berücksichtigung der Frage der Zuckerbildung aus Eiweiss und Fett. (*Zeitschrift für kl. Medicin*, 1900, t. XXXIX, p. 405).

3. Kolisch. (*Wiener kl. Wochensch.*, 1899).

4. Umber. (*Naturforscher*, 1901, *Therapie der Gegenwart*, 1901, p. 440, et *Berliner kl. Woch.*, 1903). — Blumenthal. (*Zeitschrift für diät und physiol. Therapie*, 1901, p. 588). — A noter que Hesse. (*Zeitschrift für klinische Medicin*, 1902), et Kraus (*Deutsche med. Woch.*, 1903) partagent l'opinion d'Umber.

culté est atténuée; elle disparaît même complètement si l'on admet, comme je le soutiens, que la quantité de sucre virtuel, plus ou moins combiné à la molécule protéique est variable d'un jour à l'autre, suivant les conditions de nutrition de l'animal[1]. Dans ce cas il faut renoncer à chercher une relation entre le glycose et l'azote urinaire.

GLYCOGÉNIE AUX DÉPENS DE LA GRAISSE

Il paraît assez probable que, dans l'économie, la graisse peut produire du sucre par un de ces processus réversibles dont on apprécie de plus en plus l'importance : il se fait du glycogène, aux dépens du sucre, et du sucre aux dépens du glycogène. De même, du sucre se transforme en graisse, et celle-ci peut redevenir du sucre. C'est du travail perdu, mais ces transformations ont probablement pour but de parer aux nécessités du moment.

Théoriquement, d'après Chauveau[2], 100 grammes de graisse donneraient 161 grammes de glycose; d'après Pflueger, un peu plus (190).

« La molécule d'un acide gras, dit Pflueger[3], est une chaîne qui contient 18 atomes de carbone, et parfois davantage, tandis que la molécule du sucre n'en contient que 6. Donc, cette longue chaîne doit se diviser, de même que dans la fermentation alcoolique une chaîne de 6 atomes de carbone se partage en 4 parties... Une molécule d'acide stéarique ou d'acide oléique donne deux molécules de glycose, deux molécules d'acide carbonique et une molécule d'acide butyrique (qui pourra donner ensuite une molécule d'acide β-oxybutyrique).

1. Elle varie aussi suivant les organes.

2. CHAUVEAU. (*C. R. de l'Acad. des Sciences*, 1898, CXXV, p. 1070 et t. CXXVI, p. 702 et 1118). — Voir aussi LAULANIÉ. (*Archives de Physiologie*, 1898, p. 799).

3. PFLUEGER. Article *Glycogène* du *Dictionnaire de physiologie* de Ch. RICHET.

Ce seraient surtout les acides gras possédant un nombre élevé d'atomes de carbone qui donneraient du sucre[1].

Mais les vues de Pflueger sont purement théoriques, et la démonstration expérimentale de la glycogénie aux dépens des graisses n'est pas faite.

Seegen avait cru constater que le sucre augmentait dans une bouillie de foie additionnée de graisse neutre, et Weiss[2] avait confirmé les résultats de Seegen, mais Abderhalden et Rona[3], qui ont employé l'acide oléique, n'ont pas obtenu un excès de sucre excédant la limite des erreurs de dosage. Quant à Hesse[4], il a eu recours soit à l'acide palmitique, soit à la glycérine. Avec le premier, il aurait eu un excès de sucre. (?) Il n'ena pas observé avec la glycérine.

Et cependant des expériences de Külz, Cremer[5] et surtout de Luthje[6] tendent à prouver que cette dernière possède, éventuellement, un pouvoir glycogénique. Or, les graisses neutres en renferment 9 p. 100. — La lécithine, qui renferme de la glycérine, est peut-être capable de donner aussi du sucre[7], mais cette substance n'entre pas dans l'alimentation en quantité suffisante pour que, pratiquement, il y ait à s'en préoccuper dans le régime des diabétiques.

Il faut bien savoir, d'ailleurs, que l'ingestion de graisse, sous quelque forme que ce soit, n'est presque jamais suivie d'une augmentation de la glycosurie. C'est un fait d'observation sur lequel nous aurons à revenir.

1. Nous verrons ultérieurement que les acides gras à poids moléculaire peu élevé, à savoir les acides caproïque, valérianique et butyrique, donnent plutôt naissance aux corps acétoniques.

2. Weiss. (*Zeitschrift für physiol. Chemie*, 1898, XXIV, 542).

3. Abderhalen et Rona. Bildung von Zucker aus Fett (*Zeitschrift für physiolog. Chemie*, 1904, XLI, p. 303).

4. Hesse. Ueber postmortale Zuckerbildung in der Leber (*Zeitschrift für exper. Path.*, 1905, I, p. 193).

5. Cremer. *Munch. med. Woch.*, 1902, 944.

6. Luthje, *id.*, p. 1601.

7. *Id.*, p. 1603.

IMPORTANCE DU FOIE

En résumé, le sucre virtuel, le glycogène, les acides amidés, etc. sont des réserves importantes d'hydrates de carbone. Il faut aussi mentionner, comme réserves très accessoires, les glyco et les nucléo-protéides, et encore d'autres substances. Ainsi, O. Simon[1] a signalé l'existence dans le foie d'une glyco-albumine soluble dans l'alcool à 90°, ne donnant pas la réaction du biuret et non précipitable par les réactifs de l'albumine, mais seulement par quelques sels métalliques. Elle renferme 5 à 7 p. 100 d'azote ; elle donne la réaction de Molisch, et possède un très faible pouvoir réducteur. Dédoublée en tube scellé, en présence de 2 p. 100 d'acide chlorhydrique, elle donne 50 à 70 p. 100 d'une substance réductrice ayant les propriétés du glycose. Ce dernier caractère différencie cette glyco-albumine de la glycosamine qui, traitée de cette manière, ne donne pas de glycose.

Seegen et Neimann[2] ont trouvé, également dans le foie, une substance azotée, qui laisse dégager du glycose[3], Röhmann et Salkowski, un corps doué de pouvoir réducteur[4]. Il est vrai que Türkel[5] dans un foie débarrassé de glycogène et d'albumine, n'a obtenu qu'un résultat négatif, néanmoins, il ne paraît pas possible de mettre en doute l'existence dans cet organe de substances complexes, susceptibles de donner du glycose[6].

1. O. Simon. (*Archiv für experim. Patholog*, 1903, XLIX).

2. Seegen et Neimann. (*Sitzungsberichte der Wiener Akad. der Wiss.* 14 mai 1903).

3. Seegen et Sittig. (*Sitzungsberichte der Wiener Akad. der Wiss.* 21 avril 1904).

4. Röhmann et Salkowski. (*Centralblatt für die med. Wissensch.*, 1903, n° 51.)

5. Tuerkel. Zur Frage der Vorkommens zuckerabspaltender Substanzen in der Leber (*Hofmeister's Beiträge*, 1907, IX, p. 89).

6. Offer (*Hofmeister's Beiträge*, 1906, VIII, 399) dit avoir trouvé dans le foie une dipentosamine et une diacétyl-dipentosamine procédant l'un de l'autre.

En raison des pertes causées par la purification, ces substances ne sont pas dosables.

Tous les organes, d'ailleurs, sont plus ou moins capables de faire du sucre. J'ai montré, il y a plusieurs années, avec Métroz, en employant la méthode très sûre de la fermentation[1] qu'ils donnent *in vitro*, pendant l'heure qui suit leur extraction, une proportion *variable* de sucre *fermentescible*, indépendamment des sucres non-fermentescibles qu'ils peuvent aussi fournir. Cadéac et Maignon[2] ont, plus récemment, repris cette étude, et ils sont arrivés à des résultats qui concordent sensiblement avec les nôtres. D'après ces expérimentateurs, un kilogramme des organes suivants produit en quarante-huit heures (compté comme glycose) :

La rate	40	centigrammes.
Les reins	12	—
Les poumons	40	—
Les testicules	24	—
Le cerveau	11	—

Bien que les sources de sucre soient multiples, on peut admettre qu'en général, — mais pas toujours, — le sang des veines sus-hépatiques est le plus sucré de l'économie. Mais cela n'est pas facile à démontrer expérimentalement, attendu qu'il n'existe pas de méthode permettant de recueillir le sang *pur* du foie dans des conditions qui ne troublent pas le fonctionnement normal de cet organe. La méthode la moins perturbatrice consiste certainement à puiser le sang au moyen d'une sonde introduite par la jugulaire externe droite, et poussée jusqu'à l'orifice des veines sus-hépatiques. Avec un peu d'habitude, il est très facile de faire pénétrer le bec de la sonde dans une de ces veines. Mais on n'est pas certain que le sang qu'on recueille n'est pas mélangé avec celui de la veine cave ; et, pour en avoir l'assurance, il faut recourir à une opération sanglante.

1. Lépine et Métroz. (*C. R. de l'Académie des Sciences*, 27 février 1893).
2. Cadéac et Maignon. (*C. R. de l'Acad. des Sciences*, 1904).

Malheureusement, toute anesthésie exerce une influence perturbatrice des plus graves sur le fonctionnement du foie. Après avoir essayé comparativement différentes méthodes, je suis arrivé à préférer celle qui consiste, chez un chien d'une race peu sensible, à faire une incision sur la ligne médiane, entre l'appendice xiphoïde et l'ombilic [1], à écarter l'un de l'autre deux lobes du foie et à pénétrer avec une canule pointue dans une des grosses veines sus-hépatiques que l'on trouve facilement au fond d'une des scissures. On fait une très légère aspiration. En même temps, un aide prend du sang dans la carotide, préalablement préparée. Avec cette méthode, on a seulement à craindre le reflux du sang de la veine cave dans les veines sus-hépatiques. Aussi, l'aspiration doit-elle être faible ; parfois, il est possible de s'en passer.

Si l'on veut se mettre d'une manière absolue à l'abri de cette cause d'erreur, il faut ouvrir plus largement l'abdomen, placer une pince sur la veine cave, entre l'embouchure des rénales et le foie, puis ouvrir le thorax, en fendant, avec un fort couteau, et d'un seul coup, le sternum dans toute sa hauteur. On place alors une pince sur la veine cave, près de l'oreillette ; on ouvre cette veine entre la pince et le foie ; on y introduit une grosse canule et on aspire le sang dans un ballon, où l'on fait à moitié le vide et renfermant du nitrate acide de mercure. Ce procédé donne la certitude d'obtenir du sang hépatique absolument pur ; mais ce sang est beaucoup plus sucré qu'à l'état normal, en raison du traumatisme violent et de l'asphyxie, alors même que l'opération et la prise de sang ne durent pas une demi-minute [2].

Il est à noter que les dernières portions sont plus sucrées que les premières, au moins en général. Si le foie est épuisé,

1. Beaucoup de chiens supportent sans réaction apparente une incision de quelques centimètres sur la ligne médiane.

2. L'abdomen étant préalablement ouvert, la section du sternum de bas en haut se fait en deux secondes, à peine. L'ouverture du thorax amène aussitôt l'anesthésie, par suite de l'asphyxie.

il n'en est plus ainsi. Dans le cas suivant, nous avons fait trois prises immédiatement successives, par le procédé que je viens d'indiquer (ouverture du thorax). Voici les résultats :

CHIEN 2401.

Déviation polarimétrique.	POUVOIR RÉDUCTEUR immédiat.	après chauffage avec l'acide tartrique.	Différence.
1re + 0,4	1,32	1,75	0,43
2e + 0,2	0,68	2,47	1,80
3e + 0,18	0,58	2,48	1,90

Ainsi, la déviation polarimétrique et le pouvoir réducteur baissent progressivement. Mais, dans les deux derniers sangs, le chauffage de l'extrait en présence d'un acide amène une augmentation tout à fait extraordinaire du pouvoir réducteur[1]. On ne peut songer à la présence de glycogène dans l'extrait de sang, car le polarimètre aurait donné un chiffre beaucoup plus élevé. L'explication de ce fait est donc difficile, à moins qu'on admette l'existence d'une dextrine ou de glycose combiné, qui ne s'est dégagé que par le chauffage, en présence de l'acide tartrique.

Hypoglycémie relative du sang des veines sus-hépatiques. — Exceptionnellement, surtout chez des chiens épuisés par de nombreuses saignées, j'ai trouvé le sang des veines sus-hépatiques moins sucré que le sang de la carotide[2] recueilli immédiatement avant et immédiatement après celui du foie. Ces cas peuvent s'expliquer en admettant une brusque hyperglycogénie musculaire.

Plusieurs physiologistes ont étudié l'hypoglycémie consécutive à l'extirpation du foie et ont voulu en tirer une nouvelle preuve de l'importance de cet organe au point de vue de la

1. Dosages faits par Boulud.

2. J'ai vu aussi, d'une manière exceptionnelle, chez des chiens phlorizinés, le sang des veines sus-hépatiques renfermer moins de sucre que celui des veines rénales.

glycogénie. Cette expérience a été faite par Bock et Hoffmann[1], Minkowski[2], Seegen[3], Schenk[4], Hédon[5], Kaufmann[6] et Pavy[7]. Mais le traumatisme est si grave qu'on ne saurait être étonné de l'hypoglycémie. On est même surpris qu'elle ne soit pas plus prononcée.

Voici les chiffres des quatre expériences de Pavy :

		SUCRE DU SANG
I.	Immédiatement après l'isolement du foie	0,9
	Après 30 minutes	0,6
	Après 60 minutes	0,5
	Après 90 minutes	0,5
II.	Dix minutes après l'isolement du foie	1,4
	Après 75 minutes	0,66
	Après 105 minutes	0,60
III.	Immédiatement après l'isolement du foie	1,4
	Après 35 minutes	1,3
	Après 70 minutes	1,
	Après 100 minutes	0,8
IV.	Immédiatement après l'isolement du foie	1,2
	Après 60 minutes	0,7
	Après 3 heures et demie	0,44

On voit que l'hypoglycémie n'est pas excessive; aussi est-on en droit d'en tirer la conclusion que d'autres sources de sucre ont suppléé le foie dans une certaine mesure.

TEMPÉRATURE DU FOIE

On sait que la formation du sucre aux dépens du glycogène est exothermique. Or, le foie est, en général, l'organe le plus chaud de l'économie, mais pas toujours[8]; et, dans un cas, j'ai

1. Bock et Hoffmann. (*Experim. Studien über D.*, Berlin, 1874).
2. Minkowski. (*Archiv für experim. Patholog.*, 18 , XXIII, 41).
3. Seegen. (*Die Zuckerbildung im Thierkorper*, 2e édit. 1900, p. 184).
4. Schenk. (*Pfluger's Archiv*, 1894, LVII, p. 559).
5. Hédon. *Travaux de Physiologie*, 1895, p. 146.
6. Kaufmann (*C. R. de l'Acad. des Sciences*, 1894, 19 mars).
7. Pavy et Siau. The influence of ablation of the liver on the sugar contents of the blood. (*Journal of Physiology*, 1903, june).
8. Lépine. (*Archives de Médecine expérimentale*, 1899, p. 743). Ce mémoire renferme un certain nombre de faits, et j'en possède beaucoup d'autres inédits.

constaté à ma grande surprise que sa température était tombée bien au-dessous de celle du rectum[1]. Il est probable que, dans ce cas, la principale source de la chaleur du sang était dans les muscles. Il y aurait là de fort intéressantes observations à poursuivre; le manque de temps m'a forcé de les interrompre. Ces recherches sont d'ailleurs faciles chez les chiens calmes. En effet, lorsqu'ils se sentent très solidement maintenus sur la table ils ne font pas d'efforts pour se dégager[2]. Aussi peut-on laisser pendant des heures à l'embouchure des veines sus-hépatiques un thermomètre spécial introduit par la jugulaire droite.

1. Lépine. (*Lyon médical,* 1902, II, p. 502). L'animal était sous l'influence d'une intoxication adrénalique.

2. Il n'en est pas de même avec certains chiens que la contention rend furieux.

CHAPITRE V

LIPOGÉNIE ET GLYCOLYSE

Le glycose, dans l'économie, peut, en se combinant avec différents principes immédiats, notamment avec les matières albuminoïdes, se dissimuler aux réactifs des matières sucrées; — il peut, en perdant de l'eau, passer à l'état de glycogène[1]; — il peut se transformer en graisse. — Il se détruit enfin dans les tissus pendant le fonctionnement des organes. C'est ce qu'on exprime par le mot glycolyse, que j'ai proposé en 1890, et qui a été généralement accepté. Nous allons dire quelques mots de la lipogénie aux dépens du sucre et nous traiterons ensuite de la glycolyse avec plus de développements.

LIPOGÉNIE AUX DÉPENS DU SUCRE

On sait que les physiologistes appellent *quotient respiratoire* le *rapport* existant entre le volume d'acide carbonique exhalé et le volume d'oxygène absorbé par le poumon pendant le même temps. Si le sujet reste à l'état de repos, afin d'éviter l'action perturbatrice des contractions musculaires, source abondante d'acide carbonique, le quotient respiratoire sera sous l'influence à peu près exclusive de l'alimentation.

Avec les albuminoïdes et les graisses, qui sont des matières relativement peu oxygénées, le quotient est toujours plus petit

1. Voir p. 102.

que l'unité ; — avec les hydrates de carbones qui possèdent juste la quantité d'oxygène nécessaire pour convertir en eau tout leur hydrogène et qui, par conséquent, n'empruntent à l'air inspiré que la quantité d'oxygène indispensable pour brûler leur carbone, le quotient, s'ils sont ingérés d'une manière exclusive, sera nécessairement égal à l'unité[1]. Or, en faisant ingérer à un homme sain 100 grammes de glycose, Hanriot[2] l'a vu s'élever à 1,2[3]. Il a expliqué cette singulière anomalie, en admettant qu'une partie du glycose absorbé dans ces conditions (c'est-à-dire en excès) se transforme en graisse, d'une manière plus ou moins conforme à l'équation suivante :

$$13\ C^6H^{12}O^6 = C^{53}H^{104}O^6 + 23\ CO^2 + 26\ H^2O$$

L'hypothèse d'Hanriot a été acceptée par les physiologistes : « De même, dit Pflüger, que le sucre, dans la fermentation alcoolique, se dédouble en CO^2 et en alcool, de même chez l'animal, il peut se dédoubler en CO^2 et en graisse... L'acide carbonique exhalé par le poumon, après l'ingestion d'un excès de matière amylacée, provient donc en partie de ce dédoublement[4].

La transformation du sucre en graisse peut se faire assez rapidement ; car, un quart d'heure environ après l'ingestion de l'eau sucrée, on observe déjà l'accroissement de l'acide carbonique exhalé[5].

1. On sait que le volume de l'acide carbonique est juste égal à celui de l'oxygène qu'il renferme.

2. Hanriot. (*C. R. de l'Acad. des Sciences*, 1892, et *Archives de Physiologie*, 1893, p. 248).

3. Bleibtreu, en expérimentant avec l'appareil de Regnault, sur deux oies qui, nourries avec un excès de fécule, prirent, en quarante jours, plus de 2 kilogrammes de graisse, a obtenu des quotients respiratoires s'élevant jusqu'à 1,34. (*Pfluegers Archiv*, LVI, p. 466).

4. Pflueger. (*Archiv f. gesammte Physiologie*, vol. LII, p. 45).

5. Persoz et Boussingault, puis Tscherwinski, et d'autres encore, avaient démontré par la balance que, chez les porcs nourris avec des aliments amylacés, il se fait de la graisse aux dépens des hydra-

GLYCOLYSE PAR UTILISATION FONCTIONNELLE

IDÉE GÉNÉRALE DE LA GLYCOLYSE

L'animal exhale chaque jour une grande quantité d'acide carbonique. D'où l'idée que les matières sucrées de nos tissus se détruisent par oxydation. Mais, comme l'a fait remarquer Nasse[1], l'oxygène est incapable d'oxyder *directement* la plupart des substances oxydables de son corps : il ne le peut que grâce à la présence d'un ferment. J'ai proposé d'appeler ferment glycolytique celui qui est capable de dédoubler le sucre.

Spitzer[2] a supposé que ce ferment était identique avec les oxydases que Schmiedeberg, Salkowski, Jaquet, Abelous et Biarnès, etc., avaient découvertes dans les tissus animaux et végétaux. Mais j'ai montré que cette assimilation n'est pas admissible[3] : le sérum sanguin, qui renferme une oxydase (Abelous et Biarnès), est dépourvu de tout pouvoir glycolytique (Lépine et Barral). D'autre part les trois enzymes glycolytiques de Mme Sieber[4] sont incapables d'oxyder l'acide salicylique, etc.

tes de carbone ; mais avant ces dernières années personne n'avait pensé que cette production de graisse fût assez rapide pour servir à la régulation du sucre du sang. — Voir encore sur cette question : Pavy, qui dit avoir constaté la formation de graisse dans les villosités de l'intestin après l'ingestion d'hydrates de carbone. — Plosz. Ueber Diabetes und Fettbildung aus Kohlenhydraten. (*Centralblatt für Physiol.*, XIII, 418). — A. Magnus-Lévy. Ueber den Aufbau der höhen Fettsäuren aus Zucker. (*Verhandlüngen der Berl. physiol. Gesellschaft. Archiv für Physiolog.*. 1902, p. 365).

1. O. Nasse. Untersuchungen über die ungeformten Fermente. (*Pflueger's Archiv*, 1876, XI, p. 138).

1. Spitzer. (*Pflueger's Archiv*, 1895, LX, p. 303). — Sur la question des oxydases, voir les excellentes monographies de Enriquez et Sicard (*Les oxydations de l'organisme*, Paris, 1902). — Pierre Sée (*Thèse de Paris*, 1905), qui en donne une bibliographie très complète; et le livre récent de Schade (*Die Bedeutung der Katalyse für die Medicin*, Kiel, 1907).

3. Lépine. (*Semaine médicale*, 1897, p. 277).

4. Sieber. (*Zeitschrift für physiolog. Chemie*, 1903, XXXIX, p. 484).

Mais je n'irais pas jusqu'à dire avec Nencki « que l'anomalie de nutrition des diabétiques n'a rien à voir avec les processus d'oxydation [1]. » — L'observation clinique nous montre que des oxydants sont souvent utiles aux diabétiques. — L'asphyxie produit souvent une hyperglycémie suffisante pour amener une glycosurie (Dastre). Cette hyperglycémie ne tient pas seulement à une hyperglycogénie ; elle dépend, pour une grande part, de la diminution du processus glycolytique (Lépine et Barral).

Le professeur A. Gautier qui a, comme on sait, montré que nos tissus vivent surtout d'une vie anaérobie, admet bien l'intervention nécessaire d'un processus d'oxydation dans la glycolyse; « seulement, dit-il, ce n'est qu'ultérieurement, après le premier stade de dédoublement hydrolytique, que les produits divisés, par hydratation, des albuminoïdes, sont soumis à l'action de l'oxygène du sang, qui oxyde le sucre ». — Bourquelot exprime la même opinion : il considère la glycolyse comme se faisant en deux actes, ainsi que la formation d'aldéhyde salicylique dans le cas suivant :

« A une solution étendue de salicyline on ajoute quelques centigrammes d'émulsine, puis une petite quantité d'un ferment oxydant. Dès le second jour on peut constater l'odeur de l'aldéhyde salicylique, dont la formation s'explique en admettant que dans une première phase la salicyline a été dédoublée par l'émulsine, et que, dans une seconde phase, l'alcool salicylique produit sous l'influence du ferment oxydant s'est transformé en aldéhyde salicylique [2]. »

Bach et Battelli [3] supposent une *alternance* des deux processus hydrolysant et oxydant. Ainsi, d'après plusieurs savants, dont la compétence est indiscutable, la glycolyse est un processus

1. Nencki et Sieber. (*Journal für prakt. Chemie*, XXVI) ont soutenu cette opinion en se fondant sur le fait que les diabétiques oxydent bien le benzol.

2. Bourquelot. (*C. R. de la Société de Biologie*, 1896, p. 314).

3. Bach et Battelli. (*C. R. de l'Acad. des Sciences*, 1903, 2 juin).

impliquant des phénomènes d'oxydation et de réduction[1], dont les produits ultimes sont CO^2 et H^2O.

PRODUITS INTERMÉDIAIRES

Ils sont encore fort mal connus, et diffèrent probablement suivant les organes où se fait la glycolyse.

Acide glycuronique. — Un d'eux est l'acide glycuronique, qui diffère du glycose par la substitution de COOH à CH^2OH. On peut, théoriquement, comprendre sa formation, en admettant que le glycose passe à l'état d'acide glyconique par oxydation de l'aldéhyde ; puis que l'acide glyconique passe à l'état d'acide saccharique : Or une simple réduction de ce dernier conduit à l'acide glycuronique[2].

Acide oxalique. — Chez le lapin, P. Mayer[3] a trouvé de l'acide oxalique dans le foie et dans l'urine, après l'ingestion d'une quantité un peu forte de glycose (ou d'acide glycuronique). Ses expériences ont été confirmées par Hildenbrandt[4]. Avec Boulud j'ai vu que, dans ces conditions, l'acide oxalique produit une notable quantité d'oxyde de carbone[5].

Acide lactique. — Un autre produit intermédiaire de la glyco-

1. Il serait à la rigueur possible qu'il se formât dans les tissus un peu d'alcool, comme produit accessoire (Voir : MAIGNON, *C. R. de l'Acad. des Sciences*, CXL, p. 1063) ; mais il est certain que la glycolyse dans les tissus ne peut être considérée comme un processus identique avec celui de la fermentation alcoolique.

2. Il est inutile de rappeler ici qu'il y a d'autres sources possibles d'acide glycuronique.

3. P. MAYER. (*Zeitschrift für klinische Medicin*, 1901, XLVII, p. 68).

4. HILDENBRANDT. (*Zeitschrift für physiolog. Chemie*, 1902, XXXV).

5. LÉPINE et BOULUD. Sur l'origine de l'oxyde de carbone contenu dans le sang. (*Journal de physiologie*, 1906, p. 616). Nos expériences ont été faites en injectant, dans une veine, environ 4 grammes de glycose (ou de lévulose) par kilogramme. Moins d'une heure plus tard, on trouve, dans le sang, au moins un tiers de cent. cube de CO pour 100 cent. cubes de sang.

lyse est l'acide lactique[1], que C. Ludwig, et ses élèves ont trouvé en assez grande abondance dans le sang ayant circulé plusieurs fois à travers le rein (Drechsel), les muscles (Frey), le poumon (Gaglio), surtout si le sang a été additionné de glycose[2].

Vaughan-Harley[3], qui a injecté de très fortes doses de glycose (10 grammes par kilog), dans les veines de chiens dont les uretères étaient préalablement liés, a constaté que, quelques heures après l'injection, le sang renfermait plus d'acide lactique que de glycose[4].

Bach et Battelli ont supposé que cet acide pourrait être le *premier* produit de la dislocation de la molécule de glycose. Cela est peu vraisemblable; en tous cas, il paraît certain que tout le glycose ne passe pas à l'état d'acide lactique.

Abaissement du point de congélation sous l'influence de la glycolyse. — La destruction du glycose entraîne la formation de molécules plus petites, et en nombre plus considérable.

1. D'après Aronssohn (*Thèse de Paris*, 1902) l'acidè lactique en faible proportion dans une solution sucrée exalte l'activité du ferment glycolytique. Ce fait est curieux parce que le plus souvent les produits de décomposition ont plutôt un effet retardant. C'est peut-être une simple question de dose. L'acide lactique n'a d'ailleurs rien, à cet égard, de spécifique : On connaît un très grand nombre de substances chimiques, notamment les alcalins, à faible dose, qui excitent la glycolyse.

2. Berlinerblau. (*Archiv für exp. Path.* 1887, XXIII, 333).

3. Vaughan-Harley. (*Archiv für Physiologie*, 1893, Supplément Bd., p. 53). — Asher et Jackson (*Zeitschrift für Biologie*, XLI, 393), se fondant sur les résultats de circulations artificielles et d'expériences *in vivo*, contestent que l'acide lactique provienne du glycose. Il n'en est sans doute pas la seule source; mais l'opinion de ces auteurs paraît beaucoup trop exclusive. Ils ne se sont sans doute pas placés dans des conditions favorables (absence d'oxygène, etc.) D'autre part, par suite d'une de ces actions réversibles si communes en biologie, il semble que l'acide lactique puisse faire du glycose. (Voir : Mandel et Lusk, *American Journal of Physiol.*, 1906, XVI).

4. On sait qu'après ces injections massives la plus grande partie du glycose et des substances analogues (Achard et Lœper) passe dans les tissus.

Aussi n'est-il pas étonnant que le point de congélation d'une solution sucrée s'abaisse pendant la glycolyse [1].

DIFFÉRENCE DES SANGS ARTÉRIEL ET VEINEUX AU POINT DE VUE DES MATIÈRES SUCRÉES

Chauveau [2] ayant trouvé que le sérum du sang veineux est moins sucré que celui du sang artériel, en conclut que les tissus avaient consommé du sucre. — Ces premières observations, faites sans les précautions dont l'expérience ultérieure a montré la nécessité, n'étaient pas, en réalité, bien démonstratives; mais, en recueillant *simultanément* le sang d'une artère et le sang d'une veine, avec la technique moderne, on peut constater que si, parfois, il y a quasi égalité dans la teneur en sucre immédiat des sangs artériel et veineux, d'autres fois il existe dans ce dernier un déficit bien net. Chez le chien dans de bonnes conditions, au repos sur la table d'expériences, il peut s'élever, au maximum, à 10 centigrammes, dans la jugulaire. En d'autres termes le sang de cette veine peut perdre près d'un dixième de ses matières sucrées en traversant les capillaires [3].

Bien que nos expériences soient encore trop peu nombreuses pour nous permettre une affirmation catégorique, nous sommes portés, Boulud et moi, à penser que le sucre *total* [4] du sang de la veine jugulaire est toujours moins abondant que celui du sang de la carotide recueilli au même moment.

Il est très fréquent de trouver le sang de la jugulaire plus

1. Gesa-Kovesi. (*Centralblatt für Physiologie*, XII, p. 529, et *Maly's Jahresb.*, pro 1898, p. 385).

2. Voir l'historique, p. 17.

3. Depuis les expériences de Chauveau et Kaufmann (*C. R. de l'Académie des Sciences* 1886, t. CIII), la consommation du sucre dans le muscle a été étudiée par la méthode des circulations artificielles, notamment par J. Mueller (*Sitzungsberichte der Naturforsch. Gesellschaft zu Rostock*, janv. 1903), et par Loeke et Rosenheim (*Journal of Physiology*, 1907, nos 4 et 5).

4. Voir p. 71.

riche en sucre immédiat que celui de la carotide, alors que la prise des deux sangs, et leur dosage, ont été absolument corrects. — Ce paradoxe n'est explicable que par le dégagement de sucre dans les capillaires aux dépens du sucre virtuel.

Influence du travail musculaire. — Chauveau et Kaufmann ont observé, chez le cheval, que le sang de la veine du muscle masticateur, pendant la mastication, était nettement moins sucré que le sang artériel.

Influence de la température. — La température à laquelle on soumet un membre a naturellement une grande influence sur la teneur en sucre de la veine principale du membre. Pour l'apprécier, j'ai procédé de la manière suivante :

Chez des chiens dont les nerfs sciatiques et cruraux avaient été préalablement sectionnés des deux côtés, et, de préférence, chez des chiens curarisés, j'ai immergé l'une des pattes postérieures dans de l'eau à + 56°, tandis que l'autre patte plongeait dans de l'eau à + 6°. Au bout de dix minutes environ, j'ai pris simultanément le sang des deux veines crurales ; or, j'ai trouvé celui de la patte refroidie *presque toujours* moins sucré, bien que l'influence de la chaleur sur l'activité des combustions dans les tissus soit incontestable. Mais c'est qu'une influence antagoniste entre en jeu : la vitesse de la circulation dans les capillaires. Il est clair que, toutes choses égales, moins le sang y séjourne, moins il perd de sucre. Or, le sang s'écoule *rutilant* de la patte immergée dans l'eau chaude.

Chez un chien sain j'ai faradisé pendant quelques minutes les principaux nerfs du pancréas qui entourent, comme on sait, l'artère pancréatico-duodénale ; et, aussitôt après, j'ai introduit une canule dans les veines pancréatique, splénique et jugulaire ; puis, j'ai recueilli simultanément les trois sangs :

V. Pancréatique	0,88
— Splénique	0,82
— Jugulaire	0,80

Le chiffre relativement élevé des matières sucrées dans la veine pancréatique s'explique, dans ce cas aussi, par l'accélération de la circulation. En effet, pendant et aussitôt après l'excitation des nerfs du pancréas, le sang veineux de cet organe était rutilant, et coulait avec une vitesse extraordinaire. Ce chiffre est d'autant plus remarquable que, le plus souvent, d'après mon observation, le sang de la veine pancréatique est pauvre en sucre.

La vitesse de la circulation est donc, en somme, un facteur des plus importants de la différence que présentent les sangs artériel et veineux, quant aux matières sucrées. Or, il est bien difficile d'apprécier le temps que met le sang à traverser le réseau capillaire de tel ou tel organe. D'autre part, nous avons vu qu'il y a éventuellement à compter avec le dégagement de glycose aux dépens du sucre virtuel. Il est donc impossible, surtout si l'écart des matières sucrées entre les sangs artériel et veineux est faible, d'en tirer une conclusion sur l'énergie de la glycolyse dans un organe.

GLYCOLYSE « IN VITRO »

Cl. Bernard avait dit que le sang, après sa sortie des vaisseaux, perd assez rapidement son sucre[1]. Mais cette assertion avait été contestée par Pavy, par Bœhm et Hoffmann[2], etc. J'ai repris, il y a plus de dix-huit ans, l'étude de la question, et l'ai poursuivie grâce à la collaboration de plusieurs chimistes distingués qui se sont succédés dans mon laboratoire, MM. Barral, agrégé de chimie à la Faculté de médecine; Métroz, actuellement pharmacien de l'hôpital de la Croix-Rousse; Martz, Fauchon, et enfin Boulud, actuellement pharmacien de l'Antiquaille.

On sait que du sang même défibriné possède encore une cer-

1. Cl. Bernard. (*Journal de pharmacie et de chimie*, août-sept. 1876.)
2. Bœhm et Hoffmann. (*Archiv für exp. Path. und Pharmak.* VIII).

taine vitalité pendant quelques heures. Il est donc légitime de rechercher comment, dans des conditions toujours les mêmes, il détruit son sucre.

Voici notre méthode [1] :

On recueille, *en même temps*, du vaisseau dans lequel une canule stérilisée a été introduite, deux échantillons de sang. L'un tombe dans du sulfate de soude chaud, et sert à doser les matières sucrées dans l'état où elles se trouvent dans le sang circulant. L'autre est reçu dans un ballon stérilisé, renfermant du sable (la laine de verre cédant de l'alcali au sang est à rejeter [2]), puis bouché avec un bouchon stérilisé, défibriné par agitation pendant quelques minutes, et porté au bain-marie à une température toujours identique (nous avons adopté 38°, 39°, qui n'est pas la température optima pour la glycolyse [3], mais qui est la température normale du chien). — On l'y laisse une heure. — Au bout de ce temps on le traite exactement comme le précédent.

Bien que, dans ces conditions, il se soit, pendant cette heure, produit une certaine quantité de sucre aux dépens du sucre virtuel, on constate une glycolyse assez forte ; c'est la glycolyse *apparente*. Nous verrons tout à l'heure ce qu'il faut entendre par glycolyse *réelle*.

INFLUENCE DE L'ADDITION D'EAU SUR L'HÉMO-GLYCOLYSE APPARENTE

D'après Doyon et Morel [4], 10 parties d'eau distillée arrêtent complètement la glycolyse ; 10 parties d'eau salée la laissent intacte.

1. Lépine et Barral. (*C. R. de l'Acad. des Sciences*, CX, p. 742, 1890, et 1891, CXII, p. 146.)

2. L'addition d'alcali augmente beaucoup la glycolyse. (Lépine et Barral, Biernacki (*Zeitshrift für kl. Med.*, 1900, XLI), Bendix et Bickel (*id.*, 1900, XLVIII).

3. La glycolyse augmente au-dessus de 39° jusqu'à 55° (Lépine et Barral) et ne se produit plus au-dessus de 58° dans le sang normal. Mais il n'en est pas de même dans certains sangs anormaux : nous avons eu plusieurs fois l'occasion de constater la destruction du sucre dans le sang *in vitro* à 58°.

4. Doyon et Morel. (*Société méd. des hôpit. de Lyon*, 1903, p. 120).

Cette double proposition est beaucoup trop absolue, ainsi que le montrent mes expériences très nombreuses sur ce sujet. Voici, par exemple, un cas où *une* partie d'eau salée *physiologique*, c'est-à-dire à 8 p. 1.000, a diminué la glycolyse autant qu'une partie d'eau pure :

CHIEN 1743, parfaitement sain :

	Gram.
Sang artériel au sortir du vaisseau	1,18
Sang après une heure à 39°	0,77
Sang avec *une* partie d'eau	0,84
Sang avec quatre parties d'eau	1,11
Sang avec une partie d'eau salée *physiologique*.	0,84
Sang avec quatre parties d'eau id. .	1,10
Sang avec quatre parties d'eau salée à 10 p. 100	1,18

On remarquera ce dernier chiffre : l'eau salée à 10 p. 100 a donc aboli toute glycolyse apparente.

Voici encore un cas où deux parties d'eau salée physiologique ont diminué la glycolyse apparente presque autant que deux parties d'eau pure :

CHIEN 1741 *ter* :

Sang au sortir de l'artère	1,10
Sang après une heure à 39°	0,68
Sang avec une partie d'eau pure.	0,76
Sang avec deux parties d'eau pure	1,10
Sang avec deux parties d'eau salée *physiologique*	1,00

Je pourrais apporter ici beaucoup d'autres expériences personnelles montrant que l'eau salée physiologique modifie la glycolyse apparente dans certains sangs plus que ne fait l'eau pure dans certains autres. Je dis glycolyse *apparente*, car, pour le plus grand nombre des cas au moins, je suis convaincu qu'il s'agit, non d'une diminution réelle de la glycolyse, mais d'une simple apparence, d'un dégagement de glycose, venant masquer la perte de sucre.

1. LÉPINE (*Id.*, p. 257, et FAUCHON, *Thèse de Lyon*, 1898). Voir aussi DE MEYER. (*Bulletin de la Société des sciences natur. de Bruxelles*, 1894, n° 25).

Dans quelques cas, d'ailleurs fort rares, l'eau salée physiologique augmente la glycolyse réelle, pourvu qu'elle ne soit pas en trop forte proportion.

Voici un cas de ce genre :
CHIEN 1729 :

	Après 1 h.	Après 2 h.
Sang témoin à 39°	0,61	0,22
Sang avec une partie d'eau pure	0,71	0,37
Sang avec une partie d'eau salée *physiologique*.	0,51	0,11

De Meyer[1] a vu aussi qu'une faible proportion d'eau peut augmenter la glycolyse. Je pense que c'est en facilitant la sortie du ferment glycolytique des globules blancs.

INFLUENCE DE L'OXYGÈNE SUR L'HÉMO-GLYCOLYSE

Si le sang est défibriné à l'abri de l'oxygène, par exemple dans un ballon renfermant de l'oxyde de carbone, et maintenu à 39° dans une atmosphère privée d'oxygène, la glycolyse est très faible (Lépine et Barral). Le même fait peut être observé en conservant le sang à 39°, sous une couche d'huile (Lépine et Martz). L'hémo-glycolyse *in vitro* est donc un processus aérobie. Il ne faut pas trop s'étonner qu'à cet égard le sang se comporte autrement que les tissus : chaque organe fait sa glycolyse à sa manière. Or, le sang est un milieu essentiellement oxygéné, ce que ne sont pas les tissus. Kraus[2] a prouvé — ce qui était, *a priori*, très vraisemblable — que la glycolyse, dans le sang *in vitro*, est accompagnée d'un dégagement d'acide carbonique. J'ai repris cette étude avec la collaboration de Martz, et nous avons, en effet, constaté que le dégagement de CO^2, au bout de vingt-quatre heures, est loin d'être négligeable. Mais nous n'avons pu établir de concordance exacte entre la quantité de

1. DE MEYER. *Loc. cit.*
2. KRAUS. (*Zeitschrift für kl. Med.*, 1892, XXI.)

CO^2 dégagé et celle du sucre disparu, ce qui ne saurait surprendre, pour divers motifs, notamment parce que, suivant les cas, il faut à la molécule de glycose plus ou moins de temps pour aboutir aux produits d'oxydation ultime.

DIMINUTION DU SUCRE VIRTUEL PENDANT LA GLYCOLYSE « IN VITRO »

D'une manière générale, le sang artériel *normal* perd près d'un tiers de son sucre immédiat pendant une heure à 39°.

Si, au lieu de le doser seulement au bout d'une heure, on fait plusieurs prises de sang, de quart d'heure en quart d'heure, on peut, dans certains cas, observer qu'au bout du premier quart d'heure il a augmenté. Ce fait, paradoxal au premier abord, s'explique facilement en admettant que la glycolyse a détruit moins de sucre immédiat qu'il ne s'en est dégagé aux dépens du sucre virtuel. On l'observe plus rarement dans le second quart d'heure que dans le premier, parce que, le plus souvent, le dégagement a lieu dans les premières minutes à partir du moment où le sang est sorti du vaisseau. C'est ce que j'ai maintes fois observé avec Barral[1] et plus récemment avec Boulud.

GLYCOLYSE RÉELLE

A cause du dégagement de sucre pendant que le sang est maintenu à 39°, la glycolyse apparente ne peut nous donner une idée exacte de la glycolyse *réelle*. Pour connaître cette dernière nous avons deux moyens :

1° Le premier, qui n'est qu'approximatif, consiste à déterminer la quantité de sucre qui s'est produite pendant que le sang a été maintenu à 39°. Pour cela (en même temps qu'on reçoit, à leur sortie du vaisseau, deux échantillons du sang, l'un dans du sulfate de soude acidifié, et l'autre dans un ballon

1. Lépine et Barral, *C. R. de l'Acad. des Sciences*, 1891, t. CXII, p. 1414.

stérilisé, qui sera maintenu une heure à 39°), on recueille un troisième échantillon dans lequel il faut empêcher la glycolyse. On pourrait songer à y ajouter du fluorure de sodium[1]. Mais le fluorure de sodium gênant la glycogénie ultérieure, il faut s'abstenir de son emploi. Il importe aussi d'éviter celui de substances telles que les sels neutres qui, *a priori*, paraissent inoffensives, et qui, en réalité, apportent une grave perturbation au processus glycogénique. Il est donc préférable de recevoir le sang dans un ballon simplement immergé dans de l'eau à 58°. — A cette température, il ne se produit pas sensiblement plus de sucre qu'à 39°, car le dégagement du glycose aux dépens du sucre virtuel paraît être à peu près indépendant de la température et la glycolyse est arrêtée.

2° Le deuxième moyen consiste à doser le sucre total, comparativement, dans un échantillon de sang sortant du vaisseau et dans un autre échantillon du même sang, après qu'il a été défibriné et maintenu une heure à 39°. Cette deuxième méthode est bien préférable à l'autre; malheureusement nous ne l'avons inaugurée que depuis quelques mois; aussi nos résultats ne sont-ils pas encore bien nombreux.

Voici une expérience qui peut servir de type[2] :

CHIEN 2738, sain :

	POUVOIR RÉDUCTEUR	
	au sortir du vaisseau.	après un chauffage de 20 h. en présence de l'acide fluorhydrique (sucre total).
Sang artériel	0,72	1,74
Après 1 heure à 39° . .	0,58	1,08

1. D'après ARTHUS, l'addition de 2 p. 100 de fluorure de sodium au sang, *sortant du vaisseau*, suffit pour empêcher la glycolyse, tandis que, si l'on attend quelques minutes après la défibrination, la même proportion de fluorure n'y mettrait pas obstacle. De ce fait, qui n'est pas rigoureusement exact, il a tiré la conclusion absolument erronée que le ferment glycolytique ne se produit que pendant « la mort du sang », comme le ferment de la fibrine. (*Archives de physiologie*, 1891 et 1892.)

2. Dosages faits par BOULUD.

Ainsi la glycolyse apparente est 0,72 — 0,58 = 0,14, c'est-à-dire 19 p. 100. La glycolyse réelle est 1,74 — 1,08 = 0,66, c'est-à-dire 37 p. 100. Le sucre virtuel qui était dans le sang artériel 1,74 — 0,72 = 1,02, est devenu (après une heure à 39°) 1,08 — 0,58 = 0,50; il a donc perdu 1,02 — 0,50 = 0,52.

Dans le cas précédent, la perte du sucre virtuel est forte, parce qu'il s'est dégagé beaucoup de sucre, et que le pouvoir glycolytique du sang était énergique. La perte apparente ne permettait guère de le soupçonner.

En résumé, pour connaître la glycolyse réelle, la seule importante, puisque la glycolyse apparente peut nous induire en erreur, il faut doser le sucre total, comparativement, dans un autre échantillon du même sang, après qu'il a été défibriné et maintenu une heure à 39°. Cette méthode n'a d'autre défaut que la difficulté assez grande de doser exactement le sucre *total*[1].

ABSENCE DE GLYCOLYSE DANS LE SÉRUM

En 1890, j'ai découvert avec Barral que le sérum obtenu par centrifugation, c'est-à-dire aussi frais que possible, s'il est exempt d'éléments figurés, ne perd pas son sucre à la température de 39°[2]. Ce fait important, vérifié par Arthus[3], par Spitzer[4], et, plus récemment, par Portier[5], qui a filtré le sérum à la bougie, conduit à penser que les éléments figurés du sang sont les agents de la glycolyse. De récentes expériences faites avec la collaboration de Boulud précisent le rôle considérable des globules blancs dans ce processus :

Si l'on centrifuge du sang normal et qu'on retire, avec une

1. Voir Lépine et Boulud. (*C. R. de l'Acad. des Sciences*, 2e sem. 1908.)
2. Lépine et Barral. (*C. R. de l'Acad. des Sciences*, 1890).
3. Arthus, *loc. cit.*
4. Spitzer. (*Pflueger's Archiv*, LX, 895).
5. Portier. (*C. R. de la Société de Biologie*, 1903).

pipette, quelques centimètres cubes de la partie supérieure du sérum, et autant de la partie tout à fait inférieure, la plus rapprochée des globules, on trouve presque toujours que cette dernière est la moins sucrée. Il est aussi très fréquent qu'il y ait moins de sucre dans la couche supérieure des globules rouges que dans la couche inférieure[1].

Or, la partie inférieure du sérum et la couche supérieure des globules rouges ont ceci de commun qu'elles sont en contact avec les globules blancs, qui, comme on sait, forment une mince couche à la surface des globules rouges. Voilà une raison de penser que la glycolyse dans le sang est essentiellement sous la dépendance des globules blancs. Mais en raison de l'influence des globules sur le dégagement du sucre, la partie inférieure du sérum est ordinairement plus sucrée que la partie supérieure[2]. On peut cependant, même dans ces cas, se convaincre que la glycolyse est plus intense dans la partie inférieure du sérum :

On centrifuge le sang défibriné et refroidi; on décante le sérum, et on en verse la même quantité (soit 50 grammes) dans deux ballons; puis on *écrème*, en quelque sorte, la couche des globules pour en prendre la partie la plus supérieure, soit 30 grammes, et on la mélange intimement au sérum de l'un des ballons; puis on prend le même poids (30 grammes) de la partie la plus inférieure des globules[3], et on les mélange au sérum de l'autre ballon; on porte les deux ballons à l'étuve à 39° ; on les y laisse deux ou trois heures; enfin on y dose le sucre. Voici une de nos expériences :

1. LÉPINE et BOULUD. *C. R. de la Société de Biologie,* 1906, 20 mai, XL, p. 901.

2. Voir p. 72.

3. Il convient de prendre un poids de globules de la couche inférieure un peu plus faible (d'un dixième environ), parce que la couche supérieure est toujours mélangée de sérum et renferme, pour cela, un peu moins de globules.

Pouvoir réducteur de 1000 grammes :

	Compté comme glycose.
du mélange de sérum avec les globules de la surface.	1 gr. 12
de ce même mélange après 3 heures à 39 degrés	0 gr. 52
du mélange de sérum avec les globules du fond	1 gr. 06
de ce mélange après 3 heures à 39 degrés.	0 gr. 78

Pour le premier mélange, la glycolyse a été de 0 gr. 60, ce qui fait 55 p. 100 ; — pour le deuxième, de 0 gr. 22, ce qui fait 26 p. 100. Il est donc incontestable qu'elle a été beaucoup plus intense avec les globules de la surface.

Comme les deux couches de globules rouges ne diffèrent que par la présence des globules blancs, il faut admettre que ceux-ci jouent dans la glycolyse un rôle plus actif que les rouges. — On a vu qu'il y a aussi des raisons de croire qu'ils interviennent d'une manière efficace dans la production du sucre, aux dépens du sucre virtuel du sang.

Lœwy et Richter[1] ont signalé la coexistence d'une hypoleucocytose et d'une diminution du pouvoir glycolytique du sang. Martin Hahn[2] a trouvé une glycolyse forte avec une hyperleucocytose, et, dans mes expériences, chez le chien, j'ai maintes fois constaté un parallélisme des plus nets entre le nombre des leucocytes et celle du pouvoir glycolytique. Mais, d'autres fois, ce parallélisme fait complètement défaut

On sait que le sang de cheval enfermé entre deux ligatures, posées à quelques centimètres l'une de l'autre, sur une veine, la jugulaire par exemple, reste plusieurs heures avant de se coaguler, et que, si ce segment de veine est suspendu par un bout et demeure au repos, il ne s'y produit pas de glycolyse. De ce fait, Arthus avait conclu (ce qui était d'ailleurs erroné) que le processus glycolytique était en rapport avec la coagulation[3].

1. Loewy et Richter. (*Berliner kl. Woch.*, 1897, n° 47.)

2. Martin Hahn. (*Berl. kl. Woch*, p. 499.)

3. Martin Hahn a montré que le sang rendu incoagulable possède le même pouvoir glycolytique que le sang normal.

Mais Barral et moi avons constaté que si on retourne le segment veineux toutes les cinq minutes, la glycolyse, au bout d'une heure, est très appréciable dans le sang ainsi brassé. L'absence de glycolyse, s'il reste au repos, s'explique par la sédimentation du sang. Vu le faible diamètre de la veine, les leucocytes, en mince couche, ne sont, que dans une étendue très restreinte, en contact avec la surface intérieure du plasma d'une part, et la surface supérieure des globules d'autre part. En agitant le sang, on facilite la diffusion du ferment [1].

En résumé, la glycolyse *in vitro* nous fait connaître la perte *apparente* et la perte *réelle* en matières sucrées que subit le sang pendant une heure à 39°. Quant au pouvoir glycolytique, on peut le considérer comme égal au pourcentage de la perte réelle (par rapport à la quantité de sucre existant dans 1.000 grammes de sang). C'est ce que montrent mes expériences, faites avec la collaboration de Métroz [2].

En effet, si l'on prend 200 grammes de sang normal défibriné, qu'on les répartisse en cinq ballons, et qu'à chacun de ces derniers on ajoute une proportion différente de glycose pur, de façon que la teneur du sang en sucre dans les différents ballons soit comprise entre 1 gr. 50 et 5 grammes ; puis, qu'on les laisse une heure à 39°, on constate que ce sont les échantillons les plus sucrés qui perdent le plus de sucre [3]. Il est dès lors évident que la détermination du pouvoir glycolytique du sang ne peut être basée sur la perte *absolue*, même *réelle*, et qu'il faut nécessairement avoir égard à la proportion des matières sucrées existant dans le sang. Je ne prétends pas qu'on soit pleinement autorisé à ne tenir compte que du pourcentage de la

1. Lépine et Barral. (*C. R. de la Société de Biologie*,, 1892, p. 220).

2. Lépine et Métroz. (*C. R. de l'Acad. des Sciences*, 1893, CXVIII, p. 154).

3. Mad. Sieber (*Hoppe-Seyler's Zeitschrift*, 1903, XXXIX), en employant des solutions plus concentrées (de 7,4 à 33 gr. p. 1.000) a vu au contraire que la glycolyse est moindre dans les solutions très sucrées. Mais ces expériences n'ont pas d'intérêt *biologique*, attendu que dans l'économie, il n'existe pas de solutions aussi sucrées.

perte, mais elle donne une idée plus exacte du pouvoir glycolytique que le chiffre indiquant la perte absolue.

Ainsi, soient deux sangs A et B renfermant au sortir de l'artère respectivement 1 gramme et 0 gr. 70 de sucre, et après une heure à 39° respectivement 0 gr. 75 et 0 gr. 45, je ne considère pas ces deux sangs comme ayant un pouvoir égal glycolytique, bien que la perte chez tous deux soit la même (0 gr. 25). Selon moi, le pouvoir glycolytique est plus fort chez le second; car la perte centésimale est chez le premier de 25, tandis que chez le second, elle s'élève à 36. Je n'affirme pas que 36 exprime juste ce pouvoir, mais je sais qu'il l'indique, en tout cas, beaucoup mieux que 25.

En résumé, nous avons le moyen de déterminer le *pouvoir glycolytique* du sang. Il est vrai que la glycolyse dans les capillaires, qu'il nous importerait surtout de connaître, ne dépend pas exclusivement de ce pouvoir. Bien d'autres facteurs interviennent, mais la connaissance du pouvoir glycolytique du sang est néanmoins importante ; car il y a lieu de penser qu'à ses variations correspondent des variations du pouvoir glycolytique des autres tissus, sinon d'égale intensité, au moins de même sens. — Or, la diminution du pouvoir glycolytique des tissus est un élément pathogénique important du diabète.

VARIATIONS DU POUVOIR GLYCOLYTIQUE DU SANG

Dans les conditions que nous avons précédemment indiquées 1,000 grammes de sang normal perdent en une heure de 0 gr. 20 à 0 gr. 25 de sucre, c'est-à-dire que sauf exception, le pouvoir glycolytique, tel que nous l'avons défini, est voisin de 30.

Voilà pour le chien sain et *neuf;* car il suffit que l'animal ait été saigné la veille ou l'avant-veille pour que son pouvoir glycolytique diffère de ce qu'il est à l'état normal. Si la saignée n'a pas été trop copieuse, il est presque toujours augmenté. C'est l'effet d'une réaction de l'organisme.

Dans beaucoup d'états pathologiques il est, soit diminué, soit, plus rarement, augmenté. Le plus souvent, sa diminution coïncide avec de l'hyperglycémie, et son augmentation avec de l'hypoglycémie. Cela prouve que ses variations influent sur la glycémie.

Asphyxie. — Si, par exemple, on asphyxie un chien par l'occlusion incomplète des narines ou de la trachée pendant une demi-heure environ, et d'une manière suffisante pour qu'il se produise de petits mouvements convulsifs ; si l'on retire deux échantillons de sang d'une artère, qu'on dose immédiatement le sucre dans l'un d'eux, et qu'en défibrinant l'autre on l'agite avec de l'oxygène, puis qu'on le porte à 39° pendant une heure, et qu'on y dose le sucre, on constatera que la perte apparente dans le second est très faible, bien qu'il ait été parfaitement oxygéné aussitôt après sa sortie du vaisseau.

Voici une expérience, à titre d'exemple :

Chien 2529 *bis*, sain et neuf. — On l'asphyxie incomplètement (par pincement des narines) pendant deux heures. A deux ou trois reprises il a été en danger de mort. La température a baissé de plus d'un demi-degré.

	Dens. polar.	Pouvoir réduct.
Sang artériel	+ 0,8	2,04[2]
après 1 heure à 39°	+ 0,8	2,00

La perte absolue est 0,04 ; la perte centésimale 2. — A première vue on pourrait donc dire que le pouvoir glycolytique de ce sang est presque nul. Mais cette conclusion ne serait pas

1. On remarquera que je ne traite que du pouvoir glycolytique du sang *artériel*. C'est le seul qui nous intéresse au point de vue du diabète. Quant à celui du sang veineux, je dirai seulement que, parfois il paraît être en relation inverse avec la glycolyse dans les capillaires, c'est-à-dire que si celle-ci est forte, le pouvoir glycolytique du sang est faible, et inversement, comme s'il s'épuisait pendant le processus glycolytique.

2. L'hyperglycémie chez ce chien n'a rien d'extraordinaire ; c'est un effet ordinaire de l'asphyxie.

exacte ; car pendant une heure à 39°, il s'est produit du glycose, aux dépens du sucre *virtuel*. En effet, ce même sang, additionné d'oxalate de potasse, qui a empêché (incomplètement) la glycolyse, possédait, après une heure à la température du laboratoire 2 gr. 44 de sucre. La perte réelle est donc 0 gr. 40, et la perte centésimale 16. C'est encore une perte *faible*, mais ce n'est pas une perte insignifiante.

Ainsi, par le fait de l'asphyxie, le pouvoir glycolytique est très diminué, bien qu'à sa sortie du vaisseau le sang ait été saturé d'oxygène. Il est à noter que l'on peut retirer du sang asphyxique une substance (leucomaïne (?) qui, mélangée à du sang normal défibriné, en diminue la glycolyse[1].

Commotion cérébrale. — Un coup de maillet sur le crâne, assez violent pour suspendre momentanément la respiration, provoque presque immédiatement une hyperglycémie plus ou moins forte (Cl. Bernard) ; et, le plus souvent, une diminution de la glycolyse *apparente* (Lépine) ; puis, dans les heures consécutives, une augmentation, parfois considérable, de la glycolyse réelle.

Aussitôt après l'assommement il y a diminution, surtout apparente, du pouvoir glycolytique du sang. En effet, si l'on reçoit du sang dans un ballon à 58°, pour empêcher la glycolyse, on y constate, pendant l'heure suivante, une forte augmentation du sucre. Puis, au bout de quelques heures, la glycolyse générale est très marquée.

Effets de la commotion cérébrale dans un membre dont les nerfs ont été coupés. — Si avant l'assommement on a sectionné les nerfs d'un membre, par exemple le sciatique et le crural du côté droit, et qu'aussitôt après avoir porté le coup on prenne simultanément le sang de la veine fémorale de l'un et de l'autre côté, on peut constater que le sang du côté droit est peu sucré,

1. LÉPINE et BOULUD. (*C. R. de l'Acad. des Sciences*, 1902, 9 juin).

et qu'il a conservé un pouvoir glycolytique plus ou moins normal, tandis que du côté gauche (où les nerfs sont intacts), le sang n'a pas (en apparence) perdu de sucre. Ce fait que nous avons déjà indiqué à propos du sucre virtuel (p. 65, en note) peut s'expliquer en admettant que l'assommement exerce une certaine influence sur les tissus, qui, naturellement fait défaut si les nerfs ont été préalablement coupés.

INFLUENCE DU CHLOROFORME

J'ai étudié avec Boulud l'influence du chloroforme sur le pouvoir glycolytique du sang[1]. Si la chloroformisation a été suffisamment prolongée, ce pouvoir est aboli dans le sang artériel; mais il est conservé d'une manière plus ou moins complète dans le sang veineux. Aboli sous l'influence du toxique inhalé dans le poumon, il est donc récupéré pendant la traversée des capillaires. C'est ce que prouvent les expériences suivantes :

Chien ayant une glycémie et une glycolyse parfaitement normales. On lui fait respirer du chloroforme, et on recueille simultanément le sang de la carotide et de la jugulaire.

Sucre du sang de la carotide	1 gr. 28
» après 1 heure à 39°	1 gr. 43
» sang de la jugulaire.	1 gr. 28
» après 1 heure à 39°	1 gr. 14

Ainsi, hyperglycémie[2]; pas de perte apparente dans le sang artériel, à cause de la formation de sucre (1,43 > 1,28); perte apparente de 0,14 dans le sang veineux laissé une heure à 39°[3].

Même chien, quelques jours plus tard. On prend simultané-

1. Lépine et Boulud. (*Archives internationales de pharmacodynamie*, 1905, XV, p. 359 et suiv.).

2. On sait que l'hyperglycémie consécutive à l'inhalation de chloroforme a été signalée par Seegen, et bien étudiée par Garnier et Lambert. Nous y reviendrons dans le chapitre des glycuries.

3. On remarquera que, dans ce cas, la glycolyse *dans les capillaires* paraît avoir été *nulle* : (1,28 = 1,28).

ment le sang de la carotide et celui du ventricule droit (au moyen d'une sonde introduite par la jugulaire droite) :

Sucre du sang du ventricule droit	0,80
» après une heure à 39°	0,48
» sang de la carotide	0,74
» après une heure à 39°	0,50

La perte apparente est normale dans les deux sangs. On fait inhaler du chloroforme, et aussitôt après :

Sang du ventricule droit	1,12
Après une heure à 39°.	0,88
Sang de la carotide	1,40
Après une heure à 39°.	1,40

Ainsi, hyperglycémie, surtout dans le sang du cœur gauche, qui a perdu tout pouvoir glycolytique, tandis que le sang du cœur droit a récupéré le sien. La perte du pouvoir glycolytique dans le sang artériel est évidemment due à la présence dans ce sang du chloroforme absorbé au niveau du poumon. Il est remarquable que cette influence inhibitrice disparaît par le passage du sang dans les capillaires de la grande circulation.

INFLUENCE DES INJECTIONS DE DIVERSES SUBSTANCES DANS LE SANG

L'injection dans une veine de 25 à 30 centimètres cubes d'eau salée par kilog de poids vif, est suivie d'hyperglycémie transitoire, sur laquelle nous n'avons pas à insister ici, et, au bout de peu d'heures d'une augmentation très notable du pouvoir glycolytique :

Chien 2578, sain et neuf. Poids 17 kilogrammes. — On lui infuse, dans la jugulaire, 500 centimètres cubes d'eau salée physiologique, ce qui fait 30 centimètres cubes par kilogramme.

Trois quart d'heure plus tard, hyperglycémie (temporaire).

Une heure et demie après :

Sang artériel	0	0,74
Après une heure à 58°.	0	1,08
Après une heure à 39°.	0	0,58

On voit que la perte (1,08 — 0,58 = 0,50) est très forte (45 p. 100). Pour expliquer cette augmentation du pouvoir glycolytique du sang, l'hypothèse la plus probable est qu'il se dégage par osmose, dans ce liquide, une cytase.

Injection d'extraits d'organes. — Si l'on injecte, au lieu d'eau salée, quelques centimètres cubes de suc d'un organe, on a des effets analogues, mais beaucoup plus prononcés. Le lendemain, il n'est pas rare que le sang ait un pouvoir glycolytique énorme et renferme très peu de sucre.

Chien 2655. — Poids 15 kilogrammes. On lui injecte dans une veine du suc de pancréas de chien. Ce suc est obtenu en faisant macérer l'organe dans l'éther. On a obtenu, en raison de l'avidité de l'éther pour l'eau, 8 centimètres cubes de suc aqueux qu'on a isolé par décantation. On a employé la moitié.

Sang artériel	0,44
Après une heure à 39°	traces.

Ainsi, hypoglycémie et glycolyse extraordinaires.

Il est remarquable que l'injection intra-veineuse du bouillon obtenu par la macération dans l'eau bouillante de la même quantité de pancréas a produit sensiblement les mêmes effets :

Chienne 2662. — Poids 22 kilogrammes. On lui injecte dans une veine le bouillon de la moitié d'un pancréas de chien (réduit à 30 centimètres cubes). Vingt-quatre heures après :

Sang artériel	0,54
Après une heure à 39°	traces.

Ainsi, hypoglycémie et glycolyse très forte.

Les extraits et le bouillon de *pancréas* se distinguent par leur action glycolytique énergique et *prolongée*. C'est ainsi que nous sommes conduit à examiner de près le rôle du pancréas dans la glycolyse.

INFLUENCE DU PANCRÉAS SUR LA GLYCOLYSE GÉNÉRALE

Nous verrons, dans un des chapitres suivants, que le lendemain de l'ablation du pancréas, le chien est toujours hyperglycémique, et que, parfois, le pouvoir glycolytique de son sang est *très diminué*. Cette diminution n'est pas constante, par suite de diverses conditions sur lesquelles nous n'avons pas à insister ici. Mais si la suppression du pancréas n'est pas, dans tous les cas, suivie d'une diminution du pouvoir glycolytique, son excitation fonctionnelle provoque toujours une augmentation de ce pouvoir.

Influence de l'excitation des nerfs du pancréas. — J'ai découvert il y a plus de seize ans que l'excitation faradique du faisceau des nerfs qui entourent l'artère pancréatico-duodénale amène *au bout de quelques heures* une forte augmentation du pouvoir glycolytique du sang[1]. Mais on observe, avant celle-ci, une période de quelques heures pendant laquelle le pouvoir glycolytique du sang est, au contraire, diminué. Ainsi, l'augmentation de la glycolyse consécutive à l'excitation des nerfs du pancréas est une *réaction*, comme celle qui est consécutive à l'infusion dans le sang d'un bouillon d'organes. J'insiste sur le fait qu'elle demande plusieurs heures *au moins*.

J'ai observé que le pouvoir glycolytique du sang pouvait être supérieur à la normale chez un chien, le lendemain d'une extirpation *partielle* du pancréas. Ce résultat me paraît explicable par l'excitation nerveuse de la glande.

J'ai aussi observé une augmentation du pouvoir glycolytique du sang, mais à un moindre degré, après le chauffage artificiel du pancréas ectopié (fait avec un appareil spécial[2]), et aussi après le simple *massage* de cette glande mise à nu.

1. Il y a en même temps hypoglycémie. — Voir *Revue de Médecine*, 1894, p. 891, et volume du *Cinquantenaire de la Société de Biologie*, Paris, 1899.

2. Lépine. (*C. R. de la Société de Biologie*, 1899, p. 239).

La ligature du canal de Wirsung, ainsi que je l'ai montré il y a plus de quinze ans, produit *toujours*, le lendemain et les jours suivants, une augmentation considérable du pouvoir glycolytique du sang, et souvent de l'hypoglycémie. J'explique ce résultat par l'hypothèse que la forte pression existant dans les canaux excréteurs favorise la *sécrétion interne.*

Plusieurs fois, je me suis assuré que le chien n'avait pas de septicémie le lendemain ou le surlendemain de la ligature du canal. Pour cela j'ai ensemencé une solution de glycose avec quelques centimètres cubes de sang. Au bout de deux ou trois jours à l'étuve cette solution n'avait pas perdu de son sucre. Boulud et moi avons même constaté plusieurs fois un excès de sucre de quelques milligrammes. C'était dans les cas où l'on avait introduit une proportion un peu forte de sang dans la solution sucrée, et le calcul a montré que le sucre virtuel de ce sang expliquait parfaitement l'excès de sucre constaté.

Quand j'ai parlé le premier de *sécrétion interne* du pancréas [1], j'ai admis que cette sécrétion provenait des cellules des *acini* et supposé que ces cellules fournissaient une double sécrétion comme les cellules du foie ; mais, depuis quelques années, un anatomiste français, Laguesse, a émis une hypothèse qu'il nous faut examiner.

LES ILOTS DE LANGERHANS SONT-ILS LES ORGANES DE LA SÉCRÉTION INTERNE ?

On sait qu'il existe dans le pancréas des petits groupes de cellules (îlots de Langerhans) bien étudiés par mon éminent

1. Voir *Historique*, pages 51-52. — Quelques auteurs attribuent l'idée de la sécrétion interne du pancréas à MERING et MINKOWSKI — ou à MINKOWSKI. — C'est une erreur : j'ai déjà dit, page 52, note 4, que ces auteurs n'ont nullement spécifié de quelle manière l'ablation du pancréas produit le diabète. Ils sont restés à cet égard dans une réserve absolue. C'est seulement après la publication de ma leçon dans la *Revue scientifique*, et après ses expériences de greffe que MINKOWSKI a accepté l'idée que le pancréas pouvait fournir une sécrétion interne.

collègue, le professeur Renaut[1] (1879), par Kühne et Lea (1882), par Laguesse (1893-1906), et par un grand nombre d'histologistes. — Laguesse, qui en a fait l'objet de travaux des plus remarquables, leur a imposé le nom d'*endocrines*, voulant ainsi affirmer que, pour lui, ce sont les organes exclusifs de la sécrétion interne[2]. Cette opinion me semble trop absolue : j'ai signalé il y a plus de quinze ans, le fait que la ligature du canal de Wirsung, ou l'injection d'huile dans son intérieur, bref toute cause capable d'y élever la pression, est suivie d'une augmentation du pouvoir glycolytique du sang, et souvent d'hypoglycémie.

Or, une augmentation de la pression dans les canaux excréteurs du pancréas ne peut guère retentir sur les îlots, puisqu'une injection si fine qu'elle soit, n'y pénètre point[3]. Elle ne peut donc accroître le pouvoir glycolytique du sang qu'en comprimant les cellules des acini, et en *exprimant*, en quelque sorte, leur contenu dans les capillaires (lymphatiques et sanguins).

Comme preuve de l'indépendance fonctionnelle des îlots, Laguesse dit que chez un lapin, vingt-cinq mois après la résection du canal de Wirsung les acini avaient disparu, et que les îlots persistaient[4]. Il en conclut que ces derniers ont préservé

1. Renaut. (*C. R. de l'Acad. des Sciences*, t. LXXXIX, p. 247). — Voir a bibliographie complète dans Laguesse. (*Revue générale d'histologie*, fascicule 5).

2. D'après Truhart (*Petersburg. med. Woch.*, 1904), un médecin russe, Ulesko, aurait, avant Laguesse, émis l'idée que les îlots possédaient peut-être une activité spécifique, mais c'était de sa part une pure hypothèse qui ne reposait sur aucune base.

3. Schmidt. (*Münchener med. Woch.*, 1902, 14 janv., p. 52).

4. Laguesse. (*Archives d'anatomie microscop.*, 1906, IX. p. 89). — Mais Mankowski (*Archiv für mikr. Anat.*, 1902, LIX), Dale (*Philos. Transact.*, 1904), etc., ont vu qu'après la ligature du canal de Wirsung les îlots se détruisent comme les acini. Herxheimer (*Verhandl. der d. pathol. Gesellsch.*, 1905, 28 septembre) et Gontier de la Roche (*Thèse de Lille*, 1903), admettent que les îlots vus par Laguesse un certain temps après la ligature du canal sont le produit d'une régénération. Voir aussi Gentès. (*Thèse de Bordeaux*, 1891 et *C. R. de la Société de Biologie*, 1902, p. 202). — Gellé. (*Thèse de Lille*, 1906).

l'animal du diabète. Mais certaines espèces d'animaux paraissent tolérer l'atrophie à peu près complète du pancréas (îlots compris)[1]. Les faits observés par Laguesse n'ont donc pas la valeur probante qu'il leur attribue.

Laguesse, Opie, etc., ont encore invoqué à l'appui de leur hypothèse les constatations anatomo-pathologiques faites dans le pancréas de diabétiques. Mais les travaux les plus récents et les plus décisifs prouvent que les îlots ne sont pas exclusivement atteints chez les diabétiques et que souvent avec des îlots peu malades on rencontre une inflammation interstitielle des acini, bien étudiée autrefois par Lannois et Lemoine [2]. D'autre part, on a fréquemment l'occasion d'observer chez des sujets non diabétiques, des lésions insulaires identiques à celles qu'on a rencontrées chez les diabétiques[3]. Nous nous bornons à cette brève indication, et nous reviendrons plus explicitement sur ce point en traitant des lésions pancréatiques dans le diabète, au chapitre de l'étiologie.

Ssoboleff[4], Jean Lépine[5], Aldheim [6], etc., ont recherché si une alimentation exclusive par les hydrates de carbone ou des injections sous-cutanées de sucre modifient l'aspect des îlots (chez le cobaye et la souris). Ils n'ont pas obtenu de résultats décisifs. Lazarus a abservé leur hypertrophie après avoir soumis des cobayes à l'administration prolongée de phlorizine et d'adrénaline [7]. Mais d'après Heiberg [8] on peut observer des îlots hypertrophiques chez des animaux sains.

1. Voir PENDE. (*Policlinico*, 1905, sept. — HANSEMANN. (*Verhandl. d. d. pathol. Gesellsch.*, 1901, p. 187).

2. LANNOIS et LEMOINE. (*Archives de médecine expérimentale et d'anatomie.path.*, 1891, III, p. 33).

3. Voir REITMANN. (*Zeitschrift für Heilkunde*, 1905, XXVI). — CARNOT et AMET. Dégénérescence des îlots de Langerhans en dehors du diabète. (*C. R. de la Société de Biologie*, 1905, 28 octobre).

4. SSOBOLEFF. (*Virchow's Archiv*, 1902, CLXVIII, p. 91).

5. J. LÉPINE. (*C. R. de la Société de Biologie*, 7 novembre 1903).

6. ALDHEIM. (*Petersb. med. Woch.*, 1905, n°s 34 et 35).

7. LAZARUS. (*Münch med. Woch.*, 1907, n° 45).

8. HEIBERG. (*Münch med. Woch.*, 1907, n° 51).

En résumé, il paraît naturel que la sécrétion interne du pancréas vienne en partie des îlots, puisqu'ils n'ont pas de conduit excréteur ; je suis même disposé à accepter qu'ils aient, malgré leurs relations incessantes avec les acini, une certaine autonomie à cet égard ; mais il paraît excessif de les envisager comme les agents exclusifs de cette sécrétion [1].

L'action exercée par le pancréas sur la glycolyse générale n'est pas directe, mais favorisante. — Peu après avoir découvert l'influence glycolytique exercée par le pancréas j'ai été conduit par les faits à admettre qu'il n'était pas le seul organe jouissant de cette influence, et j'ai dit, plus tard, d'une manière très explicite « que la *sécrétion interne ne produit vraisemblablement pas directement, mais favorise* la glycolyse dans les tissus ». [2]

Cette action favorisante n'est certainement pas due *exclusivement* à une enzyme, car j'ai, en 1899, constaté avec Martz dans des expériences très précises[3], qu'un fragment *bouilli* du pancréas, extirpé après l'excitation des nerfs de cet organe, favorise beaucoup plus la fermentation alcoolique qu'un fragment (également bouilli) extirpé *avant* cette excitation. Voici le résumé d'une de ces expériences :

On a pris deux ballons renfermant chacun 200 centimètres cubes de liquide minéral Pasteur, peu sucré et 1 gramme de

1. N'ayant en vue que la sécrétion *interne*, je dois laisser de côté les beaux travaux sur la sécrétion pancréatique que l'on doit au professeur Wertheimer (de Lille), à Camus et Gley, à Launois, à Delezenne, etc. Mais il me faut mentionner d'une manière toute spéciale un mémoire des plus importants sur la sécrétion interne, d'un physiologiste belge, J. De Meyer. (*Travail de l'Institut Solvay*. Bruxelles, 1906), qu'on lira avec le plus grand profit. — Plus récemment cet expérimentateur a publié une note intéressante sur un sérum antiglycolytique. (*C R. de la Société de Biologie*, 1907, 2e sem., p. 385).

2. Lépine. (*Le diabète et son traitement*. Paris, 1899, p. 26).

3. Lépine et Martz. De l'action favorisante exercée par le pancréas sur la fermentation alcoolique. (*C. R. de l'Académie des Sciences*, 10 avril 1899).

levure très exactement pesée. A l'un d'eux on a ajouté la pulpe d'un fragment de pancréas, aussitôt après l'avoir extirpé, pesé et fait bouillir pendant cinq minutes (pour détruire la trypsine). Puis, on a excité avec un courant faradique assez fort, pendant un quart d'heure le faisceau de nerfs qui entoure l'artère pancréatico-duodénale. Cinq heures plus tard, on a extirpé un fragment de pancréas de même poids (8 grammes) et on l'a traité comme le précédent, en ayant soin que les conditions de temps, de température, etc., fussent identiques dans les deux ballons. Après quinze heures de fermentation, on a dosé le sucre restant dans le ballon, et, par pesée, l'acide carbonique dégagé. La solution des deux ballons renfermait au début 4 gr. 4 de glucose.

Dans le premier ballon, il en a disparu 3 gr. 48;

Dans le second, 3 gr. 93;

Du premier, il s'est dégagé 0 gr. 70 CO^2;

Du second, 1 gr. 01 CO^2.

On voit que la glycolyse a été bien plus active dans le ballon ayant reçu le pancréas excité.

Incidemment, je ferai remarquer que dans le deuxième ballon nous avons trouvé pour 1 gramme de glucose disparu *beaucoup plus* de CO^2 dégagé (0 gr. 257 au lieu de 0 gr 201). La modification de la fermentation a donc été, non seulement quantitative, mais *qualitative*.

L'expérience suivante montre que la substance favorisante peut être décelée dans le sang de la veine pancréatique :

On répartit entre huit ballons 400 centimètres cubes d'eau sucrée à 5 p. 1.000, légèrement thymolée et renfermant un peu de zymase de Büchner.

Deux de ces ballons (témoins) reçoivent chacun 5 grammes d'eau salée;

Deux autres, chacun 5 grammes de sang de la veine pancréatique d'un chien à jeun;

Deux autres. chacun 5 grammes de sang de la même veine, immédiatement après la faradisation des nerfs du pancréas, pendant dix minutes;

Les deux derniers, chacun 5 grammes de sang de la même veine, quatre heures et demie plus tard.

Tous ces ballons, ainsi préparés, sont mis à l'étuve, à 39°. Chacun y reste quatre heures.

Au bout de ce temps, on dose le sucre dans chaque ballon. Voici la perte moyenne de chaque série :

1° Ballons témoins.	0,09
2° Ballons renfermant le sang avant la faradisation	0,72
3° Immédiatement après la faradisation . . .	0,84
4° 4 heures après la faradisation.	1,05

Ainsi, dans la dernière série, la perte est plus de dix fois supérieure à celle des témoins.

Il importe de remarquer que les écarts entre les deux ballons de chaque série étaient fort peu considérables. J'ajoute enfin qu'on a tenu compte de la proportion variable de sucre que renfermaient les trois sangs ajoutés au liquide sucré.

La conclusion de cette expérience est que le sang de la veine pancréatique, après la faradisation des nerfs du pancréas, favorise la fermentation alcoolique plus que le sang retiré de la même veine *avant* la faradisation et que le sang recueilli quatre heures après la faradisation est beaucoup plus efficace que le sang recueilli aussitôt après. Il y a donc parallélisme entre les effets sur la fermentation et la glycolyse chez l'animal.

J'ai fait l'expérience suivante, avec la collaboration de Boulud[1].

Nous faisons fermenter avec un peu de levure de bière un litre environ d'une solution de glycose à 2 p. 100. Quand la fermentation est en train nous filtrons, à travers un linge (pour avoir un liquide bien homogène), nous dosons le sucre, nous distribuons dans plusieurs éprouvettes semblables 100 centimètres cubes de liqueur en fermentation et nous ajoutons à chacune d'elles, sauf à celles qui servent de témoins et qui reçoivent 5 centimètres cubes d'eau salée, le même nombre de centimètres cubes de lymphe fraîche qui s'écoule d'une canule (placée dans le canal thoracique d'un gros chien), soit *avant*, soit *après* la faradisation des nerfs du pancréas. Au bout de deux heures, nous dosons le sucre dans chaque éprouvette, les conditions de temps, de température, d'acidité, etc., ayant été identiques. Or, nous avons constamment trouvé que c'étaient les éprouvettes témoins qui avaient perdu le moins de sucre et que c'étaient celles qui avaient reçu la lymphe recueillie *après* la faradisation qui en avaient perdu le plus.

1. Lépine et Boulud. (*C. R. de la Société de Biologie*, 1900, 723).

Cette expérience montre nettement que la substance favorisant la fermentation alcoolique est plus abondante dans le canal thoracique après l'excitation du pancréas. Thibaudeau[1] se fondant sur des considérations histologiques, a pensé que la sécrétion interne du pancréas doit passer non seulement par les veines, mais par les lymphatiques. C'est ce que démontrait déjà l'expérience que j'ai publiée en 1890[2].

La substance favorisante issue du pancréas est, d'après Cohnheim, soluble dans l'alcool à 96°, tandis que le ferment glycolytique des organes est, comme nous l'avons vu, précipité par l'alcool[3]. Elle résiste non seulement à la température de l'ébullition, comme je l'ai montré en 1899, mais à une température notablement plus élevée, si comme l'a vu de Meyer, l'addition d'extrait de pancréas *stérilisé à 115°*, produit une augmentation sensible de la glycolyse dans le sang, *in vitro*.

Il est bien difficile de dire quelle est la substance ou quelles sont les substances issues du pancréas qui exercent une action

1. THIBEAUDEAU. (*Presse médicale*, 29 sept. 1904, p. 234).

2. LÉPINE. (*C. R. de l'Acad. des Sciences*, 1890). — D'après BIEDL (*Centralb. für Physiologie*, 1898, XII, p. 624), la ligature du canal thoracique (ou l'établissement d'une fistule faisant écouler la lymphe au dehors) est suivie de glycosurie chez le chien, même à l'inanition. Cette glycosurie serait causée par le défaut d'entrée dans le sang d'une substance, contenue dans la lymphe, favorisant la glycolyse. — J'ai fait chez 4 chiens cette opération. Aucun n'est devenu glycosurique. Mais, ayant saigné deux de ces chiens, je les ai trouvés hyperglycémiques, vingt-quatre heures après l'opération (1 gr. 8 et 1 gr. 4). — SCHLESINGER (*Wiener kl. Woch.*, 1902, p. 769), n'a pas non plus constaté de glycosurie chez les chiens dont le canal thoracique était lié, mais un défaut d'assimilation du sucre, peu après l'opération. Il a noté aussi l'engorgement des lymphaliques du pancréas. Cette lésion n'a d'ailleurs pas d'importance pathogénique puisque la glycosurie, d'après Biedl, a été plus fréquente chez les chiens dont le canal n'était pas lié et chez lesquels la lymphe s'écoulait au dehors. — Quand au manuel opératoire, je puis dire qu'en abaissant très fortement l'épaule gauche, je suis arrivé à lier le canal thoracique en dix minutes, c'est-à-dire après une anesthésie très courte, si le chien a ingéré la veille au soir, de la graisse de cheval, qui rend le canal thoracique *jaune*.

3. Ce fait a été confirmé par HALL. (*American Journal of Physiol.*, 1907, XVIII).

si remarquable sur la glycolyse générale. J'ai pensé à une substance dérivée de la pancréatine; car la pancréatine injectée dans les veines d'un chien, à une dose à peine supérieure à un centigramme par kilogramme, amène au bout de quelques heures (et le lendemain) une exaltation considérable du pouvoir glycolytique et le plus souvent une très forte hypoglycémie[1].

Comme exemple, voici une expérience :

CHIENNE 2743, saine, poids 21 kilogr.

On lui injecte dans une veine 10 centigrammes de pancréatine en suspension dans 80 centimètres cubes d'eau, quatre heures après, 40°6.

24 heures après l'injection :

	POUVOIR RÉDUCTEUR	
	Immédiat.	Après un chauffage de 20 heures avec l'acide fluorhydrique.
Sang artériel	0,72	1,78
Après 1 heure à 39°	traces	0,56

Dans ce cas, perte apparente et perte réelle très forte (1,78 — 0,56 = 1,22). Mais malgré l'augmentation du pouvoir glycolytique du sang, il y a hyperglycémie. C'est un fait exceptionnel.

GLYCOLYSE IN VITRO PRODUITE PAR LE SUC D'ORGANES

Blumenthal[2] a le premier observé la production d'acide carbonique dans une solution sucrée additionnée de suc d'organes. Cette production de CO^2 est plus abondante en milieu anaérobie (Blumenthal). Stoklasa[3] l'a particulièrement étudiée dans ce

1. Mais la pancréatine résiste assez mal à l'ébullition. VAHLEN (*Zentr. für Physiol.*, 1908, n° 7) dit avoir isolé du pancréas une substance favorisante; mais il n'a pu la caractériser.

2. BLUMENTHAL. (*Zeitschrift für diät. und physik. Therapie*, 1898, I). Ce suc était obtenu en broyant les organes et en pressant la bouillie à l'aide d'une presse hydraulique puissante.

3. STOKLASA. (*Beiträge zur chem. Physiol. und Path.*, 1903, III, et *Pflueger's Archiv*, 1901, CI, p. 311).

milieu. Comme il a obtenu à la fois de l'acide carbonique et de l'alcool, il n'hésite pas à considérer la glycolyse dans les tissus comme identique à la fermentation alcoolique.

Mais cette conclusion est inadmissible. Les expériences de Stoklasa n'ont d'ailleurs pu être reproduites à l'Institut Pasteur, dans les conditions d'asepsie qu'il indique. Aussi, Battelli[1], Portier[2], etc., contestent-ils que la glycolyse opérée au moyen du suc d'organes sans l'intervention de microbes, puisse donner naissance à l'alcool[3].

On a constaté la présence d'une petite quantité d'alcool dans les organes[4] et dans le sang[5] d'animaux n'ayant jamais ingéré d'alcool; mais il est possible qu'il ait été formé dans l'intestin, par fermentation microbienne du glycose, puis résorbé[6]. D'autre part, il n'est pas absurde de supposer qu'il se forme parfois *comme produit accessoire*, ainsi que l'admet Blumenthal.

Voici la technique, calquée sur celle de Büchner, qu'a suivie cet expérimentateur :

Les organes sont broyés avec du sable, et la pulpe, ainsi obtenue, soumise à une pression de 300 atmosphères. Pour un kilogramme d'organes on peut obtenir jusqu'à 100 centimètres cubes de suc. On ajoute de l'alcool absolu; on décante et on agite le résidu avec l'éther; on filtre et on évapore le précipité dans le vide; puis on le reprend par l'eau distillée, qui est additionnée de glucose et de toluol. La glycolyse est appréciée par le volume d'acide carbonique obtenu après un certain nombre d'heures. L'asepsie de la solution est vérifiée.

Arnheim et Rosenbaum[7], à l'exemple de Rapp et Büchner,

1. Battelli. (*C. R. de l'Acad. des Sciences*, 1903, 14 décembre).

2. Portier. (*C. R. de la Soc. de Biologie*, 16 juillet et *Annales de l'Institut Pasteur*, 1904, p. 633).

3. Blumenthal (*Deutsche med. Woch.*, 1903, n° 51) et Feinschmidt (*Beiträge zur phys. und path. Chemie*, 1903, IV, p. 511), disent en avoir trouvé, en milieu stérile.

4. I. Béchamp, cité par Duclaux. (*Traité de Microbiologie*, III, p. 57).

5. Joly. (*C. R. de l'Académie des Sciences*, 1893, 9 novembre).

6. Voir Feinschmidt. *Loc. citat.*

7. Arnheim et Rosenbaum. (*Hoppe Seyler's Zeitschrift*, 1903, XL, p. 220).

traitent le suc d'organes par l'acétone et l'éther, l'acétone présentant sur l'alcool quelques avantages.

Ajouté à une solution de glycose, le suc de foie a produit une glycolyse assez énergique (Jacoby)[1]; celui des muscles, une glycolyse *faible* (Cohnheim)[2], ainsi que l'avait autrefois noté Lauder Brunton[3]. Quant au suc de pancréas, ses effets sont inconstants, et même douteux; en tous cas, peu intenses[4]. Cohnheim, en employant le suc *non desséché* de cet organe, n'a pas observé de glycolyse. On pourrait être tenté d'attribuer ce résultat à une formation de sucre (aux dépens des nucléo-protéides du pancréas[5], qui aurait masqué la glycolyse). Mais cette explication ne paraît pas suffisante; car l'addition à une solution sucrée d'un mélange de suc de pancréas et de suc de muscles lui a donné une glycolyse notable[6]. Il est certain que ce mélange a, en effet, plus d'efficacité que le suc de pancréas.

D'après Magnus-Lévy, c'est le foie qui, à en juger par l'autolyse, posséderait, de tous les organes, le pouvoir glycolytique le plus considérable.

1. Jacoby. (*Virchow's Archiv*, 1900, t. CLVII, p. 235). — Il est probable qu'il se fait de la glycolyse dans le foie quand les muscles ne produisent pas de chaleur. A noter que le foie d'un diabétique n'avait aucun pouvoir glycolytique, bien qu'il eût conservé son pouvoir oxydant.

2. Cohnheim. (*id*,, 1903, XXXIX, p. 336; XLII, p. 401 et XLVII, p. 253). — Dans ce dernier travail Cohnheim dit que le ferment musculaire est plus abondant l'hiver (chez le chat).

3. Lauder Brunton. (*Zeitschrift für Biologie*, 18). — Voir aussi Lauder Brunton et Rhodes. (*Zentr. für Physiologie*, 1898, XII, p. 353). — Manning. (*Inaug. Dissert.*, Leyde, 1906). — D'après Kirch (*Hofmeister's Beiträge*, 1906, VIII, p. 210), le cœur est plus riche que les autres muscles en ferment glycolytique et d'après Tadasu Paski (*Id.*, p. 495) les muscles lisses, qui ne renferment, comme on sait, pas de glycogène possèdent, au moins autant que les muscles striés, le pouvoir de détruire le glycogène qui leur est ajouté.

4. L'influence considérable que le pancréas exerce sur la glycolyse générale, n'est pas en contradiction avec le fait que le suc de pancréas n'est pas *lui-même* glycolytique ; car l'augmentation de la glycolyse générale résulte d'une *réaction*.

5. Lépine et Métroz. (*C. R. de l'Académie des Sciences*, 1893, 17 juillet). — Pendant l'autolyse, le pancréas, comme la plupart des autres organes, produit une petite quantité de sucre *fermentescible*, indépendamment d'un pentose.

6. Cohnheim a vu aussi ce que j'avais antérieurement constaté, qu'un extrait de pancréas *même bouilli*, *active* la glycolyse.

Herlitzka et Borrino[1] ont obtenu une glycolyse assez prononcée dans des solutions sucrées, en les additionnant soit d'un nucléo-histone du foie, soit de nucléo-protéides, extraites du rein et du thymus[2].

En résumé, le pouvoir glycolytique du suc des organes, paraît, en général, assez faible. Il est notablement renforcé par des produits issus du pancréas et constituant ce qu'on nomme sa *sécrétion interne*. Ces produits sont décelables dans le sang de la veine pancréatique et dans la lymphe du canal thoracique. L'extrait du pancréas *bouilli*, surtout après l'excitation des nerfs de l'organe, a une action favorisante bien marquée. Le chauffage, même à 115°, de cet extrait n'anéantit pas cette action favorisante.

Dans les organes, la glycolyse, au moins pour le début du processus, paraît anaérobie; elle est sans doute différente dans chacun d'eux, le protoplasma de chaque organe étant spécial. D'après Stoklasa[3], à qui je laisse la responsabilité des faits suivants, les muscles et le foie pourraient produire la glycolyse du glycose, le poumon, celle du lactose, et le rein, celle du sucre de canne. Ces assertions, je n'ai pas besoin de le faire remarquer, sont en désaccord avec les données classiques ; car les physiologistes n'admettent pas que le lactose et le sucre de canne se dédoublent dans les organes.

Relations entre les pouvoirs glycolytique et catalytique du sang. — Contrairement à ce qu'a pensé Spitzer, il est *exceptionnel* de trouver un parallélisme entre le pouvoir glyco-

1. Herlitzka et Borrino. (*Sperimentale*, 1902, p. 669).

2. Herlitzka a réussi également à extraire de la levure de bière un nucléo-histone, et a produit avec lui une fermentation qui paraît bien avoir été une fermentation alcoolique véritable ; car l'alcool et l'acide carbonique s'y trouvaient dans le rapport normal. Je ne le suivrai pas dans la conclusion qu'il en tire ; car, ainsi que je l'ai déjà dit, il me paraît inadmissible d'assimiler l'histo-glycolyse à une fermentation alcoolique.

3. Stoklasa. (*Neue freie Presse*, 1904, 11 février).

lytique du sang et la quantité d'oxygène qu'il est capable de dégager de l'eau oxygénée. Comme preuve, il suffit de dire qu'un sang ayant séjourné une heure à 39° conserve généralement l'intégrité de son pouvoir catalytique. Or, un tel sang a perdu toujours une grande partie de son pouvoir glycolytique. L'absence de parallélisme entre ces deux pouvoirs n'a rien qui puisse étonner, si l'on admet avec Ville et Moitessier[1] que l'action catalytique du sang est une propriété exclusive des globules rouges, et qu'elle tient à une zymase contenue dans ces globules. Voici cependant une expérience où ce parallélisme a été net. C'était chez un chien vieux, mais bien portant. Le sang de la carotide, de la jugulaire et de la fémorale avait une teneur en sucre normale, un pouvoir glycolytique normal, et 1 centimètre cube de ces divers sangs dégageait, en quinze minutes, avec l'eau oxygénée, de 5 à 7 centimètres cubes d'oxygène. Huit heures après la section des nerfs du foie, et la faradisation des nerfs du pancréas, j'ai trouvé de l'hypoglycémie, une énorme glycolyse, après séjour du sang à 39°, et une grande augmentation du pouvoir catalytique du sang. En effet, avec la même quantité d'eau oxygénée, et dans le même temps, le sang de la jugulaire donnait 15 centimètres cubes d'oxygène; celui de la fémorale, 15 centimètres cubes, et celui de la carotide 18 centimètres cubes.

Glycolyse de différents sucres. — Jusqu'ici, nous ne nous sommes occupés que de la glycolyse du glycose. Il n'est pas sans intérêt de savoir comment se produit celle des autres sucres. Portier, le premier, a recherché quels sucres étaient glycolysés par le sang du chien ou du lapin[2]. Mais ses expériences ont été faites avec le sang d'animaux anesthésiés, ce

1. Ville et Moitessier. (*C. R. de la Société de Biologie*, 1903, p. 1126). — On comprend en conséquence que je ne parle pas des oxydases qui seraient hors de mon sujet.

2. Portier. *C. R. de l'Acad. des Sciences*, 1900, CXXXI, p. 127).

qui n'est pas le moyen d'obtenir le maximum de la glycolyse, et celle-ci a duré quarante-huit heures, ce qui est un temps bien long. En effet, au bout de ce temps, le lévulose et le maltose, ajoutés dans la proportion de 2 p. 100 de sang, avaient complètement disparu (sauf dans une expérience où la moitié du lévulose a été retrouvée). Quant au saccharose, au lactose et au xylose, ils ont été retrouvés en totalité.

Plus récemment, Portier a repris ces expériences, en suivant la même méthode[1]. Il a vu que d'autres pentoses, que le xylose (l'arabinose et le sorbose) sont également incapables d'être glycolysés. Il en est de même du lactose, ce qui n'a rien d'extraordinaire, la lactase n'existant pas dans le sang. Il a constaté, de plus, que le galactose et le mannose subissaient la glycolyse.

Blumenthal, en employant non le sang mais le *suc* du pancréas, a trouvé qu'en douze à seize heures il y avait formation abondante d'acide carbonique avec le lactose, le galactose et le lévulose, mais moins abondante, toutefois, qu'avec le glucose. Il a constaté, de plus, que de l'acide carbonique s'était formé aux dépens de l'*arabinose.*

Sehrt[2] et Hale[3], ont vu que le mélange de suc musculaire et de suc pancréatique, qui détruit le glycose, reste sans action sur le lévulose.

In vivo, Hugh Guigon[4] a constaté que le maltose n'est pas bien utilisé par le muscle.

RÉSUMÉ

En somme, c'est grâce aux ferments glycolytiques des organes qu'est utilisé le glycose, source d'énergie et de chaleur. Ces ferments (cytases) diffèrent suivant les organes. Aussi la glyco-

1. PORTIER. (*C. R. de la Société de Biologie*, 1903, p. 191).
2. SEHRT (*Zeitschrift für klin. Medicin*, 1905, LVI, p. 509).
3. HALE (*Americ. Journal of Physiol*. 1907, XVIII).
4. HUGH GUIGON (*American Journal of Physiol*, XXI, n° 3).

lyse doit-elle être multiforme. Dans le sang elle est aérobie.

La glycolyse est activée par des produits de la sécrétion interne de certains organes, notamment du pancréas. Nous verrons ultérieurement que, d'une manière générale, elle est diminuée dans le diabète.

In vitro le pouvoir du sang peut être mesuré ; mais pour être à l'abri des perturbations causées par le dégagement de sucre aux dépens du sucre virtuel, il faut doser le sucre total du sang avant et après son séjour à 39°. Or, le dosage du sucre *total* n'est pas sans présenter quelques difficultés techniques. Il est fort probable que le pouvoir glycolytique des organes augmente et diminue dans le même sens que celui du sang.

CHAPITRE VI

HYPERGLYCÉMIE

Nous avons vu que dans un extrait de sang le sucre, que nous appelons *immédiat*[1], s'élève, en moyenne, à 80 centigrammes (pour 1.000 grammes de sang).

Bien des conditions peuvent l'augmenter ; mais quand les mécanismes régulateurs fonctionnent d'une manière normale, l'hyperglycémie produite n'est pas durable. A titre d'exemple, je vais citer quelques cas d'hyperglycémie *transitoire :*

HYPERGLYCÉMIES TRANSITOIRES DE CAUSE NERVEUSE

Un grand nombre d'excitations nerveuses sont suivies d'une hyperglycémie d'une durée plus ou moins courte, ainsi la section du nerf sciatique. — L'excitation du bout central de ce nerf produit une hyperglycémie plus considérable.— Si, avec un maillet on porte un coup violent sur le crâne d'un chien, le sucre du sang peut augmenter, *en quelques minutes,* de 0 gr. 60, et davantage. On sait depuis Cl. Bernard qu'une plaie du mésocéphale agit de même. D'après mes expériences très nombreuses à cet égard, deux éventualités sont possibles : tantôt l'hyperglycémie atteint en moins d'une demi-heure son maximum ; tantôt elle progresse pendant plusieurs heures. Je l'ai vue, en quatre heures, s'élever à 4 gr. 9. Ce qui est insolite, dans ce

1. Voir page 71.

cas, c'est que l'urine, d'ailleurs peu abondante, rendue dans les heures consécutives, ne renfermait pas de sucre. A noter aussi que la température centrale ne s'est pas élevée au-dessus de 38°, alors que dans d'autres cas, elle dépasse 40°. Une diminution de la glycolyse dans les tissus me paraît, dans ce cas, très probable. Cette hypothèse explique l'hyperglycémie progressive et l'absence d'hyperthermie.

HYPERGLYCÉMIE CONSÉCUTIVE AUX SAIGNÉES

Cl. Bernard avait remarqué que, peu après une saignée, la glycémie est augmentée chez le lapin. L'exactitude de ce fait a été confirmée par plusieurs expérimentateurs, notamment par Schenck [1], Lewandowski [2], Rose [3], etc. — Chez le chien, cette hyperglycémie est moins prononcée [4]. — Toutes choses égales, elle est plus marquée chez un animal bien nourri. Toutefois, Quinquaud [5] l'a observée chez des chiens inanitiés, possédant peu de glycogène hépatique. Cela n'a rien qui puisse nous surprendre, le glycogène du foie n'étant pas la seule source du sucre, et la soustraction d'une grande quantité de sang pouvant diminuer l'énergie glycolytique des tissus.

HYPERGLYCÉMIE CONSÉCUTIVE A UN REFROIDISSEMENT INTENSE

J'ai trouvé qu'un bain *très froid* peut produire une hyperglycémie. — L'idée qui vient tout d'abord à l'esprit est de l'attribuer à une *action de défense*, c'est-à-dire à l'excès de la réaction hyperglycogénique [6]. Mais j'ai, de plus, noté qu'un bain très

1. SCHENCK. (*Pflueger's Archiv*, LVII, p. 553).
2. LEWANDOWSKI. (*Engelmann's Archiv*, 1901, p. 363).
3. ROSE. (*Archiv für exper. Pathologie und Pharm.*, 1903, L).
4. Von EDEL. (*Inaug. Diss.*, Würzburg, 1894).
5. QUINQUAUD. (*C. R. de la Société de Biologie*, 1889, p. 286).
6. EHRMANN. (*Archiv für. exp. Path.*, LIII, p. 97) croit pouvoir doser

froid diminue la glycolyse, *apparente*, dans le sang, Il est possible que l'excès de réfrigération, diminue l'énergie glycolytique des tissus; mais comme je n'ai pas étudié la glycolyse *réelle*, je ne puis être affirmatif.

CHIEN de 11 kilogrammes. — On le maintient une demi-heure dans un bain à 12° — 10°. Au sortir de l'eau, Temp. rect. 36°. On fait une petite saignée à la carotide. Le pouvoir réducteur du sang équivaut à 2 grammes de glucose.

Le pouvoir glycolytique est diminué :

Une heure plus tard, Température rectale . .	37°,5
Deux heures plus tard	38°

A ce moment, on prend du sang artériel : pouvoir réducteur, 1 gr. 3; pouvoir glycolytique normal.

Le lendemain, on répète la même expérience. Au sortir de l'eau, Temp. 34°. Le sang de la carotide a un pouvoir réducteur de 2 gr. 8.

CHIENNE. — 20 kilogrammes, à jeun.

A 8 heures, on la met dans un bain à 14° C., et on l'y maintient vingt minutes. Aussitôt après, on prend du sang de la carotide.

Le pouvoir réducteur immédiat est 1,4.

Glycolyse normale ou un peu faible. L'animal se réchauffe rapidement. On la sonde d'heure en heure.

Urine.

HEURES	Quant. p. heure. cent. cub.	Urée p. heure. grammes.
Du 12 soir au 13 matin	12	0,54
De 8 à 9 heures	62	2,94
De 9 à 10 heures	96	4,6
De 10 à 11 heures	85	4,2
De 11 heures à 5 heures	25	0,6

Trois jours après, chez le même chien, on recommence la même expérience, sauf que l'eau est plus froide (9°) et la durée du bain plus longue (trente minutes).

l'adrénaline contenue dans le sang par l'action mydriatique du sérum. D'après REICHER, qui a employé cette méthode, (*Berlin. kl. Woch.* 1908, p. 1435), cette substance est plus abondante dans le sang après l'immersion de l'animal dans l'eau froide.

A la sortie, Temp. 36°5; aussitôt on prend du sang (8 h. 30).
Pouvoir réducteur, 1,8.
Glycolyse *faible.*
L'animal se réchauffe lentement

9 heures	36,5	10 heures	36,5
11 heures	36,7	1 heure	37

L'animal est resté couché, oppressé; le cœur est faible et rapide.

HYPERGLYCÉMIE CHEZ LES BRIGHTIQUES HYPERTENDUS.

Le plus souvent, les brightiques, au moins à la période cachectique, sont plutôt hypoglycémiques.

J'ai maintes fois eu l'occasion de constater ce fait; mais, dans certaines conditions, notamment s'il existe de l'hypertension, on peut observer de l'hyperglycémie.

La cause en est discutable : on a supposé qu'elle pouvait être due au défaut de perméabilité du rein. Mais cette explication ne paraît pas satisfaisante, car chez les hypertendus, polyuriques, on ne comprend guère que le rein soit imperméable à une substance cristalloïde, comme le sucre. Il semble plus naturel d'invoquer une augmentation de la proportion d'adrénaline du sang. Quoiqu'il en soit, voici un cas de ma clinique où un brightique très hypertendu, urémique, comateux, et à l'*inanition absolue*, a présenté, lors de la seconde saignée, faite quarante-huit heures après la première, une notable hyperglycémie :

Le 1er octobre, saignée de 300 gr. :

	POUVOIR RÉDUCTEUR immédiat	après chauffage avec l'acide fluorhydrique.
	—	—
Sang veineux.	1,00	1,77

Amélioration légère, mais passagère. Deux jours plus tard, l'état du coma étant redevenu le même, on fait une nouvelle saignée :

Sang veineux.	1,30	2,20

Ainsi, bien que le malade n'ait absorbé aucun aliment, aucun liquide sucré, il existait, dans le sang de la deuxième saignée, une augmentation sensible du sucre du sang, surtout du sucre virtuel, qui de 0,23 a passé à 0,50.

HYPERGLYCÉMIE DANS LES INTOXICATIONS

Beaucoup de substances toxiques ou médicamenteuses produisent une hyperglycogénie temporaire, et parfois une diminution notable de la glycolyse dans les tissus. Il n'est donc pas étonnant que plusieurs d'entre elles déterminent une hyperglycémie très marquée [1].

Antipyrétiques. — Si l'on fait ingérer à un chien de 10 à 15 kilos 2 à 3 grammes d'antipyrine,. et si, deux heures plus tard, on lui fait une saignée, on trouve toujours une augmentation sensible des matières sucrées du sang et une diminution de son pouvoir glycolytique. Mais quelques heures plus tard, par un effet réactionnel qui est la règle après l'ingestion ou l'injection dans le sang de beaucoup de substances médicamenteuses, on observe souvent une diminution de la glycémie et une augmentation du pouvoir glycolytique du sang.

Toxines microbiennes. — Un certain nombre de toxines microbiennes produisent de l'hyperglycémie.

Chien 1967. — Poids 19 kilogrammes. A 8 heures du matin, on lui injecte dans une veine 20 centimètres cubes d'une culture de staphylocoque. Accélération du cœur immédiate; puis ralentissement et affaiblissement de ses battements. Oppression assez considérable.

Immédiatement avant l'injection, on avait fait une prise de sang; et après l'injection, on fait des prises, à intervalles rappro-

1. Certains poisons provoquent même de la glycosurie. Nous traiterons de la glycosurie toxique dans un chapitre spécial, et il ne sera question ici que de substances qui amènent une hyperglycémie sans glycosurie.

chés. L'hyperglycémie atteint son maximum en vingt minutes (1,80); puis elle baisse progressivement. L'hyperthermie augmente pendant quatre heures d'une manière progressive; elle arrive à 40°,5.

Hollinger[1] a constaté de l'hyperglycémie dans divers états fébriles.

Trinkler[2] a noté que l'hyperglycémie est la règle chez les cancéreux. Ce fait intéressant a été confirmé par Freund[3].

Enfin, dans un très grand nombre d'autres conditions il se produit une hyperglycémie transitoire; mais nous retrouverons en traitant des glycosuries les hyperglycémies les plus intéressantes.

EFFETS DE L'HYPERGLYCÉMIE

Les effets des injections intra-veineuses de sucre ont été étudiés par Ch. Richet et Moutard-Martin[4] et, après eux, par plusieurs expérimentateurs.

Butte a noté une heure environ après l'injection intra-veineuse de 4 grammes de glycose par kilogramme, une élévation de la température rectale *de plus d'un degré*[5] et, dans la deuxième demi-heure, c'est-à-dire de la trentième à la soixantième minute après l'injection, une augmentation sensible de l'acide carbonique exhalé[6],

1. Hollinger. (*Deutsches Archiv für kl. Méd.* 1908, XCII, p. 217).

2. Trinkler (*Central bl. für die med. Wiss.*, 1890, p. 498). Il n'y aurait pas d'hyperglycémie chez les sujets porteurs de sarcome.

3. Freund (*Allg. Wiener med. Zeitung*, 1885, n° 9).

4. Moutard-Martin et Richet (*C. R. de l'Acad. des Sciences*, 1879, t. LXXXIX, p. 107 et 240).

5. L'élévation de la température du rectum a été aussi observée *chez l'homme*, par Mosso, après l'ingestion de sucre, à la dose de 4 grammes par kilogramme. — Elle débuterait au bout d'un quart d'heure, et son maximum serait atteint en une heure ou deux. L'ingestion d'albumine n'aurait pas d'influence sensible sur la température. Quant au pain, son action est faible.

6. Cette augmentation pourrait être de plus d'un dixième chez le

L'exploration pléthysmographique des organes montre qu'ils augmentent de volume et donnent des oscillations très amples, isochrones aux systoles cardiaques. Celles-ci sont moins fréquentes qu'à l'état normal, ce qui n'empêche pas la vitesse de la circulation artérielle d'être très augmentée. On est donc en présence d'une vaso-dilatation générale. Albertoni admet de plus une action directe du glycose sur le cœur. Mais Hédon[1] ne partage pas cette opinion. Les oscillations manométriques sont très amples; mais l'élévation de la tension artérielle est faible. Quant à la tension veineuse, elle est accrue, à cause de l'augmentation de la masse du sang.

En effet, la pénétration de sucre dans le sang entraîne un processus osmotique plus ou moins intense. Une certaine quantité de lymphe pénètre dans le sang et le dilue[2]. Celle qui reste dans les voies lymphatiques est riche en sucre. Weyert[3] a même cru que le pourcentage du sucre de la lymphe pouvait dépasser celui du sang. C'est une erreur, ainsi que l'a montré Cohnstein. Il est en tous cas certain, vu la masse de la lymphe,

chien. Elle fait défaut si la quantité de sucre injecté ne dépasse pas un gramme par kilogramme. — D'après Vaughan Harley (*Archives italiennes de Biologie*, 1893, XIX, 253 et *Journal of Physiology*, XV), si la dose de sucre est suffisante, il y a toujours augmentation du *quotient* respiratoire. Le maximum de cette augmentation s'observe au bout de quelques heures. L'infusion intra-veineuse d'une solution de chlorure de sodium amène aussi une augmentation du quotient; mais, dans ce cas, il y a *diminution* de l'absorption de l'oxygène et, dès la troisième heure, le quotient est revenu à son taux normal. Je rappelle que l'augmentation de l'acide carbonique ne prouve pas la destruction du sucre, les travaux d'Hanriot (voir p. 152) ayant montré que précisément dans le cas d'hyperglycémie cette augmentation tient essentiellement à la transformation du glycose en graisse.

1. Hédon et Arrous. Effets cardio-vasculaires des injections de sucre. (*C. R. de la Société de Biologie*, 1899, p. 642, 15 juillet).

2. Brasol (*Dubois's Archiv* 1884, p. 24, a noté, consécutivement à des infusions concentrées de sucre, une diminution de l'hémoglobine tout à fait hors de proportion avec la faible quantité de liquide injecté.

3. Weyert. (*Dubois's Archiv*, 1891, p. 187).

que, peu de minutes après la fin d'une injection intra-veineuse, elle renferme, d'une manière absolue, beaucoup plus de sucre que le sang.

Les muscles qui, eux aussi, constituent une masse considérable, emmagasinent de leur côté une forte quantité de sucre. On sait que chez un animal exsangue, le tissu musculaire ne renferme à peu près point de sucre. Or, dans les muscles de deux chiens qui avaient reçu une injection intra-veineuse de 4 grammes de glycose par kilogramme, Butte a trouvé[1] :

Glycose dans 1 kilogramme de muscles.

CHIENS.	20 minutes après l'injection.	1 h.	2 h.	17 h.
	—	—	—	—
N° 1.	4,2	3,5	3,1	
N° 2.		4,1	3,0	0

Bien que les muscles aient été soigneusement détergés, il est probable qu'ils renfermaient encore du sang. Les chiffres précédents peuvent donc être un peu forts.

Brasol[2] a injecté chez trois lapins, par la jugulaire, en trente à quarante-cinq minutes, une solution très concentrée de glycose, de manière à faire pénétrer 12 à 18 grammes par kilogramme, ce qui est un *maximum* difficile à dépasser, et même à atteindre. Il a saigné les animaux à blanc, et a dosé : 1° le sucre du sang; 2° le sucre éliminé par l'urine pendant les trente à quarante-cinq minutes qu'a duré la vie, et 3° le sucre restant dans les divers organes. Le déficit (c'est-à-dire le sucre *non retrouvé*) a varié chez les 3 lapins entre 28 et 17 p. 100 du sucre injecté.

Le rein est naturellement la grande voie d'élimination. La voie intestinale ne prend de l'importance que lorsque l'infusion sucrée est énorme; mais que la voie rénale soit ou non ouverte, dès les premières minutes de l'injection sucrée, le sang se débarrasse dans les tissus d'une partie du sucre, si bien que, dans les deux ou trois heures suivantes, l'hyperglycémie disparaît, et qu'il peut même se produire une *hypoglycémie*.

1. BUTTE. (*C. R. de la Société de Biologie*, 1896, 14 mars).
2. BRASOL. *Loc. cit.*,

Voici deux expériences dans lesquelles les uretères ayant été préalablement liés, l'hyperglycémie avait cessé quatre heures après l'injection :

Chien 1078. — Poids 11 kg. 600. Ligature des uretères et injection dans la jugulaire de 400 centimètres cubes d'eau salée renfermant 40 grammes de glycose, soit plus de 3 gr. 4 par kilogramme.

Quatre heures plus tard :

Sang de la carotide 0gr,81

Chien 1079. — Poids 15 kg. 600.

Ligature des uretères et injection dans la jugulaire de 500 centimètres cubes d'eau salée renfermant 40 grammes de glycose, soit plus de 2 gr. 5 par kilogramme. L'animal boit beaucoup d'eau, mais en vomit la plus grande partie.

Quatre heures plus tard :

Sang de la carotide 0gr,60

Dans un certain nombre d'expériences, j'ai même trouvé que le pouvoir réducteur ne dépassait pas 0 gr. 5, quelques heures après une injection modérée de sucre, les *uretères étant restés liés*.

DE L'HYPERGLYCÉMIE CHEZ LES CHIENS AYANT REÇU DANS LES VEINES UN GRAMME DE GLYCOSE PAR KILO

J'ai injecté à une vingtaine de chiens une solution de glycose isotonique, ou légèrement hypertonique, en proportion telle que les animaux recevaient juste 1 gramme de glycose par kilo. L'injection durant un quart d'heure, 66 milligrammes seulement par kilo et par minute pénétraient dans la veine. — Il me semble, en conséquence, que l'animal ne se trouvait pas dans des conditions trop anormales.

Or, un quart d'heure après la fin de l'injection, l'hyperglycémie, suivant l'état du chien, est très variable ; dans plus du dixième des cas elle est au-dessous de 2 grammes ; dans quelques cas exceptionnels, elle est de 3 et même 4 grammes. Cela se voit surtout chez des chiens qui ayant reçu, la veille, une injection semblable, étaient saturés de sucre.

Une heure plus tard, c'est-à-dire une heure et quart après la fin de l'injection, la glycémie est, en général, bien moindre. Dans quelques cas, elle tombe au-dessous d'un gramme. En d'autres termes, elle diminue de 60 p. 100 environ. Mais chez certains animaux affaiblis, la diminution est peu considérable. Je l'ai vue dans un cas de 8 p. 100 seulement. Bien plus, chez un chien qui avait reçu, la veille, 1 gramme de glycose par kilo, et qui, avant la nouvelle injection, n'était presque plus hyperglycémique, la teneur du sang en sucre dépassait celle de la dernière saignée.

Voici les détails de cette expérience :

Chien 2713 *bis*. — Poids 17 kilogrammes.

	POUVOIR RÉDUCTEUR immédiat
Sang artériel	0gr,98

Injection de 17 grammes de glycose en solution isotonique.

Un quart d'heure après	2gr,78
Une heure plus tard	1gr,74

En une heure, l'hyperglycémie a diminué de 38 p. 100.

Le lendemain	1gr,1

Injection exactement semblable à celle de la veille.

Un quart d'heure après	2gr,9
Une heure plus tard	3gr,7

Ce résultat, paradoxal au premier abord, s'explique en admettant que la solution injectée a passé rapidement en grande partie dans la lymphe et les tissus et que le sucre est rentré dans le sang, avant la dernière saignée.

L'HYPERGLYCÉMIE APRÈS L'INJECTION INTRA-VEINEUSE D'UNE SOLUTION DE DIVERS SUCRES

Il résulte d'expériences de Pavy [1] faites sur le chien, qu'une heure après l'injection intra-veineuse de 1 gramme par kilo de divers sucres (saccharose, maltose, lactose, galactose, lévulose et glycose), c'est avec le glycose qu'on observe la moindre hyperglycémie (1 gr. 3 en moyenne [2]), tandis qu'avec le saccharose et le lactose on a, en moyenne, 2 grammes, avec le maltose et le galactose environ 1 gr. 8, et avec le lévulose 1 gr. 4). Ce fait est d'autant plus remarquable que c'est précisément le glycose qui, pendant ce temps, a passé en moindre quantité dans l'urine, ainsi que nous le verrons dans un des chapitres suivants. Ces chiffres ne sont d'ailleurs que des moyennes, et il existe d'assez grandes différences individuelles.

RÉPARTITION DU SUCRE ENTRE LE PLASMA ET LES GLOBULES ROUGES APRÈS L'INJECTION D'UNE SOLUTION SUCRÉE

Nous avons vu, qu'à l'état normal, le plasma renferme un peu plus de sucre que les globules rouges. Aussitôt après la pénétration dans le sang d'une solution sucrée, ceux-ci ne semblent pas beaucoup plus sucrés, au moins dans les conditions où ont été faites mes expériences. Les globules rouges semblent donc peu perméables au sucre. Je n'ignore pas que Brasol dit en avoir trouvé à peu près la même quantité dans le sang et dans le sérum d'un chien qui avait reçu 5 gr. 5 de glycose par kilo. Mais les conditions dans lesquelles se trouvait l'animal étaient bien peu physiologiques, le sang renfermant 15 grammes de sucre par litre.

1. Pavy. (*Journal of Physiology*, 1899, XXIV, n° 6).

2. Ma moyenne est légèrement supérieure à celle de Pavy, bien que chez mes animaux la seconde saignée ait été faite une heure et *quart* après la fin de l'injection. Mais il faut tenir compte de la vitesse de l'injection et du titre de la solution.

Dans mes expériences, une heure et quart après l'injection, la moyenne du sucre étant 1,45, celle du sucre du sérum était 1,8. Mais ce chiffre est probablement trop fort; car, comme nous l'avons vu, du sucre se dégage dans le sérum pendant la centrifugation; 1 gr. 6 serait vraisemblablement plus exact.

En résumé, nous avons trouvé une heure et quart après l'injection lente de 1 gramme de glycose par kilo une moyenne de 1,45 pour 100 grammes de sang et de 1,70 (ou mieux 1,6) pour 1.000 grammes de plasma. — C'est une différence d'un dixième. En supposant que le volume de ce dernier constitue 60 p. 100 du volume du sang, nous pouvons facilement calculer la teneur en sucre de 1.000 centimètres cubes de globules, et nous la trouvons de 1,2 environ. Ainsi, au bout d'une heure et quart, les globules s'enrichissent en sucre; car, à l'état normal, ils en renferment moins, relativement au plasma.

A quelques chiens, nous avons injecté une solution très légèrement hypotonique de glycose. Il nous a paru que, dans ce cas, les globules, après une heure et quart, en renferment un peu moins. Mais la différence n'est pas très grande.

DU POUVOIR GLYCOLYTIQUE DU SANG APRÈS LES INJECTIONS DE SUCRE DANS LES VEINES

J'ai étudié chez 12 chiens le pouvoir glycolytique *réel*[1] du sang, après l'injection intra-veineuse de 1 gramme de glycose par kilo :

Un quart d'heure après la fin de l'injection, le pouvoir glycolytique réel est parfois presque nul, assez souvent très faible, en tout cas, toujours diminué.

Une heure après, on peut encore le trouver presque nul, mais c'est rare; le plus souvent il est simplement diminué. Une fois (sur 12 expériences) il était normal, une fois *augmenté*. On peut se demander si une erreur ne s'est pas glissée dans ce

1. Voir p. 163.

dosage ; mais comme, quelques heures plus tard, il est le plus souvent augmenté, je suis porté à supposer que, dans ce cas, il s'agissait d'une réaction précoce.

TOXICITÉ DE FORTES DOSES DE SUCRE

Quelques expérimentateurs, notamment Paul Bert, et après lui Vaughan Harley, ont signalé les accidents produits par l'injection intra-veineuse de très fortes doses de glycose (environ 10 grammes par kilogramme) chez des chiens dont les uretères étaient liés. Je pourrais rapporter ici un certain nombre d'expériences personnelles du même genre, mais je m'en abstiens, parce que ces expériences n'ont aucun rapport direct avec le diabète.

Mais si les uretères sont libres, et si l'injection est faite assez lentement, on peut faire pénétrer, sans amener la mort, une proportion de sucre très forte : Hédon et Arrous[2] ont injecté dans la veine marginale de l'oreille, chez des lapins, une solution de divers sucres à 25 p. 100 à la vitesse de 6 à 8 centimètres cubes par minute. Dans ces conditions, l'introduction de 15 grammes de glycose ou de saccharose par kilogramme n'est suivie d'aucun accident toxique. Le lévulose aurait une toxicité un peu plus forte : l'injection de 14 à 15 grammes par kilogramme est, disent-ils, suivie de la mort de l'animal en quelques heures.

Le sucre interverti, fait inexpliqué, amène la mort immédiate à la dose de 8 à 10 grammes par kilogramme. Il en est de même d'un mélange de glycose et de lévulose, à parties égales, ce qui prouve que la toxicité du sucre interverti provient bien du mélange de glycose et de lévulose (et non d'une substance toxique qui se serait produite pendant l'inversion). Enfin, si l'on ajoute du sucre de canne à la solution de sucre interverti la

1. VAUGHAN HARLEY. Ueber den physiologischen Abbau des Traubenzuckers. (*Archiv für Anat. und Physiolog.*, 1893, Suppl. Bd.

2. ARROUS. (*C. R. de la Société de Biologie*, 1898, 7 mai). — ARROUS. (*Thèse de Montpellier*, 1900, p. 35).

toxicité de ce dernier est diminuée. Il ne faut pas trop s'étonner de ces singuliers résultats; la toxicologie nous fait connaître des faits de même ordre : l'addition de divers produits toxiques peut donner une toxicité supérieure à la somme des toxicités partielles. Il n'en est pas moins curieux de constater de telles différences de toxicité entre des substances qui ne paraissent différer que par des caractères stéréochimiques.

EFFETS D'INJECTIONS SOUS-CUTANÉES DE SUCRE

D'après le prof. v. Kossa[1], les lapins supportent pendant deux à quatre semaines l'injection sous-cutanée quotidienne de 1 p. 100 de leur poids de saccharose. Mais ils maigrissent et deviennent albuminuriques. Les chiens maigrissent moins. Quelques-uns même engraissent; mais l'expérience chez eux ne peut être poursuivie plus longtemps que chez les lapins; car, malgré l'antisepsie aussi rigoureuse que possible, des abcès se développent au niveau des injections. Il faut aussi compter avec le catarrhe gastro-intestinal, la néphrite, etc.

Lucibelli[2] a reproduit, avec le glycose, les expériences de Kossa : injecté sous la peau d'un lapin, à la dose quotidienne de 2 p. 100 du poids vif, ce sucre entraînerait la mort en produisant un œdème local, une lésion des reins (tuméfaction trouble, et souvent néphrite parenchymateuse), une dégénérescence graisseuse du foie, une forte hyperémie des poumons et une infiltration graisseuse du myocarde.

Avec une dose moindre, les lapins ne succombent pas, mais ils sont moins résistants vis-à-vis des infections streptococcique et pneumococcique provoquées.

Si la dose ne dépasse pas 4 à 5 p. 1.000 du poids corporel, les animaux ne paraissent pas en souffrir. On peut même, grâce à une certaine accoutumance, l'élever progressivement.

Alors même qu'elles n'ont pas d'action toxique bien apparente, de fortes doses de sucre en injections sous-cutanées produisent, dit-on, une désassimilation des matières albuminoïdes. D'après v. Kossa, une dose quotidienne de 2 gr. 50 à 7 grammes de saccharose, par kilogramme de poids vif, amène chez le lapin et

1. V. Kossa. (*Pflueger's Archiv*, 1899, LXXV, p. 310).
2. Lucibelli. (*Gazetta degli Ospedali*, 1900, n° 126, p. 1315).

chez le chien une grande augmentation de l'excrétion de l'azote total, de l'urée et de l'ammoniaque, qui persiste un certain temps après la cessation des injections.

Scott[1] a injecté à des chiens de 5 à 7 grammes de glycose, en solution stérilisée. Il a observé une augmentation de l'azote total et du soufre. Mais on sait que de simples injections sous-cutanées d'eau stérilisée ne sont pas indifférentes[2].

Nobécourt et Bigart[3] disent de leur côté que l'injection dans le péritoine d'un lapin d'une quantité de glycose insuffisante pour produire une glycosurie est suivie d'un peu d'azoturie. Mais la voie péritonéale ne me paraît pas bien choisie pour étudier la question, à cause des réflexes que provoque l'entrée du liquide dans le péritoine. La voie gastrique me paraît bien préférable.

A un chien sain (2678) de 20 kilogrammes, j'ai ingéré 200 grammes de saccharose dans 120 grammes d'eau, c'est-à-dire 10 grammes par kilogramme. Quelques heures plus tard, la température s'était élevée et le sang renfermait 20 centigrammes de sucre en excès. Dans l'urine, par rapport à l'urée, il y avait un excès très marqué des corps puriques. Il y aurait lieu de poursuivre ces expériences.

1. J. Scott. Dextrose and metabolism. (*Journal of Physiology*, 1902, XXVIII, p. 108). — Les résultats de Scott ont été contredits par Undeshill et Oliver Closson (*The Journal of Biolog. Chemistry*, 1906, II, p. 117).

2. Il ne faut donc pas accuser le glycose; car, introduit par injection intra-veineuse, il diminue, dit-on la désassimilation azotée.

3. Nobécourt et Bigart. (*C. R. de la Société de Biologie*, 1902, p. 1404.)

CHAPITRE VII

LES GLYCURIES

CONDITIONS DES GLYCURIES

On admet généralement depuis Cl. Bernard que le sucre ne passe dans l'urine que lorsque sa proportion dans le sang s'élève à 3 p. 1.000.

J'ai déjà fait remarquer que cette assertion n'est pas exacte, et on verra dans un instant que l'homme normal, avec moins d'un millième de sucre dans le sang, est glycurique. Cette glycurie augmente par l'ingestion de sucre sans que l'hyperglycémie atteigne, à beaucoup près, 3 grammes. En clinique, il est très fréquent d'observer une glycosurie avec une hyperglycémie de 2 grammes seulement, et même moins. Il n'y a d'ailleurs pas corrélation entre l'hyperglycémie et la glycosurie.

Chez plusieurs chiens ayant subi l'ablation du pancréas j'ai surveillé très attentivement l'apparition de la glycosurie, et chez 11 d'entre eux j'ai pu faire une saignée moins d'une demi-heure après. Voici les chiffres que j'ai constatés[1] :

Sucre pour 1.000 grammes de sang, en grammes.		Nombre de chiens.
—		—
Moins de.	2,4	chez 4
—	2,3	— 1
—	2,1	— 3
—	1,9	— 3

1. Lépine. Glycosurie chez le chien dépancréaté dans ses rapports avec la glycémie. (*C. R. de l'Acad. des Sciences*, 1895, 7 oct.).

Si l'on tient compte du fait que la saignée n'a été pratiquée que près d'une demi-heure après que la glycosurie a été décelée, et que, dans cet espace de temps, l'hyperglycémie, dont la marche progressive est en général très rapide, a nécessairement augmenté, on conclura que chez la moitié *au moins* des chiens ayant subi l'ablation du pancréas, le taux du sucre dans le sang, *lors du début de la glycosurie*, n'est pas supérieur à 2 grammes.

D'autre part, vers la trentième heure après l'ablation du pancréas, chez les chiens à l'inanition, la proportion du sucre dans l'urine est en général tombée à un chiffre très bas, et cependant, à ce moment, l'hyperglycémie est très forte. Il n'est pas rare de trouver dans le sang 4 grammes, et plus. Ce double exemple prouve d'une manière péremptoire que la glycosurie, dans une certaine mesure, est indépendante de l'hyperglycémie.

J'ai le premier, en 1893, attiré l'attention sur ce fait ; mais, à ce moment, je me préoccupais surtout de la condition rénale. Il est en effet incontestable que dans certains états anatomiques ou fonctionnels le rein oppose un certain obstacle au passage du sucre ; j'ai cité le cas d'une femme diabétique et brightique dont l'hyperglycémie était considérable [1], et l'on a depuis rapporté quelques observations analogues.

Mais on comprend moins bien que le rein puisse devenir plus perméable au sucre qu'il ne l'est normalement [2], et il me paraît probable que dans le cas où, sans hyperglycémie, il existe une glycosurie, celle-ci a surtout pour cause un défaut de combinaison du sucre dans le plasma. Si une forte quantité de sucre

1. LÉPINE. Sur la nécessité d'admettre un élément *rénal* dans le diabete. (*Semaine médicale,* 1895, p. 383, et *Revue de méd.*, 1896, 594).

2. On a supposé que cette condition pouvait être réalisée par l'augmentation de la tension artérielle. Mais on ignorait alors qu'une augmentation de la sécrétion interne des capsules produit, à la fois, une hypertension et une hyperglycémie. (Voir plus loin le paragraphe sur la glycosurie adrénalique.

pénètre rapidement dans le sang, ce sucre ne pourra immédiatement se combiner et sera éliminé comme substance étrangère. A côté de la condition rénale, il faut donc admettre une *condition sanguine*, c'est-à-dire un état dans lequel le sucre n'est pas suffisamment combiné. En réalité les glycosuries que reconnaissent cette cause ne sont pas rares et j'en citerai dans la suite de cet ouvrage d'assez nombreuses variétés.

Il ne faut d'ailleurs admettre la réalité d'une glycurie sans hyperglycémie qu'après un examen attentif du cas : une hyperglycémie est parfois fugace, et une saignée faite au moment où on recueille une urine qui a pu demeurer deux heures dans la vessie ne nous renseignera pas sur l'état du sang au moment où l'urine sucrée a été sécrétée par le rein. On verra plus loin que pour éviter cette cause d'erreur, j'ai multiplié les saignées et que j'ai pu ainsi acquérir la *certitude* que dans certaines conditions, par exemple après une injection d'extrait d'organes, il se produit une glycosurie sans qu'*à aucun moment* il ait existé une hyperglycémie.

1° GLYCURIE NORMALE

Il y a plus d'un demi siècle, un praticien français, Lespiau[1], fit la remarque que l'urine d'un sujet sain pouvait parfois réduire la liqueur de Bareswill.

Brücke[2], dix ans plus tard, affirma l'existence dans l'urine normale, non seulement d'une matière réductrice, mais du glycose. — Seegen[3], Külz[4], Johnson[5], etc., l'ont contestée. — Elle a été, d'autre part, confirmée par Pavy[6], par Quin-

1. Lespiau. (*C. R. de l'Acad. des Sciences*, 1848).
2. Bruecke. (*Wiener med. Wochens.*, 1858). — Voir aussi Bence Jones. (*Chem. Societ. Quaterly Journal*, 1862, XIV). — Tuchen. (*Virch. Archiv*, XXV).
3. Seegen. (*Pfluger's Archiv*, 1872, V).
4. Kuelz. (*Id.*, 1876, XIII).
5. Johnson. (*Lancet*, 1895, 12 janv.).
6. Pavy. (*Guys Hospital Reports*, 1876, p. 413).

quaud[1], par Moritz[2], par Binet[3], qui ont, tous deux, obtenu un osazone présentant les caractères du glycosazone; enfin par Wedenski[4], qui a employé la méthode de Baumann.

Cette méthode consiste, comme on sait, à précipiter les hydrates de carbone d'une solution aqueuse même très étendue, par l'addition à cette solution, de chlorure de benzoyle et de lessive de soude. En l'appliquant à l'urine, Wedenski a obtenu deux hydrates de carbone, l'un réduisant la liqueur de Fehling, et l'autre qui ne la réduit pas directement. Il a considéré ce dernier comme analogue à la gomme animale de Landwehr. Plus récemment Baisch a constaté que le sucre réducteur obtenu a toutes les propriétés du glycose[5] et il fixe entre 8 et 18 milligrammes la quantité qu'un homme sain éliminerait quotidiennement par l'urine.

Avec la même méthode Rosin et Alfthan[6] ont trouvé que le poids du précipité de l'urine des vingt-quatre heures d'un homme bien portant variait entre 1, 5 et 3 grammes[7].

Pendant deux jours correspondant à de copieuses libations, il a augmenté de plus d'un tiers[8].

1. Quinquaud (*C. R. de la Société de Biologie*, 1889, p. 349), a dosé le pouvoir réducteur de l'urine normale des vingt-quatre heures avant et après l'avoir fait fermenter avec la levure de bière. Il a trouvé qu'il correspondait à plus de 0 gr. 4 de glycose.

2. Moritz. (*Deutsches Archiv für kl. Medicin*, 1890, XLVI, p. 217).

3. Binet. (*Revue de la Suisse romande*, 1892, p. 69).

4. Wedenski. (*Zeitschrift für physiolog. Chemie*, XIII, 123).

5. Baisch. (*Zeitschrift für physiolog. Chemie*, XVIII, XIX). Il n'a pu constater la présence d'isomaltose dans le précipité. (*Zeitschr. für physiol. Chemie*, XX, p. 129). — Voir aussi Lemaire. (*Id.*, XXI, p. 446).

6. Rosin et Alfthan. (*Deutsche med. Woch.*, 1900, 2 aug.).

7. Le poids des précipités a une certaine valeur comparative; mais on ne peut en déduire celui du glycose qu'il contient. (Voir Reinbold. Ueber die Verwendbarkeit der Benzoylirung zur quantitativen Bestimmung der Kohlehydrate im normalen Harn (*Pfluegcr's Archiv*, 1902, XVI, p. 35).

8. En employant la réaction de Molisch (α naphtol et acide sulfurique), Luther (*Inaug. Dissert*, Berlin, 1890), Roos (*Zeitschr. für physiol. Chemie*, XV), et Treupel (*Id.* XVI) ont prétendu évaluer la quantité

De son côté, le professeur Lambling[1] estime que l'ensemble des hydrates de carbone de l'urine est plus élevé que l'on ne l'a cru jusqu'à ce jour.

Haas[2], Galippe[3], Külz[4], Johannowsky[5], etc., ont constaté que l'urine normale dévie à gauche la lumière polarisée, et Flückiger[6] a rapporté cette déviation à l'acide glycuronique, en se fondant sur le fait (vérifié depuis par Moritz[7] et Salkowski[8]) que le chauffage de l'urine normale avec un peu d'acide chlorhydrique augmente son pouvoir réducteur. L'opinion de Flückiger a été confirmée par Neuberg et P. Mayer[9] ainsi que par Porcher et Nicolas[10].

D'après Salkowski, il existe encore dans l'urine normale un hydrate de carbone azoté, facilement hydrolysable par les acides, non attaquable par la ptyaline, et qui constitue une partie du précipité alcoolique de l'urine. Il est en partie soluble dans l'eau et non dialysable[11].

de glycose de l'urine normale. Il est inutile d'insister sur l'incertitude de pareilles déterminations. — Plus récemment LOHNSTEIN (*Allg. med. Zeitung*, 1900, p. 343), par la méthode de la fermentation l'estime à 20 centigrammes par litre.

1. DONZÉ et LAMBLING, Sur la grandeur du *non dosé* organique de l'urine normale. (*Journal de physiologie et de pathologie générale*, mars 1903, p. 235).

2. HAAS. (*Centralblatt für die med. Wissensch.*, 1876, p. 149).

3. GALIPPE. (*Gaz. méd. de Paris*, 1880, p. 259).

4. E. KUELZ. (*Zeitschrift für Biologie*, XX, p. 166 et XXIII, p. 338).

5. JOHANNOWSKY. (*Zeitschrift für Gynäkologie*, 1887, XII).

6. FLUECKIGER. (*Zeitschrift für physiolog. Chemie*, 1885, IX, 323).

7. MORITZ. (*Deutsches Archiv für klin. Medicin*, 1890, XLVI).

8. SALKOWSKI. (*Zeitschrift für physiol. Chemie*, 1892, XVII).

9. MAYER et NEUBERG. (*Zeitschrift für physiol. Chemie*, 1900, XXIX, p. 256).

10. PORCHER et NICOLAS. (*Journal de Physiologie*, 1901, p. 756-760) admettent que l'urine normale du chien ne renferme que de l'acide glycuronique et pas de glycose.

11. SALKOWSKI. (Zur Kenntniss der alkoholunlöslichen bzw. colloidalen Stickstoffsubstanzen im Harn. (*Berlin. Klinische Woch.*, 1905, n°s 51 et 52).

Tout récemment, le professeur Schöndorff a repris la question et il admet comme ses devanciers la présence dans l'urine des gens bien portants d'une petite quantité de sucre, qu'il évalue à 10 centigrammes par litre[1]. Le fait le plus nouveau qu'il ait observé est la grande fréquence de la glycosurie ainsi que la forte proportion de sucre excrétée par des soldats de la garnison de Bonn, qui absorbaient beaucoup d'hydrates de carbone (plus de 700 grammes par jour).

En résumé, des recherches rigoureuses, faites à l'aide de différentes méthodes, ont prouvé l'existence de glycose et d'autres hydrates de carbone, dans l'urine normale de l'homme.

2° GLYCURIES ALIMENTAIRES

1° GLYCURIES PRODUITES PAR L'INGESTION D'HYDRATES DE CARBONE

Une ingestion excessive de sucre, surtout chez des sujets prédisposés, augmente, dans de notables proportions, la glycurie dite physiologique, et rend facilement appréciable la présence d'une substance réductrice dans l'urine. Mais il faut que le sujet soit prédisposé ; car un sujet jeune et sain tolère l'ingestion d'une quantité considérable de sucre, sans que la glycurie normale soit sensiblement accrue : le professeur Bouchard[2] cite le cas d'un garçon de dix-sept ans qui, pendant cinq jours consécutifs absorba chaque jour plus de 600 grammes de sucre de canne (environ 13 grammes par kilogramme de son poids); mais, chez l'adulte même bien portant, la capacité d'assimilation est bien moindre, surtout avec certains sucres. Dans des conditions anormales elle peut être très diminuée. C'est ce qu'ont montré de nombreuses recherches poursuivies à la suite du remarquable mémoire de Linossier et Roque[3]. Bien que les

1. B. SCOEHNDORFF. (*Pflueger's Archiv*, 1908, CXXI, p. 572).
2. BOUCHARD. (*Traité de Pathologie générale*, III, p. 299).
3. Voir l'historique, p. 44.

résultats obtenus ne me paraissent pas avoir tout à fait répondu à l'effort considérable qu'elles ont demandé, je vais analyser les plus importantes d'entre elles :

A. — Glycosurie consécutive a l'ingestion de glycose

Un médecin japonais bien connu, Miura [1], âgé de vingt-sept ans, et pesant 47 kilogrammes et demi, a absorbé à jeun, à 9 heures du matin, 302 grammes de glycose chimiquement pur, dissous dans 480 centimètres cubes d'eau et 200 grammes d'infusion de café. A 10 heures, il a émis 60 centimètres cubes d'urine renfermant 8 gr. 4 de sucre par litre, et à 11 heures, 265 centimètres cubes renfermant 1 gramme par litre. L'urine rendue à midi ne renfermait plus que des *traces* de sucre. En tout, le sujet a éliminé 0 gr. 77 de glucose, ce qui fait 0,25 p. 100 de la quantité ingérée. Par kilogramme de son poids, il a retenu 6 gr. 5.

A un jeune garçon, du poids de 39 kilogrammes, Miura a fait ingérer, de 9 heures à midi, 430 grammes de glycose pur. L'urine des diverses émissions consécutives renfermait en tout 1 gr. 14, ce qui fait 0,26 p. 100 du sucre ingéré. L'élimination était terminée à 4 heures et demie. Cet enfant a retenu 10 grammes de sucre par kilogramme de son poids, quantité énorme, et qui s'explique sans doute, en partie, par l'âge. Je dis en partie, parce que plusieurs observateurs, notamment Greenfield [2], ont trouvé chez l'enfant une capacité d'assimilation bien inférieure à celle qui est indiquée ici.

Diverses conditions favorisent la glycosurie :

Influence de l'état de jeûne [3]. — Contrairement à ce qu'on

1. Miura. Beiträge zur aliment. Glykosurie. (*Zeitschrift für Biologie*, 1895, XXXII, p. 285).

2. Greenfield. *Jahrb. für Kinderheilk.*, 1903, LVIII, p. 666).

3. Cl. Bernard avait déjà fait remarquer que, chez le chien, l'inanition est une condition défavorable à l'assimilation du sucre.

aurait pu supposer, si l'on fait ingérer à *jeun* 100 grammes de glycose dans un demi-litre d'eau, toutes choses égales, la glycosurie sera plus prononcée que si le sujet absorbe les 500 grammes d'eau sucrée à son déjeuner.

Influence de la répétition de la même dose. — Soit un sujet absorbant chaque jour à la même heure et dans les mêmes conditions 100 grammes de glycose ; pendant cinq jours, je suppose, il n'aura pas de glycosurie ; le sixième jour, le sucre pourra apparaître dans son urine. Le fait n'a rien d'extraordinaire ; l'emmagasinement du glycose (à l'état de glycogène ou de graisse), a ses limites.

Influence des maladies infectieuses fébriles. — Poll[1], de Campagnolle[2], Bleiweiss[3], Patella et Lodoli[4], etc., ont constaté que l'état fébrile *prédispose* à la glycosurie alimentaire. Ce résultat peut paraître étrange, car la diminution de la glycosurie chez les *diabétiques* fébricitants, a été plusieurs fois observée. Elle s'explique par l'exagération des combustions, et par l'inanition relative. Mais dans l'épreuve de la glycosurie alimentaire chez le fébricitant les conditions sont autres ; et l'*infection* fébrile, en diminuant le pouvoir d'assimilation des tissus, compense, à ce qu'il paraît, et au delà, l'exagération des combustions. Voilà comment s'explique la glycosurie alimentaire dans l'état de fièvre.

Les expériences de Richter montrent le rôle de l'infection[5] :

1. Poll (élève de v. Noorden), Ueber aliment. Glykosurie bei Fiebernden. (*Fortschritte der Medicin*, 1896, n° 3, p. 501).

2. De Campagnolle. Ueber alim. Glykosurie im Fieber. (*Deutsches Archiv f. kl. Med.*, 1898, LX, 188).

3. Demetir Bleiweiss. Ueber alim. Glykosurie e saccharo bei acuter fieberhafte Krankheiten. (*Centralblatt für innere Med.*, 1900, p. 50.

4. Patella e Lodoli. Della glicosuria alimentare sperimentale nella pneumonite. (*Settimana medica*, 1899, n°s 18, 19 et 20).

5. P. F. Richter. Ueber Temperatursteigerung und alimentäre Glykosurie. (*Fortschritte der Med.*, 1898, p. 321).

à des lapins il a fait la piqûre du corps strié, qui est, comme on sait, suivie de l'élévation de la température centrale, et leur a ingéré 20 grammes de glucose. En général, la glycosurie a manqué; Richter explique ce résultat négatif par le peu de durée de la fièvre; mais les progrès de nos connaissances, dans ces dernières années, portent plutôt à penser que l'hyperthermie nerveuse se distinguant de la fièvre par l'absence d'infection, c'est plutôt en raison de cette particularité que la glycosurie a fait défaut.

Les recherches de Poll ont porté sur une quinzaine de malades atteints de pneumonie, de fièvre typhoïde, de scarlatine, de rhumatisme articulaire aigu, etc. Il leur a administré une dose de glycose variant entre 100 grammes et 150 grammes. Chez presque tous il s'est produit pendant quelques heures, consécutivement à cette injection, une légère glycosurie, *si ce n'est lorsque l'apyrexie datait déjà de plusieurs jours.*

De Campagnolle[2] a expérimenté sur des pneumoniques, des rhumatisants, des scarlatineux, des typhiques, etc. Ces malades, après l'ingestion de 150 grammes de glycose, ont presque toujours éliminé du sucre.

Patella et Lodoli[3] ont donné 100 grammes de glycose, le matin, à des pneumoniques : chez 17 ils n'ont pas observé de glycosurie ; chez 5 une glycosurie très faible ; chez 88 une glycosurie allant de 4 à 19 grammes de sucre pour 1.000.

Demetir Bleiweiss[4], sur 20 fébricitants atteints de fièvre typhoïde ou de pneumonie auxquels il a administré 100 grammes de glycose, a observé, chez presque tous, de la glycosurie ; chez quelques-uns d'entre eux jusqu'à 8 gr. pour 1.000.

1. Poll, *loc. cit.*
2. De Campagnolle, *lot. cit.*
3. Patella e Lodoli, *loc. cit.*
4. Bleiweiss, *loc. cit.* — Voir aussi : Maximow. (*Inaug. Dissert.*, Saint-Pétersbourg, 1904). — (Analyse in *Monatschrift für Urologie*, IX, p. 171). Résultat positif chez quelques typhiques, avec 150 grammes de glycose, même pendant la convalescence. — Zuccola. (*Accad. med. di Torino*, 14 avril 1905).

Ainsi que Poll et de Campagnolle il a noté que dans la pneumonie la glycosurie alimentaire se rencontre surtout dans les jours voisins de la crise.

Influence de la syphilis. — Paris et Dobrovici[1] ont observé une glycosurie (après l'ingestion de 100 grammes de glycose) chez 4 syphilitiques sur 10. Ce résultat aurait besoin d'être confirmé.

Influence de l'état du foie. — Nous avons vu à l'historique que l'on a considéré la glycosurie comme un signe, soit d'obstruction de la veine porte (Cl. Bernard, Colrat), soit d'altération de la cellule hépatique (Lépine, etc.). Les recherches ultérieures ont apporté beaucoup de restriction à cette manière de voir : Valmont[2], chez 7 malades affectés de cirrhose atrophique, n'a obtenu qu'une seule fois la glycosurie alimentaire. Roger[3], chez 12 malades atteints d'affection hépatique, a eu 4 échecs.

Roger croit d'ailleurs à une certaine relation entre la glycosurie alimentaire et les affections du foie. Frerichs n'a pas d'opinion arrêtée sur la question : « Nous avons, dit-il, donné du glycose à 19 malades dont la fonction hépatique était abolie (*zerstört*), sans provoquer de la glycosurie, si ce n'est dans 2 cas où on avait administré 100 à 200 grammes de glycose[4]. Mais nous avons réussi dans l'intoxication phosphorée chez le chien[5]. »

Ce dernier fait a été confirmé par le professeur von Jaksch[6]

1. Paris et Dobrovici. (*Presse Médicale*, 11 nov. 1905).
2. Valmont. (*Thèse de Paris*, 1879).
3. Roger. (*Revue de Médecine*, 1886).
4. Frerichs. (*Der Diabetes*, p. 43).
5. v. Mering (assistant de Frerichs). (*D. Zeitschr. für prakt. Med.*, 1875, n° 41).
6. v. Jaksch. (*Prag. med. Woch.*, juin 1895). — Walko (*Zeitschrift für Heilkunde*, 1901), à la clinique de Jaksch, a observé plusieurs autres cas de glycosurie alimentaire, chez des sujets atteints d'intoxication phosphorée.

qui, après l'ingestion de 100 grammes de glycose, dans un cas d'intoxication aiguë par le phosphore, a trouvé 20 grammes de sucre dans l'urine. Mais on doit se demander si cette glycosurie dépend bien de la lésion hépatique, ou si l'intoxication phosphorée n'a pas diminué le pouvoir glycolytique des tissus.

Krauss et Ludwig [1], sur 7 cas de cirrhose, n'ont obtenu que trois fois la glycosurie alimentaire, et, deux fois, la dose de sucre *dépassait 100 grammes*. Bloch [2], dans 9 cas d'affections du foie (surtout cirrhotiques) a constaté, seulement une fois, un pouvoir réducteur dans l'urine. Mais, bien que le malade eût ingéré du glycose (100 grammes), l'urine déviait à gauche. Comme on n'a pas fait l'épreuve de la fermentation, il est probable qu'on a eu affaire dans ce cas à de l'acide glycuronique.

Parmi ceux qui contestent une relation entre l'état du foie et la glycosurie alimentaire, il faut encore citer Colasanti [3], von Noorden, H. Strauss [4], Benvenuti [5] et Filippi [6] (ces deux derniers ont expérimenté chez des chiens avec fistule d'Eck, c'est-à-dire dont le sang porte se déversait dans la veine cave). Mais si l'on ne peut plus admettre avec Cl. Bernard que le foie soit le seul organe qui emmagasine le sucre injecté dans une veine mésaraïque, il paraît actuellement difficile de considérer son action comme tout à fait nulle à cet égard. Delezenne [7] a observé de la glycosurie chez des chiens atteints

1. Krauss et Ludwig. (*Wiener klinische Woch.*, 1891, p. 857).

2. Bloch. (*Zeitschrift für kl. Medicin*, 1892, XXII).

3. G. Colasanti. (*Archives italiennes de Biologie*, XVII).

4. H. Strauss. Leber und Glykosurie. (*Berliner klinische Wochenschr.*, 1898, n° 51), et Zur Prüfung der Leber (*Deutsche med. Woch.*, 1901, n°s 44 et 45).

5. Benvenuti. (*Clinica med. italiana*, 1900, maggio).

6. Filippi. (*Zeitschrift für Biologie*, 1907, XLIX). Cet expérimentateur aurait constaté que les chiens à fistule d'Eck n'avaient pas une *glycosurie* alimentaire bien supérieure à celle des chiens sains. — On verra plus loin qu'après l'ingestion de *lévulose* leur tolérance n'est pas si grande.

7. Delezenne. (*C. R. de l'Acad. des Sciences*, 1900, CXXXI, p. 427).

d'insuffisance du foie consécutivement à l'injection de sérum anti-hépatique.

Influence du pancréas. — D'après Wille[1], la glycosurie alimentaire est plus fréquente chez les sujets atteints de lésions chroniques du pancréas.

Sur 77 malades de l'hôpital de Hambourg, décédés après avoir subi l'épreuve de la glycosurie alimentaire (avec 100 grammes de glycose), 15 avaient présenté du glycose dans l'urine. Or, l'autopsie de ces 15 sujets a révélé chez 10, c'est-à-dire chez les deux tiers, des lésions importantes du pancréas. — Au contraire, le pancréas était sain chez presque tous ceux qui n'avaient pas eu de sucre dans l'urine.

Influence des affections du système nerveux. — Arndt[2] chez 55 paralytiques généraux a obtenu 5 fois la glycosurie alimentaire, c'est-à-dire chez près d'un dixième.

On l'a observée parfois chez des hémiplégiques, un certain temps après l'attaque.

D'après van Oordt[3], la glycosurie alimentaire s'observerait plutôt dans les tumeurs cérébrales que dans les autres maladies organiques de l'encéphale.

Klippel, Vigouroux et Juquelier[4] ont observé que la glycosurie alimentaire se produit plus facilement chez les sujets présentant de la confusion mentale, un délire onirique, des hallucinations, de l'excitation, etc., et qu'elle fait défaut chez ces mêmes malades lorsque ces états morbides ont disparu.

L'épilepsie ne la favorise pas. Il est difficile de la provoquer

1. E. Wille. Die alim. Glykosurie und ihre Beziehungen zu Pankreas affectionen. (*Deutsches Arch. f. klin. Medicin*, 1899, LXIII, p. 546).

2. Arndt. (*Deutsche Zeitschrift für Nervenheilkunde*, 1899, X, p. 419).

3. Van Oordt. Alim. Glykosurie bei Krankheiten des Centralnervensystems. (*Münchener med. Wochenschrift*, 1898, n° 1, p. 2). — Voir aussi G. Bloch (*Zeitschrift für klinische Medicin*, 1892, XXII, p. 525), et Strasser (*Weiner med. Presse*, 1894, n°s 28 et 29).

4. Klippel, Vigouroux et Juquelier. (*Archives neurologiques*, 1902. t. II, p. 173).

dans la période qui suit l'attaque, ce qui tient peut-être en partie à ce que les convulsions font perdre aux muscles leur réserve de glycogène[1].

Chez des hystériques, on a obtenu la glycosurie alimentaire précisément après l'attaque. C'est que celle-ci épuise les muscles, probablement moins qu'une forte attaque d'épilepsie, et que, d'autre part, elle met le système nerveux dans un état particulier, plus ou moins analogue à celui que l'on qualifie d'état d'inhibition.

D'après H. Strauss, la glycosurie alimentaire s'observe particulièrement dans les névroses traumatiques (dans plus du tiers des cas). Arndt arrive à la même conclusion, ainsi que le montre le tableau suivant, portant sur 96 cas de névroses :

	Nombre des cas.	Glycosurie alimentaire.	Pour 100.
Hystérie	31	2	6
Hypochondrie	7	0	0
Mélancolie	21	5	24
Stupeur	7	1	14
Manie	6	1	16
Épilepsie	13	0	0
Névroses traumatiques	11	4	36
	96	13	

En présence de ces résultats on comprend qu'elle ait été considérée comme un *signe* d'hystérie traumatique et qu'on ait proposé d'en tenir compte pour le diagnostic de cette affection.

Les recherches de Hædke[2] ont montré qu'un simple traumatisme, sans *qu'une névrose se soit définitivement développée*, prédispose singulièrement à la glycosurie alimentaire.

En effet, ayant fait ingérer 100 grammes de glycose dissous dans l'eau à 25 sujets de tout âge qui venaient de subir un

1. Dans un cas de diabète combiné avec l'épilepsie, le professeur Ebstein a noté que le sucre manquait toujours chez le malade consécutivement à l'attaque. (*Deutsche med. Woch.*, 1898, n°s 1 et 2).

2. Hædke. Ueber metatraumatische alimentäre Glykosurie. (*Deutsche medicinische Wochenschrift*, 1900, 2 avril, p. 301).

traumatisme (en général une chute suivie de fracture), il a, dans 15 cas, constaté le passage du glucose dans l'urine. La gravité du traumatisme et l'âge ne lui ont pas paru influer beaucoup.

Chez plusieurs de ces malades l'expérience a été répétée quelques jours plus tard, et cette fois avec un résultat négatif.

Il est à remarquer que dans l'*hystérie non traumatique* et dans l'hypochondrie la glycosurie alimentaire n'est pas très fréquente. Voici les chiffres de quelques auteurs :

	Cas.	Glycosurie alimentaire.	Pour 100.
	—	—	—
Strauss[1]	31	3	10
Van Oordt	48	11	23
Geelvink	8	2	25
Arndt[2]	38	2	5,3
	125	18	14,4

On a vu plus haut la fréquence relative de la glycosurie alimentaire dans la mélancolie. Le fait n'a rien d'extraordinaire, cet état, comme le traumatisme, engendrant une inhibition de la nutrition [3].

Dans les autres névroses, la fréquence de la glycosurie alimentaire est moindre.

En résumé, la capacité d'assimilation pour le sucre est diminuée dans certains états nerveux.

Glycosurie alimentaire d'origine thyroïdienne [4]. — La glycosurie alimentaire est favorisée par l'existence d'une maladie de Basedow [2] et par l'ingestion de corps thyroïde suffisamment

1. H. Strauss. Zur Lehre von der neurogenen und der thyreogenen Glykosurie. (*Deutsche med. Wochenschrift*, 1897, nos 18 et 20).

2. Arndt. Ueber aliment. Glykosurie bei einiger Neuropsychose. (*Berl. kl. Woch.*, 1898, p. 1085).

3. Voir Raimann. Ueber Glykosurie und alim. Glykosurie. (*Wiener kl. Wochensch.*, 1901) et (*Zeitschrift für Heilkunde*, 1902).

4. On sait que la glycosurie spontanée n'est pas rare dans cette maladie, et que le vrai diabète coexiste parfois avec elle.

2. Krauss et Ludwig. (*Wiener klin. Woch.*, 1891, 885 et 897). — Chvostek (*Id.*, 1892, 251). — Hirschl (*Jahrb. für Psych. und Nervenh.*, XXII, 197).

prolongée[1]; mais pas à un degré considérable[2]. Knöpfelmacher a remarqué chez deux petits myxœdémateux, dont le pouvoir d'assimilation pour le sucre était extraordinaire, comme c'est la règle dans le myxœdème, que l'administration de la thyroïdine le diminuait notablement[3].

Influence de toxiques exogènes. — 1° INFLUENCE DE L'ALCOOL. — Une petite dose d'alcool n'a pas d'influence sur la glycosurie alimentaire. Ce fait a été indiqué par Linossier et Roque. L'alcoolisme chronique y prédispose, mais moins qu'on n'aurait pu s'y attendre.

Arndt[4], à l'asile de Dalldorf, a fait ingérer 100 grammes de glucose à 50 alcooliques (buveurs d'alcool). Chez 3 seulement il a trouvé du sucre; encore un d'eux avait été exposé à l'influence du plomb.

Au contraire, chez 12 alcooliques atteints de *delirium trémens*, le résultat a été positif chez 6.

L'influence de l'intoxication aiguë est bien connue[5].

2° INFLUENCE DU PLOMB. — Elle a été signalée par Brunelle[6]. Mais nous ne pouvons nous arrêter ici sur son travail parce qu'il a employé le saccharose. Des recherches ultérieures (avec 100 grammes de glycose) ont confirmé le fait que la glycosurie alimentaire se rencontre chez la moitié, au moins, des sujets atteints de colique[7], probablement à cause d'une insuffisance

1. BETTMANN. (*Münch. medic. Woch.*, 1896, n° 49).

2. Voir H. STRAUSS. (*Deutsche med. Woch.*, 1897). — GOLDSCHMIDT. (*Inaug. Dissert.*, Berlin, 1897). — MAWIN. (*Berliner klinische Woch.*, 1897, n° 52). — MILITELLO. (*Riforma med.*, 1899, n° 191).

3. KNOEPFELMACHER. (*Wiener kl. Wochensch.*, 1904, n° 9).

4. ARNDT. Ueber alimentäre und transitorische Glykosurie bei Gehirnkrankheiten. (*Deutsche Zeitschrift f. Nervenheilk*, 1897, X, p. 419).

5. Voir H. STRAUSS, *loc. cit.* — REUTER. (*Centralblatt für innere Med.*, 1901, p. 1076), etc.

6. J. BRUNELLE. De la glycosurie alimentaire dans la colique saturnine. (*Archives générales de Méd.*, 1894, II, p. 688).

7. ROSENBERG. (*Inaug. Dissert.*, Berlin, 1897).

glycolytique des tissus. Dans l'intoxication saturnine *chronique*, la proportion de succès (après ingestion de 100 grammes de glucose) est relativemeut faible.

3° Influence de CO. — On sait que dans l'intoxication par l'oxyde de carbone la glycosurie spontanée n'est pas rare. Dans les cas où elle fait défaut, ou bien quand elle a disparu, il n'est pas difficile de provoquer la glycosurie alimentaire[1]. Chez un malade intoxiqué par le gaz d'éclairage, et qui resta deux jours dans le coma, j'ai administré, trois jours plus tard, 100 grammes de glycose (son urine ne renfermait pas de sucre avant cette ingestion). Or il a éliminé plusieurs grammes de glycose. Deux jours après, l'état étant sensiblement meilleur, mais le malade restant dans l'impossibilité de se tenir debout, je répétai l'expérience. Cette fois le résultat fut négatif. Ainsi la diminution de la capacité d'assimilation de l'organisme pour 100 grammes de glucose ne dura que peu de jours, alors que l'impotence musculaire persistait. Ce fait montre qu'en pareil cas la capacité d'assimilation pour le sucre ne marche pas de pair avec l'aptitude des muscles à récupérer leur contractilité.

Dans plusieurs autres intoxications la glycosurie alimentaire est notée ; mais ces intoxications ne sont pas communes, et il me semble inutile de m'y arrêter.

Influence de l'arthritisme et de l'obésité. — Linossier et Roque ont indiqué comme probable l'influence de l'arthritisme sur la production de la glycosurie alimentaire[2]. Plus récemment,

1. Muenzer et Palma. Ueber den Stoffwechsel des Menschen bei Kohlendust, etc. (*Zeitschrift für Heilkunde*, 1894, XV, p. 185).

1er cas : homme de vingt-six ans, asphyxié par la vapeur de charbon ; le premier jour trace de sucre dans l'urine ; le deuxième jour, *pas de glycosurie ;* le quatrième, après absorption de 100 grammes de glycose, *glycosurie*.

2e cas : femme de trente ans. Le jour même de l'accident la réaction de l'urine est douteuse quant au sucre ; elle est *positive* après l'ingestion de 100 grammes de glycose.

2. Linossier et Roque. *Loc. cit.*

Nagelschmidt[1] a prétendu qu'avec 100 grammes de glycose on l'obtient chez 20 p. 100 des psoriasiques. Cette proportion paraît fort exagérée. On sait que l'obésité prédispose aussi à la glycosurie alimentaire[2]. Pour les autres états diathésiques on ne sait rien de précis. Romaro dit l'avoir observée chez des malades de constitution lymphatique[3] dont le foie était sain.

Influence de l'état de grossesse. — On sait que la résorption du lactose dans les glandes mammaires amène de la lactosurie, mais la question que nous avons seulement à examiner ici est celle de savoir si l'état de grossesse prédispose à la *glycosurie* alimentaire. Un certain nombre de faits dus à Lanz, Brocard, Hofbauer, etc., paraît témoigner en faveur de cette opinion[4].

Ludwig[5], qui a fait ingérer du glycose à des femmes enceintes, a trouvé qu'elles rendaient par l'urine non seulement du glycose, mais un sucre non fermentescible (probablement du lactose), ce qui n'a rien d'extraordinaire[6].

Influence de l'insuffisance glycolytique des tissus. — Cette condition se rencontre dans la plupart des espèces que nous venons de passer en revue, par exemple dans les états infectieux fébriles, dans la colique de plomb, etc. Mais elle peut aussi exister, indépendamment des états morbides précédents,

1. Nagelschmidt. Psoriasis und Glykosurie. (*Berliner klinische Wochensch.*, 1900, n° 2).

2. Waltker Pick (*Berliner klinische Wochensch.*, 1902, n° 3), ne l'a observée que 2 fois sur 50 obèses.

3. Romaro. Osservazione intorno all'assorbimento del glucosio attraverso il circolo portale nelle diverse malattie. (*Gazetta degli ospedali*, 1899, n° 88).

4. Lanz. Ueber alimentäre Glykosurie bei Graviden. (*Wiener med. Presse*, 1895, p. 1857). — Brocard. De la glycosurie de la grossesse. (*C. R. de la Société de Biologie*, 1898, p. 1077, 26 novembre, et *Thèse de Paris*, 1898). — J. Hofbauer. Die alimentäre Glykosurie der Graviden. (*Wiener kl. Rundschau*, 1899, n° 1).

5. H. Ludwig. (*Wiener kl. Woch.*, 1899, n° 12).

6. Voir plus loin le chapitre de la glycosurie puerpérale.

chez certains sujets en apparence bien portants, chez des obèses, enfin chez des diabétiques. Il convenait donc d'en faire état ici, d'une manière spéciale. Von Noorden [1] dit que l'ingestion de 100 grammes de glycose a provoqué une glycosurie chez des sujets en apparence sains, mais qui, plus tard, sont devenus diabétiques.

Achard et Weil [2] ont décrit sous le nom de *diabète fruste* un état dans lequel la glycosurie spontanée manque le plus souvent, mais où il existe une insuffisance de la glycolyse, liée non à une maladie déterminée, mais à la constitution même des sujets. Mais nous ne pouvons nous arrêter ici sur les observations qu'ils rapportent parce qu'en général l'épreuve de la glycosurie alimentaire n'a pas été faite chez ces malades au moyen de l'ingestion de glycose.

Influence du travail musculaire. — Comessatti [3] a injecté dans les veines de lapins des solutions sucrées, et, après avoir déterminé avec soin leur capacité d'assimilation, a soumis ces animaux à un travail musculaire exagéré, en imprimant à leur cage cylindrique un mouvement de rotation convenable. Bien que les lapins se prêtent moins que les chiens à ce genre d'exercice, il prétend que le travail augmente de 20 p. 100 environ leur capacité d'assimilation pour le glycose et pour le lévulose.

Influence de la vitesse d'absorption. — Il est clair que si une cause quelconque ralentit l'absorption, la glycosurie, toutes choses égales, sera moins facile. Schlesinger a vu qu'un chien qui ne tolérait que 50 grammes de glycose, en tolérait 80 après la ligature du canal thoracique. Il suppose aussi que la capacité

1. Von Noorden. Ueber die Frühdiagnose des D. mell. (*Verhandlungen des 13 Congresses für innere Medicin.* München, 5 avril 1885).

2. Achard et Weil. Diabète fruste. (*Société médicale des hôpitaux de Paris*, 1898, p. 149).

3. Comessatti. Ueber die Aenderung der Assimilationsgrenze für Zucker durch Muskelarbeit. (*Hofmeister's Beiträge*, 1906, IX, p. 67).

d'assimilation constatée après l'usage de l'opium pourrait tenir au ralentissement de l'absorption[1].

Influence de la perméabilité rénale. — Toutes choses égales, la glycosurie alimentaire est favorisée par l'administration d'un diurétique[2]. D'autre part, Achard et Castaigne[3] ont fait observer avec raison qu'elle peut manquer si la perméabilité rénale est moindre qu'à l'état normal. Elle est, en tout cas, retardée. Ce cas se rencontre assez souvent chez le vieillard.

Aldor[4] a expérimenté sur trente individus âgés de soixante-quatre à quatre-vingt-douze ans. Il leur a fait ingérer de 130 à 150 grammes de glycose à jeun, c'est-à-dire une dose de près d'un tiers plus forte que la dose ordinaire. Il a eu 24 résultats positifs, proportion très forte, ce qui porte à penser que la capacité d'assimilation est diminuée chez le vieillard. Mais malgré la forte dose de glycose ingérée, la glycosurie, au lieu de survenir au bout d'une heure comme on voit souvent chez l'adulte, s'est montrée beaucoup plus tard, ce qui est en rapport avec la lenteur de l'élimination rénale chez le vieillard.

Glycuronurie remplaçant la glycosurie alimentaire. — H. Strauss[5], Raphaël[6], Arndt[7], J. Strauss[8], etc., ont parfois

1. SCHLESINGER. (*Wiener klinische Wochensch.*, 1902, p. 768).

2. Voir GUGLIELMO GOBBI. La glicosuria da diuretina. (*Il Policlinico*, 1900, n° 5).

3. ACHARD et CASTAIGNE. L'épreuve de la glycosurie alimentaire. (*Archives de Médecine*, 1898, janv., p. 55).

4. ALDOR. Ueber Kohlenhydratwechsel im Greisenalter, etc. (*Centr. für innere Medicin*, 1901, 25 mai, p. 503).

5. H. STRAUSS. (*Charité Annalen*, 1897, XXII, et *Berlin. kl. Woch.*, 1898, n°s 18 et 19. — Voir de plus du même auteur : Tabes und Glykosurie. *Neurolog. Centralblatt*, 1899).

6. RAPHAEL. Untersuchungen ueber alim. Glykosurie. (*Zeitschrift für kl. Med.*, 1899, XXXVII, p. 46).

7. ARNDT. (*Deutsche Zeitschrift für Nervenheilkunde*, X).

8. J. STRAUSS. Alim. spont. und diab. Glykosurie. (*Zeits. f. kl. Med.*, 1900, XXXIX, 246).

observé chez des sujets ayant ingéré du glycose, la présence dans l'urine d'acide glycuronique, qu'ils ont pu reconnaître à l'aide des caractères suivants : la réduction de la liqueur de Fehling ne se faisait pas normalement; *l'urine ne fermentait pas*, et déviait à gauche [1]. Il est probable que dans un certain nombre de cas de glycosurie alimentaire la présence concomitante de l'acide glycuronique eût pu être constatée si elle avait été convenablement recherchée.

En résumé, l'ingestion de 100 grammes de glycose produit chez *certains* sujets une glycosurie bien appréciable, tandis que, dans les mêmes conditions expérimentales, elle n'augmente pas, d'une manière sensible, la glucurie normale des sujets sains. Ce fait brut a une valeur que l'on ne peut contester ; il nous renseigne évidemment sur la capacité d'assimilation du glycose, mais pas d'une manière rigoureuse, puis que la glycosurie pourra faire défaut, si la perméabilité du rein est très diminuée.

L'élimination du glycose est encore influencée par les variations de l'absorption intestinale et de la circulation porte. Elle paraît l'être fort peu par l'état des cellules hépatiques. Quoi qu'il en soit, il importe de tenir compte, plus qu'on ne l'a fait jusqu'ici, de l'âge et du poids d'*albumine fixe* que possède le malade [2]. Il conviendrait donc, au lieu d'administrer uniformément à tous les sujets 100 grammes de glycose, de proportionner la dose au nombre de kilogrammes d'albumine fixe du sujet.

B. — Glycosurie alimentaire consécutive a l'ingestion d'amylacés

Worm-Müller et d'autres ont contesté qu'après l'ingestion d'amidon, même en grande quantité, il passât du glycose dans

1. L'acide glycuronique libre dévie *à droite*, mais conjugué comme il est dans l'urine, il dévie *à gauche*, tant qu'on n'a pas, par un acide, détruit la combinaison.

2. Voir Bouchard. (*Traité de pathol. générale*, t. III, p. 186 et suiv.).

l'urine. Naunyn dit que ses élèves Breul et Hensay ont pendant un mois consommé chaque jour (outre de la viande, en abondance) un kilogramme de pain et d'autres aliments farineux sans que le sucre (normal) augmentât dans leur urine [1]. Miura [2], dont le poids était de 46 kilos seulement, n'a pas eu de glycosurie après l'ingestion de 1.200 grammes de riz cuit, équivalant à 400 grammes de riz sec (lesquels contiennent 308 grammes d'amidon anhydre), ce qui correspond à 6 gr. 4 d'amidon par kilo.

Mais, à côté de ces faits négatifs, qui ont conduit Naunyn à considérer comme *pathologique* la glycosurie consécutive à l'ingestion d'aliments amylacés, il en est de positifs [3]. Aussi ne peut-on tenir pour *diabétique* ni même comme candidat au diabète un sujet dont l'urine renferme une trace de glycose après une ingestion très copieuse d'amylacés.

C. — Lévulosurie alimentaire

On a dit qu'en général le lévulose est mieux assimilé que le glycose par un sujet sain. Mais il est impossible d'accepter sans réserves cette assertion. Le chien, qui mange de la soupe et qui est par conséquent habitué au glycose, tandis qu'il a peu d'occasions d'absorber du lévulose, devient facilement glycurique après l'ingestion de ce dernier sucre [4]. Si l'homme le tolère bien,

1. Breul lui-même dit cependant (*Archiv für Path. et Pharmak.*, 1899, XL, p. 28) qu'une abondante ingestion d'amidon fait monter à 2 p. 1.000 le sucre normal de l'urine.

2. Miura. Beiträge zur alim. Glykosurie. (*Zeitschrift für Biologie*, 1895, XXXII, p. 281). Il n'est pas impossible qu'une influence de race ait chez lui, joué un rôle.

3. Raphael. Untersuchungen über aliment. Glykosurie. (*Zeitschrift f. kl. Med*,, 1899, XXXVII, p. 19). — J. Strauss. Aliment. spont., und diabet. Glykosurien. (*Zeitschrift f. kl. Med.*, 1900, XXXIX, p. 226, etc.). — Schöndoff (*Pflueger's Archiv*, CXXI, p. 586) a noté de la glycosurie chez deux soldats qui, enfermés à la caserne, n'avaient eu pour toute alimentation qu'un kilogramme de pain et de l'eau.

4. D'après Schlesinger. (*Wiener med. Woch.* 1902, p. 769), un petit

c'est qu'il y est adapté par l'usage du saccharose, ou plutôt (car le processus paraît complexe), c'est parce que son foie a contracté l'habitude de transformer le lévulose en glycose.

J. Strauss et Sachs[1] ont observé que des grenouilles privées de foie deviennent lévulosuriques si on leur injecte dans le sac lymphatique une certaine quantité de lévulose, tandis qu'elles tolèrent bien l'injection de la même quantité de glycose. Ce fait prouve que le lévulose a besoin d'être transformé par le foie.

Ce n'est pas seulement chez la grenouille que l'intervention du foie est nécessaire : l'homme dont le foie est malade, tolère mal le lévulose. Aussi Strauss[2] a-t-il proposé de faire l'épreuve de l'état fonctionnel de cet organe avec ce sucre. Ferrannini[3] et surtout Landsberg[4] font à cet égard des réserves[5].

A une femme de cinquante-trois ans présentant un ictère intense dû à une obstruction du cholédoque[6], j'ai fait plusieurs fois ingérer, le matin, 100 grammes de glycose pur, dans un demi-litre de tisane ; *jamais* elle n'a eu de glycosurie consécutive. Je puis affirmer le fait, car la malade ne quittait pas son

chien de 5 kilogr. assimilerait 50 grammes de glycose, chiffre plus fort que celui d'Hofmeister (voir l'historique, p. 44) et deviendrait lévulosurique après 20 grammes de lévulose.

1. Sachs. (*Zeitschrift für klinische Medicin,* 1899, XXXVIII).

2. Srauss. Zur Funktions-prüfung der Leber. (*Deutsche med. Wochensch.*, 1901, n° 44.

3. Ferrannini. (*Centralblatt für innere Medicin,* 1902, n° 37).

4. G. Landsberg. Zur Frage der alim. Levulosurie. (*Deutsche med. Wochensch,* 1903, 6 aug., p. 563).

5. Voir encore : Crisafi. Clinique infantile de Mya. (*Clinica Medica,* 1903). — Chajes. Clinique de Senator. (*Deutsche med. Woch.*, 1904, n° 19). — Chiatante. (*Gazetta internaz. di medicina,* 1903). — de Rossi. (*Riforma,* 1904). — H. Strauss. (*XXI Congress für innere Med.*). — V. Hala'sz. (*Wiener klin. Wochensch,* 1908, n° 2). — Sabatowski. (*Wiener klin. Woch.*, 1908, p. 794.)

6. On percevait facilement à l'épigastre une tumeur de consistance ligneuse. Le diagnostic clinique avait été : *cancer hépatique avec oblitération complète du cholédoque ;* il a été vérifié à l'autopsie. — L'anatomie pathologique de ce cas a été rapportée par Devic et Gallavardin. (*Revue de médecine,* 1901, p. 562.)

lit et toutes ses urines étaient exactement recueillies. Je lui ai fait alors ingérer, un jour, un demi-litre de liquide renfermant 80 grammes de lévulose et 20 grammes de glycose : consécutivement il y a eu une lévulosurie très nette ; plusieurs grammes de lévulose ont été éliminés. Quelques jours plus tard je lui ai administré, toujours dans un demi-litre de liquide, 150 grammes de glycose ; pas de glycosurie ; et, quelques jours après, la malade étant devenue de plus en plus cachectique, encore 150 grammes de glycose ; pas de glycosurie. Deux jours plus tard elle succombait. A l'autopsie, le foie était très ictérique.

Ainsi, chez une malade profondément cachectique et dont le foie était en grande partie privé de ses fonctions, 80 grammes de lévulose ont provoqué une lévulosurie, tandis que 150 grammes de glycose n'ont pas amené de glycosurie.

Bruining[1] a vu, dans un cas de cirrhose hépatique, que l'ingestion de lévulose était suivie de lévulosurie, tandis que l'ingestion de glycose ne provoquait pas de glycosurie ; mais, fait paradoxal, il a cru voir que l'ingestion de 150 grammes de saccharose amenait une *glycosurie*. Schlesinger[2] cite le cas d'un ictérique qui, après l'ingestion de 100 grammes de lévulose eut d'abord de la lévulosurie, puis de la lévulosurie avec de la glycosurie, enfin de la glycosurie seule pendant deux jours.

Dans deux cas d'acromégalie, 100 grammes de lévulose ont amené d'abord de la lévulosurie, puis de la glycosurie. Il ne faut pas trop s'arrêter à ces anomalies : les processus dans l'organisme sont plus complexes qu'*in vitro*.

En résumé, sauf quelques exceptions, on peut dire que la lévulosurie est un assez bon signe d'insuffisance fonctionnelle du foie. Mais il faut bien savoir que la lévulosurie alimentaire a été observée chez des sujets dont le foie paraissait normal[3].

1. Bruining. Zur Frage der alimentären Glykosurie bei Leberkranken. (*Berliner kl. Wochensch.*, 1902, p. 587, n° 25).

2. W. Schlesinger. (*Wiener klinische Wochenschrift*, 1902, p. 772).

3. Lion (*Münchener medicin. Wochenschrift*, 1903, p. 26).

D. — Galactosurie alimentaire

Pour le galactose les recherches sont peu nombreuses et contradictoires : chez l'homme, Brocard[1] a trouvé qu'il serait mieux utilisé que le glycose; mais il n'a fait qu'une expérience.

Luzzatto[2] a constaté chez le chien que le galactose est beaucoup moins bien utilisé que le glycose et peut-être que le lactose.

D'après les recherches de Bauer[3] l'ingestion de 20 grammes de galactose, à jeun, qui n'amène pas de glycosurie chez les sujets sains, et même chez les diabétiques légers, est suivie d'une galactosurie, d'ailleurs minime, chez les sujets atteints d'une affection organique ou fonctionnelle du parenchyme hépatique. L'ingestion de 100 grammes de galactose produit toujours une galactosurie très prononcée chez les gens sains et chez les diabétiques légers, qui se comportent, à cet égard, comme les gens sains[4], et une galactosurie plus prononcée encore chez les cirrhotiques. Quant aux diabétiques graves, dans les mêmes conditions d'ingestion (100 grammes à jeun), ils rendent, à peu près, la même quantité de galactose (10-12 grammes) que les gens sains, mais, de plus, beaucoup de glycose[5].

E. — Glycuries alimentaires consécutives a l'ingestion de bihexoses

1° Glycuries consécutives à l'ingestion de saccharose. — Chez 19 sujets sains, Linossier et Roque[6] ont trouvé du saccharose dans l'urine, après l'ingestion de :

1. Brocard. (*Journal de physiologie et de path. génér.*, 1902, p. 52). Cet expérimentateur a fait ingérer *simultanément* les deux sucres dont il étudiait l'utilisation.

2. Luzzatto. (*Archiv für experiment. Pathologie*, 1904, LII, n° 107).

3. Bauer. (*Wiener med. Wochens.*, 1906, n°s 1 et 52 et 1908, n° 35.)

4. Sauf qu'ils excrétaient de plus que ces derniers un peu de glycose.

5. Voir sur le même sujet Brasch. (*Zeitschrift für Biologie*, 1907, L.)

6. Linossier et Roque. (*Archives de Méd. expérim.*, 1895.)

50 gr. de saccharose	. . . . . .	dans 29 p. 100	des cas.
100 —	. . . . . .	— 39	—
150 —	. . . . . .	— 55	—
200 —	. . . . . .	— 74	—
300 —	. . . . . .	— 89	—
350 —	. . . . . .	— 100	—

Chez les mêmes sujets ils ont aussi noté de la *glycosurie*, après l'ingestion de :

50 gr. de saccharose	. . . . . .	dans 11 p. 100	des cas.
100 —	. . . . . .	— 16	—
150 —	. . . . . .	— 19	—
200 —	. . . . . .	— 29	—

Enfin, dans quelques cas ils ont pu se convaincre de la présence d'une petite quantité de lévulose dans l'urine[1].

D'après Burgerhart, 150 grammes de saccharose amènent une glycosurie beaucoup plus prononcée que la même quantité de glycose[2].

2° Glycurie consécutive à l'ingestion de lactose. — De Jong[3] a fait ingérer à des soldats à jeun jusqu'à 250 grammes de lactose. — La glycurie a fait défaut quand la quantité ingérée était inférieure à 225 grammes. Encore était-elle peu prononcée, et de courte durée. L'épreuve (négative) de la fermentation a montré que le sucre excrété était, pour la plus grande part, du lactose.

V. Halasz[4] a signalé la lactosurie, après l'ingestion d'une quantité même modérée de lait, chez les sujets atteints de

1. Il est des sujets qui éliminent plus de sucre réducteur que de saccharose. — Pour Bierry et Mayer. (*C. R. de la Société de Biologie*, 1904, p. 181), les chiens à qui on a ingéré 4 grammes, au moins, de saccharose, par kilogramme de poids vif, éliminent exclusivement du saccharose. Mais, s'ils ont préalablement été injectés avec un sérum hépatotoxique, ils éliminent un mélange de plusieurs sucres, notamment du glycose et du lévulose.

2. Burgerhart. (*Centralblatt für innere Medic.*, 1905, p. 693).

3. De Jong. (*Maly's Jahresbericht*, pro 1886, pages 445-48).

4. V. Halasz. (*Deutsche medic. Wochensch.*, 1908, n° 19.)

dilatation de l'estomac. Ce fait intéressant me paraît s'expliquer en supposant que du lactose est résorbé par l'estomac ; car, s'il eut franchi le pylore, il eut été dédoublé.

Certains sujets utilisent mieux le saccharose que le lactose. Avec d'autres on a un résultat inverse. Il n'y a pas de règle absolue ; les différences dépendent des habitudes alimentaires ou des dispositions individuelles [1].

Dans l'urine d'un enfant à la mamelle on trouve parfois une substance réductrice qui paraît être du lactose [2]; mais, pour que cette glycurie se produise, il faut des conditions particulières, notamment un excès de lait; car, à l'état normal, un enfant, dans les premiers mois de la vie, a une remarquable capacité d'assimilation, spécialement pour le lactose.

3° Glycurie consécutive à l'ingestion de maltose. — L'ingestion de maltose ne paraît pas donner lieu à de la maltosurie, la maltase se dédoublant *beaucoup mieux que le saccharose*. On sait que le maltose n'existe pas seulement dans le tube digestif, mais aussi dans le sang. — On conçoit ainsi que l'ingestion de maltose, même à dose très forte, n'amène qu'une glycosurie.

F. — PENTOSURIE ALIMENTAIRE

On sait que les herbivores absorbent beaucoup de pentozanes, et assimilent plus ou moins complètement les pentoses. D'après des expériences de Cremer, le chien serait capable d'assi-

1. D'après BIERRY et MAYER. (*C. R. de la Société de Biologie*, 1904, p. 178), les chiens, injectés avec un sérum hépatotoxique, à qui l'on fait ingérer du lactose, éliminent par l'urine un poids de sucre qui est égal au tiers ou au quart du poids absorbé ; et, le plus souvent, c'est du lactose ou du galactose.

2. Voir GROSZ, de Budapest. (*Jahrbuch für Kinderheilkunde*, 1892. — MANICATIDE. (*La Roumanie médicale*, 1899, janvier). On sait que la lactosurie est parfois observée chez la femme à la suite des couches; nous en parlerons plus loin.

miler *en partie* le rhamnose. En effet si on lui ingère ce sucre, à la dose de 2 grammes par kilogramme, il n'en rend que le quart par l'urine, et, ce qui est plus probant, on observe une augmentation de l'acide carbonique exhalé [1].

Egalement chez le chien, Bendix et Dieger [2] ont observé que 50 à 60 p. 100 des pentoses ingérés seraient utilisés.

Mais il n'en est pas de même chez l'homme : le professeur Ebstein ne croit pas à l'utilisation des pentoses.

D'après v. Jaksch [3], l'arabinose, le xylose et le rhamnose produisent de la diarrhée et on en retrouve dans l'urine une quantité relativement considérable (le quart et même la moitié de la quantité ingérée).

VALEUR CLINIQUE DE LA GLYCURIE ALIMENTAIRE

On était parti de l'idée de Cl. Bernard que l'épreuve de la glycosurie alimentaire devait fournir au clinicien une indication exacte sur l'état du foie [4]. L'expérience n'a pas confirmé cette prévision, ou du moins elle a montré qu'il faut, dans ce but, se servir exclusivement du lévulose ou du galactose. Mais si l'utilisation du glycose n'est pas en rapport avec l'énergie fonctionnelle du foie, l'épreuve clinique faite avec ce sucre a cependant de l'importance, puisqu'elle nous indique, au moins d'une manière approximative, l'aptitude de l'économie à l'utiliser. Ce renseignement a sa valeur au point de vue de la prédisposition au diabète.

1. MAX CREMER. Ueber die Verwerthung der Rhamnose im thierischen Organe. (*Zeitschrift für Biologie*, XLII, p. 428).

2. BENDIX et DIEGER. Die Ausnützung der Pentosen im Hunger. (*Deutsches Archiv für kl. Med.*, 1908, LXXVIII, p. 198). Ils n'ont pas remarqué que l'utilisation fût modifiée par l'état du jeûne.

3. V. JAKSCH. Ueber alimentäre Pentosurie. (*Zeitschrift für Heilkunde*, t. XX, p. 195).

4. Voir l'historique, p. 40.

II. — GLYCURIES CONSÉCUTIVES A L'INJECTION SOUS-CUTANÉE DE DIVERS SUCRES

Quelques expérimentateurs ont pratiqué chez l'homme des injections sous-cutanées de divers sucres et obtenu quelques résultats qui ne sont pas sans intérêt. Mais ces injections sont souvent douloureuses, et exigent en tous cas de minutieuses précautions antiseptiques, pour éviter au patient des complications au niveau des piqûres.

A. — Glycose

F. Voit[1] a injecté à des adultes bien portants des quantités variables de glycose, en solution aqueuse à 10 p. 100 : un a reçu 11 grammes, un autre 60 grammes ; ce dernier a eu dans l'urine des traces de sucre ; un troisième a reçu 100 grammes ; il a consécutivement éliminé en sept heures 2 gr. 6 de glycose.

Les résultats de F. Voit ont été contrôlés par divers observateurs, notamment par Achard : 40 à 50 grammes de glycose peuvent, en général, être introduits sous la peau d'un homme sain sans produire de glycosurie. Aussi l'apparition de glycose dans l'urine, quand on n'en injecte sous la peau qu'une quantité relativement faible, 10 grammes ou moins, a-t-elle une certaine importance.

Les mêmes auteurs, dans un autre travail[2], ont constaté aussi, après l'injection sous-cutanée de 10 grammes de glycose, le passage dans l'urine d'une petite quantité de sucre, chez des tuberculeux et des cancéreux. Ils n'en ont pas observé chez deux femmes obèses, ce qui peut s'expliquer en supposant, soit que chez ces femmes l'insuffisance glycolytique des tissus était

1. F. Voit. Untersuchungen über das Verhalten verschied. Zuckerarten im menschlichen Organismus nach subcutaner Injection. (*Deutsches Archiv für kl. Medicin*, 1897, LVIII, p. 523).

2. Achard et Weil. Contribution à l'étude de l'insuffisance glycolytique. (*Société médicale des hôpit. de Paris*, 1898, p. 333).

peu considérable, soit qu'eu égard à leur poids la quantité de sucre injecté était trop faible.

D'après Achard et Lœper[1], la glycosurie est presque constante après l'injection sous-cutanée de 10 grammes seulement de glycose chez les rhumatisants aigus ; et il ne s'agit pas seulement de *traces* de sucre : sur 13 cas dans lesquels le glycose urinaire a été dosé, la proportion a dépassé cinq fois 3 grammes. Ils l'ont aussi observée dans plusieurs autres états morbides.

Chez l'enfant bien portant l'injection sous-cutanée de 2 grammes de glycose par kilogramme est généralement bien tolérée; mais chez les enfants débiles et rachitiques une dose bien moindre peut être suivie de glycosurie[2].

B. — Lévulose

F. Voit a injecté 10 grammes de lévulose sous la peau d'un homme de vingt et un ans, et autant chez un garçon de quinze ans. Le premier a éliminé des traces de sucre, le second près de un gramme. Un troisième sujet, homme de quarante-cinq ans, a reçu 31 grammes; il a éliminé des traces de lévulose[3].

Ces expériences sont trop peu nombreuses pour qu'on puisse déterminer exactement le degré d'utilisation du lévulose injecté sous la peau chez l'homme. Il paraît *peu* différer de celui du glycose.

C. — Galactose

F. Voit a injecté sous la peau de quatre sujets du galactose aux doses de 9 grammes et de 30 grammes. Chez les 4, il n'a retrouvé dans l'urine que des *traces* de sucre réducteur.

1. Achard et Lœper. L'insuffisance glycolytique. (*Arch. de Méd. expérim.*, 1901, p. 132).

2. Nobécourt. De l'élimination par les urines de quelques sucres. (*Revue mensuelle des maladies de l'enfance*, avril 1900, t. XVIII, p. 161).

3. F. Voit. (*Deutsches Archiv f. kl. Medicin*, LVIII, p. 532).

Comme pour le lévulose, les expériences sont trop peu nombreuses pour qu'on puisse bien apprécier l'utilisation du galactose.

D. — Bihexoses

Maltose. — L'injection sous-cutanée de maltose, à dose modérée, n'est pas suivie de maltosurie. F. Voit en a même fait pénétrer sous la peau la dose énorme de 28 grammes, dans 300 centimètres cubes d'eau. Il n'y a pas eu de glycurie. Ce résultat s'explique par l'ubiquité de la maltase, et la lenteur relative de l'absorption d'une si grande quantité de liquide.

Saccharose. — Le même expérimentateur a injecté du saccharose sous la peau de quatre sujets. Voici ses résultats :

	QUANTITÉ DE SACCHAROSE		Durée de l'élimination en heures.
	Injectées.	Trouvées dans l'urine.	
	—	—	—
1.	25	24,3	8 1/2
2.	10,7	10,7	20
3.	9,3	9,9	14 1/2
4.	1,3	1,3	6 1/2

Ainsi, dans la limite des erreurs de dosage, on retrouverait d'après Voit, tout le saccharose injecté.

Lactose. — D'après F. Voit, il en serait de même avec le lactose qu'il a injecté à trois sujets, aux doses de 9 grammes et de un gramme. Il a retrouvé ces mêmes quantités dans l'urine, ce qui s'explique par le fait qu'il n'existe de la lactase que dans l'intestin grêle.

III. — GLYCURIES CONSÉCUTIVES AUX INJECTIONS SUCRÉES INTRA-VEINEUSES

INJECTIONS DE GLYCOSE

1° Rapports entre la quantité de glycose introduite et la quantité éliminée. — Si l'on injecte à un chien 1 gramme de glycose par kilogramme, en solution isotonique, ou légèrement hypertonique, à la vitesse de 0 gr. 05 par minute, on ne provoque de la glycosurie que dans un peu plus de la moitié des cas : sur 20 chiens je l'ai observée douze fois. La quantité de sucre éliminé a varié entre 3 et 20 pour 100 de la quantité injectée.

J'ai multiplié les expériences de ce genre parce qu'elles nous montrent la tolérance variable des animaux.

En diminuant la vitesse d'entrée, on peut faire tolérer à l'animal une quantité de glycose beaucoup plus forte sans qu'il devienne glycosurique. Ainsi, dans une expérience de Lilienfeld, un petit chien de 1.400 grammes a reçu jusqu'à 5 grammes de glycose par kilogramme, injecté à la vitesse de 12 milligrammes par minute et par kilogramme, sans que son urine ait présenté trace de sucre [1]. Je trouve dans le même tableau un chien qui n'a pas eu de glycosurie bien qu'il ait reçu 4 grammes de glycose par kilogramme, injecté à une vitesse plus que double 26 milligrammes par minute et par kilogramme). C'est là, eu égard à la vitesse d'entrée, un résultat exceptionnel. En effet, un chien de Doyon et Dufourt, n'ayant reçu en infusion que 2 grammes de glycose par kilogramme, à la vitesse de 25 milligrammes par minute, en a éliminé 6 p. 100 [2]. Avec une vitesse plus grande, l'utilisation diminue et l'élimination par le rein prend plus d'importance. C'est ce que montrent les expériences de Brasol [3], répétées par Butte [4]. Dans ces dernières, la glycose dissoute dans une petite quantité d'eau a été infusée en *quatre à cinq minutes* dans la veine saphène.

1. Lilienfeld. Versuche ueber intravenöse Ernährung. (*Zeitschrift für diaet. u. physik. Therapie*, 1899, II, p. 213). — Cette utilisation extraordinaire tient sans doute, en partie, au faible poids de l'animal.

2. Doyon et Dufourt. (*Journal de physiologie et de pathologie générale*, 1901).

3. Brasol. (*Archiv für Physiologie*, 1884, p. 211).

4. Butte. (*C. R. de la Société de Biologie*, 1896).

GLYCOSE			
Quantités injectées par kilogramme de chien.	retenu dans l'organisme.	éliminé par l'urine.	éliminé pour 100 glycose injecté.
1,62	1,25	0,37	22,8
2	1,50	0,50	25
2,20	1,62	0,58	26,3
3,37	2,49	0,88	26,1
4	2,85	1,15	28,7
4,04	2,84	1,20	29,7
6	3,96	2,04	34
8	4,35	3,65	45,6

On voit que, plus on injecte de sucre, plus il en reste dans l'économie, mais que la progression de l'élimination est encore plus forte[1]. Si l'on injecte, en quatre ou cinq minutes, 8 grammes de glycose par kilogramme, il s'en élimine par l'urine presque autant qu'il en reste; si l'on injecte moins de 2 grammes par kilogramme, le quart *à peine* du sucre est éliminé. On peut même trouver des chiens qui en retiennent beaucoup plus.

Comme exemple, je citerai l'expérience suivante :

CHIENNE 1146. — Poids 19 kilogrammes. A 9 heures, je lui injecte dans la jugulaire 100 centimètres cubes d'eau renfermant 40 grammes de glycose, ce qui fait 2 grammes par kilogramme.

URINE

Heures.	Quantités.	Urée p. 1000.	Sucre.	Sucre pour la quantité.	Rapport du sucre à 100 urée.
9-10	26	25	50	1,3	200
10-11	10	22,5	50	0,5	222
11-1	25	47,5	9,6	0,24	20
1-3	31	41	0		

1. GILBERT et CARNOT. (*C. R. de la Société de Biologie*, 1898, p. 330), ont confirmé ce fait chez le lapin jusqu'à 5 grammes par kilogramme. Au-delà, d'après eux, le rapport resterait assez fixe, variant suivant l'animal, de 40 p. 100. Si l'injection est poussée par la veine porte, les résultats sont variables; un lapin n'a éliminé que 9 p. 100 de sucre injecté; un autre 39 p. 100.

En quatre heures, l'animal n'a rendu que 2 grammes de sucre environ (5 p. 100 de la quantité injectée).

Plusieurs autres expériences m'ont donné un résultat analogue. Chez d'autres animaux, j'ai au contraire observé une élimination très considérable : ainsi, un chien de 28 kilogrammes, après l'injection d'un peu moins de 80 grammes de glycose dans 800 centimètres cubes d'eau salée, à 7 p. 1.000 (ce qui fait 2 gr. 8 de glycose par kilogramme de poids vif), a éliminé 52 p. 100 de la quantité injectée, tandis qu'à en juger par le tableau de Butte, il n'eût dû éliminer que 26 p. 100[1].

Un autre chien, de 12 kilogrammes, a reçu à 9 heures du matin, la même quantité de glycose, ce qui fait 6 gr. 6 par kilogramme. Il a éliminé :

HEURES	Quantités.	Urée (par litre).	Sucre (par litre).	Sucre total.	R. du sucre p. 100 urée.
De 9 heures	820	3,75	33,3	27,3	888
à 1 heure	240	6,25	35,7	8,5	571
A 1 heure	320	12,50	15,3	4,9	122
jusqu'au lendemain	220	21,25	0		
				40,7	

Ainsi, pendant les quatre heures consécutives à l'injection, l'animal a rendu 50 p. 100 du sucre infusé.

Dans l'expérience qui suit, malgré une abondante saignée, la glycosurie a été très considérable.

Chienne 1101. — Poids 15 kilogrammes.

A 8 heures, on injecte en quatre minutes dans la jugulaire 450 centimètres cubes d'eau salée renfermant 16,6 p. 100 de glycose. L'animal a donc reçu 73 grammes de sucre, soit 4,8 par kilogramme.

Quarante minutes plus tard, on retire 200 grammes de sang de la carotide :

Pouvoir réducteur de ce sang. 7,7

Sonde dans la vessie et, à partir de 8 h. 10, on recueille l'urine de dix en dix minutes.

1. Il faut noter que j'ai injecté plus rapidement que Butte et que le glycose était *dissous dans une plus grande quantité d'eau.*

Heures.	Quantité d'urine.	Urée p. 100.	Sucre p. 100.	Sucre total.	Rapport du sucre à 100 d'urée.
8,10	88	3,9	38,4	3,38	984
8,20	93	3,9	41,6	3,86	1066
8,30	150	2,4	33,3	4,99	1387
8,40	131	1,5	31,2	4,09	2080
9,40	130	2	45	5,85	2250
10,40	72	2,5	35	2,52	1400
midi 40	68	8,8	4,5	0,31	51
2,40	74	10	0		

On remarquera que l'élimination du sucre varie beaucoup en quelques minutes. Le maximum d'élimination a été atteint à la trentième minute [1]; puis elle a diminué assez rapidement. De la quarantième à la centième minute 5 gr. 85 seulement ont été excrétés, tandis que plus de 16 grammes l'avaient été pendant les quarante premières minutes.

Ainsi, malgré la saignée, plus du tiers de la quantité infusée a été retrouvée dans l'urine, savoir :

	gr.	p. 100
Pendant les quarante premières minutes.	16,32	22,3
Pendant l'heure suivante. . . .	5,85	8,0
Pendant les trois heures suivantes.	2,83	3,8

Dans les deux expériences suivantes, l'élimination du sucre a été fort médiocre, probablement à cause de la saignée intercurrente :

Chienne 1096. — Poids 24 kg. 300.

A 8 heures, on injecte dans la jugulaire 640 centimètres cubes d'une solution renfermant 119 p. 1.000 de glycose *pur*, soit 76 grammes, ce qui fait 3,1 par kilogramme. L'injection est faite en cinq minutes. Une demi-heure après, on fait une saignée artérielle de plus de 200 grammes :

Pouvoir réducteur du sang.	3,7
Pouvoir glycolytique.	*très faible.*

1. Le maximum du *rapport* du sucre à l'urée a été atteint un peu plus tard.

URINE

Heures.	Quantité.	Urée p. 1000.	Sucre p. 1000.	Sucre total.	Rapport du sucre à 100 urée.
Avant l'injection . .		66	0		
8,25.	120	4,8	33,2	4	690
9	150	1,5	13,5	2	900
10	50	4	56,6	2,8	1400
5	150	20,2	15,6	2,2	78
Le lendemain matin.	100	51	3	0,3	6
				11,3	

Ainsi, cette chienne n'a pas excrété 15 p. 100 de la quantité de sucre injecté, et l'élimination a été lente, puisqu'elle n'était pas terminée au bout de vingt-quatre heures. Pendant la première heure, la moitié à peine du sucre a passé dans l'urine.

CHIEN 1090. — Poids 8 kg. 600.

Injection en deux minutes de 120 centimètres cubes d'eau salée renfermant 24 grammes de glycose, soit 2,7 par kilogramme.

Trois minutes après la fin de cette injection, on prend du sang dans la carotide :

Pouvoir réducteur du sang p. 1.000. . . . . 5 gr. 7

	Quantité d'urine.	Urée p. 1000.	Sucre p. 1000.	Sucre total.	Rapport du sucre à 100 urée.
Pendant les 3 premières heures.	180	2,5	12,5	2,25	5
Pendant les 3 suivantes. . . .	150	2	9,6	1,44	4,8
Pendant les 3 suivantes. . . .	67	3,5	6,75	0,45	1,9
				4,14	

Ainsi, en neuf heures, l'animal a éliminé 17 p. 100 seulement du sucre injecté.

Dans le cas suivant, j'ai injecté la même quantité de solution sucrée deux jours de suite :

CHIENNE 1147. — A l'inanition depuis plusieurs jours. Poids 24 kilogrammes.

On lui injecte dans la jugulaire 100 centimètres cubes d'eau salée renfermant 40 grammes de glycose, soit 1 gr. 66 par kilogramme.

Heures.	Quantité.	Urée p. 1000.	Sucre p. 1000.	Sucre pour la quantité.	Rapport du sucre à 100 urée.
9-10	20	45	35,7	0,70	79
10-11	12	25	21	0,25	124
11-1.	13	41	5	0,06	12
1-3.	15	40	0		
				1,01	

L'élimination du sucre dans ce cas est excessivement faible.

Le lendemain, poids 23 kilogrammes. On répète exactement l'expérience de la veille.

Heures.	Quantité.	Urée p. 1000.	Sucre p. 1000.	Sucre pour la quantité.	Rapport du sucre à 100 urée.
9-10	23	12,5	77	1,76	616
10-11	15	20	55,5	0,83	277
11-1.	25	47	20	0,50	42
1-3.	20	52,5	15	0,30	29
3-5.	20	50	8	0,16	16

Le lendemain matin, l'urine renferme encore 6 grammes p. 1.000 de sucre. Ainsi, la répétition de l'injection deux jours de suite a *diminué notablement l'utilisation* du sucre. La glycosurie n'a cessé que le soir.

En résumé, la quantité de glycose éliminé et la durée de l'élimination dépendent de divers facteurs. Aussi, est-il difficile d'apprécier, par la méthode des injections, le pouvoir d'assimilation des tissus. Doyon et Dufourt [1] n'ont pas vu sous le rapport de l'élimination du glycose de notables différences entre les chiens jeunes ou âgés, bien nourris ou inanitiés, etc. Or, on sait, d'autre part, d'une manière incontestable, qu'un animal jeune consomme plus de glycose qu'un animal âgé.

Durée de l'élimination. — Si l'on injecte dans les veines d'un chien une proportion excessive de glycose (10 grammes par kilogramme), l'élimination pourra se prolonger deux jours. Avec 4 grammes par kilogramme, ce qui est encore une proportion forte, elle peut durer vingt-quatre heures. Naturellement, elle

1. Doyon et Dufourt. (*Journal de physiologie*, 15 sept. 1901, p. 703).

diminue quand la proportion devient plus faible. Je l'ai vu cesser, chez un chien de 20 kilogrammes, deux heures et demie seulement après l'injection de 2 gr. 5 par kilogramme. Chez cet animal, la rapidité de l'élimination a été extraordinaire.

Influence de la nature des sucres sur leur élimination. — Il importe de distinguer les *hexoses* (c'est-à-dire le glycose, le galactose, etc.) et les *bihexoses* (c'est-à-dire le saccharose, le maltose, le lactose, etc.).

1° Hexoses. — D'une manière générale, si l'on injecte une solution de glycose ou de lévulose, c'est du glycose ou du lévulose qu'on rencontrera presque exclusivement dans l'urine. Mais, pendant leur séjour dans le sang, une fraction de ces sucres peut se modifier. C'est ainsi que du glycose se transformera en acide glycuronique. Après une injection de glycose, il ne faut donc pas compter comme appartenant exclusivement à du glycose tout le pouvoir réducteur de l'urine.

2° Bihexoses. — Quant aux bihexoses, on admet que, sauf le maltose[1], ils ne peuvent se dédoubler dans le sang, et qu'après leur injection intra-veineuse, c'est le sucre injecté qu'on retrouve dans l'urine[2].

Nous avons vu au chapitre de l'hyperglycémie qu'au bout d'une heure les bihexoses se trouvent dans le sang en plus grande quantité que les hexoses. Il est à noter qu'au bout du même temps, après l'injection de 1 gramme par kilogramme de différents sucres, ce sont également les bihexoses que l'on retrouve en plus grande quantité dans l'urine. Ce résultat, en apparence paradoxal, s'explique par le fait que les bihexoses sont mal utilisés par les tissus.

1. Sur la diffusion de la maltase dans l'économie, voir p. 93.

2. Toutefois, d'après Luzzato (*Archiv für exper. Pathol.*, 1904, LII, p. 107), le lactose chez les chiens serait éliminé en partie à l'état de galactose.

Les chiffres suivants sont empruntés à Pavy :

Sucre réducteur (exprimé en glycose) éliminé *en une heure*, consécutivement à l'injection intra-veineuse de 1 gramme par kilogramme des sucres suivants (moyennes) :

Saccharose.	Maltose.	Lactose.	Galactose.	Lévulose.	Glycose.
81	56,5	48,7	28,9	20,9	15,6

Ainsi, d'une manière générale, les bihexoses passent en plus grande quantité dans l'urine que les hexoses[1]. Il ne faut pas d'ailleurs accorder une valeur absolue aux chiffres ci-dessus; car il existe des différences individuelles assez importantes : on pourra trouver, par exemple, dans certaines expériences, plus de lactose dans l'urine que de maltose. Pour les hexoses, il y a de semblables différences que montre bien le détail du tableau de Pavy; certain sujet excrétera plus de glycose que de lévulose. Ainsi, bien que la moyenne d'élimination du glycose soit 15,6, je remarque dans le tableau qu'un chien en a éliminé 28 p. 100; et, quoique la moyenne d'élimination du lévulose soit 20,9, je vois qu'un autre chien en a éliminé 15 seulement.

PATHOGÉNIE DE LA GLYCOSURIE CONSÉCUTIVE AUX INJECTIONS INTRA-VEINEUSES

Au premier abord, elle paraît très simple. En réalité, elle est compliquée, parce que le sucre brusquement introduit dans le sang est, en grande partie, emmagasiné par les tissus. Il ne faut donc pas croire que l'injection même de 50 grammes de sucre chez un chien possédant 500 ou 600 grammes de sang, amène une forte hyperglycémie. Bien au contraire, le passage de plasma sucré dans les tissus et l'entrée d'une certaine proportion de lymphe dans le sang sont rapidement suivis d'une hypoglycé-

1. Fleig a récemment (*C. R. de la Société de Biologie*, 1907, 20 juillet) étudié comparativement, chez le chien, l'élimination du glycose et du lactose ingérés en solution isotonique, à la dose de 1 centimètre cube par minute et par kilogramme. Le lactose apparaît le premier dans l'urine et il s'en élimine presque complètement, tandis qu'un huitième seulement du glycose est éliminé dans ces conditions.

mie. Fait inattendu, la glycosurie persiste alors même que le sang est devenu hypoglycémique. C'est ce que j'ai vu dans plusieurs expériences qui ne m'ont laissé aucun doute, attendu que pendant la durée de la glycosurie j'ai pratiqué une saignée.

GLYCOSURIE CONSÉCUTIVE AUX INJECTIONS INTRA-VEINEUSES D'EAU SALÉE

Bock et Hoffmann [1], en injectant dans la veine d'un lapin, *au moins* 5 centimètres cubes par minute, d'une solution de chlorure de sodium à 1 p. 100, ont, outre la polyurie, observé de la glycosurie. Cette expérience a été reproduite avec succès par Külz [2], qui l'a variée en injectant divers sels de soude.

Martin Fischer [3] a injecté, en quinze minutes, 75 à 100 centimètres cubes d'une solution de chlorure de sodium. La polyurie a débuté dès la quinzième minute et, au bout d'une heure, la quantité d'urine excrétée était sensiblement égale à la quantité du liquide injecté. Sa réaction était neutre ou légèrement acide. L'urine, deux heures en moyenne après le début de l'injection, renfermait plus ou moins de sucre, suivant les animaux. Si la concentration de la solution est plus forte, le sucre apparaît plus tôt et en plus grande proportion [4].

Au début, celle-ci est faible, puis elle augmente pendant quelques heures et diminue progressivement. Habituellement, la durée de la glycosurie ne dépasse guère huit heures.

L'addition à la solution sodique d'un sel de calcium soluble (par exemple de chlorure de calcium), arrête la glycosurie. Si on injecte de nouveau la solution sodique pure, la glycosurie reparaît.

L'injection d'une solution sodique n'est pas suivie de glycosu-

1. Bock et Hoffmann. (*Reichert und du Bois-Raymond's Archiv*, 1871, p. 550).

2. Kuelz. (*Eckard's Beiträge*, 1872, IV, p. 177).

3. Martin Fischer. (*Pflueger's Archiv*, 1905, CIX, p. 1).

4. Elle ne dépasse pas 4 p. 1.000.

rie si les splanchniques sont coupés (Külz). — Ce fait montre que la glycosurie est de cause centrale. Martin Fischer s'est efforcé de confirmer cette manière de voir en injectant la solution saline dans le bout *central* de l'artère *axillaire* (afin de faire pénétrer le sel jusqu'au bulbe par la vertébrale). Une glycosurie s'est produite, et, dans ce cas, elle n'a pas été arrêtée par l'injection simultanée de chlorure de calcium [1].

Ces expériences sont intéressantes ; mais on ne peut dire que la pathogénie de cette glycosurie soit bien élucidée : en injectant de l'eau salée dans les veines d'un chien, je me suis convaincu qu'il se produit beaucoup de sucre aux dépens du sucre virtuel. Or, ce sucre brusquement mis en liberté, passe dans l'urine, parce qu'il n'est pas combiné. L'action de l'eau salée dans le sang est donc plus complexe qu'on ne l'a cru [2].

GLYCOSURIES DE CAUSE NERVEUSE

Je renvoie à l'*historique* pour les découvertes de Cl. Bernard et de ses contemporains. Dans ces dernières années on n'y a rien ajouté de fort important, sinon la notion que les effets de la piqûre du plancher du quatrième ventricule ne portent pas sur le foie seul [3], mais bien sur toute l'économie. Cette piqûre est, en effet, suivie de modifications profondes de la nutrition [4].

1. FISCHER. Ueber die Hervorrufung und Hemmung von Glycosurie in Kaninchen durch Salze. (*Pflueger's Archiv*, 1905, CIX, Heft 1-2).

2. Voir encore sur la question : ORVILLE HARRY BROWN. (*American Journal of Physiol.*, 1904, X, p.378). — UNDERHILL and CLOSSON. (*Id.*, 1906, XV, p. 321). — MC GUIGAN and BROOKS. (*Id.*, 1907, XVIII, p. 256). — UNDERHILL and KLEINES. (*The Journal of Biological Chemistry*, 1908, IV, p. 395).

3. KAUFMANN. (*Archives de physiologie*, 1895).

4. KÖHLER (*Inaug. Dissertat. Giessen*, 1904) a constaté chez le poulet la disparition de l'acidité de l'urine. — FOA et GATIN-GRUZEWSKA (*C. R. de la Société de Biologie*, 1905, 8 juillet, p. 145) ont trouvé chez le lapin que la piqûre amène une réaction acide (transitoire) du sang, et l'acidité de l'urine. — CAMUS et MEILLIÈRE (*Id.*, 28 juillet 1906) ont insisté sur l'augmentation de l'inosurie (physiologique chez le lapin)

De leur côté, les cliniciens ont publié des observations qui montrent l'analogie des lésions expérimentales et des lésions spontanées. De ces observations je ferai deux parts : on trouvera la plus importante au chapitre *Étiologie*, et je vais rapporter ici celles qui, en raison du peu de survie des malades, n'appartiennent pas au vrai diabète.

LÉSIONS DU MÉSOCÉPHALE

Morisson[1] a rapporté l'observation d'un homme de quarante-neuf ans, qui, après une sorte d'attaque apoplectique, fut pris de pollakiurie et de glycosurie, sans polyurie, de céphalée occipitale, de vertiges, de paralysie faciale gauche, etc. A l'autopsie, le plancher du 4e ventricule présentait un aspect granuleux, sauf dans son quart supérieur. Sur une coupe on constatait qu'un tissu morbide pénétrait dans la substance du bulbe et intéressait les noyaux d'origine des nerfs craniens. A l'examen microscopique, ce tissu a paru constitué par des noyaux embryonnaires.

Dans un cas de Liouville, il existait, sous le plancher du quatrième ventricule, de petites hémorragies. L'urine, albumineuse, renfermait environ 6 grammes de sucre par litre[2].

Mais d'autres faits du même genre ne supportent pas la critique. Aussi peut-on dire qu'il n'existe encore que très peu d'observations où se trouvent réalisés chez l'homme les effets, si saisissants, de la piqûre du plancher du quatrième ventricule chez le lapin.

Les grands traumatismes du crâne sont le plus souvent suivis de glycosurie[3].

immédiatement avant la glycosurie. — Mayer (*C. R. de la Société de Biologie*, 1907) n'a pas observé de glycosurie après la piqûre chez des animaux décapsulés. C'est là un fait d'un grand intérêt.

1. Morisson. (*Edinburgh med. Journal*, 1878, mars, p. 804).

2. Liouville. (*C. R. de la Société de Biologie*, 1893, p. 186).

3. Voir Higgins et Ogden. (*Boston City Hospital Reports*, 1895). — Borchard. Ueber das Auftreten und die Ursache von Glykosurie, Cylindrurie nach schweren Schädelverletzungen. (*Wiener med. Blätter*, 1903, n° 2).

On sait, depuis les travaux de Duret, qu'une forte commotion cérébrale produit des lésions dans le quatrième ventricule[1]. Ces lésions, bien rarement observées chez l'homme (car la commotion cérébrale n'est pas habituellement suivie de mort), semblent capables de provoquer une glycosurie (temporaire) ; mais celle-ci n'est que fort rarement signalée dans les observations de commotion cérébrale, probablement parce qu'on n'a pas souvent la possibilité d'examiner la *première* urine émise après le traumatisme.

Une grosse hémorragie du corps strié amène l'irruption d'une certaine quantité de sang dans les ventricules, et réalise ainsi, en partie, le mécanisme invoqué par Duret. Mais, probablement parce que dans ce cas l'hypertension intra-ventriculaire n'est pas *brusque*, on n'observe guère de lésion du plancher ; et, cependant, la glycosurie a été constatée dans tous — ou presque tous — les cas d'inondation ventriculaire où l'on a pu examiner la première urine. J'ai vu moi-même plusieurs cas de ce genre. En voici un, comme exemple :

Un homme de stature athlétique meurt à ma clinique *deux* heures seulement après une attaque apoplectique. Son urine, retirée de la vessie avant la mort, était très pâle et renfermait, par litre : urée, 5 grammes; albumine, 2 grammes; sucre, 8 grammes. Comme les indications données par la liqueur de Fehling et par le polarimètre étaient parfaitement concordantes, il est certain que ce sucre était du glycose.

A l'autopsie, hémorrhagie cérébrale, ayant, en partie, détruit le corps opto-strié du côté droit et envahi les quatre ventricules. Les reins étaient, *microscopiquement*, sains.

Dans les inondations ventriculaires, la glycosurie est, en général, très faible. Cependant, il y avait 8 grammes par litre d'urine, dans le cas que je viens de citer, et Bouveret, quelques heures après une attaque, en a trouvé 10 grammes[2]. Robin et

1. Duret. Etude expérimentale sur les traumatismes cérébraux. (*Thèse de Paris*, 1878).

2. Bouveret. Hématome du nerf optique. (*Rev. de Médec.*, 1895, p. 537).

Kuss[1], également dans un cas où l'inondation des quatre ventricules est considérable[1], ont dosé au polarimètre la même quantité de sucre (10 grammes).

Certains sujets atteints de lésions cérébrales ont, comme on sait, des attaques apoplectiformes ou épileptiformes sans lésions nouvelles. Dans ce cas, il ne se produit pas de glycosurie. Celle-ci me paraît donc un signe positif de lésion récente.

D'après mon observation, les lésions de la protubérance qui n'intéressent pas le plancher du ventricule ne sont que *fort rarement* suivies de glycosuries chez le chien. Le lapin se comporte, peut-être, différemment à cet égard : Becker prétend l'avoir observée plusieurs fois chez cet animal, dans des cas où « l'aiguille avait pénétré au niveau des tubercules quadrijumeaux antérieurs et postérieurs, dans l'intervalle des pédoncules cérébelleux postérieurs[2] ».

Chez l'homme, les bonnes observations de lésion protubérantielle, avec glycosurie, sont des plus rares.

Un malade de mon service, âgé de soixante-six ans, a été frappé d'une hémiplégie gauche, totale avec ptosis de la paupière supérieure gauche et déviation de la pointe de la langue à droite. Voici les résultats de l'examen de l'urine dès le lendemain de l'attaque :

	Urée par litre.	Sucre par litre.	Rapport du sucre à 1 urée.
8 avril matin.	10	16,6	1,66
8 — soir.	20	25	1,25
9 — matin.	22,5	24	1,07
10 — —	25	12,4	0,60
12 — —	25	trace.	

Ainsi, par rapport à l'urée, le sucre a été sans cesse en proportion décroissante. A l'autopsie, faite quelques jours plus tard,

1. A. Robin et Kuss. Apoplexie cérébrale et glycosurie. (*La Médecine moderne*, 31 juillet 1897).

2. Becker. Ueber das Verhalten des Zuckers beim thierischen Stoffwechsel. (*Zeitschrift für wissenschaftliche Zoologie*, 1854, V, p. 172-173).

j'ai trouvé un ramollissement du côté *droit* de la protubérance, peu apparent extérieurement, mais très étendu dans la profondeur. L'artère basilaire était très athéromateuse.

Voici un autre cas également de ma clinique :

Un homme de soixante-cinq ans est apporté en état de coma, peu d'heures après une attaque d'apoplexie. Il meurt le soir. L'urine renferme p. 1.000 11 gr. 2 d'urée et environ 40 grammes de sucre (le polarimètre donne 39 et la réduction 41). C'est donc 3,5 de sucre pour 1 d'urée, proportion forte.

A l'autopsie, énorme hémorrhagie occupant près de la moitié de la protubérance. Les faisceaux pyramidaux sont relativement intacts. C'est la moitié supérieure de la protubérance qui est surtout détruite. Une large perforation du plancher fait communiquer le foyer avec le 4e ventricule qui est rempli de sang. Le pancréas est très congestionné, mais l'examen histologique ne montre pas de lésions notables.

Mais dans un cas, vu l'intensité de la glycosurie, on doit se demander si ce malade n'était pas diabétique avant l'attaque[1].

Il n'est pas impossible que de minimes lésions, ou même de simples troubles fonctionnels[2] de la région bulbo-protubérantielle, produisent de la glycosurie.

LÉSIONS DES HÉMISPHÈRES CÉRÉBRAUX

On a vu parfois des lésions des hémisphères provoquer une glycosurie[3], particulièrement dans les traumatismes du crâne.

1. Voici encore quelques cas d'hémorrhagie de la protubérance avec glycosurie ; Carkes (*Lancet*, 1860, I, p. 545). — Bode. Haemorrhagie des Pons. (*Inaug. Dissertat.*, Wurzburg, 1877).

2. Leclerc a observé une glycosurie passagère chez un malade atteint d'asphyxie locale des extrémités qui était peut-être atteint d'une affection de la protubérance. (*Semaine médicale*, 1900, p. 307).

3. Leudet (de Rouen), un des premiers, sinon le premier, a signalé le fait. (*C. R. de la Société de Biologie*, 1857). — Dix-huit ans plus tard, Ollivier (*Gazette hebd.*, 1875, nos 11 et suiv.) en a publié 5 observations avec autopsie. Mais il n'est pas certain que dans tous les cas d'Ollivier il y ait eu réellement du sucre dans l'urine, attendu que « quelquefois la réaction ne se faisait qu'après quelques heures ».

La statistique de Higgins et Ogden [1] nous donne 20 glycosuriques sur 212 traumatismes craniens. Cela fait 9,4 p. 100. Chez les sujets atteints de fracture du crâne, la proportion des cas de glycosurie s'est élevée à 21,23 p. 100.

Borchard [2] a vu, à la suite d'un traumatisme du crâne, l'urine renfermer, par litre, 15-17 grammes de sucre et 1 gr. 2 d'albumine. Cette glyco-albuminurie, qui ne s'accompagnait pas de polyurie, n'a duré que douze heures. Elle a été suivie de cylindrurie et d'une légère hématurie. Le malade a guéri.

Dans un cas analogue, mais qui s'est terminé par la mort, l'autopsie lui a montré l'intégrité apparente du plancher du quatrième ventricule.

Grunert a vu deux fois une glycosurie *temporaire* survenir chez des sujets atteints de symptômes cérébraux d'origine otique [3].

Chez un malade atteint de traumatisme grave du crâne, j'ai observé une glycosurie compliquée de *maltosurie*, ce qui me paraît dénoter un trouble de la glycogénie hépatique. Voici ce fait :

Un homme de cinquante-cinq ans, qu'on venait de trouver dans la rue, a été apporté à ma clinique. On n'a pu obtenir sur lui aucun renseignement.

Le malade était dans le coma avec stertor, résolution générale des membres et pouls rapide. On a recueilli de l'urine par le cathétérisme. Elle renfermait, en proportion notable, de l'albumine, et présentait un pouvoir réducteur très net. Urée, 5 gr. 5 p. 100. Une saignée de 300 grammes n'amena aucune modification de l'état général, et le malade succomba deux heures plus tard.

Pendant la vie, on avait remarqué une ecchymose et une tuméfaction à l'occiput, du côté droit. L'autopsie a fait constater

1. Higgins et Ogden. *Boston City Hosp. Reports*, 1895.

2. Borchard. (74e *Versammlung deutscher Naturforscher*, 1902. — *Wiener med. Blätter*, 1903, n° 2).

3. Grunert. Zur Frage des Vorkommens von Glykosurie in Folge von Otitis (*Archiv für Ohrenheilk*, LV, p. 156).

que cette tuméfaction était due à un thrombus sous-jacent à une fracture du pariétal, régulièrement arrondi, en forme de gâteau, et déprimant l'hémisphère cérébral correspondant. L'ablation de la dure-mère a montré une petite hémorrhagie sous-méningée ayant pour source les vaisseaux pie-mériens rompus à la partie antérieure des deux lobes frontaux qui sont très fortement contus (attrition par contre-coup).

Les autres organes y compris le pancréas ne présentaient rien de particulier.

Dans l'urine, le polarimètre décelait 4 gr. 9 de sucre *compté comme glycose.*

La réduction n'indiquait que 3 gr. 9, mais, après avoir été chauffé pendant deux heures en présence d'un acide, le chiffre de la réduction s'est élevé à 5 grammes. Le liquide ayant pris une coloration brune par le chauffage, il a été impossible de déterminer le pouvoir rotatoire qu'il présentait alors. Malgré cette lacune, l'existence de maltose dans cette urine ne peut être mise en doute[1].

Le sang de la saignée (traité par la méthode de Bierry et Portier) avait un pouvoir dextrogyre faible (0,1) et un pouvoir réducteur équivalent à 1,20 de glycose (1,3 après le chauffage de l'extrait), c'est-à-dire peu supérieur à la normale. Mais, au moment où l'urine a été sécrétée (un certain temps avant la saignée), il est possible que l'hyperglycémie fût plus forte.

GLYCOSURIE DE CAUSE MÉDULLAIRE

J'ai produit chez le chien une glycosurie consécutivement à la piqûre de la partie inférieure de la moelle.

Chienne. — 13 kilogrammes.

A 7 h. 45, on fait une piqûre à la moelle, au-dessous du bulbe. La tête se tourne aussitôt à gauche; l'animal ne peut se tenir sur ses pattes; cœur très ralenti. A partir de ce moment, la température du rectum baisse progressivement et régulièrement.

A 9 h. 30, le sucre du sang est : 1 gramme; à 10 h. 30 : 0 gr. 9; à 2 heures : 0 gr. 8; à 5 heures : 0 gr. 8.

1. Lépine et Boulud. Maltosurie dans un cas de traumatisme cranien. (*Revue de Médecine*, 1905, p. 166).

A ce moment (5 heures), la température du rectum était tombée à 33° C.

URINES

Heures.	Urée p. 1000.	Sucre.	Quantité absolue Eau.	Urée.	Sucre.
6,30-7,30 . .	103				
8,30-9,30 . .	87,5	5,5	18	1,6	0,1
9,30-10,30. .	100	7,2	6	0,6	0,04
10,30-1. . . .	103	4,3	28	2,9	0,12
1-2	89	3,5	24	2,1	0,08
2-5.	102	0	16	1,6	
			92	8,8	0,34

L'animal, très froid, est sacrifié à 5 heures. La piqûre a porté à un centimètre du *calamus* et un peu à gauche.

On peut assurément supposer que la piqûre a produit une brusque hyperglycogénie, dont on aurait, lors de la saignée de neuf heures trente, constaté le déclin. Mais cette hypothèse est peu probable, parce que le maximum de la glycosurie a eu lieu une heure après la saignée. Ajoutons que l'urine a continué jusqu'à deux heures à être sucrée, et qu'entre neuf heures trente et deux heures, la glycosurie n'a fait que diminuer. De cette expérience, je crois donc devoir conclure que la piqûre bien au-dessous du calamus peut produire une glycosurie (temporaire); qui ne dépend pas d'une hyperglycémie.

Les observations prouvant l'existence, chez l'homme, d'une glycosurie de cause médullaire, sont peu probantes.

Sur 6 fractures de la colonne vertébrale, Halstead [1] a observé 3 cas de glycosurie; chez 2, immédiatement après le traumatisme (ils sont morts le deuxième et le troisième jour). Mais on ne sait si la glycosurie a été produite par une lésion spinale ou par le choc.

Quant aux observations de tabes avec glycosurie, on en connaît un certain nombre [2], mais rien ne prouve que celle-ci dépende

1. HALSTEAD. (*Journal of the American Med. Association*, 7 sept. 1907).

2. Voir ALTHAUS. (*Maladies de la moelle*, trad., franc., 1885. — EULENBURG. (*Virchow's Archiv*, 1885. XCIX). — OPPENHEIM. (*Berliner kl. Woch.*,

de la lésion médullaire. Il est à noter que l'épreuve de la glycosurie alimentaire est très rarement positive chez les tabétiques [1].

GLYCOSURIE CONSÉCUTIVE A L'EXCITATION DES NERFS SENSITIFS

L'excitation d'un certain nombre de nerfs sensitifs peut causer une glycosurie chez les sujets prédisposés. C'est ainsi qu'on a vu des glycosuries coïncider avec des névralgies. Braun[2] a trouvé chez un malade atteint de sciatique 25 grammes de sucre dans l'urine, mais je ne connais pas les détails de cette observation. Eulenburg a vu trois cas où la glycosurie coïncidait avec la sciatique. Dans un cas, la glycosurie était intermittente, et disparut avec la guérison de l'affection douloureuse.

Hallerworden[3] a aussi observé une sciatique compliquée de glycosurie temporaire.

Chez le chat, Boehm et Hoffmann[4] ont vu la section des deux nerfs sciatiques suivie, — mais pas toujours — de glycosurie. Je ne l'ai jamais observée chez le chien, dans ces conditions ; mais j'ai constaté une forte hyperglycémie.

1885, n° 49). La malade, âgée de 36 ans, était atteinte depuis longtemps de tabes *avec anesthésie de trijumeau*, crises gastriques et laryngées, fréquence du pouls. L'urine renfermait une petite quantité de sucre et de l'albumine. — Reumont. (*Berliner klinische Woch.*, 1886, 29 mars, p. 207). — Fischer. (*Centralblatt für Nervenheilkunde*, 1886, p. 445. — Naunyn. (*Der Diabetes*). — Smith. (Cité par Guinon et Souques). (*Archives de Neurologie*, 1891, XXII, p. 308). — E. Meyer. (*Münchener med. Woch.*, 1902, 16 sept., p. 1537 (un cas). — Introna (*Gazetta degli osped.* 1903, 22 févr.; tabes avec suggillations). — Abadie, Lafon et Villemonte. (*Journal de médecine de Bordeaux*), 1905, n° 10 (un cas). — Parhon et Papiniax (*Revue neurologique*, 1905, p. 727; tabes combiné).

1. H. Strauss. (*Neurologisches Centralblatt*, 1899).

2. Braun et Eulenburg. Cités par Niedick. (*Archiv für exper. Pathologie*, 1877, VII, p. 221).

3. Hallerworden. (*Archiv für experimentelle Pathologie und Pharmak*, 1880, XII, p. 272).

4. Boehm et Hoffmann. (*Id.*, 1878, VIII).

Chez le lapin, Ryndsjun a irrité, de diverses façons, le sciatique, sans provoquer une glycosurie [1].

TRAUMATISME DES MEMBRES

On a signalé la présence de sucre dans l'urine pendant les premiers jours qui suivent un traumatisme. On a même dit que sa durée était en rapport avec l'importance de ce dernier [2], ce qui n'est certainement pas exact [3]. Mais la réalité d'une glycosurie traumatique n'est pas douteuse ; Cadéac et Maignon [4] ont trouvé du glycose (ou de l'acide glycuronique) dans l'urine de tous les sujets atteints de fracture des membres (adultes ou enfants). Cette glycurie débute, disent-ils, deux à trois jours après l'accident ; elle persisterait « pendant *trois semaines à un mois*, c'est-à-dire tant que la nutrition ne s'est pas entièrement rétablie dans le foyer de la fracture ». Car, d'après eux, le sucre éliminé par l'urine proviendrait du foyer local. Ils fondent cette opinion sur le fait qu'un muscle, violemment contusionné, renferme beaucoup plus de sucre qu'un muscle sain. — Mais les muscles « violemment contusionnés » au voisinage d'une fracture ne forment pas, en somme, une masse bien considérable, et la faible quantité de sucre qu'elle peut fournir en vingt-quatre heures me paraît insuffisante pour entretenir une glycosurie durable. Cadéac et Maignon ont d'ailleurs observé la présence de sucre dans l'urine d'un homme atteint d'une simple entorse tibio-tarsienne. « Cette glycosurie était si abondante qu'on aurait pu croire à un diabète. Mais, quatorze jours après l'acci-

1. Ryndsjun. Diabetes mellitus bei Ischias und Ischiadicusverletzung. (*Inaug. Dissertat. Iena*, 1877). — Voir encore sur le même sujet, Pro (*Riforma*, 1891, p. 584), et Velich (*Centralblatt für die med. Wiss.*, 1896, p. 668). — Les expériences de Velich ont été faites sur la grenouille.

2. Voir Di Pietro. (*Rivista clinica e terapeutica*, 1888, aug.).

3. Nuzzi. (*Morgagni*, 1889, oct., p. 593).

4. Cadéac et Maignon. (*Lyon médical*, 1902, 1er semestre, p. 790).

dent, le sucre avait totalement disparu de l'urine. L'acide glycuronique a toutefois persisté cinq à six jours de plus. »

En présence de tels faits, il me paraît difficile de contester l'intervention d'une action sur les centres nerveux. C'est ce que prouve l'expérience suivante :

J'ai coupé le sciatique à un chien, et, le lendemain, je lui ai écrasé la patte d'un coup de marteau. Or, cet animal, qui, naturellement, n'avait ressenti aucune douleur, non seulement n'a pas été glycosurique, mais n'a éprouvé aucune modification sensible de la glycémie, ainsi que je m'en suis assuré par une série de saignées. Il me paraît donc certain que dans les écrasements qu'ont subi les animaux de Cadéac et Maignon, la glycosurie a été due surtout à une action réflexe.

Pflueger a nié la réalité des glycosuries consécutives à un traumatisme[1]. Mais l'existence incontestable de diabètes *persistants*, survenant après des traumatismes du crâne, suffit à montrer l'erreur de ce physiologiste.

GLYCOSURIE DANS LES NÉVROSES TRAUMATIQUES

Nous avons vu la fréquence de la glycosurie alimentaire dans les névroses traumatiques. La glycosurie spontanée, assurément moins commune, n'est cependant pas très rare. Sa durée en général est courte[2] ; et, d'autre part, comme elle ne se manifeste par aucun autre symptôme que la présence du sucre dans l'urine, on voit qu'il est facile de la méconnaître, si on ne la recherche pas avec une certaine persévérance.

1. Pflueger. Ueber den Einfluss chirurgischer Eingriffe auf den Stoffwechsel der Kohlenhydrate und die Zuckerkrankheit (*Archiv für die gesammte Physiologie*, 1905, CV, p. 316).

2. Voir à l'*Étiologie* du diabète les relations de cette maladie avec les traumatismes, p. 416.

GLYCOSURIE ÉMOTIONNELLE

Une glycosurie transitoire à la suite d'émotion n'est pas rare chez les sujets prédisposés et chez les diabétiques virtuels[1].

D'après Bœhm et Hoffmann[2], si l'on maintient plusieurs heures un chat sur la planche d'opérations, son urine renferme une petite quantité de sucre pendant les heures consécutives. Il est possible que cette glycosurie soit de cause psychique. J'ai vu des chiens très robustes mourir de syncope sur la table, avant toute expérience, après quelques instants de fureur impuissante.

GLYCOSURIE CHEZ LES ALIÉNÉS

Les aliénés présentent parfois une glycosurie transitoire. D'après Toy[3], on l'observerait surtout chez les mélancoliques, et, d'une manière générale, dans les formes dépressives. Parfois, elle coïncide avec une recrudescence du délire. Féré, Briand[4], Bond disent l'avoir vu survenir à la suite de diverses causes accidentelles et notamment d'un repas copieux.

Chez les paralytiques généraux, la recherche de la glycosurie a donné des résultats contradictoires : Mendel, Arndt, etc., ne l'ont pas trouvée. H. Bond[5] et Strauss[6] l'auraient constatée chez près de 10 p. 100 de leurs malades, ce qui paraît énorme. Régis[7] et Séglas[8] la mentionnent, mais sans donner de chiffres. En somme, il est actuellement difficile d'apprécier exactement la fréquence de la glycosurie chez les paralytiques généraux.

1. Voir Ricci. (*Policlinico*, 1908, avril).
2. Boehm et Hoffmann. (*Archiv für exp. Path. u. Pharmak.*, VIII).
3. Toy (*Thèse de Lyon*, 1895, inspirée par le professeur Pierret). — Oberthur et Chenais. (*XIV*e *Congrès des méd. aliénistes*, Pau, 1904).
4. Féré, Briand. (*Société méd. psycholog.*, 1888, 27 février).
5. H. Bond. (*British Med. Journal*, 1895, 28 sept.).
6. Strauss. (*Deutsche Med. Woch*, 1897).
7. Régis. (*Précis de Psychiatrie*, 3e édition. Paris, 1906, p. 709).
8. Séglas. *Traité de path. mentale* de Ballet, p. 125.

D'après Madigan et Marandon de Montyel[1], la glycosurie coïnciderait avec des périodes de calme. Ce fait n'a rien d'extraordinaire; nous voyons, en effet, chez des pneumoniques, le délire coïncider avec un abaissement de la température, comme s'il y avait balancement entre l'excitation des divers centres nerveux. C'est ce qu'on voit dans un cas de Rouillard[2], qui, chez un ancien syphilitique, constata, pendant quinze jours, environ 12 grammes de sucre par litre. Puis la glycosurie disparut brusquement ; et, à partir de ce moment, se développèrent des idées hypochondriaques et de suicide.

GLYCOSURIE DANS LA RAGE ET LE TÉTANOS

On a observé de la glycosurie dans le tétanos[3] et dans la rage[4]. — D'après Colosanti l'urine des lapins inoculés avec le virus rabique présente constamment un peu de sucre, dès le début de la période paralytique, ou même parfois plus tôt, et cette glycosurie persiste jusqu'à la mort. Le sucre est en proportion si faible qu'il n'est pas dosable[5].

Les recherches de Rabieaux et E. Nicolas montrent aussi la constance de la glycosurie, non seulement chez les lapins enragés, mais chez tous les herbivores qu'ils ont examinés à ce point de vue (chèvres, etc.[6]). Chez les carnivores, ce symptôme n'est pas constant, et comme, d'autre part, on peut trouver du sucre dans l'urine d'animaux morts d'affections ayant des symptômes

1. Marandon de Montyel. (*Bulletin médical*, 1902, 1er octobre, n° 78).

2. Rouillard. (*Annales médico-psychologiques*, 1888, VII, p. 432).

3. Demme. (*Inaug. Dissert.*, Berne, 1859). — Vogel. (*D. Arch. für kl. Med.*, 1872, X, p. 103).

4. Voir *Dict. encyclop.*, 3e série, t. II, p. 214. Article *Rage*.

5. L'urine est très acide (elle renferme de l'acide lactique), et fortement albumineuse. — G. Colosanti. Glicoalbuminuria rabica. (*Boll. R. Accad. med. di Roma*, 1894, XIX).

6. Rabieaux et E. Nicolas. (*Journal de physiolog. et de pathol. générale*, 1902, p. 95).

communs avec ceux de la rage, la constatation d'une glycosurie ne peut servir au diagnostic de cette maladie.

MÉNINGITE CÉRÉBRO-SPINALE

Mannkopff a observé une glycosurie temporaire chez un malade atteint de méningite cérébro-spinale épidémique[1].

Chez une jeune fille brightique qui mourut d'une méningite cérébro-spinale, probablement consécutive à une rhinite purulente, Adler a constaté, pendant peu de jours, une glycosurie qui cessa, bien que la malade fût alimentée avec des potages amylacés[2]. La présence de sucre dans l'urine de malades atteints de méningite cérébro-spinale a été aussi notée par Lœper et Gouraud[3], puis par Bonnamour et Petitjean[4].

GLYCOSURIE CONSÉCUTIVE A LA THYROÏDECTOMIE

Falkenberg, sur 20 chiens thyroïdectomisés, a observé 13 fois de la glycosurie (70 p. 100). Chez un d'eux, elle persista trois semaines ; chez 2, pendant huit jours ; chez les autres, elle se montra irrégulièrement intermittente[5].

Gley[6] l'a trouvée chez 4 chiens sur 6, mais légère et transitoire. Il ne l'a pas observée chez les lapins thyroïdectomisés. D'après lui, cette glycosurie serait due « à l'excitation bulbaire,

1. Mannkopff. (*Meningitis cerebro-spinalis epidemica*, Braunschweig, 1867).

2. Adler. Ein Fall von spontaner transitorischer Glycosurie bei Meningitis cerebrospinalis. (*Zeitschrift für Heilkunde*, 1904).

3. Loeper et Gouraud. Polyurie et éliminations urinaires dans la méningite cérébro-spinale. (*Presse médicale*, 1er février 1905).

4. Bonnamour et Petitjean. Méningite cérébro-spinale guérie et suivie de syndrome démentiel. (*Lyon médical*, 29 sept. 1907, p. 519). — Voir aussi : Henoch (*Inaug. Dissert.* Leipzig, 1908, juin).

5. Falkenberg. (Xe Congress für innere Medicin. (*Centralblatt für kl. Med.*, 1891, Beiträge, p. 84).

6. Gley. (*Archives de Physiologie*, 1893, p. 420).

si fréquente après la thyroïdectomie, ainsi que l'indiquent la polypnée, les vomissements, la salivation, l'albuminurie, etc. ».

GLYCURIES TOXIQUES

GLYCOSURIES SANS HYPERGLYCÉMIE

L'étude des glycuries toxiques, bien que fort incomplète, éclaire d'une vive lumière quelques points de l'histoire du diabète. Parmi elles, il en est qui méritent une place à part; car elles sont tout à fait indépendantes d'une hyperglycémie générale. Le type nous en est fourni par la glycosurie qui est produite par la phlorizine. Nous allons lui consacrer les développements qu'elle mérite. — Il convient d'en rapprocher celles du chrome, de l'urane, etc., qui sont bien loin d'être aussi caractérisées. — Puis je dirai quelques mots de certaines glycosuries consécutives à l'injection d'extraits d'organes.

GLYCOSURIE PHLORIZIQUE[1]

1° Par ingestion. — Si à un chien nourri de viande on fait ingérer un peu plus de 0 gr. 5 de phlorizine par kilog., l'animal devient glycosurique, pendant un temps variable, parfois pendant plusieurs jours. Il y a chez le chien de notables différences individuelles.

L'addition d'amylacés à la viande n'augmente pas la glycosurie.

Si l'animal est à jeun depuis plusieurs jours, et, en conséquence, privé d'une bonne partie de son glycogène, la glycosurie se produit néanmoins. Ainsi, dans une expérience de v. Mering[2], un chien de 14 kilogrammes, à l'inanition depuis 7 jours, a excrété 13 grammes de sucre, en vingt-quatre heures,

1. Voir l'historique, p. 47.

2. V. MERING. (*Zeitschrift für klin. Medicin,* 1888, XIV, p. 408).

après 10 grammes de phlorizine, et 3 jours plus tard, 26 grammes de sucre, après 15 grammes de cette substance.

Dans ces conditions il se produit une dénutrition azotée assez considérable.

Le professeur Hédon a fait ingérer 5 grammes de phlorizine à un chien de 12 kilogrammes, très amaigri et très affaibli, 22 jours après l'extirpation du pancréas. Ce chien qui, jusque-là, mangeait 1 kilog. de viande et *n'excrétait plus de sucre*, fut, dès lors, laissé à jeun. Au bout de 24 heures, il avait excrété 600 centimètres cubes d'urine renfermant 18 grammes de sucre, et près de 24 grammes d'urée. Douze heures plus tard l'animal était mort.

Un autre chien, 11 jours après l'ablation du pancréas, épuisé, n'ayant plus la force de manger, et n'étant plus glycosurique, a excrété, après l'ingestion de 4 grammes de phlorizine, 220 centimètres cubes d'urine renfermant 10 gr., 5 de sucre et 5,5 d'urée. A ce moment, l'animal était presque mourant[1].

Ainsi, même dans la période du marasme le plus prononcé, la phlorizine a le pouvoir, chez le chien dépancréaté, d'augmenter suffisamment la production du sucre pour que la glycosurie se produise de nouveau.

2° Par l'injection sous-cutanée ou intra-veineuse. — L'ingestion n'est pas le meilleur mode d'administration de la phlorizine : on obtient la glycosurie avec une dose moindre par l'injection sous-cutanée ou l'infusion intra-veineuse, ce qui tient à ce que cette substance ne s'absorbe qu'incomplètement ou se dédouble partiellement dans l'intestin[2]. Or la phlorétine, produit du dédoublement de la phlorizine, est bien moins efficace que celle-ci. Il se peut même que la phlorizine se détruise en partie dans le tube digestif : Si on l'injecte sous la peau, la plus grande

1. Hédon. Action de la phlorizine chez les chiens diabétiques. (*C. R. de la Société de Biologie*, 1897, p. 61).

2. Lewi. Zur Kenntniss der Phlorizindiabetes. (*Archiv. für exper. Pathologie und Ph.*, 1902, XLVII, p. 50).

partie se retrouve dans l'urine tandis que si elle est ingérée, il n'en passe pas la moitié par cet émonctoire [1].

Comme elle est peu soluble dans l'eau, même tiède [2], il faut la solubiliser avec du carbonate de soude [3]. Voici une des expériences où j'ai employé ce procédé.

Petite chienne. A 9 heures du matin on lui injecte, en une demi-heure, dans la jugulaire 500 centimètres cubes d'eau renfermant 10 grammes de phlorizine. On ne remarque rien pendant cette injection, sauf un peu d'accélération de la respiration au début, et un peu d'affaiblissement du cœur. Mais quelques minutes après avoir été détaché, c'est-à-dire peu de temps après la fin de l'injection, l'animal a présenté une faiblesse des quatre membres avec raideur. Puis il s'est mis à japper et paraissait avoir peur quand on s'approchait de lui ; salivation abondante. Ces symptômes ont duré un quart d'heure ; puis l'animal est resté couché, avec une respiration lente.

Le lendemain l'état général était bon.

Temps à partir de l'injection heures.	Quantité d'urine en c.c.	Sucre par litre gr.	Urée par litre gr.	Sucre total gr.	Rapport du sucre à 100 urée
0 — 1	35	15,6	5,0	0,54	312
1 — 2	40	23,8	4,0	0,95	595
2 — 3	120	30,0	3,8	3,60	789
3 — 4	75	27,7	2,4	2,08	1.150
4 — 5	100	28,6	4,0	2,86	710
5 — 7	40	35,7	4,0	1,43	890
7 — 23	32	50,0	8,95	1,60	588
23 — 27	36	62,4	16,25	2,20	383
27 — 31	20	55,0	17,5	1,10	310
31 — 48	13	71,4	43,7	0,93	160
48 — 70	»	82,4	45,0	»	183
70 — 80	»	68,0	50,0	»	138
80 — 94	»	15,6	62,0	»	30
94 — 102	»	2,8	75,0	»	3,7
102 — 120	»	0,0	95,0	»	»

1. Voir Yokota Kotaro. (*Hofmeister's Beiträge zur ch. Phys. u. Path.*, 1904, V, p. 313)

2. Une partie de phlorizine a besoin, pour se dissoudre, de 834 parties d'eau à 22° C.

3. 10 centimètres cubes d'une solution de carbonate de soude à 2 1/2 p. 100 dissolvent 5 centigrammes de phlorizine.

Le tableau des urines pendant les cent vingt heures (cinq jours) qui ont suivi l'injection, suggère les remarques suivantes :

1° Sauf de légères irrégularités, la teneur p. 1000 de l'urine en sucre s'élève *progressivement*, suivant une courbe parabolique jusqu'après la soixantième heure, pour descendre *très rapidement* à partir de la soixante-dixième ;

2° Le maximum de la polyurie (par heure) est atteint beaucoup plus rapidement que celui de la teneur de l'urine en sucre : il se trouve avant la fin de la troisième heure ;

3° En raison de la polyurie, c'est également avant la fin de la troisième heure qu'a lieu le maximum de la quantité absolue de sucre excrétée par heure (3 gr. 6) ;

4° Le maximum du rapport du sucre à l'urée arrive un peu plus tard (avant la quatrième heure).

Dans d'autres expériences j'ai observé des résultats un peu différents : il y a des différences individuelles dans la sécrétion urinaire. En tous cas, il faut retenir, et c'est là le fait le plus intéressant qui ressort de ces expériences, que le maximum de la teneur de l'urine en sucre, même dans le cas d'injection intra-veineuse, *n'arrive qu'un certain nombre d'heures après l'injection.*

Pour injecter la phlorizine sous la peau, l'alcool est le meilleur dissolvant, et l'injection de quelques centimètres cubes d'une solution concentrée suffit pour produire, chez le chien, une glycosurie intense[1]. On peut encore, à l'exemple de v. Coolen[2], la tenir en suspension soit dans l'huile d'olive, soit dans un mucilage de gomme arabique. Quand on emploie un de ces derniers modes, la glycosurie a une durée plus longue.

Plusieurs expériences de Coolen sont très démonstratives à cet égard. Ainsi, l'injection sous-cutanée de 1 gramme de phlorizine, en suspension dans 7 centimètres cubes de mucilage, a déterminé chez un petit chien de 3 kg. et demi une glycosurie de onze jours ; et, fait digne de remarque, le dixième jour, la quantité de sucre excrétée (16 grammes) était aussi considérable que le premier jour. Dans une autre expérience, un chien de 3 kg. 900 a reçu,

1. Knopf. (*Archiv für experim. Pathologie*, 1903, XLIX, p. 123).

2. Coolen. Action physiologique de la phlorizine. (*Archives de pharmacodynamie*. 1894, I, fasc. 4).

également en injection sous-cutanée, 1 gramme de phlorizine, mais dans 7 centimètres cubes d'huile d'olive. Le premier jour, il a rendu 16 gr. 8 de sucre, le troisième, 25 grammes, et le cinquième jour, 21 gr. 5. — Le même chien, quelques jours après, ayant perdu 400 grammes de son poids, a reçu exactement la même dose de phlorizine dans la même quantité d'huile. Le premier jour, 10 grammes de sucre, le deuxième, 24 grammes ; puis des quantités très variables les jours suivants. Le troisième jour il a encore excrété 5 gr. 4 de sucre.

Dans quelques expériences, Coolen a répété quotidiennement l'injection sous-cutanée de phlorizine. A la suite de ces injections répétées, les animaux n'ont pas éliminé plus de sucre que si l'injection avait été unique (en moyenne, 5 grammes par jour et par kilogramme). La glycosurie est donc, jusqu'à un certain point, indépendante de la quantité de phlorizine administrée.

L'administration prolongée de la phlorizine a de graves inconvénients, surtout à cause de la désassimilation excessive qu'elle produit. L'excrétion de l'azote est très augmentée; celle de l'acide phosphorique l'est aussi beaucoup. D'après Bendix, elle pourrait, chez un chien fortement phloriziné, devenir trois fois plus considérable qu'à l'état normal[1]. Au contraire à dose modérée, j'ai trouvé qu'elle diminuait l'élimination de l'acide phosphorique par rapport à l'urée et à l'ensemble des éléments de l'urine[2].

Astolfoni et Valeri[3] insistent sur la diminution de l'acide oxalique qui s'accentue, d'après eux, quand la glycosurie augmente.

En même temps, se produit l'infiltration graisseuse du foie et de quelques autres organes[4]. Les lésions rénales méritent surtout de fixer l'attention.

Trambusti et Nesti[5] ont administré à des chiens des doses de

1. Voir aussi BLUMENTHAL. Ueber Zuckerbildung aus Eiweiss. (*Deutsche med Wochenschrift*, 1899, p. 815.

2. LÉPINE et MALTET. (*C. R. de la Société de Biologie*, 1902, p. 921).

3. ASTOLFONI et VALERI. (*Archives italiennes de Biologie*, 1906, XLV).

4. ROSENFELD. (*Zeitschrift für kl. Medicin*, 1895, XXVIII et 1889, XXXVI).

5. A. TRAMBUSTI et G. NESTI. Il diabete da florizina. (*Lo Sperimentale*, 1893), et *Ziegler's Beiträge* XIV.

phlorizine croissantes, de 0 gr. 10 à 0 gr. 50 par kilogr. Les ayant sacrifiés au quinzième jour, ils ont constaté, à l'examen histologique, une nécrose de coagulation de l'épithélium des tubes contournés, et, à un moindre degré, des tubes collecteurs (lésion d'Ebstein). L'urine renfermant de l'acétone (outre des cylindres granuleux, de l'albumine et du sucre [1]), ils ont attribué ces lésions à l'acétonurie.

Il me paraît probable que ces animaux ont été insuffisamment nourris. Ces expériences ne peuvent donc nous renseigner sur l'action nocive de la phlorizine seule. — Toutefois, d'après le professeur Kossa [2], l'ingestion de quelques doses, même faibles de cette substance, à un lapin, animal dont le parenchyme rénal paraît être plus délicat que celui du chien, amène constamment de l'albuminurie, qui persisterait des semaines, et même des mois. A l'examen microscopique des reins, l'épithélium de la plupart des tubes contournés paraît gonflé, trouble, et sans limites nettes ; les noyaux se laissent difficilement colorer ; la lumière de certains tubes était remplie de débris de cellules et de cylindres finement grenus, presque hyalins. Les glomérules et le tissu conjonctif du rein étaient, le plus souvent, intacts.

Chez des lapins qui avaient reçu la phlorizine, non dans l'estomac, mais en injection sous-cutanée, les lésions étaient plus

1. Il est à noter que, malgré l'existence d'une glycosurie, les auteurs italiens n'ont pas constaté (si ce n'est très exceptionnellement) dans l'épithélium des tubes contournés, l'infiltration glycogénique vue par Armanni, Ehrlich et Straus, probablement parce que la survie de leurs animaux n'a pas été assez longue.

2. v. Kossa. Die Wirkung des Phlorizins auf die Nieren. (*Zeitschr. für Biologie*, 1900, XL, p. 324). Dans un cas, l'ingestion d'une seule dose de 30 centigrammes a produit de l'albuminurie dès le lendemain. Le 5e jour, des cylindres granuleux étaient décelés dans le dépôt urinaire. Dans trois expériences qu'il rapporte, il a fait ingérer à des lapins 1 et même 2 grammes de phlorizine, en émulsion dans la gomme arabique, pendant plusieurs jours. Le plus souvent l'urine a renfermé de l'albumine dès le lendemain de la première dose ; mais les jours suivants il n'y a pas eu de glycosurie, ce qui ne saurait étonner, vu la difficulté de provoquer, chez le lapin, la glycosurie par *ingestion* de phlorizine.

prononcées : quelques anses glomérulaires étaient privées de leur épithélium, et les tubes contournés présentaient des lésions parenchymateuses très accentuées.

Seelig[1] a étudié les lésions produites dans le rein de lapins soumis pendant un *mois* à l'injection sous-cutanée de 1 gramme de phlorizine par jour. Il a trouvé les glomérules sains, mais les tubes contournés en état de nécrose; rien d'anormal dans les tubes droits. Pendant cette période, l'urine renfermait du sucre et des traces d'albumine; l'addition de perchlorure de fer y produisait la coloration caractéristique de la phlorizine; pas d'augmentation de la quantité normale d'acétone[2].

Ghedini[3] aurait constaté chez des chiens ayant reçu une forte dose de phlorizine un aspect trouble des cellules glandulaires du pancréas et des îlots de Langerhans. Ceux-ci lui ont paru de petit volume (?)

Lazarus[4] a fait des expériences de longue durée. Il a injecté pendant trois mois à des cobayes 1 centigramme de phlorizine par jour, et a fait ingérer à d'autres 1 gramme de cette substance pendant huit mois. — A l'autopsie de ces animaux, qui étaient fort amaigris, il a constaté une artério-sclérose et une hypertrophie du pancréas avec gigantisme des îlots de Langerhans. Mais il paraît que le gigantisme des îlots n'est pas nécessairement pathologique[5].

Lazarus signale aussi l'hypertrophie des capsules surrénales chez les cobayes phlorizinés (?).

En somme, de tout ce qui précède, il convient seulement de

1. Seelig. Ueber Phlorizindiabetes. (*Deutsche medicinische Wochenschr.*, 1900, p. 707).

2. D'après Seelig, les lapins excrètent par jour de 5 décimilligrammes à 2 milligrammes d'acétone.

3. Ghedini. Contributo all anatom. pat. del pancreas. (*La Riforma medica*, 1904, n° 34, p. 933).

4. P. Lazarus. Exper. Hypertrophie der Langerh. Inseln bei der Phlorizinglycosurie. (*Münch med. Woch.*, 1907, 5 nov.).

5. Heiberg, *id.*, n° 51.

retenir comme certain que la phlorizine exerce une action *irritante* sur les cellules délicates. Après une injection sous-cutanée, Best a vu, chez le lapin, la rétine s'infiltrer de glycogène [1], ce qui est une lésion irritative.

GLYCOSURIE PHLORIZIQUE CHEZ L'HOMME

Chez l'homme sain, l'ingestion d'une dose minime de phlorizine produit de la glycosurie plus facilement encore que chez le chien. V. Mering [2] en a administré pendant un mois 1 gramme, matin et soir, à un malade porteur d'un sarcome; le sujet a rendu chaque jour 2 litres et demi à 3 litres d'urine renfermant de 27 à 37 p. 1.000 de sucre, de telle sorte qu'en trente jours il a excrété 2 kg., 728 de sucre. Aussitôt après la cessation de la phlorizine, la glycosurie a disparu. V. Mering ne dit pas si son malade a été albuminurique. En tout cas, son état général n'a pas paru altéré.

Si l'on a recours aux injections hypodermiques, il suffit de doses minimes : Achard et Delamare [3] ont injecté à un hémiplégique de cinquante-deux ans 15 milligrammes de phlorizine dans 3 centimètres cubes d'eau. Le sucre a apparu dans l'urine au bout d'une demi-heure ; la glycosurie a duré trois heures et demie. Chez le même sujet, 50 milligrammes ont amené la glycosurie pendant six heures, et la quantité de sucre éliminé a atteint 14 grammes. Ces chiffres ont de l'intérêt parce qu'ils montrent d'une manière saisissante pour quelle faible part le glycose produit par le dédoublement de la phlorizine dans l'économie contribue au total du glycose excrété [4].

1. Best. (*Centralblatt für allgem. Pathologie*, 1907, p. 471).
2. v. Mering. (*Zeitschrift für kl. Med.*, XVI, p. 445).
3. Achard et Delamare. (*Thèse* de Delamare, Paris, 1899).
4. On sait qu'un gramme de phlorizine donne, en se dédoublant, au plus, 0,38 glycose.

LE SANG DANS L'INTOXICATION PHLORIZIQUE

En général, l'animal phloriziné n'a pas d'hyperglycémie, alors même que sa glycosurie est intense. Ce fait capital, découvert par v. Mering, et qui bouleversait les idées reçues, car on ne connaissait pas alors de glycosuries sans hyperglycémie, a été confirmé par beaucoup d'expérimentateurs [1]. Mais il y a des exceptions non seulement chez le lapin, comme l'a vu Coolen [2], mais chez le chien.

J'ai injecté à plus de 30 chiens, sous la peau, en dissolution dans l'alcool, 0 gr. 25 de phlorizine par kilogramme de poids vif, et *chez plus d'un dixième*, j'ai constaté quelques heures plus tard qu'ils avaient par litre de sang plus de 1 gramme et demi de sucre.

Mais ce sont des exceptions, et il est exact de dire avec les auteurs, que la phlorizine tend à produire de l'hypoglycémie.

Si, comme l'a fait Minkowski, on administre de la phlorizine à un chien rendu diabétique par l'ablation du pancréas, on diminue son hyperglycémie. Il peut même arriver qu'on la fasse disparaître. L'expérience suivante du professeur Hédon le démontre [3].

Expérience. — Chien dépancréaté. Son sang renferme 4 gr. 5 de sucre p. 1.000. On lui injecte alors 5 grammes de phlorizine.

				Grammes.
Au bout de	1	heure,	sucre du sang	3,4
—	3	—	—	1,9
—	5	—	—	1,5

1. Voir Quinquaud. (*C. R. de la Société de Biologie*, 1889, p. 26). — Minkowski. (*Archiv für exp. Pathologie*, XXXI. — Lewandowski. (*Archiv für Physiologie*, 1901, p. 365). — Czyhlarz et Schlesinger. (*Wiener klin. Rundschau*, 1901, n° 41, p. 743).

2. Voir Coolen. (*Archives internationales de pharmacodynamie*, I. 1894). — Voir aussi de Dominicis. (*Gazetta degli Ospedali*, 6 juillet 1903).

3. Hédon. (*C. R. de la Société de Biologie*, 1897, p. 62).

J'ai répété plusieurs fois cette expérience et je puis confirmer le résultat annoncé par Minkowski.

Voici, à titre d'exemple, une de mes expériences :

CHIENNE 1656. — Poids 16 kg. 800. Le 24, à 4 heures, j'enlève le pancréas.

Le 25, poids 16 kilogrammes. A 8 heures j'injecte *sous la peau* 6 grammes de phlorizine dans 80 centimètres cubes d'eau alcalinisée avec de la soude.

Trois heures après il n'y a plus de boule d'œdème sous la peau.

Avant l'injection de phlorizine j'avais pris du sang dans la carotide.

Sucre p. 1.000 : 3 grammes.

Heures.	Quantité d'urine. c.c.	Urée p. 1.000. gr.	Sucre p. 1.000. gr.	Quantité, par heure d'urine en c.c.	Quantité, par heure de sucre en gr.	Rapport du sucre à 100 urée.
7	360	30,0	71,4	24	1,7	238
8	28	34,0	83,0	28	2,3	244
		Injection de phlorizine.				
10	125	17,5	76,9	62	4,8	433
11	40	12,5	76,9	40	3,1	615
1	72	23,0	76,9	36	2,7	320
3	50	23,0	62,0	25	1,5	260
4	42	23,0	62,0	42	2,6	260
5	18	18,0	62,0	18	1,1	333
6	22	15,0	71,0	22	1,5	476
nuit	60	9,0	55,0	»	»	610

A 1 heure et à 5 heures, on a pris du sang dans la carotide.

A 1 heure, sucre p. 1.000 : 1 gr. 6 ; à 5 heures, sucre p. 1.000 : 2 gr. 3.

Ainsi, en cinq heures, le sucre du sang est tombé de près de 2 grammes. Mais quatre heures plus tard, l'influence de la suppression du pancréas est redevenue prédominante.

Si l'on provoque une anurie, l'hyperglycémie causée par la suppression du pancréas n'est pas diminuée par la phlorizine.

CHIENNE 1600. — Poids 17 kg. 400.

Le 7, à 4 heures, j'enlève le pancréas. Le lendemain, poids 16 kg. 4. A 8 heures et demie j'injecte dans la jugulaire 8 grammes de phlorizine, dissoute dans 200 centimètres cubes d'eau renfermant une forte proportion de soude. L'injection dure vingt-cinq minutes.

Au bout de ce temps le cœur s'arrête et l'animal a failli mourir. Il n'a été sauvé que par la respiration artificielle.

On a pris du sang dans la carotide à 8 heures, à 11 heures, à 3 heures et à 5 heures :

	Grammes.
A 8 heures, sucre p. 1.000	3,4
A 11 — —	5,0
A 3 — —	4,8
A 5 — —	5,1

Ainsi, chez cet animal, rendu anurique par l'injection d'une forte dose de soude, l'hyperglycémie due à l'ablation du pancréas a augmenté[1], comme s'il n'avait pas reçu de phlorizine[2].

GLYCOLYSE CHEZ L'ANIMAL PHLORIZINÉ

J'ai constaté avec Barral que la glycolyse dans le sang *in vitro* n'est pas diminuée par la phlorizine[3], et, dans plusieurs expériences plus récentes, j'ai noté, avec Boulud, qu'elle est souvent augmentée d'une manière extraordinaire. Ainsi, chez plusieurs chiens, quelques heures après l'injection de phlorizine sous la peau, le sang artériel, *hypoglycémique* d'ailleurs, *ne renfermait plus de sucre* après avoir séjourné une heure à l'étuve à 38°.

Voici une de ces expériences :

Chien 2340 (mouton). — Sang retiré 7 heures après l'injection sous-cutanée de 0 gr. 4 de phlorizine, par kilogramme.

	Pouvoir réducteur	
Sang artériel.	immédiat.	après chauffage de l'extrait de sang avec l'acide tartrique.
Au sortir du vaisseau	trace	0,34
Défibriné { Après 1 heure à 58°.	0,46	0,54
Défibriné { — à 39°.	0	0

1. Lépine. (*C. R. de l'Acad. des Sciences*, 1896, CXXI, p. 486).

2. On sait que l'extirpation des reins augmente l'hyperglycémie chez le chien dépancréaté.

3. Lépine et Barral. (*C. R. de l'Acad. des Sciences*, 1891, CXIII, p. 1014). — Nous avons vu de plus que le pouvoir amyolytique du sérum sanguin est augmenté.

Deux jours après :

Sang artériel.	0,46	0,50
Après 1 heure à 39°	0	0

Ainsi, persistance d'une glycolyse extraordinaire.

Deux jours plus tard, l'animal étant resté à l'inanition depuis le début de l'expérience :

Sang artériel.	0,34	0,84
Après 1 heure à 58°.	0,96	0,96
— à 39°.	0,54	0,58

L'animal, très faible, est mort deux heures après.

THÉORIES SUR LA GLYCOSURIE PHLORIZIQUE

Partant du fait que la phlorizine se dédouble en glycose et en phlorétine, Minkowski[1] a supposé que ce dédoublement s'opère dans le rein[2]. Tandis que le glycose serait éliminé par l'urine, la phlorétine, mise en liberté, se combinerait au glycose du sang pour reconstituer de la phlorizine, qui se dédoublerait de nouveau, et ainsi de suite.

Mais cette théorie semble peu satisfaisante quand on tient compte de la faible quantité de phlorizine qui suffit à produire la glycosurie. Chez l'homme, elle est d'ailleurs difficilement conciliable avec le fait que l'excrétion de cette substance cesse avant celle du sucre.

O. Lœwy[3] a émis l'idée que dans l'intoxication phlorizique le sucre serait plus lâchement uni aux matières albuminoïdes du sang qu'à l'état normal. Mais, dans la plupart des cas, le sang

1. Minkowski. (*Archiv für exp. Path.*, XXXI, n° 152).

2. Charlier. Sur le dédoublement de la phlorizine au niveau du rein (*C. R. de la Société de Biologie*, 1901, p. 494). Il a recherché dans le rein un ferment dédoublant la phlorizine. Or, des extraits aqueux ou glycérinés de rein de chien, de lapin, de cobaye, de bœuf, de mouton, n'ont montré aucun pouvoir dédoublant.

3. O. Loewi. (*Archiv für exp. Path.*, 1903, L. p, 326.)

de l'animal intoxiqué par la phlorizine ne laisse pas mieux dialyser son sucre que le sang normal[1].

Voici une de nos expériences :

CHIEN 2292. Sain et neuf. — On lui injecte sous la peau de la phlorizine dissoute dans de l'alcool, à la dose d'un demi gramme par kilogramme (dose plutôt forte). Quelques heures plus tard, la glycosurie étant très intense, on le saigne, on centrifuge le sang et on fait deux parts du sérum : l'une sert de témoin et l'autre est mise dans le dialyseur pendant deux heures.

	POUVOIR RÉDUCTEUR
Sérum témoin	0,60
Liquide intérieur.	0,60
Liquide extérieur	0

Dans ces dernières années on a généralement admis que la phlorizine agissait surtout comme diurétique[2], ou tout au moins qu'elle augmentait la perméabilité du rein.

La phlorizine n'est pas diurétique. — Dans cet ordre d'idées, je me suis demandé si elle augmentait l'élimination des matières colorantes injectées sous la peau, et j'ai particulièrement employé la rosaniline trisulfonée, qui a l'avantage de pouvoir être dosée très exactement dans l'urine[3].

Mais la phlorizine injectée à des doses variées, et même fortes, ne m'a pas paru influencer l'élimination de cette substance[4].

J'ai alors recherché si la phlorizine accroît l'excrétion du chlorure de sodium. Mes animaux (chiens) ont été tenus pendant plusieurs semaines à un régime quotidien où le chlorure de sodium était absolument constant, et, c'est pendant ce régime,

1. LÉPINE et BOULUD. (*C. R. de l'Acad. des Sciences*, 15 oct. 1906). Nous avons expérimenté avec le sérum frais obtenu par centrifugation et non sur le sang, parce que comme on sait, il ne se produit pas de glycolyse dans le sérum (LÉPINE et BARRAL).

2. Voir SPIRO et VOGT. (*Verhandlungen des Kongr. für innere Med.*, 1902). — MONTUORI. (*Maly's Jahresbericht*, pro 1900, p. 891).

3. Voir la *Thèse* de mon élève DREYFUS, Lyon, 1897.

4. LÉPINE. (*Société des Sciences médicales de Lyon*, juillet 1898).

où l'excrétion du chlorure était uniforme, que j'ai administré, à certains jours, une dose de phlorizine, pas tout à fait suffisante pour produire de la glycosurie. L'excrétion des chlorures n'a pas été modifiée.

Dans d'autres expériences, j'ai donné une plus forte dose de phlorizine, et j'ai produit de la glycosurie. Dans ce cas, même si elle est légère, il y a exagération de la chlorurie. Mais celle-ci n'était certainement pas due à une action diurétique de la phlorizine ; car j'ai observé aussi une hyperchlorurie, et *même plus accusée*, dans le cas de glycosurie pancréatique. Elle s'explique peut-être par le fait que le passage de la molécule sucrée, qui est relativement très volumineuse, facilite celui de la molécule beaucoup plus petite, de chlorure de sodium. Dans ce cas, l'excrétion de ce sel est augmentée, non seulement par rapport à l'urée, mais aussi par rapport à l'ensemble des éléments de l'urine [1].

L'excrétion de l'acide phosphorique est, au contraire, diminuée [2], ce qui ne saurait surprendre ; car, ainsi que je l'ai déjà signalé il y a déjà longtemps, dans certaines conditions au moins, il existe un réel antagonisme entre l'excrétion des chlorures et celle de l'acide phosphorique [3].

Postérieurement à mes recherches, O. Lœwi [4] a vu de son côté que la phlorizine n'augmente pas l'excrétion des chlorures.

Biberfeld [5] l'a même trouvée diminuée (chez des chiens morphinisés), et il explique ce fait par l'hypothèse que la phlorizine ferait perdre au rein le pouvoir d'excréter les chlorures. Cette substance ne serait donc rien moins que diurétique. Il est vrai

1. Lépine et Maltet. (*C. R. de la Société de Biologie*, 1902, p. 404 et 921).

2. Lépine et Maltet. (*Id.*, p. 921).

3. Lépine. (*Id.*, 1886), et *Congrès de Méd.* de Montpellier, 1898.

4. O. Loewi. (*Archiv für exper. Path. und Pharmak.*, 1903, L. p. 326). — Loewi et Neubauer (*id.*, 1898, LIX, p. 57).

5. Biberfeld. (*Pfluegger's Archiv*, 1906, CXII, p. 398).

que Ruschaupt[1], chez des lapins soumis à un régime très pauvre en chlorures, aurait remarqué une augmentation de l'excrétion de ces sels, à la suite de l'administration de phlorizine. Ces contradictions n'ont rien d'inexplicable. Nous avons vu que la phlorizine est irritante. Il n'est pas extraordinaire qu'à certaines doses, et dans certaines conditions, elle augmente l'excrétion des chlorures, et que, dans d'autres conditions il en soit différemment. En tout cas, son action diurétique, en admettant qu'elle soit réelle, est bien faible, et la conclusion, que j'ai formulée autrefois, demeure intacte. Schilling[2] dit aussi qu'il n'y a pas de relations entre la glycosurie et la polyurie produites par la phlorizine[3].

Cette substance pourrait-elle, au moins, d'une manière *élective*, augmenter la perméabilité du rein seulement pour le sucre? Mais cette hypothèse est toute gratuite.

Hyperglycémie dans la veine rénale. — Pour comprendre la glycosurie phlorizique il faut partir du fait incontestable[4] que chez l'animal phloriziné, on trouve souvent le sang de la veine rénale plus sucré que le sang artériel.

Les chiffres de Levene, quelque démonstratifs qu'ils soient au premier abord, ne suffisent pas pour entraîner la conviction parce qu'ils ont été recueillis chez le lapin seulement. J'ai opéré un chien et, à l'exemple de Biedl et Kolisch, j'ai recueilli le sang des veines rénales par la veine cave. La technique, très simple, consiste à appliquer, sur cette veine, une pince au-dessus des iliaques, une autre au-dessus des rénales, et à y introduire rapi-

1. RUSCHAUPT. (*Pflueger's Archiv*, XCI, p. 597).

2. SCHILLING. (*Sitzungsberichte der phys. med. Societät. in Erlangen*, 1904, p. 213).

3. D'autre part, il est à noter que d'après O. LOEWI (*loc. cit.*), les diurétiques n'augmentent pas la glycosurie phlorizique.

4. LEVENE. (*Journal of Physiology*, vol. XVII, p. 264 et 265). — BIEDL et KOLISCH. Ueber Phlorizin-Diabetes (*Verhandlungen des XVIII. Congresses fur innere Medicin*, 1901). — LÉPINE et BOULUD. (*C. R. de l'Acad. des Sciences*, 1904, 19 septembre).

dement une canule dirigée de bas en haut, entre la première pince et l'embouchure de la rénale la plus inférieure. On reçoit ainsi le sang des deux reins. En même temps, un aide fait couler le sang de la carotide, munie d'avance d'une canule.

A ce moment, le sang du cœur étant privé de l'apport de tout le sang veineux sous-diaphragmatique, et recevant celui des veines sus-hépatiques, doit être, par ce fait, relativement plus sucré qu'à l'état normal. On doit donc s'attendre à ce que le sang carotidien renferme beaucoup plus de sucre que le sang des veines rénales ; or, dans un bon nombre d'expériences, nous avons constaté ainsi que Biedl et Kolisch, que le sang des veines rénales était plus sucré que celui de la carotide, deux ou trois heures après l'injection de la phlorizine. Ce fait est d'autant plus remarquable qu'en raison de la glycosurie, parfois très forte, une partie du sucre contenu dans le sang artériel se perd par l'urine, et produit ainsi un déficit dans le sang des veines rénales.

Voici, à titre d'exemple, une de mes expériences :

Chien de 30 kilogrammes. On lui injecte sous la peau 7 kg. 5 de phlorizine, en dissolution dans de l'alcool. Une heure après, on prend simultanément du sang de la carotide et des veines rénales par la veine cave :.

Pour 1.000 grammes de sang :

	POUVOIR RÉDUCTEUR	
	Immédiat.	Après chauffage avec l'acide tartrique.
Carotide	0,72	0,74
Veines rénales	0,74	0,82

Dans le cas suivant, qui mérite une attention spéciale, le sang des veines rénales était même *plus sucré* que celui des *veines sus-hépatiques :*

Chienne 2580. — Tenue au régime de la viande de cheval depuis plusieurs semaines, et en quantité insuffisante, car son poids, de 19 kg. 500 est tombé à 18 kg. 400.

Le 12, à 8 heures du matin, on lui injecte 6 grammes de phlorizine sous la peau, en dissolution dans l'alcool. Deux heures après, l'urine renferme 83 grammes de sucre par litre.

Le lendemain, 13 juillet, on injecte encore, le matin, 6 grammes de phlorizine. Juste deux heures après, on ouvre l'abdomen sans anesthésie. — L'animal ne manifeste pas de douleur. — On maintient l'intestin dans l'abdomen avec une compresse tiède, et on prend du sang dans l'artère fémorale (dans laquelle préalablement on avait placé une canule) :

	POUVOIR RÉDUCTEUR	
	Immédiat.	Après chauffage avec l'acide tartrique.
Sang artériel	0,40	0,40
Sang des veines rénales.	0,52	0,56

Aussitôt après, on reprend du sang dans l'artère fémorale :

Sang artériel	0,46	0,46

Puis, brusquement on ouvre le thorax, et on prend le sang *pur* du foie dans la veine cave inférieure.

Sang des veines sus-hépatiques .	0,44	0,50

Ce résultat est d'autant plus remarquable que, dans les conditions où il est recueilli, le sang des veines sus-hépatiques est particulièrement riche en sucre à cause de l'asphyxie produite par l'ouverture du thorax.

Nous avons observé quatre fois seulement plus de sucre dans les veines rénales que dans les veines sus-hépatiques ; par rapport au sang artériel l'excès du sucre dans les veines rénales se voit bien plus souvent.

SOURCE DU GLYCOSE EN EXCÈS DANS LES VEINES RÉNALES

Le dégagement du glycose, dans le poumon, que nous avons découvert en 1901 [1], explique celui qui se produit dans le rein de l'animal phloriziné [2].

Dans quelques cas, le sang de la veine rénale peut même dégager, chez l'animal phloriziné, plus de sucre que le sang artériel [3].

1. Voir le chap. I de cet ouvrage, p. 66.

2. PAVY, BRODIE et SIAU. On the mechanism of phloridzin-diabetes. (*Journal of Physiology*, 1903, XXIX, p. 467), ont admis que chez l'animal phloriziné, le sucre se dégage d'un protéide du sang.

3. LÉPINE et BOULUD. (*C. R. de l'Acad. des Sciences*, 1904).

CHIEN 2580. — Deux heures après l'injection sous-cutanée de 0,33 de phlorizine par kilogramme on prend simultanément :

	POUVOIR RÉDUCTEUR	
	Immédiat.	Après chauffage avec l'acide tartrique.
SANG ARTÉRIEL	0,34	0,34
Après 1 h. à 58° avec eau. . . .	0,48	0,62
Après 1 h. à 58° avec émulsine .	0,74	0,82
SANG DES VEINES RÉNALES	0,52	0,56
Après 1 h. à 58° avec eau. . . .	0,56	0,66
Après 1 h. à 58° avec émulsine .	0,90	0,96

Puis cinq minutes plus tard :

Sang artériel.	0,46	0,46[1]

Chez une malade atteinte de lévulosurie l'injection sous-cutanée de deux centigrammes de phlorizine a donné lieu à une *glycosurie*. Ce fait prouve que dans l'intoxication phlorizique le sucre de l'urine n'est pas le sucre qui se trouve dans le sang, mais du glycose formé dans le rein[2].

Il est, en conséquence, naturel que des lésions rénales mettent obstacle à la glycosurie phlorizique[3]. C'est ce qu'a remarqué Klemperer[4] dans un certain nombre de cas cliniques, et c'est également ce qu'a noté Schabad[5], en produisant expérimentalement une néphrite, au moyen de l'injection de bichromate de potasse. Il y a donc une certaine corrélation entre un trouble très prononcé du fonctionnement du rein et une diminu-

1. Si le taux du sucre est plus élevé que lors de la première prise de sang artériel, c'est parce que l'interruption de l'apport sous-diaphragmatique du sang de la veine cave inférieure a augmenté l'importance relative des veines sus-hépatiques.

2. D'après BRASCH (*Zeitschrift für Biologie*, 1907, L, p. 113), l'ingestion de galactose augmente en général l'excrétion du glycose chez le chien phloriziné, mais une proportion notable de galactose est éliminée. Cela prouve seulement que ce sucre est mal utilisé.

3. SCHLESINGER. Zur Klinik und Pathogenese des Levulosediabetes. (*Archiv für exper. Pathologie*, 1903, L, p. 280).

4. KLEMPERER. (*Verein für innere Medicin*, et *Berliner klinische Woch.*, 1896, p. 571).

5. SCHABAD, cité par DELAMARE. (*Thèse de Paris*, 1899).

tion de l'intensité de la glycosurie phlorizique. Cette notion a été utilisée par Achard pour l'exploration de l'état fonctionnel du rein, et, de ses recherches faites avec la collaboration de Delamare [1] il résulte qu'on peut observer non seulement une *diminution* de la *quantité* de sucre excrété, mais aussi un *retard* du début de la glycosurie, et la *diminution* de la *durée* de l'élimination.

Dans l'expérience suivante j'ai réalisé une lésion extrêmement légère d'un rein (le gauche) en maintenant pendant une heure une ligature sur l'uretère correspondant :

Chienne 1999. — Vieille. Poids 23 kilogrammes. A 8 heures, on lie l'uretère gauche près de la vessie, et on injecte dans la jugulaire 200 centimètres cubes d'eau salée à 1 p. 100, renfermant 6 grammes de phlorizine dissoute dans un léger excès de soude. — Juste une heure plus tard, on enlève la ligature de l'uretère gauche, qui est distendu, et on met une canule dans les deux uretères :

Urine de 9 heures et demie à 10 heures et demie.

	Côté droit (sain) p. 100.	Côté droit (sain) Quantités absolues.	Côté gauche p. 100.	Côté gauche Quantités absolues.
Urine		97		48
Urée	1,85	0,08	3,75	0,18
Glycose . . .	5,88	0,57	6,94	0,33
Chlorure de sodium . .	11,66	1,13	10,61	0,51
D	1.005		1.014	
Δ	— 0,85		— 0,75	
$\frac{\Delta}{\text{Chlorures}}$ . .	0,728		0,707	

On voit que le rein gauche, qui a été quelque temps sous pression, a excrété moitié moins d'eau et de chlorures. L'excrétion du glycose a été moins diminuée : 0,33 est bien plus de la moitié de 0,57.

1. Achard et Delamare. La glycosurie phloridzique et l'exploration des fonctions rénales. (*C. R. de la Société de Biologie*, 1899, 3 février), et *Thèse* de Delamare, Paris, 1899).

Passivité relative du foie dans l'intoxication phlorizique. — Biedl et Kolisch pensent que dans l'intoxication phlorizique le sang des veines sus-hépatiques est plus sucré qu'à l'état normal. Mais, comme on ne connaît pas le taux normal de la glycémie dans ces veines, à cause de l'impossibilité de recueillir leur sang à l'état de pureté, et sans que l'activité glycogénique du foie ait été modifiée, comme celle-ci varie d'ailleurs suivant les moments, en raison de l'alimentation, etc., etc., l'assertion de Biedl et Kolisch me paraît insuffisamment fondée. Elle est en contradiction formelle avec mes propres observations et elle s'accorde mal avec les faits que je vais maintenant exposer :

On sait depuis Cl. Bernard que la section de la partie inférieure de la moelle cervicale ou de la partie supérieure de la moelle dorsale interrompt les communications des centres nerveux avec le foie. Chauveau et Kaufmann ont montré que si cette section est faite avant l'ablation du pancréas elle empêche l'apparition du diabète, en mettant obstacle à la production du sucre dans le foie. Or, j'ai vu[1] chez les chiens dont la moelle avait été sectionnée entre la cinquième vertèbre cervicale et l'une des premières dorsales que l'ingestion (ou l'injection sous-cutanée) de phlorizine est suivie de glycosurie, comme chez les chiens sains, avec la seule différence que la section de la moelle diminuant la diurèse, la quantité totale du glucose éliminé dans les vingt-quatre heures consécutives à l'administration de la phlorizine est moindre que chez des chiens n'ayant pas subi cette opération[2].

1. Lépine. Sur l'existence de la glycosurie phlorizique chez les chiens ayant subi la section de la moelle. (*C. R. de l'Académie des Sciences*, 1895, CXXI, p. 450, 23 septembre).

2. La glycosurie persistant après la section de la moelle, on voit qu'il est impossible d'accepter la théorie de Paderi (*Maly's Jahresbericht* pro 1897, p. 730), d'après laquelle la phlorizine n'aurait aucune influence sur le rein, mais agirait en excitant le centre glycogénique du bulbe.

Voici quelques-unes de mes expériences :

Chien 1210. — Poids 9 kg. 600. Section de la moelle cervicale et ingestion de 3,5 phlorizine, ce qui fait 0,36 par kilogramme.

Heures.	Sucre p. 1.000.	Urée.	Rapports.	Quantités par heure.	Sucre par heure.
0-8	62,5	40	156	8 cm³	0,5
8-22	56	41	138	6 cm³	0,3

Ainsi ce chien, en vingt-quatre heures, a éliminé 8 gr. 6 de glycose, soit près de 0 gr. 9 par kilogramme.

Chienne 1475. — A l'inanition depuis deux à trois jours, elle a perdu *au moins* 800 grammes. Poids actuel 16 kg. 800. — Section de la moelle cervicale et ingestion de 8 grammes de phlorizine = (0,47 par kilogramme).

Heures.	Sucre p. 1.000.	Urée.	Rapport du sucre à 100 urée.	Quantités par heure.	Sucre par heure.
0-3	12,5	47,5	28	15	0,18
3-6	55,5	45	123	10	0,53
6-9	55,5	37,5	148	9	0,50
9-24	50	40	125	11	0,55

En vingt-quatre heures l'animal a excrété près de 13 grammes de sucre, soit 0,77 par kilogramme.

Chien 1209. — Poids 16 kilogrammes.

Section de la moelle à la partie supérieure de la région dorsale, et ingestion de 6 grammes de phlorizine, soit 0,37 par kilogramme.

Heures.	Sucre p. 1.000.	Urée p. 1.000.	Rapport.	Quantités par heure.	Sucre par heure.
0-8	55	35	158	11	0,6
8 22	50	37,5	133	9	0,45

Ainsi, en vingt-deux heures, excrétion de 11 gr. 5 de glycose, soit plus de 0 gr. 7 par kilogramme.

Chien 1562. — Poids 22 kilogrammes.

Section de la moelle au niveau de la cinquième cervicale; puis injection sous-cutanée de 5 grammes de phlorizine, ce qui fait seulement 0 gr. 22 par kilogramme.

Heures.	Sucre p. 1.000.	Urée.	Rapport.	Quantités minima par heure.
0-2.	25	20	125	10
2-4.	35,7	20	178	10
4-6.	35,7	22,5	158	12
6-8.	45,5	25	182	11
8-22	55,5	20	277	13
22-30	58,8	22,5	261	
	62,5	20	314	
	55,5	22,5	246	

En trente heures, ce chien a excrété plus de 21 grammes de sucre, dont 15 grammes au moins dans les vingt-quatre premières heures (c'est beaucoup plus de 0 gr. 6 par kilogramme).

Pick[1] avait déjà vu que malgré la pénétration dans les voies biliaires d'une solution diluée d'acide sulfurique l'ingestion ou l'injection sous-cutanée de phlorizine étaient suivies de glycosurie. Mais il résulte de mes expériences de contrôle que la pénétration de la liqueur acide ne se fait pas également dans tous les lobules. La section médullaire, qui met le foie dans un état d'inhibition, supprime plus sûrement l'activité hépatique.

En résumé, les expériences que je viens de relater prouvent que la participation du foie n'est pas absolument nécessaire à la production de la glycosurie phlorizique.

D'autres faits témoignent dans le même sens : ainsi l'urine du chien phloriziné renferme exclusivement du glycose, sans mélange de maltose, qu'on rencontre si souvent chez le chien dépancréaté (Lépine et Boulud). C'est que le maltose est un produit (imparfait) de l'activité hépatique.

La bile du chien phloriziné ne renferme pas de sucre (Brauer), tandis que celle du chien dépancréaté en contient en proportion sensible[2].

Mécanisme de l'action de la phlorizine. — Dans l'état actuel de la science, on peut supposer, sous toutes réserves bien entendu, que l'endothélium des capillaires du rein est particu-

1. F. Pick. Ueber die Beziehungen der Leber zum Kohlenhydratstoff wechsel. — (*Archiv für exper. Patholog.*, 1894, XXXIII, p. 313).

2. Brauer. (*Zeitschrift für physiol. Chemie*, 1903, XL, .p 197).

lièrement sensible à une irritation spécifique de la phlorizine, et que peut-être il sécrète une cytase qui, passant dans le sang, amène aux dépens du sucre virtuel, un *dégagement* de sucre dans les capillaires du rein. Le sucre dégagé, se trouvant libre, est naturellement excrété avec l'urine.

Mais l'endothélium des vaisseaux du rein n'est pas le seul qui ressente l'action de la phlorizine : celui des capillaires du poumon paraît presque aussi sensible ; car tous les chiens phlorizinés ont plus de sucre dans le sang de la carotide que dans celui du ventricule droit. Le poumon est donc, comme le rein, un organe où se dégage le sucre du sang. Il en est probablement de même d'autres organes ; et c'est ainsi, sans doute, qu'on peut expliquer l'hyperglycémie qui a été parfois constatée, même chez des animaux dont les vaisseaux du rein étaient liés, ou dont les reins étaient extirpés. (Coolen[1], Levene[2], Leone[3], etc.). Il y aurait donc lieu de faire chez l'animal phloriziné des dosages méthodiques du sucre du sang des principales veines[4].

La production de sucre, au dépens du sucre virtuel, se fait aussi *in vitro*, chez le chien phloriziné, et elle est parfois si abondante qu'elle masque la glycolyse. C'est ce que j'ai observé plusieurs fois. Dans un cas, loin de diminuer, le sucre avait même *augmenté* après une heure à 39°.

Nous avons vu que dans l'intoxication phlorizique avec hypoglycémie, le sucre du sérum ne dialyse pas mieux que chez le

1. Coolen. (*Archives internationales de pharmacodynamie*, 1894).

2. Levene. (*Journal of Physiol.*, 1894, XVII, p. 261).

3. Leone. (*Maly's Jahresb.* pro 1900, p. 893). — Lewandowski a aussi observé chez des lapins de l'hyperglycémie.

4. Ferrannini (*Morgagni*, 15 févr. 1908), a récemment rapporté le cas, jusqu'ici unique, d'un homme atteint de polyurie et de sialorrhée, et qui excrétait du sucre *par la salive et non par l'urine*. Si le fait a été rigoureusement observé — et le nom de M. Ferrannini ne permet pas d'en douter — il s'expliquerait par un dégagement de sucre dans les capillaires des glandes salivaires analogue à celui qui se produit dans les capillaires rénaux sous l'influence de la phlorizine.

chien sain. Il en est différemment si le sucre dégagé est en quantité considérable. C'est ce que montre l'expérience suivante :

Chien 2502. — Bien portant. On lui injecte sous la peau 0 gr. 25, par kilo, de phlorizine dissoute dans de l'alcool. Une heure plus tard, le sang de la veine rénale ayant 1 gr. 36 de sucre, on défibrine et on centrifuge et on fait dialyser le sérum pendant deux heures.

Sérum témoin	2,16
Liquide intérieur	1,75
— extérieur	0,40

Environ 20 p. 100 du sucre a dialysé.

Ainsi la phlorizine provoque le dégagement du sucre aux dépens du sucre virtuel[1]. Voilà l'essence du processus ; et, de même que dans la polyurie essentielle d'origine rénale l'eau est soustraite à l'économie, d'où la soif, de même la glycosurie phlorizique a pour suite fatale une disette de sucre, d'où l'impérieuse nécessité pour l'économie d'en fabriquer avec tous les matériaux possible, si elle n'en reçoit pas du dehors. Ainsi les pentoses, qui ne sont presque pas utilisés par l'organisme sain, le sont par l'animal phloriziné[2].

On voit que le diabète phlorizique qui, au premier abord, paraît sans intérêt clinique, est, au contraire, à quelques égards, superposable à certains diabètes consomptifs de l'homme.

Sources du sucre. — D'où provient le sucre, quand l'animal ne le reçoit plus du dehors ? Evidemment de ses réserves, qui, chez un animal préalablement bien nourri, sont considérables, et qui, chez un animal déjà inanitié sont parfois supérieures aux prévisions. Ainsi, dans une expérience faite sous la direction de Rumpf[3], un chien danois de 60 kilos, phloriziné, *après vingt-*

1. L'intensité du dégagement de sucre explique l'hyperglycémie, qui est beaucoup moins rare qu'on ne l'a dit, au moins au début de l'intoxication phlorizique.

2. Brasch. (*Zeitschrift für Biologie*, 1907, L, p. 155).

3. Hartogh et Schumm. (*Archiv für exp. Pathol.*, 1900, XLV).

quatre jours de jeûne absolu, a éliminé 1.280 grammes de sucre. Or la quantité de sucre produite a été certainement plus considérable, vu la glycolyse qui reste intacte chez les animaux phlorizinés.

Comme il est impossible de supposer qu'après vingt-quatre jours de jeûne l'animal ait eu une réserve notable de sucre virtuel et de glycogène, il faut admettre que le sucre (soit celui qui est consommé par la glycolyse, soit celui qui est éliminé par l'urine), a dû provenir des matières protéiques, ou des graisses, — ou des deux à la fois. — Nous verrons, dans un des chapitres suivants, que chez le chien dépancréaté, et au régime de la viande, le chiffre du glycose éliminé est, *en moyenne*, de 2,8 p. 1 d'azote. Or, on a souvent, chez l'animal phloriziné, trouvé un chiffre de glycose supérieur à 4 ou même 5[1]. Ce chiffre varie suivant la nature des albuminoïdes consommés :

Un chien de Bendix[2] pour 1 gramme d'azote, excrétait :

Avec l'ovalbumine.	1,8 à 4 gr.	sucre.
Avec la caséine	3 à 4	—
Avec la gélatine.	1,6 à 2,9	—

D'après Kraus[3] l'organisme de souris phlorizinées s'appauvrirait en leucine.

Quant à la graisse, Rumpf dit qu'elle participe à la glycogénie phlorizique. D'autre part, certains expérimentateurs[4]

1. Voir v. Mering. (*Zeitschrift für kl. Med.*, 1888, XIV, p. 418, 37e expér.) — Meritz et Praussnitz. (*Zeitschrift für Biologie*, 1890, XXVII, p. 118, exp. 20). — Contejean. (*C. R. de la Société de Biologie*, 1896)

2. Bendix. (*Verhandlungen der berl. phys. Gesellschaft. Archiv für Physiologie*, 1900, *Suppl.-Band*, p. 309-311). — Voir encore Stiler et Lusk. On the formation of dextrose in metabolism from the end product of a pancreatic digestion of meat (*American Journal of Physiology*, 1904, IX, p. 380).

3. Kraus. (*Verein für inner. Medicin*, 1903, 16 février). — Voir aussi ses expériences avec l'alanine (*Berliner klinische Woch.*, 1904, n° 1). — D'après Gloessner et Pick. (*Hofmeister Beiträge*, X, p. 473), les acides amidés, sauf l'acétamide, augmentent la glycosurie phlorizique.

4. Voir O. Loewi. (*Archiv für exp. Path. u. Ph.*, 1902, XLVII, p. 68), et Mendel et Lusk. (*Maly's Jahresber.* pro 1904, p. 914).

sont d'un avis contraire. Schmid [1] reste dans le doute. J'ai vu moi-même, chez des chiens phlorizinés, consécutivement à l'ingestion d'huile, une augmentation du sucre par rapport à l'azote. On ne peut d'ailleurs accepter sans critique les expériences de Kumagawa et Hayashi [2] qui se sont placés dans des conditions particulières, en expérimentant sur des chiens aussi amaigris que possible. Il est clair que si la graisse était absente, elle ne pouvait faire du sucre. De telles expériences me paraissent donc avoir été mal instituées.

Acétonémie chez le chien phloriziné. — Chez l'animal insuffisamment nourri et particulièrement en déficit d'azote [3] on peut observer de l'acétonémie [4]. Dans ce cas, d'après Marum [5], le glycogène a complètement disparu.

D'après Geelmuyden, l'acétone qui, dans le sang d'un chien à l'inanition, ne dépasse pas 24 milligrammes pour 1.000 grammes de sang, quintuple chez l'animal phloriziné, surtout dans le sang veineux, et l'influence de l'alimentation sur l'acétonurie n'est pas sans intérêt ; un chien nourri de viande, excrétait, pour 100 grammes de glycose, 52 milligrammes d'acétone. Le même chien, dans les mêmes conditions, sauf qu'il était à jeun, en excrétait 1.770 milligrammes. Un autre chien, nourri de pain et de lait, n'excrétait que 7 milligrammes d'acétone. Paderi a donc commis une erreur en prétendant que les hydrates de carbone ne mettent pas obstacle à l'acétonurie phlorizique [6].

1. Schmid. (*Archiv für exper. Pathologie und Pharmak.*, 1905, L. III, p. 429.)

2. Muneo Kumagawa et Rentaro Hayashi. (*Archiv für Physiol.*, 1898, p. 431).

3. Baer. (*Archiv für exp. Path. und Pharmak.*, 1904, LI, p. 271).

4. L'acétonémie chez l'animal phloriziné a été vue par v. Mering et étudiée par Azémar (de Montpellier), etc.

5. Marum. Ueber die Beziehungen zwischen dem Glycogengehalt der Organe und der Acidose beim Phlorizindiabetes. (*Hofmeister's Beiträge*, 1907, X, p. 105).

6. Paderi. (cité par Waldgogel, *Die Acetonkörper*, Stuttgart, 1903).

En résumé, l'intoxication phlorizique amène dans divers réseaux capillaires, et particulièrement dans celui du rein, — d'où la glycosurie — le dégagement de sucre aux dépens du sucre virtuel. Le foie intervient très peu dans la glycogénie chez l'animal phloriziné.

AUTRES GLYCOSURIES SANS HYPERGLYCÉMIE NOTABLE

GLYCOSURIE DANS L'INTOXICATION PAR LES SELS D'URANE

La glycosurie dans l'intoxication uranique a été découverte par Leconte (cité par Cl. Bernard), puis étudiée par Chittenden [1], Woroschilsky [2] et Cartier [3].

Chittenden a fait ingérer pendant sept jours à un chien de 18 kilos une dose quotidienne de nitrate d'urane variant de 0 gr. 05 à 0 gr. 075. Au cinquième jour l'urine renfermait un peu d'albumine, et, après une dose de 0 gr. 15, 7 grammes de sucre p. 1.000, sans que l'albuminurie eût augmenté. Des doses plus fortes (0 gr. 22 et 0 gr. 45) n'ont pas modifié la glycosurie. Après la suppression du toxique, le sucre, puis l'albumine, ont disparu de l'urine. Quelques jours plus tard, ingestion de fortes doses (1 gramme, 1 gr. 5, puis 4 gr. 4), à la suite desquelles est survenue une albuminurie abondante ; mais pas de glycosurie. L'animal, alors sacrifié, présentait les lésions d'une néphrite parenchymateuse aiguë.

La glycosurie uranique peut être assez intense : A un chien de 15 kilogrammes j'ai injecté sous la peau 12 centigrammes de nitrate d'urane dans 12 centimètres cubes d'eau. Le lendemain l'urine renfermait, par litre, 0 gr. 5 d'albumine; pas de sucre; le surlendemain, 1 gramme d'albumine et 14 grammes de sucre, bien que l'animal fût resté à l'inanition, à partir du moment de l'injection.

1. CHITTENDEN et LAMBERT. Untersuchungen über die physiologische Wirkung der Uransalze. (*Zeitschrift für Biologie*, 1889, XXV, p. 518).

2. WOROSCHILSKY. (*Inaug. Dissertat.*, Dorpat, 1889).

3. CARTIER. Glycosuries toxiques. (*Thèse de Paris*, 1891).

Chez plusieurs autres chiens j'ai également constaté une glycosurie abondante (la proportion du sucre dépassait celle de l'urée), mais toujours *un certain temps* après l'injection sous-cutanée.

En effet, si on saigne un chien dans les premières heures, on trouve de l'hypoglycémie et une augmentation du pouvoir glycolytique du sang[1]. Puis, les jours suivants, on peut observer passagèrement un peu d'hyperglycémie ; mais qui n'est certainement pas la cause de la glycosurie. C'est ce que montrent les expériences suivantes :

Chien de chasse bien portant, au régime exclusif de la viande. — Poids : 18 kg. 400.

Le 26 octobre, à 8 heures, on prend du sang dans la carotide. Son pouvoir réducteur est : 0,74.

On injecte alors, sous la peau du ventre, 10 centigrammes d'acétate d'urane dans quelques centimètres cubes d'eau et l'animal est laissé à l'inanition absolue.

Le 27, l'urine renferme une trace d'albumine ; pas de sucre.

Le 28 au soir, l'urine renferme 6 gr. 25 p. 1000 de sucre.

Le 29, l'urine renferme 25 grammes de sucre. On prend du sang dans une artère. Son pouvoir réducteur est : 0 gr. 70.

Ainsi, hypoglycémie.

Pendant ces trois jours la quantité *totale* des urines n'a été que 300 centimètres cubes.

Vieux chien obèse ; poids 27 kilogrammes.

Le 26 mars, à 8 heures, on lui injecte, sous la peau du ventre, 10 centigrammes d'acétate d'urane. Deux heures après, l'animal vomit. Le soir, on fait une petite saignée ; sang artériel : 1 gr. 10.

Si l'on maintient une heure à 39° un échantillon de ce sang, il perd beaucoup de sucre (plus de 50 p. 100, c'est-à-dire davantage qu'un sang normal).

Le lendemain 27, le pouvoir réducteur du sang équivaut à 1 gr. 58 de glucose. L'urine ne renferme ni sucre ni albumine.

1. Lépine et Boulud. (*Revue de Médecine*, 1904). — Ce premier effet de l'urane explique, peut-être, le bénéfice que certains diabétiques disent retirer de l'administration de ce toxique, à très faible dose d'ailleurs.

Le 28, le pouvoir réducteur équivaut à 1 gr. 15 de glucose. L'urine ne renferme ni sucre ni albumine.

Le 29, l'urine renferme de l'albumine et 16 grammes de sucre.

Le 30, l'urine en renferme 20 grammes. On dose de nouveau les matières sucrées du sang. Elles s'élèvent à 1 gramme seulement.

Le 31, l'urine est perdue.

Le jour suivant, l'animal est près de mourir. Le sang ne renferme que 0 gr. 84 de matières sucrées. L'urine n'a pas de pouvoir réducteur.

L'autopsie ne révèle d'autres lésions qu'une coloration jaune de la substance corticale des reins.

En résumé, la proportion de sucre du sang n'a été nettement supérieure à la normale qu'un seul jour, le 27, et la glycosurie n'est apparue que *le surlendemain*.

Blanck[1], qui a expérimenté également sur le chien, a confirmé nos résultats.

GLYCOSURIE DANS L'INTOXICATION PAR L'ACIDE CHROMIQUE ET LES CHROMATES

La glycosurie dans l'intoxication par les chromates a été signalée par Véron[2] et par le professeur Pal[3].

Plus récemment, on en a publié un cas consécutif à l'ingestion de deux cuillerées d'une solution concentrée de bichromate de potasse. Une prompte évacuation du contenu stomacal, suivie d'un lavage avec une solution (faible) de nitrate d'argent pour amener la formation d'un chromate insoluble, a sauvé le malade. Le deuxième jour, on a constaté une glycosurie, légère et transitoire[4].

1. Blanck. (*Med. Klinik*, 1905). — Voir encore sur la glycosurie uranique : Meyner. Der Kohlenhydratverbrauch bei Uranvergift. (*Inaug. Dissert.* Würzburg, 1898). — Fleckseder. Ueber Hydrops und Glycosurie bei Uranvergiftung. (*Archiv für exper. Pathologie*, 1907, LVI).

2. Véron. (*Thèse de Paris*, 1885).

3. Pal. (*Jahresb. der Wiener allg. Krankenhaus.*, 1888 et *Wiener med. Woch.*, 1902, p. 845).

4. Lohr. Acute Chromvergiftung. Spontan. Glycosurie. (*Berliner klin. Wochensch.*, 1904, p. 749).

On doit au professeur Kossa quelques expériences sur ce sujet. D'après lui, l'injection sous-cutanée de 5 centigrammes de bichromate de potasse est suivie, chez le lapin, d'une albuminurie et d'un certain degré de glycosurie. — Chez un chien de 30 kilogrammes, l'urine, après une injection de 0 gr. 20, ne présentait qu'une réduction douteuse, et, après une deuxième injection semblable, 7 grammes de sucre par litre. — Chez un cheval, après deux injections sous-cutanées, chacune de 50 centigrammes, l'urine renfermait 8 grammes de sucre [1].

Un chien, après l'injection de 0 gr. 10 de bichromate de potasse, n'a pas été hyperglycémique.

GLYCOSURIE CANTHARIDIENNE

Richter [2] dit qu'en injectant, sous la peau d'un lapin, de 0 gr. 0005 à 0 gr. 0025 de cantharidine dissoute dans l'éther acétique, on détermine une glycosurie *sans hyperglycémie*. Avec ces faibles doses, l'épithélium rénal est déjà altéré d'une manière appréciable.

J'ai injecté sous la peau, à 12 chiens, des doses de cantharidine variant entre quatre dixièmes de milligrammes et 3 milligrammes par kilo. Deux seulement (ils avaient reçu, tous les deux, 3 milligrammes) ont eu des traces de sucre dans l'urine. Chez deux autres, qui avaient reçu de faibles doses, on a fait avec succès l'épreuve de la glycosurie alimentaire : avec 100 grammes de glycose, un de ces chiens semble avoir été maltosurique pendant plusieurs heures.

Presque tous ont présenté, quelques heures après l'injection sous cutanée, une *hypoglycémie* plus ou moins manifeste. Chez trois d'entre eux j'ai pris simultanément du sang de la carotide et des veines rénales par le procédé de Biedl [3] ; deux fois il y

1. JULIUS KOSSA. Ueber Chromsäurediabetes. (*Pflueger's Archiv*, 1902, LXXXVIII, p. 631).

2. RICHTER. Zur Frage des Nierendiabetes. (*Deutsche med. Woch.*, 1899, n° 51).

3. Voir p. 274.

avait davantage de sucre dans la veine rénale, et un de ces cas est particulièrement probant, attendu que le sang du foie pris aussitôt après, était *moins sucré* que le sang des veines rénales. Voici ce cas :

Chien 2408. — Jeune, très vigoureux, neuf. Poids 28 kilogrammes. A 7 heures on lui injecte sous la peau 100 milligrammes de cantharidine (soit un peu plus de 3 milligrammes par kilogramme). Deux heures et demie plus tard :

	POUVOIR RÉDUCTEUR immédiat.
Sang de la carotide	0,96

Puis on ouvre rapidement le ventre. Le chien paraît anesthésié. Il ne fait aucun mouvement (demi syncope). Après l'application des pinces sur la veine cave le sang des veines rénales coule très lentement.

Sang des veines rénales	1,14
Sang de la carotide	0,82

Puis on prend du sang pur du foie :

Dernières gouttes du sang sus-hépatique . .	1,1

Chez plusieurs chiens intoxiqués par la cantharide j'ai constaté avec Boulud une augmentation du pouvoir glycolytique du sang.

Ainsi le fait dominant est l'*absence d'hyperglycémie* chez le chien cantharidiné. Mais, en multipliant mes expériences, j'ai trouvé deux exceptions qui s'expliquent par l'état antérieur des animaux :

Le premier de ces chiens (2676) avait reçu quelques jours auparavant une injection intra-veineuse de sang toxique. A la suite, il était devenu *hyperglycémique* (1,35) et son sang n'avait qu'un pouvoir glycolytique assez faible. Consécutivement à l'injection sous-cutanée de deux dixièmes de milligramme de cantharidine par kilogramme, j'ai constaté une augmentation de l'hyperglycémie. Une heure et demie après l'injection, le sang renfermait 1 gr. 75 de sucre, et, huit heures plus tard, 2 gr. 60.

L'autre chien, brightique, avait une urine très pâle fortement albumineuse[1].

Deux heures après l'injection de cantharidine :

	POUVOIR RÉDUCTEUR immédiat.
Sang carotidien	4,

On ouvre l'abdomen, et, simultanément :

Sang des veines rénales	4,12
Sang de la carotide	4,
Sang du foie	3,70

Le foie ne renferme que très peu de glycogène.

Autopsie. — Reins *durs* et très petits, néphrite atrophique chronique.

GLYCOSURIE PRODUITE PAR CERTAINES SUBSTANCES TOXIQUES

Du sang et de l'urine d'un chien asphyxié on peut retirer des cristaux, qui, dissous dans l'eau, et injectés à un cobaye, le rendent passagèrement glycosurique (Lépine et Boulud). Nous avons trouvé une substance semblable, ou analogue, dans le sang et dans l'urine de pneumoniques[2] et de certains diabétiques, etc. Mais on peut se demander si le traitement qu'on fait subir au sang, et surtout à l'urine, pour l'obtention de ces cristaux, ne crée pas, ou tout au moins, n'augmente pas la toxicité du produit contenu dans ces liquides. Aussi était-il important d'expérimenter avec le sang en nature non altéré.

Ottolenghi[3] avait déjà signalé la toxicité du sang asphyxique, et j'ai trouvé avec Boulud que ce sang, injecté à un chien sain, provoque parfois une glycosurie, sans qu'à aucun moment après l'injection, on puisse constater de l'hyperglycémie[4].

1. La maladie de Bright n'est pas rare chez le chien. Quant à l'hyperglycémie, dans certains cas de brightisme, voir p. 194.

2. LÉPINE et BOULUD. (*Lyon Médical*, 1900, 27 mai).

3. OTTOLENGHI. (*Riforma medica*, 1894, n° 106).

4. LÉPINE et BOULUD. (*C. R. de l'Acad. des Sciences*, 10 mars et 9 juin 1902.)

Voici le tableau des urines d'un chien de 12 kilogrammes sain et neuf ayant reçu à 9 heures du matin 600 centimètres cubes de sang noir provenant de l'artère d'un chien asphyxié pendant deux heures par l'occlusion partielle du museau.

HEURES —	URINES Quantité cc.	Urée p. 1.000	POUVOIR RÉDUCTEUR évalué en glycose p. 1.000
9 heures.		38	
10 —	25	10	2,9
10 h. 30.	35	10	3,8
11 heures.	20	13,7	6,2
1 —	110	8,7	0
3 —	95	12,5	0

Il est à noter que les urines de 10 h. 30 et de 11 heures présentaient un pouvoir lévogyre.

Chez un autre chien j'ai injecté 300 centimètres cubes de sang artériel d'un chien qui avait été asphyxié seulement pendant un quart d'heure (de la même manière que le précédent). Trois heures après l'injection on a retiré par le cathétérisme quelques centimètres cubes d'une urine dont le pouvoir réducteur équivalait à 3 grammes de glycose; la déviation au polarimètre était — 1,5, — Quatre heures plus tard, le pouvoir réducteur équivalait à 6 grammes de glycose, et la déviation à — 2,4. — Quelques heures après, l'urine n'avait plus de pouvoir réducteur.

J'ai des raisons de croire que dans les deux cas précédents, il n'y avait pas d'hyperglycémie, mais je n'en ai pas la *certitude*, parce que, pour ne pas troubler l'excrétion de l'urine, je n'ai pas saigné les animaux. Au contraire, dans d'autres cas et dans les expériences suivantes, où j'ai injecté des extraits de divers organes, j'ai pu, par des saignées opportunément faites, m'assurer que la glycosurie était indépendante de toute hyperglycémie.

CHIEN 2565, jeune. — Poids: 15 kilogrammes.

A 7 h. 30 on vide la vessie. L'urine, parfaitement normale, renferme par litre 65 grammes d'urée; ni sucre ni albumine. Puis on injecte dans la jugulaire l'extrait alcoolique (privé d'alcool et repris par l'eau) de 500 grammes de foie de bœuf.

	POUVOIR RÉDUCTEUR immédiat.
A 10 heures : sang artériel	0 gr. 70

Ainsi la glycémie est normale.

A 11 heures on retire de la vessie 25 centimètres cubes d'urine renfermant, par litre, 62 gr. 5 d'urée et 3 gr. 8 de sucre réducteur.

A 1 heure : sang artériel . . . . 0 gr. 74

Ainsi, même glycémie que trois heures auparavant.

A 2 heures on retire de la vessie 40 centimètres cubes d'urine renfermant, par litre, 52 gr. 5 d'urée et 4 gr. 4 de sucre réducteur.

A 2 h. 30 : sang artériel . . . . 0 gr. 80

A 5 heures l'urine renferme, par litre, 56 grammes d'urée et une petite quantité (non dosée) de sucre réducteur.

Chien 2584 *ter*. — Poids : 14 kilogrammes.

A 7 h. 30 on vide sa vessie. L'urine, normale, renferme 81 grammes d'urée par litre ; puis on injecte dans la jugulaire un extrait de 40 grammes de foie de bœuf.

A 8 h. 45 : sang artériel . . . . 0 gr. 76
A 9 h. 45 — . . . . 0 gr. 90

A 10 heures on retire de la vessie 40 centimètres cubes d'urine renfermant, par litre, 59 grammes d'urée et une assez forte proportion de sucre réducteur.

A 3 heures : sang artériel . . . . 0 gr. 84

Chien 2569. — Poids 11 kilogrammes.

A 8 heures on vide la vessie et l'on injecte en une demi-heure, dans la jugulaire, un extrait de 75 grammes de muscles de bœuf. A 1 heure l'urine, albumineuse, dévie à droite et renferme une petite proportion de sucre réducteur. Les urines suivantes sont également réductrices. Le lendemain matin, l'urine renferme encore 2 grammes de sucre. On injecte alors, comme la veille, l'extrait de 75 grammes de muscles. Les urines consécutives à cette injection sont albumineuses et renferment 3 grammes de sucre réducteur.

Trois dosages du sucre du sang ont été faits *pendant la durée* de cette glycosurie, qui a été de trente-six heures. Les matières sucrées du sang ont varié de 0 gr. 78 à 0 gr. 94. Il n'y a donc pas eu d'hyperglycémie.

Nous avons fait une douzaine d'expériences de ce genre. Les résultats sont à peu près identiques aux précédents, notamment quant à l'absence d'hyperglycémie.

La glycosurie a toujours été légère et transitoire[1].

GLYCOSURIES CONSÉCUTIVES A UNE HYPERGLYCÉMIE

Les glycosuries dont nous allons maintenant nous occuper sont essentiellement sous la dépendance d'une hyperglycémie, qui, le plus souvent, reconnaît pour cause une hyperglycogénie manifeste. Dans un premier groupe, cette hyperglycémie s'accompagne d'une augmentation (temporaire) de la tension artérielle. Je n'accorde, d'ailleurs, à cette augmentation de la tension elle-même, aucune influence glycogénique. — Le type de ce groupe nous est fourni par la glycosurie adrénalique.

GLYCOSURIE ADRÉNALIQUE

Blum[2] a découvert que l'injection sous-cutanée d'une forte dose d'extrait aqueux de capsules surrénales chez un chien est suivie d'une glycosurie transitoire.

1. Les extraits des divers organes avec lesquels nous avons expérimenté renferment à la fois, et en proportion d'ailleurs variable, un principe diabétogène et un principe qui excite la glycolyse. Le pouvoir diabétogène du foie nous a paru bien marqué. Boulud a observé, dans des conditions rigoureuses, que l'ingestion d'un morceau de foie de veau cuit, de moins de 80 grammes, peut être suivie, chez un sujet prédisposé, mais *non diabétique*, d'une glycosurie et d'une polyurie temporaires. Il n'est pas admissible d'expliquer cette glycosurie par l'ingestion des hydrates de carbone contenus dans 80 grammes de foie; car elle est absolument négligeable. Cette glycosurie reconnaît pour cause la présence, dans cet organe, d'un principe diabétogène, non détruit par la cuisson.

2. F. Blum. Ueber Nebennierendiabetes. (*Deutsches Archiv für klinische Medicin*, 1901, LXXI, p. 146). Il n'a pas réussi avec l'*ingestion* d'extrait, ou de capsules en nature. L'injection intra-veineuse produit plus sûrement la glycosurie. Dans un travail postérieur (*Pflueger's*

Beaucoup d'expérimentateurs ont injecté, sous la peau ou dans une veine, de l'adrénaline, et, comme Blum, ils ont observé une glycosurie[1]. — G. Zuelzer[2] a constaté que, dans ce cas, les animaux sont hyperglycémiques.

J'ai fait, avec Boulud, un grand nombre d'expériences pour étudier cette hyperglycémie. Dans les conditions où nous avons opéré (nous injections, en vingt minutes, dans la jugulaire, deux dixièmes de milligramme ou un peu davantage d'adrénaline en solution diluée), nous avons observé que, *chez le chien sain*, l'hyperglycémie atteint presque aussitôt son maximum et décroit plus ou moins rapidement, ainsi que le montrent les expériences suivantes :

Chien 2736.

On lui injecte un peu plus de deux dixièmes de milligramme dans la jugulaire, et on prend du sang dans la carotide.

	POUVOIR RÉDUCTEUR immédiat.
Cinq minutes après la fin de l'injection	1,8
Un quart d'heure après.	1,6
Une demi-heure plus tard.	1,3

Chien 2734.

Injection dans la jugulaire d'un peu plus de deux dixièmes de milligramme, par kilogramme.

Un quart d'heure après la fin de l'injection . . .	2,00
Une heure après.	1,28

Archiv, 1902, XC, p. 617) Blum dit que chez le chien à l'inanition l'injection d'extrait surrénal n'est suivie de glycosurie que si on lui injecte de l'huile sous la peau.

1. D'après Bierry et Gatin-Gruzewska (*C. R. de la Société de Biologie*, 1905, 27 mai, p. 903), si on injecte sous la peau d'un chien 1 milligramme d'adrénaline par kilogramme, la glycosurie apparaît en une heure et demie. Le tiers de cette dose, injecté dans une veine, fait apparaître la glycosurie en vingt-cinq minutes. Patta (*Archives ital. d. Biologie*, 1906, 46, p. 463) pense que l'inactivité relative de l'adrénaline injectée sous la peau tient à la lenteur de son absorption, à cause de la vaso-constriction qu'elle détermine.

2. G. Zuelzer. Zur Frage des Nebennierendiabetes. (*Berliner klin. Wochenschrift*, 1901, p. 1209, 2 décembre). Voir aussi : Metzger. (*Münchener med. Wochensch.*, 1902, p. 478, 25 mars).

CHIEN 2735.

Injection de plus de deux dixièmes de milligramme d'adrénaline par kilogramme (en vingt-cinq minutes).

Un quart d'heure après la fin de l'injection. . .	1,96
Une heure après.	0,82
Une heure plus tard	0,74

CHIEN 2732.

Injection de trois dixièmes de milligramme d'adrénaline, par kilogramme, dans la jugulaire; l'entrée a duré une demi-heure.

Cinq minutes après la fin.	1,51
Un quart d'heure après	1,02
Une heure plus tard	0,52

CHIEN 2726 *ter*.

Injection d'un demi-milligramme d'adrénaline par kilogramme, dans la jugulaire.

Dix minutes après la fin de l'injection	2,94
Une demi-heure après	1,95
Trois quarts d'heure plus tard	1,20

CHIENNE 2737. — Poids 22 kilogrammes, injection dans la jugulaire de deux dixièmes de milligramme d'adrénaline par kilogramme.

Cinq minutes après	1,32
Une heure après.	0,96

Même animal, huit jours plus tard.

Injection *d'un* milligramme d'adrénaline par kilogramme dans une veine mésaraïque.

Un quart d'heure après.	1,50
Trois quarts d'heure plus tard	1,00

D'après Herter[1], si après l'ouverture de l'abdomen on masse pendant quelques minutes les capsules surrénales, on produit une légère glycosurie, qui serait due à l'entrée d'adrénaline dans le sang.

Si, chez le chien, on badigeonne la surface du pancréas avec

1. HERTER. (*Med. News*, 1902, 25 oct.)

1 ou 2 centimètres cubes d'une solution d'adrénaline au millième, on détermine, au bout d'une heure, une glycosurie notable [1]. Le badigeonnage des autres organes abdominaux étant, en général, infructueux, Herter a pensé que l'adrénaline, même quand elle est injectée dans une veine, ne produit une glycosurie que parce qu'elle agit sur le pancréas. Pour essayer d'élucider cette question, j'ai injecté comparativement de l'adrénaline à des chiens sains et à d'autres chiens qui venaient d'être dépancréatés depuis moins d'une demi-heure. Voici le relevé de quelques expériences de la deuxième série :

CHIEN 2253. — Poids 21 kilogrammes. Ablation complète du pancréas, *sans anesthésie ;* et, *immédiatement* après, injection dans la jugulaire de 4 milligrammes d'adrénaline (près de 0 mgr.2 par kilogramme). Cette injection est faite en vingt minutes—, avant qu'elle soit terminée on sonde l'animal. L'urine renferme déjà une trace de sucre [2].

Une demi-heure après :

	DÉVIATION polarimétrique	POUVOIR RÉDUCTEUR immédiat
Sang artériel.	+0,4	1,48
Après 1 heure à 39°. . .	+0,4	1,41

Deux heures plus tard :

	DÉVIATION polarimétrique	POUVOIR RÉDUCTEUR immédiat
Sang artériel.	+0,5	1,57
Après 1 heure à 39°. . .	+0,5	1,41

Ainsi, presque pas de pouvoir glycolytique, une demi-heure après l'injection.

1. HERTER. On adrenalin glycosuria and allied forms, etc. (*Medical News*, 1902, may 10). — J'ai constaté que si, au lieu de badigeonner le pancréas, on fait, avec la même quantité d'adrénaline, une injection interstitielle dans cet organe (en un ou plusieurs points), la glycosurie est beaucoup moindre. D'autre part, le badigeonnage du pancréas avec des substances qui, injectées sous la peau, seraient inefficaces, est suivi de glycosurie. Il agit donc surtout par action réflexe. — UNDERHILL (*American Journal of Physiol.*, 1905, XIII) pense que l'excitation que cause le badigeonnage de la séreuse pancréatique produit de l'hyperglycémie par l'intermédiaire du centre respiratoire.

2. L'animal n'ayant pas été anesthésié, il est hors de doute que la glycosurie a été produite par l'adrénaline.

Voici le tableau des urines :

Injection d'adrénaline de 7 h. 30 à 7 h. 50.

	Quantité c.c.	Sucre p. 1000 gr.	Rapport du sucre à l'azote
7 h. 45	»	22	0,8
8 h. 15	25	23	2,7
9 h. 30	60	9,3	1,7
11 heures	100	6,4	0,9
1 —	125	0	0
5 —	»	12,5	12

On voit, dans cette expérience, la glycosurie adrénalique débuter avant la fin de l'injection et atteindre son maximum en moins d'une heure. Elle a cessé à 1 heure de l'après-midi ; à 5 heures, l'urine est de nouveau sucrée (début de la glycosurie pancréatique), et, eu égard au peu de temps qui s'est écoulé (dix heures) depuis l'ablation du pancréas, la proportion de sucre dans l'urine est assez considérable (12 gr. 5 pour 1000).

Dans l'expérience suivante, la dose d'adrénaline était plus élevée. La glycosurie a été plus forte, bien que l'animal fût dans de mauvaises conditions de nutrition (En peu de jours, il avait perdu 1 kilogramme de son poids) :

Chienne 2554. — Poids 12 kg. 5. Ablation du pancréas *sans anesthésie* et aussitôt après, à 7 heures un quart, injection d'adrénaline.

Deux heures après :

	DÉVIAT. POL.	POUVOIR RÉDUCTEUR
Sang artériel	+ 0,6	1,88
Après 1 heure à 39° .	+ 0,5	1,03

Six heures plus tard :

	DÉVIAT. POL.	POUVOIR RÉDUCTEUR
Sang artériel	+ 0,6	2,08
Après 1 heure à 39° .	+ 0,2	1,35

Voici le tableau des urines :

	Quantité c.c.	Sucre p. 1000 gr.	Rapport du sucre à l'azote
9 heures	16	10,2	4
10 —	12	62,5	28
11 —	24	7,3	4
5 —	70	11	5

Cette dernière urine montre le début de la glycosurie pancréatique. Il est possible qu'un cathétérisme, vers 2 ou 3 heures, eût fait constater l'absence de glycosurie à ce moment.

CHIEN 2259. — Poids 21 kilogrammes.

On enlève complètement le pancréas sans anesthésie et on injecte dans le péritoine 5 milligrammes d'adrénaline soit près de 0 mgr. 24 par kilogramme.

Une heure et demie après :

Sang artériel	+ 0,5	1,72	1,75
Après 1 heure à 39°. .	+ 0,4	1,59	1,70

Ainsi, glycolyse presque nulle.

Six heures plus tard (à 3 heures).

Sang artériel	+ 0,6	1,54	1,90
Après 1 heure à 39°. .	+ 0,3	0,84	0,92

Le pouvoir glycolytique est devenu très fort.

L'urine recueillie par le cathétérisme à 11 heures renferme 3 grammes de sucre : Les autres urines de la journée n'en renferment point.

Les expériences précédentes montrent que la glycosurie adrénalique se produit chez un chien qui vient d'être privé de pancréas. On ne saurait en être surpris ; car, on verra plus loin qu'il existe un certain antagonisme entre l'adrénaline et la sécrétion interne de cette glande.

Blum avait admis que l'adrénaline agit sur le foie. J'ai prouvé l'exactitude de cette opinion en sectionnant la moelle à la partie inférieure de la région cervicale ou au commencement de la région dorsale. La glycosurie ne s'est pas produite [1]. Or, on sait que cette section met le foie dans un état d'inhibition (Chauveau et Kaufmann).

Postérieurement à mes recherches, Doyon, Morel et Kareff

1. LÉPINE. (*Lyon médical*, 1902, juillet, p. 151). On a vu plus haut (p. 279) que cette opération n'empêche pas la glycosurie phlorizique.

ont constaté que l'adrénaline diminue le glycogène du foie[1], et, par la méthode des animaux témoins, Wolownik a fait la même constatation[2]. Drummond et Paton ont observé la nécrose du centre des lobules hépatiques[3]. Cette lésion me paraît devoir s'expliquer par une contraction intense des artérioles. On sait depuis Langley[4] que dans les divers départements vasculaires, l'adrénaline agit exactement comme ferait une forte excitation du sympathique.

Chez des animaux ayant reçu un certain nombre d'injections d'adrénaline, Rzentkowski[5], Citron[6], Miller[7] et Grober[8] ont signalé des lésions du foie, non cirrhotiques, bien qu'à l'apparence macroscopique on puisse s'y tromper.

L'*azoamylie* intense, que produit l'adrénaline, n'est peut-être pas la cause seule de la glycosurie. Il résulte de nos recherches (et on a pu le remarquer à la lecture des expériences que je viens de relater) que, peu après l'injection de cette substance, le pouvoir glycolytique du sang est très *diminué*, presque aboli[9]; puis, au bout de quelques heures, alors que la

1. Doyon, Morel et Kareff. (*Journal de Physiologie* et de *Path. gén.*) D'après Doyon et Gauthier l'action azoamylique de l'adrénaline est empêchée par l'atropine, ce qui semble prouver qu'elle s'exerce par l'intermédiaire du système nerveux. — Mme Gatin-Gruzewska (*C. R. de l'Acad. des Sciences*, CXLII), dit aussi qu'après une injection d'adrénaline le foie et *les muscles* sont privés de la plus grande partie de leur glycogène.

2. Wolownik. Experim. Untersuch. über das Adrenalin. (*Virchow's Archiv*, 1905, CLXXX, p. 225). Cet auteur a vu aussi que si l'on ingère 10 grammes de lévulose à des lapins adrénalisés, ces animaux excrètent du glycose. D'après Brasch (*Zeitschrift für Biologie*, L, p. 118), il n'en est pas tout a fait de même si l'animal ingère du galactose. Dans ce cas plus de la moitié de ce sucre serait éliminé en nature.

3. Drummond et Paton. (*Biochem. Centr.*, 1904, II, p. 739).

4. Langley (*Journal of Physiology*, 1901, XXVII).

5. Rzentkowski (*Berliner klin. Woch.*, 1904, n° 31).

6. Citron (*Zeitschrift für exper. Path. und Ther.*, I).

7. Miller (*Kongress für innere Medic.*, 1907).

8. Grober (*Centralblatt für innere Med.*, 1908, n° 32).

9. Lépine et Boulud. (*C. R. de l'Acad. des Sciences*, 12 janv. 1903). Mais

glycosurie a cessé, il devient plus énergique qu'à l'état normal [1]. Selon toute vraisemblance, ces variations singulières du pouvoir glycolytique du sang sont en rapport avec sa teneur en globules blancs, qui varie beaucoup en raison des troubles vasculaires [2].

L'action initiale, inhibitrice de la glycolyse, que j'ai découverte en 1903, est en parfait accord avec un fait que, plus récemment, G. Zuelzer [3] et O. Lœwi [4], chacun de son côté, ont bien mis en lumière, l'antagonisme de l'adrénaline et de la sécrétion interne du pancréas. Je reviendrai sur ce sujet en traitant du diabète pancréatique. Qu'il me suffise de dire ici que, d'après Zuelzer, l'injection d'extrait de pancréas empêcherait l'apparition de la glycosurie adrénalique, et que, d'après O. Lœwy, une instillation sur la conjonctive d'une dose d'adrénaline insuffisante à produire la mydriase devient, au contraire, efficace si l'animal a été dépancréaté [5].

bien que cette diminution du pouvoir glycolytique du sang soit considérable, on ne peut la considérer, avec PATON (*Journal of Physiology*, XXIX, 286) comme la cause de la glycosurie ; car elle n'explique ni la précoce apparition de la glycosurie, ni l'effet de la section de la moelle, ni l'azoamylie. L'erreur de Paton a d'ailleurs été déjà relevée par FRANK, UNDERHILL, OLIVER et CLOSSON. (*Amer. Journal of Physiol.*, 1906, XVII). Ces expérimentateurs ont aussi contesté que l'injection sous-cutanée d'adrénaline chez le chien augmente, comme l'avait dit Paton, l'excrétion de l'azote.

1. Un de mes chiens qui avait reçu en injection intra-veineuse un peu moins de deux dixièmes de milligramme d'adrénaline par kilogramme, était devenu sept heures plus tard, très hypoglycémique, et la glycolyse dans le sang laissé une heure *in vitro*, à 38 degrés, était *totale*. Or, bien que la dose d'adrénaline fût largement suffisante, il n'a pas eu de glycosurie, probablement à cause de l'intensité et de la précocité insolite de son pouvoir glycolytique.

2. Voir LŒPER et CROUZON. (*C. R. de la Société de Biologie*, 14 nov. 1903).

3. G. ZUELZER. (*Berliner klinische Wochensch*, 1908).

4. O. LOEWI. (*Gesellschaft der Aerzte zu Wien*, 1907).

5. On a vu plus haut que chez mes chiens dépancréatés l'adrénaline n'avait pas produit une glycosurie beaucoup plus considérable que la même injection chez des chiens sains. Mais il faut remarquer que mes animaux venaient depuis quelques minutes seulement d'être privés de pancréas. On peut donc supposer que leur organisme possédait encore en quantité suffisante la substance active contenue dans la sécrétion interne de cette glande.

Quant à l'élévation de la tension artérielle, qui précède la glycosurie, je ne crois pas qu'elle contribue à la production de celle-ci, et je suis porté à penser que l'une et l'autre résultent d'une stimulation des centres nerveux[1] qui retentit sur le foie (probablement par les nerfs splanchniques).

D'autres substances que la sécrétion interne du pancréas sont antagonistes de l'adrénaline quant à son pouvoir diabétogène, par exemple la lymphe (Biedl et Offer), qui, d'après Tomaszewski et Villenko[2] ne gène pas l'action de la phlorizine. Wolownik dit que l'injection préalable de spermine retarde de plusieurs heures la glycosurie provoquée par l'adrénaline. Gautrelet[3] dit que la choline l'empêche.

Chez le chien privé de thyroïde, l'injection d'adrénaline ne produit qu'une glycosurie insignifiante. Ce fait s'explique en partie par le ralentissement de la nutrition consécutif à la suppression de cette glande. Il est d'accord avec la tolérance pour le sucre observé chez les myxœdémateux (voir p. 330).

Un fait est encore à noter, signalé par plusieurs expérimentateurs, c'est que la répétition des injections diminue beaucoup son pouvoir diabétogène. Il se fait donc une certaine accoutumance.

Mayer[4] a signalé le fait important que la piqûre du plancher est inefficace après l'extirpation des capsules surrénales. Eppinger, Falta et Rudinger[5] ont soutenu, après lui, que cette

1. Nous avons dit précédemment, p. 246, en note, que l'alcalinité du sang paraissait diminuer après la piqûre du plancher du 4e ventricule. D'après Fox et Gatin-Gruzewska (*C. R. de la Société de Biologie*, 1905, 8 juillet), il en serait de même après l'injection d'adrénaline.

2. Tomaszewski et Villenko (*Berliner kl. Woch.*, 1908, n° 26.

3. Gautrelet (*C. R. de la Société de Biologie*, 1908, 24 juillet).

4. André Mayer (*Id.*. 1906, 1er sem. p. 1123).

5. Eppinger, Falta et Rudinger (*Zeitschrift für kl. Med.*, 1908, LXVI, p. 38). D'après Borchardt (*id.*, p. 332) l'injection sous cutanée d'extrait d'hypophyse à des lapins serait suivie d'une légère glycosurie. On savait déjà que cet extrait est doué de propriétés hypertensives. Il agirait donc dans le même sens que l'extrait de capsules, mais beaucoup moins énergiquement.

piqûre agit essentiellement sur les capsules en déterminant une abondante sécrétion d'adrénaline dans le sang. Cette intéressante question mériterait d'être étudiée de près, en dosant l'adrénaline dans le sérum sanguin après la piqûre.

GLYCOSURIE NICOTINIQUE

J'ai découvert que l'injection d'une goutte de nicotine dans les veines d'un chien bien portant est souvent suivie de glycosurie transitoire[1]. Cette glycosurie est beaucoup moindre que celle que l'on peut obtenir par l'adrénaline, bien que l'élévation de la tension soit assez analogue. Je n'ai pas réussi avec la digitaline. On sait qu'avec la caféine une légère glycosurie n'est pas rare chez le lapin, si son foie est riche en glycogène[2]; on l'a aussi observé avec la théobromine[3], qui n'augmente pas la tension artérielle.

GLYCOSURIE CONSÉCUTIVE A L'ANOXHÉMIE SIMPLE

Il est plusieurs moyens de réaliser l'anoxhémie. On peut maintenir les animaux dans un espace confiné, ou bien gêner l'entrée de l'air dans les voies respiratoires, par exemple, en comprimant les narines avec une pince. J'ai particulièrement employé cette méthode.

Voici une expérience type :

CHIEN de chasse 2283. — Au régime exclusif de la viande. Poids 18 kilogrammes.

A 8 heures matin on commence l'asphyxie qui détermine assez rapidement des convulsions. Les mouvements respiratoires sont lents et amples ; le cœur tantôt lent et tantôt accéléré.

L'asphyxie durant depuis plus de deux heures, et le cœur ayant

1. LÉPINE. (*Lyon médical*, 1906.)

2. RICHTER (*Zeitschrift für kl. Med.*, 1982, XXXVI, p. 152), a montré que la caféine amène de l'hyperglycémie.

3. ROSE. (*Archiv f. exp. Path. und Pharmak.*, L). — Voir aussi ZANDA. (*Archives italiennes de Biologie*, 1907, XLVII, p. 299).

beaucoup faibli, on retire de la carotide 570 grammes de sang (31 grammes par kilogramme).

Malgré la longueur de l'asphyxie et l'abondance de la saignée, l'animal, aussitôt détaché, paraît en bon état. On le sonde à 3 heures de l'après midi :

	URINES		
	Urée.	Sucre au Polarim.	Sucre à la liqueur de Fehling.
Avant l'expérience	77	0	0
A 3 heures	45	23,9	23,8

Ainsi, le sucre est en quantité considérable, et c'est du glycose.

Pathogénie. — Cl. Bernard a vu qu'une asphyxie lente entraîne la disparition du glycogène hépatique et un certain degré d'hypoglycémie. P. Bert [1], chez des chiens soumis à une forte dépression barométrique, et Dastre [2], chez des animaux maintenus dans un espace confiné, ont remarqué que l'hypoglycémie est précédée par une période d'hyperglycémie, qu'ils expliquent par une hyperglycogénie hépatique initiale.

Mais l'hyperglycogénie n'est pas, chez les animaux asphyxiés, la cause unique de l'hyperglycémie, car j'ai constaté autrefois avec Barral[3] que, dans tous les états asphyxiques, il existe une diminution plus ou moins considérable de la glycolyse dans les tissus.

D'après Araki [4] on trouverait très fréquemment de l'acide lactique dans l'urine des animaux asphyxiés. L'acide lactique étant un produit intermédiaire de la destruction du glycose, il faut admettre pour ces cas que la glycolyse a commencé à se faire, mais que le défaut d'oxygène a empêché le stade d'oxydation.

1. P. Bert. (*La pression barométrique*. Paris, 1878, p. 731).

2. Dastre. (*De la glycémie asphyxique*. Paris, 1879).

3. Lépine et Barral. (*C. R. de l'Acad. des Sciences*, 1890). — Voir aussi : Lépine et Boulud, (*id.*, 1902, 10 mars et 9 juin).

4. Araki. Ueber die Bildung von Milchsäure und Glycose, etc. (*Zeitschrift für phys. Chemie*, 1891, XV, p. 335).

On s'est demandé si les divers phénomènes de l'asphyxie sont dus à l'abondance de CO^2 ou à la disette d'oxygène. Edie [1] soutient que la glycosurie dépend uniquement de l'excès de CO^2. Il dit l'avoir observée quand l'air en renferme de 10 à 50 p. 100, alors même que la proportion d'O dépasse 20 p. 100. Au contraire, si le pourcentage de CO^2 ne s'élève pas, l'abaissement de l'oxygène à 6 p. 100 n'amènerait pas de glycosurie.

GLYCOSURIE OXY-CARBONÉE

Découverte, comme on sait, par Cl. Bernard [2], elle a été observée, l'année suivante, chez l'homme, par Hesse, puis par Friedberg [3], Ollivier [4], Kahler [5], v. Jaksch [6], etc. — Frerichs [7] ne l'a vue manquer que cinq fois sur 16 cas ; mais d'autres observateurs ont été beaucoup moins favorisés [8], ce qui s'explique par les conditions très dissemblables dans lesquelles a eu lieu l'intoxication chez l'homme. Il ne faut donc pas s'étonner que chez l'animal, où l'on est maître d'un grand nombre des conditions productrices de la glycosurie, le sucre apparaisse plus fréquemment et plus abondamment dans l'urine. Ainsi Senff [9], dans ses expériences sur le chien, a dosé jusqu'à 45 grammes de sucre

1. Edie. (*Biochemical Journal*, 1906, I, p. 455).

2. Cl. Bernard. (*Leçons sur les substances toxiques et médicament.*, 1857).

3. Friedberg. *Die Vergiftung durch Kohlendust.* Berlin, 1866.

4. Ollivier. (*Archives génér. de méd.*, 1879, nov.)

5. Kahler. (*Prager med. Woch.*, 1881, nos 48 et 49).

6. V. Jaksch. (*Id.* 1882, n° 17 et *Zeitschrift für kl. Med.*, 1886, XI).

7. Frerichs. *Ueber Diabetes.* Berlin, 1884, p. 26-27.

8. Voir Becker. Nachkrankheiten der CO-Vergiftung. (*Deutsch. med. Wochens.*, 1890). — Marthen. Beiträge zur Kenntniss der CO-Vergiftung. (*Virchow's Archiv*, 1895, CXXXVI, p. 535). Dans quelques cas l'urine renfermait une substance réductrice, mais non fermentescible (acide glycuronique?) — Voir Kobert. (*Toxicologie*) et Rosenstein. (*Archiv für exp. Path.*, 1898, XL, p. 363).

9. Senff. Ueber den D. nach CO-Athmung (*Inaug. Dissert.* Dorpat., 1869.)

p. 1.000, tandis que, chez l'homme, on n'en a jamais trouvé plus de 10.

Une jeune fille de vingt-trois ans a été amenée le matin du 28 mars à ma clinique en état de coma depuis plusieurs heures. La veille elle s'était couchée dans une chambre où existait une fuite de gaz. Le coma a duré jusqu'au 28 soir. Voici les résultats de l'examen de l'urine :

	Urée par litre,	Album.	Sucre par litre.	Rapport du sucre à 100 urée.	Acide phosphorique.	Rapport de l'acide phosph. à 100 urée.
Mars 28	15	forte trace.	7,5	50		
— 29	12,5	trace.	3,5	28	3,3	26
— 30	37,5	trace.	0		2,3	6
— 31	Urine perdue.					
Avril 1	27,5	0	0		1,7	6
— 2	27,5	0	0		2,3	8

Lorsque la malade a été amenée à l'hôpital, elle respirait depuis deux heures un air pur; aussi n'a-t-on pu reconnaître à ce moment d'une manière nette (après addition d'un agent réducteur) les deux raies de l'hémoglobine oxy-carbonée. L'oxyde de carbone n'existait donc qu'en faible quantité dans le sang[1].

Une condition essentielle pour obtenir expérimentalement la glycosurie oxy-carbonée, c'est que l'animal ne soit pas à l'état de jeûne. D'après Straub, il est nécessaire, si l'on expérimente sur le chien, qu'il ait été largement alimenté avec de la *viande*. S'il l'a été avec des hydrates de carbone, il ne devient pas glycosurique[2].

Cette assertion a été confirmée par Rosenstein[3] et par Vàmossy[4]. Cela porterait à admettre que l'intoxication oxy-carbonée n'amène pas d'azoamylie hépatique et résulte plutôt d'une désassimilation exagérée des matériaux protéiques. Dans ce cas, le

1. Lépine. (*Lyon médical*, 26 avril 1908).

2. Straub. Ueber die Bedingungen des Auftretens der Glycosurie. (*Archiv für experim. Pathologie*, 1896, XXXVIII).

3. Rosenstein. (*Id.*, 1898, XI, p. 363).

4. Vamossy. (*Id.*, 1898, XLI, p. 273).

sucre virtuel ferait, pour une grande part, les frais de l'hyperglycémie, entraînant la glycosurie.

Mais l'hyperglycémie dépend certainement aussi, pour une part, d'une diminution de la capacité d'assimilation des tissus pour le sucre. J'ai provoqué une glycosurie chez un malade qui, l'avant-veille, avait été intoxiqué par le gaz d'éclairage, en lui faisant ingérer moins de 100 grammes de glycose, dose bien faible. Quelques jours plus tard, le sujet étant complètement remis de son intoxication, la même dose a été infructueuse[1].

ACTION DE L'ACIDE CYANHYDRIQUE ET DES CYANURES

L'acide cyanhydrique et les cyanures, poisons du protoplasma, agissent jusqu'à un certain point comme l'oxyde de carbone ; et, cependant, il est tout à fait exceptionnel qu'ils produisent une glycosurie[2]. Le seul cas clinique que je connaisse a été rapporté par Frerichs[3] : Un jeune homme perd connaissance après l'ingestion de près de 4 grammes de cyanure de potassium. Revenu à lui au bout de quelques heures, il rend 500 centimètres cubes d'urine présentant un pouvoir réducteur et un pouvoir dextrogyre répondant à 15 de glycose p. 1.000. Cette urine fermentait avec la levure.

Zillesen[4], chez un chien intoxiqué avec l'acide prussique, dit avoir trouvé une légère hyperglycémie.

1. Marcacci, en faisant pénétrer CO sous la peau, et Mischka, en l'injectant dans le péritoine, n'ont pas obtenu de glycosurie. Seelig (*Archiv für exp. Path. u. Pharm.*, 1905, LII, p. 492), n'a pas réussi davantage en faisant pénétrer CO directement dans le sang. Mais ces résultats qui, au premier abord, paraissent extraordinaires, sont facilement compréhensibles si CO n'a pénétré que lentement dans le sang veineux. Les beaux travaux de Gréhant et ceux d'Haldane nous font comprendre que, si le sang ne renferme pas une trop forte proportion de CO, celui-ci, en présence de l'oxygène des alvéoles pulmonaires, est éliminé pour la plus grande partie, et que dans ce cas aucune intoxication grave n'est à craindre.

2. Voir Chio. (*Gazetta degli Ospedali*, 1908, n° 47, p. 503).

3. Frerichs. *Der Diabetes*, p. 30.

4. Zillesen. (*Zeitschrift für physiologische Chemie*, 1891, XV.

GLYCURIE CHLORALIQUE

Dans l'urine d'un sujet qui avait ingéré 20 grammes de chloral, Lewinstein [1] a constaté l'existence, pendant trois jours, d'un sucre réducteur dextrogyre et fermentescible par la levure.

Mais ce dernier caractère n'est pas habituel après l'ingestion de chloral, car il se forme aux dépens du glycose une conjugaison d'acide glycuronique [2]. Poursuivant les recherches de Musculus et Mering [3], Külz démontra que cette conjugaison était un acide trichloréthylglycuronique [4].

GLYCURIE CHLOROFORMIQUE

Après une chloroformisation un peu prolongée, l'urine peut, dit-on, présenter les mêmes caractères que celle des sujets chloralisés, c'est-à-dire un pouvoir lévogyre, qui devient dextrogyre si l'on fait bouillir l'urine en présence d'un acide [5].

Si la chloroformisation est de médiocre durée, c'est-à-dire ne dépasse pas une demi-heure, les matières réductrices du sang s'élèvent d'un gramme environ [6].

1. Lewinstein. Zur Pathologie der acuten Morphium-und Chloralvergift. (*Berl. kl. Woch.*, 1876).

2. Comme cette conjugaison dévie à gauche, un observateur peu exercé pourrait croire à l'existence de lévulose dans l'urine. Cette erreur a été commise.

3. V. Mering und Musculus. Ueber einen neuen Körper im Chloralharn. (*Berichte d. d. chem. Gesells.* 1875, VIII, p. 662).

4. E. Kuelz. (*Centralblatt für die med. Wissensch.*, 1881, n° 19 et *Pflueger's Archiv*, 1882, XXVIII, p. 519).

5. Ce caractère ne suffit pas pour qu'on puisse affirmer l'existence de l'acide trichloréthyl-glycuronique ; car, si le sujet a absorbé du phénol, on peut avoir affaire à l'acide phénylglycuronique. — Après une longue chloroformisation le pouvoir réducteur du sang peut être considérable. Heinsberg (*Centralbl. für med. Wiss.*, 1887, p. 257, et 1888, p. 577) l'aurait trouvé équivalent à 6 grammes de glycose (expériences faites sur des animaux.) Mais il ne s'agissait certainement pas de glycose (voir Kast, *Berliner kl. Wochens.*, 1888).

6. Garnier et Lambert. Action des inhalations de chloroforme sur

Les expériences de Garnier et Lambert prouvent manifestement que le chloroforme amène une hyperglycogénie hépatique[1]; mais celle-ci n'est pas la seule cause de l'hyperglycémie[2], car, après une chloroformisation de quelque durée, on observe l'abolition complète du pouvoir glycolytique dans le sang *artériel*.

Il est en partie conservé dans le sang des veines et dans celui du ventricule droit, ce qui semble évidemment indiquer qu'il est *récupéré* par le sang pendant son passage à travers les capillaires de la grande et de la petite circulation[3].

Nous avons vu que la phlorizine favorise le dégagement du sucre aux dépens du sucre virtuel. Le chloroforme agit de même : chez tous les chiens chloroformés d'une manière suffisante, nous avons trouvé un excès de sucre dans le sang de la carotide, par rapport à celui du ventricule droit.

Chez un chien de 13 kilogrammes (p. 13) dont le sang ne dégageait que peu de sucre à 58°, et dont le pouvoir glycolytique était normal, une forte dose de chloroforme a amené la mort subite par syncope.

Immédiatement on ouvre le thorax en fendant le sternum d'un seul coup avec un fort couteau ; on masse le cœur méthodiquement, et on recueille le sang de l'artère.

la teneur du sang en sucre. (*Journal de physiol. et de path. génér.*, 1900, p. 902).

1. D'après quelques expériences antérieures de Seegen on eût pu admettre un effet inverse. Il n'y a là nulle contradiction : une chloroformisation trop prolongée amène nécessairement l'épuisement du foie.

2. Kaufmann (*Archives de Physiologie*, 1905, p. 266 et suiv.), chez des chiens dont le foie et le pancréas étaient énervés, n'a pas observé d'hyperglycémie après une chloroformisation, et il admet en conséquence que le chloroforme n'agit sur le foie que par l'intermédiaire des centres nerveux. Cette opinion me paraît trop absolue, car on observe une glycosurie consécutivement à l'injection de chloroforme dans la veine porte, ce qui indique qu'il est capable d'agir directement sur la cellule hépatique.

3. Lépine et Boulud. (*Archives internationales de pharmacodynamie*, 1905, V, p. 362).

	Déviation pol.	P. réduct.
Recueilli dans le nitrate acide de mercure . .	+ 0,9	3,40
Après 1 heure à 39° id. . .	+ 1,0	3,51

Ainsi, la glycolyse — si elle a eu lieu — a été plus que compensée par un dégagement de sucre.

Il est inutile d'insister sur l'inconvénient — pour ne pas dire plus — d'une chloroformisation longue chez un sujet diabétique ou même simplement prédisposé au diabète [1].

ACTION DE L'ÉTHER

Röhricht [2], sur 100 anesthésies par l'éther, aurait vu douze fois une glycosurie. Cette proportion me paraît excessive. Il se peut que Röhricht soit tombé sur une série exceptionnelle, ou que la plupart de ses anesthésies aient été fort longues. Il se peut encore qu'il ait compté comme glycosurie l'excrétion de l'acide glycuronique; car, à en juger par l'observation journalière, la glycosurie paraît rare après l'inhalation d'éther.

D'après Seelig [3], elle amène, *si elle a été prolongée pendant plusieurs heures*, chez le chien nourri de viande, une azoamylie, une hyperglycémie et une glycosurie plus ou moins intense, mais très transitoire.

Si l'animal est depuis un certain temps au régime des hydrates de carbone, puis à l'inanition depuis vingt-quatre heures, la glycosurie n'a pas lieu [4].

Le même expérimentateur a constaté que si l'on infuse de l'oxygène dans les veines d'un chien pendant l'inhalation d'éther, la glycosurie fait défaut [5].

1. Voir Bendix. (*Centralblatt für Stoffwechsel und Verdauungskrankheiten*, 1902).

2. Röhricht. (*Beiträge zur klin. Chirurgie*, 1906, t. XLVIII, p. 535).

3. Seelig. Ætherglycosurie. (*Archiv für exper. Pathologie*, 1905, LII, p. 481).

4. Seelig. Ueber den Einfluss der Nahrung auf die Ætherglykosurie. (*Archiv für exper. Pathol.*, 1906, LIV, p. 206).

5. Alb. Seelig. Ueber Ætherglykosurie und ihre Beeinflussung

GLYCURIE MORPHINIQUE

Le professeur Coze (de Strasbourg) a, le premier, observé que l'intoxication par la morphine produit une augmentation du pouvoir réducteur du sang et de l'urine [1].

Eckhard [2] a vu que l'on peut trouver dans cette dernière un sucre fermentescible. Mais, dans certains cas, l'urine, bien que réductrice, ne fermente pas avec la levure et possède un pouvoir lévogyre, ce qui donne à penser qu'il s'agit d'un acide glycuronique conjugué [3]. De tels cas ont été observés depuis longtemps par v. Mering [4], et se trouvent consignés dans la monographie de Lewinstein sur le morphinisme. Plus tard, Sundwik [5], Ashdown [6], etc., signalèrent l'existence d'acide glycuronique dans l'urine de sujets ayant absorbé de fortes doses de morphine ; et, plus récemment, P. Mayer [7] a fait la même constatation, mais sans pouvoir isoler la conjugaison ; aussi ne sait-on exactement sa nature.

D'après Luzzatto [8], l'accoutumance à la morphine entrave la glycosurie.

J'ai souvent fait à des chiens une injection sous-cutanée de

durch intra-venöse Sauerstoff-infusionen. (*Centr. für innere Medicin*, 1903, p. 202). Si l'oxygène n'est donné qu'après le début de la glycosurie, il ne la fait pas cesser.

1. Coze. (*C. R. de l'Acad. des Sciences*, 1857, XLV, p. 354).

2. Eckhard's. (*Beiträge*, 1877, VIII), p. 77).

3. L'osazone de l'acide glycuronique peut, à la rigueur, être confondu avec le glycosazone. — Aussi, le cas publié par Adler (*Prager med. Wochens.*, 1900, n° 28), sous la rubrique de *glycosurie* morphinique transitoire, n'est-il pas absolument probant ; car on n'a pas fait l'épreuve de la fermentation. Dans ce cas, il s'agissait d'une intoxication aiguë par quelques centigrammes de morphine. Le pouvoir réducteur de l'urine équivalait à 7 gr. 2 de glycose, par litre.

4. V. Mering. (*Berliner klin. Wochenschrift*, 1874, p. 246).

5. Sundwik. (*Maly's Jahresbericht* pro 1886, p. 76).

6. Ashdown. (*British Medical Journal*, 1890).

7. P. Mayer. Ueber die Ausscheidung und die Nachweisung der Glycuronsäure im Harn. (*Berlin. kl. Woch.*, 1899, p. 591 et 617).

8. Luzzatto. (*Archiv für exper. Pathologie*, 1904, LII, p. 95).

chlorhydrate de morphine, à la dose de 1 centigramme par kilogramme[1]. Cette dose produit, en général, une hyperglycémie temporaire, et l'urine devient fortement réductrice. A titre d'exemple, voici quelques expériences :

CHIENNE de 15 kilogrammes. — A 8 heures, on lui injecte, sous la peau, 15 centigrammes de chlorhydrate de morphine.

A 11 heures, le pouvoir réducteur de l'urine équivaut à 25 grammes de glycose, à 1 heure et demie, à 12 grammes, et, quatre heures après, à 6 grammes. La proportion de l'urée n'a pas varié sensiblement (33 grammes environ p. 1000). Le pouvoir diastasique de l'urine est excessivement faible. Celui du sang paraît avoir augmenté.

Chien mouton, 18 kilogrammes. — A 11 heures on lui injecte sous la peau 18 centigrammes du même sel.

A 2 heures et demie la temp. est 36° ; le pouvoir réducteur du sang dépasse 2 grammes et celui de l'urine est de 23 grammes.

Chez une chienne de 23 kilogrammes j'ai injecté 30 centigrammes du même sel, c'est-à-dire 13 milligrammes par kilogramme. — Quatre heures après, le pouvoir dextrogyre de l'urine équivaut à 33 gr. 5 de glycose et le pouvoir réducteur à 30 grammes. Après l'hydrolysation le pouvoir rotatoire baisse, et le pouvoir réducteur augmente. Cette urine contenait donc du maltose[2]. — Neuf heures après l'injection la glycurie avait disparu. Quinze jours plus tard, chez la même chienne j'ai injecté exactement la même dose. Peut-être en raison d'un état de nutrition meilleur que lors de la première expérience le pouvoir réducteur de l'urine s'est élevé non plus à 30, mais à 80 grammes et celle-ci, traitée par la parabromphénylhydrazine, a donné une osazone fusible à 160°-165°, et ne déviant pas à gauche, en solution pyridique. Outre le glycose, cette urine renfermait donc un pentose.

Ce fait expérimental, soigneusement observé par Boulud, présente de l'intérêt parce que la pentosurie chez le chien morphinisé paraît rare. On sait que Jastrowitz et Salkowski ont trouvé dans l'urine d'un morphinomane un pentose qui alternait avec du gly-

1. On sait que les chiens supportent facilement de très fortes doses de morphine.

2. Voir pages 252 et 253.

cose[1]. Il ne semble pas, d'ailleurs, que la morphine soit *directement* la cause d'une pentosurie ; car celle-ci n'est pas commune chez les morphinomanes. Je n'ignore pas qu'un de ces malades, dont l'observation a été publiée par le professeur Reale[2], cessa d'être pentosurique quand on supprima la morphine. Mais cette coïncidence ne prouve pas que la pentosurie soit un effet direct de cet alcaloïde. Nous verrons plus loin[3], qu'elle fait partie d'un syndrome de troubles nerveux. Or, ces troubles peuvent être la conséquence d'une intoxication, et disparaître, ou tout au moins diminuer, lors de la suppression du poison.

Des doses même très fortes ne sont pas toujours suivies de glycosurie chez le chien. Il y a des différences individuelles.[4]

PATHOGÉNIE. — Araki a supposé que la glycosurie morphinique était causée par la diminution de l'oxygène dans l'économie[5]. Cette théorie n'est pas acceptable, pour divers motifs ; mais je ne suis pas en état d'en proposer une qui soit satisfaisante. Je crois que le premier effet de la morphine est de stimuler la glycogénie hépatique[6]. En tous cas, l'hyperglycémie n'est pas de longue durée, et, quelques heures après, on observe une hypoglycémie et une forte augmentation du pouvoir glycolytique du sang, alors même qu'on n'a pas injecté une très forte dose de morphine. — Cette substance, qui inhibe le système nerveux central, ne diminue donc pas, et même excite le ferment glycoly-

1. JASTROWITZ et SALKOWSKI. Ueber eine bisher nicht beobachtete Zuckerart im Harne. (*Centralblatt für die med. Wiss.*, 1892).

2. E. REALE. (*Centralblatt für innere Medicin*, 1884, p. 680). L'osazone obtenue avait 158° pour point de fusion.

3. Voir *Diagnostic*, p. 627 et suiv.

4. La glycosurie morphinique est très rare chez l'homme. Voir ADLER *Prager med. Woch.*, 1900, n° 28.

5. ARAKI. Ueber die Wirkung von Morphium, etc. (*Zeitschrift für physiolog. Chemie*, 1891, XV, p. 552).

6. BANG (*Hofmeister's Beiträge*, X, p. 312), a vu qu'elle augmente le ferment diastasique du foie. — D'après LUZZATTO, la glycosurie ferait défaut chez les animaux sans glycogène.

tique, produit protoplasmatique[1]. On comprend mais je n'oserais expliquer ainsi l'utilité de l'opium dans le diabète.

GLYCOSURIE ATROPINIQUE

Quelques expériences de Morat[2] montrent que l'atropine peut diminuer le glycogène du foie. Aussi comprend-on, à la rigueur, que par suite d'une brusque azoamylie elle détermine transitoirement une hyperglycémie et même une glycosurie. Raphael[3] a publié l'observation d'un jeune homme qui après l'absorption d'une quantité inconnue d'atropine, élimina une urine dextrogyre et dont le pouvoir réducteur équivalait à 40 p. 1.000 de glycose.

Raphael a soumis des lapins à de fortes doses de ce poison qu'ils supportent très bien comme on sait, et, chez plusieurs il croit avoir observé une glycosurie.

Il est probable que ces animaux étaient hyperglycémiques. Des recherches précises sur ce point seraient indispensables; car la pathogénie de la glycosurie atropinique me paraît fort obscure.

GLYCOSURIE PAR LE NITRITE D'AMYLE

A. Hoffmann a vu que l'injection sous-cutanée de quelques centigrammes de nitrite d'amyle provoque une glycosurie chez le lapin ; l'urine dévie à droite, et fermente avec la levure[4].

Sebold a confirmé le fait, en faisant remarquer qu'on ne réussit pas chez le lapin à jeun[5]. Il pense, et c'est aussi l'opinion de Konikoff[6], que le nitrite d'amyle agit en produisant une hypergly-

1. Voir nos expériences sur la circulation dans le foie isolé. (*Thèse de Martz*, Lyon, 1898). Au contraire, la quinine agit directement sur le protoplasma.

2. MORAT. (*Lyon médical*, 1883, XLII, p. 545). — Ce fait, confirmé par PITINI (*Archives internationales de Pharmacodyn.* XVIII, p. 311), ne s'accorde pas bien avec l'antagonisme de l'atropine et de l'adrénaline, constaté par Doyon, Morel et Kareff, voir p. 300 (en note).

3. RAPHAEL. (*Deutsche med. Wochenschrift*, 1899, n° 28).

4. F.-A. HOFFMANN. (*Archiv für Anatomie und Physiolog.*, 1872, p. 746).

5. SEBOLD. Ueber Amylnitritdiabetes. (*Inaug. Dissertat.*, Marburg, 1874).

6. KONIKOFF. Influence de quelques agents sur le glycogène du foie. (*Inaug. Dissertat.*, Petersburg, 1876, et *Maly's Jahresbericht* pro 1876, p. 198).

cogénie hépatique. Il résulte, en tous cas, de mes recherches personnelles, faites avec Boulud, qu'il amène de l'hyperglycémie. Nous avons constaté de plus, qu'il diminue le pouvoir glycolytique du sang. Cela est d'accord avec le fait signalé par Wood, qu'il entrave les combustions et diminue l'exhalation de CO^2.[1]

On sait que chez les oiseaux il est très difficile de provoquer une glycosurie. Aussi n'est-il pas étonnant que le nitrite d'amyle soit impuissant chez eux à la produire[2]. Hofmann a observé chez le lapin une glycosurie légère peu d'heures après l'injection sous-cutanée de 50 centigrammes d'éther amylique nitreux[3].

Il résulte, des faits précédents, qu'un diabétique asthmatique commettrait une imprudence en faisant usage journellement de nitrite d'amyle[4].

GLYCOSURIE ALCOOLIQUE

L'alcool n'est pas très efficace pour produire de la glycosurie, si ce n'est, comme on l'a justement remarqué, chez les sujets qui abusent, en même temps, des hydrates de carbone[5]. Dans l'urine des buveurs qui n'ingèrent pas trop de ces matières, on trouve parfois de l'acide glycuronique[6], mais pas de glycose.

J'ai ingéré plusieurs fois à des chiens des doses d'alcool

1. Wood. (*American Journal*, CXXII).

2. Thiel (Laboratoire de Minkowski). (*Archiv für experiment. Pathologie*, 1887, XXIII, p. 144).

3. F.-A. Hofmann. Beitrag zur Kenntniss der physiolog. Wirkung des Salpeteigsamen Amyloxyd. (*Archiv von Reichert und Dubois-Reymond.*, 1872).

4. Ewald (*Centr. für die med. Wiss.*, 1878, n° 52), a trouvé que l'urine de deux malades intoxiqués par le nitro-benzol présentait un pouvoir réducteur. Mais, d'après v. Mering, qui a fait des expériences sur le lapin, l'urine dévie à gauche et ne fermente pas avec la levure. Le pouvoir réducteur est probablement dû à de l'acide glycuronique. (*Id.*, 1875, n°s 52, 53, 55).

5. K. Reuter. (*Mittheilungen aus den Hamburgischen Staatskrankenans talten*, 1901).

6. Max Kauffmann. Ueber Kohlenhydraturie beim Alkoholdelir. (*Münch. med. Woch.*, 1907, 20 oct.).

(dilué) équivalent à 3, 4 et même 5 grammes d'alcool absolu par kilogrammes de poids vif[1]. Le plus souvent l'animal tombe assez vite dans un demi coma, et son sang est plus ou moins hyperglycémique. Mais dans leur urine, qui n'est d'ailleurs excrétée qu'en très faible quantité, je n'ai pas trouvé de sucre; nous avons vu aussi, en traitant de la glycosurie alimentaire, qu'on ne l'obtient pas facilement dans l'alcoolisme aigu.

Mais chez les sujets atteints de *delirium tremens*, c'est-à-dire d'accidents aigus d'alcoolisme chronique, la glycosurie n'est pas exceptionnelle[2]: Arndt l'aurait constatée chez près de la moitié des sujets[3] ?

GLYCOSURIE CURARIQUE

Cl. Bernard[4] a découvert que le curare produit de la glycosurie et ce fait a été confirmé par Schiff[5], Winogradoff[6] Salkowski[7], etc.

D'après Eckhard[8] la dose efficace est un demi centimètre cube chez le lapin, et 5 centimètres cubes chez le chien d'une solution à 2 p. 100, en injection intra-veineuse. Seegen[9] a vu que, chez le chien, la proportion de sucre du sang peut augmenter d'un tiers en une demi-heure ou une heure après l'injection. Celle-ci détermine donc certainement une hyperglycémie plus ou moins prononcée.

Nous pouvons même ajouter que, contrairement à l'opinion de Seegen, il existe, à ce moment, une hyperglycogénie hépatique: un lapin est curarisé pendant trois heures et demie et devient

1. On sait que la dose mortelle est d'environ 7 grammes par kilogramme.
2. Voir Bumm. (*Berliner kl. Woch.*, 1882, nº 25, p. 378).
3. Arndt. *Loc. cit.*
4. Cl. Bernard. (*Leçons de physiol. expérim.*, 1855, I, 342).
5. Schiff. (*Unters. über Zuckerbildung*, 1859).
6. Winogradoff. (*Virchow's Archiv*, 1862, XXIV, et 1863, XXVII).
7. Salkowski. (*Centralblatt für die med. Wissensch.*, 1865).
8. Eckhard. (*Beiträge*, 1872, VI, p. 24).
9. Seegen. (*Centralbl. für die med. Wiss.*, 1886, p. 276).

glycosurique ; un autre sert de témoin. Tous deux sont sacrifiés en même temps. Le dosage du glycogène dans le foie et les muscles donne pour 100 grammes d'organes, les résultats suivants [1] :

	Témoin.	Curarisé.
Foie.	1,50	0,47
Muscles	0,18	traces.

Un autre élément de l'hyperglycémie curarique est vraisemblablement la diminution de la consommation du sucre par les muscles paralysés.

La glycosurie n'est pas fatale : sa production dépend de diverses conditions encore mal élucidées, Schiff [2], Dastre [3], Zuntz [4], ont admis l'intervention de l'asphyxie. De leur côté, Penzoldt et Fleischer affirment que la glycosurie peut faire défaut, si, pendant la curarisation, les chiens grâce à une ventilation pulmonaire surabondante, sont maintenus en apnée [5].

Mais, comme, malgré l'apnée, la glycosurie peut se produire dans l'intoxication curarique, l'asphyxie n'en est pas la seule cause.

Ingéré, le curare est, comme on sait, peu actif [6], et ne produit pas de glycosurie [7]. On a attribué l'atténuation de sa toxicité à l'action de la muqueuse intestinale.

GLYCOSURIE STRYCHNIQUE

La glycosurie strychnique n'a qu'un intérêt physiologique, car

1. Demant. (*Zeitschrift für physiol. Chemie*, 1886, X, p. 449).

2. Schiff. *Loc. cit.*

3. Dastre. (*C. R. de l'Acad. des Sciences*, 1869, LXXXIX, et de la *Société de Biologie*, 1891, p. 681, 17 octobre).

4. Zuntz. (*Dubois Archiv*, 1884, 346).

5. Penzoldt et Fleischer. (*Virchow's Archiv* 1882, t. LXXXVII, p. 210).

6. L'action antitoxique du foie contribue sans doute à atténuer l'efficacité du curare absorbé par le tube digestif. — Sauer (*Pfluger's Archiv*, 1901, XLIX, p. 423) a, cependant, produit l'intoxication par l'injection de curare dans une veine mésaraïque ; mais si la dose et la vitesse de l'injection sont faibles, on peut se convaincre de la réalité de l'action antitoxique du foie.

7. On prétend cependant avoir observé un pouvoir réducteur de l'urine, *chez l'homme*, après l'administration de petites doses de curare longtemps prolongées.

elle n'a jamais été vue chez l'homme.— Après Schiff[1], Langendorff l'a étudiée chez la grenouille. Elle apparaît vingt-quatre heures environ après une intoxication subaiguë [2], mais elle manque chez les grenouilles privées de foie, ou dont le foie est pauvre en glycogène [3]. —Elle fait également défaut si la moelle est coupée.

PRÉTENDUE GLYCOSURIE CONSÉCUTIVE A L'EXERCICE MUSCULAIRE FORCÉ

On sait depuis longtemps que la marche forcée est une cause d'albuminurie. Gobbi a supposé que la course pourrait être aussi une cause de glycurie [4]. Ayant eu l'occasion d'examiner l'urine de 8 sujets qui venaient de parcourir 26 kilomètres, en un temps variant de deux heures à deux heures trois quarts, il l'a trouvée albumineuse et réductrice. Mais il n'a donné aucune preuve que cette réduction fût causée par une substance sucrée, et chez les animaux expérimentalement fatigués, on n'a jamais noté de glycurie. L'opinion de Gobbi est donc invraisemblable [5].

GLYCOSURIE PRODUITE PAR L'INGESTION D'ACIDES

L'ingestion ou l'injection intra-veineuse d'acides minéraux peut être suivie de glycosurie: Pavy [6] l'a observée après l'injection d'acide phosphorique dans la jugulaire, et Külz [7] après l'ingestion, chez le lapin, de 5 grammes du même acide en dissolution dans 25 grammes d'eau. Deux heures après, l'urine renfermait déjà du

1. SCHIFF. (*Untersuch. über Zuckerbildung in der Leber*, Würzburg, 1859).

2. LANGENDORFF. (*Archiv für Anatomie u. Physiologie*, 1886, Supplem. Bd., p. 269).

3. RÖHMANN (*Breslauer ærzt. Zeitsch.*, 1886), dit avoir constaté de la glycosurie chez des grenouilles strychnisées privées de foie (?).

4. GOBBI. (*Rivista critica di clinica medica*, 27 août 1904).

5. Elle l'est d'autant plus que WEILAND (*Deutsches Archiv für kl. Med.*, 1908, XCII, p. 223), a constaté une *hypoglycémie* très nette après un travail musculaire intense.

6. PAVY. (*Guys Hospital Reports*, 1861, et *Proceedings of the Royal Society*, XI, p. 336).

7. KUELZ. Beiträge zur Lehre vom künstlichen Diab. (*Pflueger's Archiv*, 1881, XXIV, p. 103).

sucre, de l'albumine, et des cylindres. La glycosurie peut durer trente heures. Les animaux robustes survivent.

Goltz[1] a fait ingérer, également à des lapins, une solution d'acide lactique à 50 p. 100. D'après lui la glycosurie apparaît au bout de trente-six à quarante-huit heures si la quantité ingérée est de 10 à 12 centimètres cubes. Avec une dose plus forte elle fait défaut parce que la survie n'est pas assez longue. La glycosurie ne s'accompagne pas de polyurie.

D'après Külz[2] qui a fait ingérer, également à des lapins, la même dose d'acide lactique que Goltz, mais dans une plus grande quantité d'eau (25 centimètres cubes), l'urine renferme de l'albumine au bout de deux heures, puis des cylindres. — La glycosurie précède parfois l'albuminurie, et peut durer deux jours.

Naunyn a observé chez un chien une glycosurie légère après l'ingestion de 5 grammes d'acide chlorhydrique fumant, étendu de 95 parties d'eau[3]. Külz, chez le lapin, a fait ingérer la même quantité d'acide dans 20 grammes d'eau seulement. La glycosurie et l'albuminurie, avec cylindres, ont apparu au bout d'une heure.

Krohl[4] a observé dans toutes ses expériences une glycurie, qu'il attribue à la diminution de l'alcalinité du sang.

Frerichs rapporte deux cas d'ingestion d'acide sulfurique chez l'homme, suivie de glycosurie transitoire. Dans un troisième cas, l'urine contenait de l'acide glycuronique[5].

Kobert et Küssner[6] disent que dans presque toutes leurs expériences d'intoxication avec l'acide oxalique ils ont constaté la présence dans l'urine d'une substance réductrice, ne déviant pas la lumière polarisée[7]. Mais, Boulud et moi avons observé

1. Goltz. Melliturie nach Milchsäure-injection. (*Centralblatt für die med. Wissensch.*, 1867, n° 45).

2. Kuelz. *Loc. cit.*, p. 103-104.

3. Naunyn. (*Reichert und Dubois-Reymond's Archiv*, 1868, p. 413-414).

4. Krohl. (*Maly's Jahresb.* pro 1891, p. 442).

5. Frerichs. (*Der Diabetes*, p, 30).

6. Kobert et Kuessner. (*Virchow's Archiv*, LXXXVIII).

7. Vietinghoff-Schelle. (*Archives internationales de pharmacodynamie*, VIII), dit que l'oxalate de soude ne produit pas de glycurie chez les herbivores; mais dans leurs expériences chez les carnivores, ils ont constaté l'excrétion d'acide glycuronique. Comme les conjugaisons

que la déviation polarimétrique donnait le même chiffre que la réduction.

Chien de 17 kilogrammes. — A 7 heures et demie on lui injecte, avec lenteur, dans la jugulaire, un litre d'eau salée renfermant 1 gramme d'acide oxalique exactement saturé avec de la soude. L'injection est terminée à 10 heures. L'animal n'a éprouvé que peu de symptômes. A ce moment, on recueille de l'urine par le cathétérisme. Elle renferme 43 grammes d'urée et 1 gr. 20 de glycose, par la réduction et par le polarimètre. On fait alors une petite prise de sang[1].

	DÉVIAT. POLAR.	POUVOIR RÉDUCTEUR
Sang artériel	+ 0,1	1,12

Trois heures plus tard, l'animal a eu un peu de diarrhée. Temp. 39°,3. L'urine renferme seulement 7,5 d'urée et, par le polarimètre ainsi que par la réduction 3,20 de sucre.

On fait une nouvelle prise de sang :

Sang artériel.	0	0,70

GLYCOSURIE CONSÉCUTIVE A L'INTOXICATION PAR LE MERCURE PAR LE PHOSPHORE ET PAR L'ARSENIC

Reynoso, Rosenbach, Bouchard, ont signalé la présence éventuelle de traces de sucre dans l'urine de malades intoxiqués par le mercure[2], et notamment par le sublimé[3].

glycuroniques dévient à gauche, on conçoit que Kobert et Küssner aient observé que l'urine, bien que douée d'un pouvoir réducteur, ne déviait pas à droite la lumière polarisée.

1. Il est à remarquer que 100 cm³ de ce sang renferment un tiers de cm³ de CO, c'est-à-dire une proportion de CO assez forte. — Voir p. 155 et Lépine et Boulud sur l'origine de CO dans le sang, etc. (*Journal de physiologie et de path gén*, 1906).

2. En l'absence d'*intoxication* le mercure ne produit pas de glycosurie. On ne rencontre presque jamais cette complication chez les malades soumis à un traitement hydrargyrique. Fauconnet en a rapporté un cas (*Münch. med. Woch.*, 1905, n° 20) ; mais il n'est rien moins que probant.

3. Voir plusieurs thèses de la Faculté de Würzburg : Schroeder, 1893 ; Kissel, 1894 ; Koch et Graf, 1895.

On sait qu'en Allemagne l'intoxication par le phosphore est beaucoup plus commune que chez nous. Aussi a-t-on eu l'occasion d'étudier la glycosurie qui survient parfois dans cet empoisonnement[1]. Elle est toujours très faible et parfois tardive[2].

GLYCOSURIE CONSÉCUTIVE A L'INGESTION DE TÉRÉBENTHINE

Le professeur Almen (d'Upsal) a le premier remarqué la présence d'une matière réductrice dans l'urine, consécutivement à l'ingestion de térébenthine[3]. Ce fait a passé inaperçu, et c'est beaucoup plus tard, qu'à l'instigation de Worm-Mueller, il a été étudié par Vetlesen qui aurait constaté dans l'urine de sujets ayant absorbé de la térébenthine la présence d'un sucre *fermentescible*. Mais, d'après lui, ce sucre ne dévie pas la lumière polarisée[4] et présente quelques autres particularités.

Si l'ingestion de la térébenthine est continuée pendant un certain temps, le sucre de l'urine diminue, comme s'il se faisait une accoutumance à la térébenthine.

GLYCURIES DE LA GROSSESSE ET DE LA PUERPÉRALITÉ

Glycosurie de la grossesse. — On peut observer, dans le cours de la grossesse, une glycosurie en relation avec l'état de gravidité[5]. D'après diverses statistiques, on la rencontrerait chez 40 p. 100 des femmes enceintes. En général, elle apparaît seulement dans les dernières semaines, quelquefois plus tôt. Bennevitz[6] cite une femme qui, à partir de sa quatrième grossesse,

1. Walko (*Zeitschrift für Heilk.*, 1901), l'a notée 6 fois dans 141 cas d'intoxication phosphorée, dont 43 se sont terminés par la mort.

2. Laub (*Wiener kl. Woch.*, 1898, n° 2), l'a vue seulement au 7e jour de l'intoxication chez un de ses malades. L'urine renfermait 4 grammes de sucre p. 1000.

3. Almen. (*Verhandlungen der Aerztevereins von Upsala*, 1868-69, IV, p. 218).

4. Vetlesen. (*Pflueger's Archiv*, 1882, XXVIII, p. 478).

5. Jackson et Torbert. Glycosurie dans la grossesse. (*Boston Medical and Surg. Journal*, 1905, n° 6).

6. Bennevitz. (*Hufeland's Journal*, 1865, I, p. 114).

eut de la glycosurie pendant les derniers mois de chacune des grossesses suivantes. La glycosurie disparaissait après chaque accouchement. Habituellement la glycosurie est peu prononcée (2 à 3 grammes de glycose par litre). Voici un cas exceptionnel par sa précocité et son intensité :

Une femme de trente-huit ans devient enceinte en février. Le 8 mai, on trouve dans son urine 29 grammes de sucre par litre; le 18, 17 grammes; le 14 juin, 20 grammes; le 14 juillet 28 grammes. La glycosurie persiste, au même taux, jusqu'à l'accouchement. La quantité d'urine variait de 1,500 c. c. à 2 litres. Aucun autre signe de diabète : ni soif, ni polyphagie. L'accouchement, qui eut lieu le 9 décembre, fut normal. Neuf jours après il n'y avait plus que 8 grammes de sucre. Le 25 février il avait complètement disparu [1].

Cette femme avait, sans doute, une disposition particulière à faire du sucre sous l'influence de la grossesse. On connaît d'autres faits démontrant cette disposition, qui n'avait pas échappé à la sagacité de Gubler [2].

LACTOSURIE DE LA GROSSESSE ET DE LA PUERPÉRALITÉ

En 1856, c'est-à-dire à une époque où les médecins se préoccupaient beaucoup de la glycosurie, Blot vint annoncer à l'Académie que « le sucre existe normalement dans l'urine de toutes les

1. Guérin Valmale. (*Nouveau Montpellier médical*, 1900).

2. Voir Bordier. De la glycosurie dans la convalescence des maladies aiguës. (*Archives génér. de Médecine*, 1868, août). Bar. (*L'Obstétrique*, 1904, mars) a supposé qu'un certain état du corps thyroïde pouvait intervenir dans la pathogénie de la glycosurie puerpérale. — Charrin et Guillemonat. (*C. R. de la Société de Biologie*, 1899, p. 212) ont prétendu que dans l'état de gestation la consommation du sucre est moindre, c'est aussi l'opinion de Brocard. (*Thèse de Paris*, 1897). Voir encore Ludwig. (*Wiener kl. Woch.*, 1899, n° 12). — Schroeder. *Zeitschrift für Geburts. und Gynæk*, LVI). — Ruoff. (*American Medicin*, 1903, april. 25). — Jackson et Torbert. (*Boston Med. and Surg. Journal*, 1905, n° 6). — Rendu. (*Société des Sciences médicales de Lyon*, décembre 1905). — Hynitsch. (*Inaug. Dissert.* Halle 1906). — Burger. (*Inaug. Dissertat.* Bonn. feb. 1907). — Maurel. (*C. R. de la Société de Biologie*, 16 mars 1907).

femmes en couches, de toutes les nourrices et d'un certain nombre de femmes enceintes[1] :

« Chez toutes les femmes en couches (45 fois sur 45), c'est au moment de la sécrétion laiteuse que le sucre commence à exister dans l'urine en proportion suffisante pour être dosé ; la quantité varie de 1 à 12 grammes par jour. »

Cette communication sensationnelle provoqua les travaux généralement confirmatifs de Kirsten[2], Brücke[3], Ivanoff[4], Lecoq[5], Chailley[6], Louvet[7], etc. — De Sinéty[8] reprenant une idée déjà émise, prouva expérimentalement que la glycurie survient si on supprime l'allaitement, ou si, de toute autre manière, on met obstacle à l'excrétion du lait : chez une chienne, dont l'allaitement avait été arrêté, il a vu le sucre du sang s'élever à 2 gr. 9. Hofmeister[9], dont les recherches furent confirmées par Kaltenbach[10], démontra que le sucre urinaire des femmes en état puerpéral est souvent du lactose. Cette découverte fait comprendre pourquoi Leconte, chimiste consciencieux, n'ayant jamais pu obtenir la fermentation de l'urine de femmes en couches, supposa que le pouvoir réducteur de ces urines était dû à l'acide urique[11]. Il faut encore citer les travaux de Lemaire[12], Pavy[13], Mac Cann et

1. Blot. (*C. R. de l'Académie des Sciences*, 1856, XLIII, p. 676).

2. Kirsten. (*Monatsch. für Geburts k.*, 1857, IX, p. 437).

3. Bruecke. (*Wiener med. Woch.*, 1858).

4. Ivanoff. (*Inaug Dissert.*, Dorpat., 1861).

5. Lecoq. (*Gazette hebdom.*, 1863).

6. Chailley. (*Thèse de Paris*, 1869).

7. Louvet. (*Id.*, 1873).

8. de Sinéty. (*Mémoires de la Société de Biologie*, 1873). Voir aussi : Hempel. (*Archiv für Gynaekologie*, 1876, VIII, p. 312).

9. Hofmeister. (*Zeitschrift für physiolog. Chemie*, 1878, II).

10. Kaltenbach. (*Zeitschrift für physiolog. Chemie*, 1878, II, p. 360).

11. Leconte. (*Archives générales de Médecine*, août 1855. On sait que le lactose ne fermente pas.

12. Lemaire. (*Zeitschrift für physiolog. Chemie*, 1895-96, XXV, p. 442). D'après cet auteur le lactose existerait toujours dans l'urine après l'accouchement, mais pas avant. Sur ce dernier point Lemaire est trop absolu ; car Brocard (*Thèse de Paris*, 1897). Leduc (*Id.*), 1878, Marie des Bouvrie (*Dissert.* Amsterdam, 1901, etc.) ont trouvé du lactose chez les femmes enceintes dont les seins étaient gonflés à la fin de la grossesse.

13. Pavy. Note on lactosuria. (*Lancet*, 1897, april 17).

Turner[1]. La Torre[2], Keim[3], Leduc[4], Kleinwachter[5], Taylor[6], Kleen[7], Herman[8], Liepmann[9], Stengel[10], Harbinson[11], Noble[12], Ruoff[13], Commandeur et Porcher[14], Moeller[15], Jackson[16].

Pathogénie. — Cette lactosurie s'explique assez facilement grâce à nos connaissances sur la physiologie de la glande mammaire : « Quand, dit Porcher[17], l'activité du foie, organe glycogénique, et celle de la mamelle, organe lactogénique, conservent un juste équilibre, on est dans l'état normal : il n'y a ni glycosurie ni lactosurie. — Si dans le cours de la grossesse, avant que l'activité de la mamelle entre en jeu, la glycogénie est exagérée, il y a glycosurie. — Si, plus tard l'activité de la mamelle devient exubérante avant la période de la lactation, le lactose résorbé dans la mamelle produit une lactosurie. Il en est de même si la lactation est interrompue. Loin d'être un symptôme morbide, la lactosurie indique plutôt que la femme est susceptible d'être une bonne nourrice. »

Ce qui précède fait comprendre que l'ingestion de glycose augmente la lactosurie de la lactation[18].

En résumé, on peut rencontrer une lactosurie, soit vers la fin de la grossesse, quand les seins commencent à sécréter du lait,

1. Mac Cann et Turner. Lactosuria. *Lancet*, 1897, april 24).
2. La Torre. (*Boll. della Soc. Lancis.*, 1897).
3. Keim. (*Gazette hebd.*, 1898, p. 1124).
4. Leduc. (*Thèse de Paris*, 1898).
5. Kleinwachter. (*Zeitschift für Geburts. u. Gynäk.*, 1898, tome XXXVIII).
6. Taylor. (*Dublin. Med. Journal*, 1899).
7. Kleen. (*Philadelphie*, 1900).
8. Herman. (*Edinb. Med.*, 1902, p. 119).
9. Liepmann. (*Archiv. f. Gynäk.*, 1903, p. 70).
10. Stengel. (*University Pens. Bull.*, 1903, p. 296).
11. Harbinson. (*British. Med. Journal*, 1903).
12. Noble. (*American Med.* 1903, p. 511).
13. Ruoff. (*American Med.* 1903, p. 663).
14. Commandeur et Porcher. (*Archives génér. de méd.*, 1904, II, 224).
15. Moeller. (*Ugeskrift for Laeger*, 1904).
16. Jackson. (*Boston Med. a. Surg. Journal*, 1905, p. 159).
17. Porcher. (*De la lactosurie*. Paris, 1906, janv.).
18. Naunyn. (*Der Diabetes*, p. 24).

soit à une période quelconque de la lactation quand l'excrétion du lait est arrêtée[1]. Il est clair que cette lactosurie peut être comparée à celle qui succède à l'ingestion sous-cutanée de lactose. Elle n'indique donc en aucune façon une *prédisposition* quelconque au diabète et n'a rien de commun avec cette maladie.

GLYCURIES TRANSITOIRES DANS CERTAINS ÉTATS MORBIDES

Nous avons vu que la glycosurie alimentaire est souvent favorisée par les états infectieux. Il n'y a donc rien d'étonnant à ce que pendant leur cours, on observe parfois une glycurie spontanée. Ces glycuries constituent, en général, un épiphénomène, dont l'importance réelle n'est pas en rapport avec l'intérêt qu'elles ont excité, à certain moment.

GLYCOSURIE PALUDÉENNE

C'est ainsi qu'on s'est, autrefois, beaucoup occupé du fait signalé par Burdel[2] (de Vierzon), et repris plus tard par Verneuil[3], que l'urine de malades atteints de fièvre intermittente réduit souvent les sels de cuivre, au moment de l'accès. — D'après lui, la glycosurie se rencontrerait 17 fois sur 100 paludéens non cachectiques, et 76 fois sur 100 cachectiques. Le Dr Calmette[4], à Tunis, sur 41 soldats paludéens, a noté 5 fois la glycosurie. C'est presque la même proportion que chez les non-cachectiques de Burdel; mais, même dans les conditions les plus fâcheuses,

1. On sait que P. Bert (*C. R. de la Société de Biologie*, 1883, p. 193) a trouvé du lactose dans l'urine de chèvres auxquelles il avait extirpé les mamelles. Ce fait paradoxal paraît être le résultat d'une erreur opératoire. Il est très probable que P. Bert n'a pas fait une extirpation complète. Voir Porcher. (*C. R. de l'Acad. des Sciences*, 28 mars 1904).

2. Burdel. (*Union médicale*, 1872 et 1882).

3. Verneuil (*Bulletin de l'Académie de Médecine*, 1881).

4. Calmette. Des rapports entre la glycosurie, le diabète, l'oxalurie et les différentes formes de l'impaludisme. (*Gazette hebdomad.*, 1882, p. 801).

par exemple dans les pénitenciers, personne n'a jamais trouvé comme lui 75 glycosuriques sur 100 malades[1]; il est probable que quelque erreur s'est glissée dans ses observations.

Les conditions individuelles, les dispositions morbides exercent certainement une influence plus marquée sur la glycosurie que l'intensité de l'intoxication[2].

GLYCOSURIE DANS L'ANTHRAX

Charcot a autrefois soulevé la question de savoir si une glycosurie, apparaissant dans le cours d'un anthrax, était réellement produite par ce dernier ou s'il s'agissait, dans ce cas, de l'éclosion d'un diabète jusqu'alors latent[3]. Bien que Marchal (de Calvi)[4] se soit prononcé pour la deuxième hypothèse et que son opinion soit généralement acceptée, j'avoue que la question ne me paraît pas tranchée; car, chez le chien, j'ai obtenu une forte hyperglycémie par l'injection intra-veineuse d'une culture de staphylocoques[5]. — D'autre part, il est incontestable qu'un état infectieux peut provoquer une hyperglycémie bien prononcée: Bouchard et Roger, dans les 24 premières heures de l'infection charbonneuse ont dosé de 2 à 3 grammes de sucre pour 1.000 de sang. — (Plus tard survient une hypoglycémie.)

1. Voir SOREL. (*Gazette hebdomadaire*, 1882, p. 85, 190, 241, 718, 748.)

2. MOSSÉ. Recherches sur l'excrétion urinaire, etc. (*Revue de Médecine*, 1888, p. 944), avec indications bibliographiques. — FRERICHS, Der D., p. 86. — LÜTHI (*Korresp. Blatt. f. schw. Ærzt*, 1906.)

3. CHARCOT. (*Gaz. hebd.*, 1861, p. 539).

4. MARCHAL (de Calvi). (*Recherches sur les accidents*, etc.) — Voir encore sur cette question : WAGNER. Beiträge zur Kenntniss der Beziehungen zwischen d. Melliturie u. dem Carbunkel. (*Virchow's Archiv*, 1857, XII). — VULPIAN et PHILIPPEAUX. Diabète passager survenu pendant un anthrax (*Gaz. hebd.*, 1861). — PRÉVOST. Glycosurie passagère dans la suppuration. (*Thèse de Paris*, 1877).

5. Voir p. 195.

DIPHTÉRIE, ETC.

Binet[1] a noté la présence du sucre dans l'urine de la plupart des diphtériques qu'il a observés. Il s'agissait de cas graves. — Egalement dans des cas très graves, Hibbard et Morissey ont noté l'existence d'une glycosurie de durée variable et qui coïncidait fréquemment avec de l'albuminurie. Elle leur a paru constante dans les cas mortels[2]. Enfin, ils ont fait la remarque intéressante que l'injection de sérum antidiphtérique est parfois suivie d'une glycosurie transitoire[3].

Teschemacher[4] rapporte un cas où une injection de tuberculine de Koch aurait produit une glycosurie temporaire.

Une glycosurie accidentelle a encore été signalée, mais fort exceptionnellement, dans diverses maladies infectieuses, dans la fièvre typhoïde[5], la scarlatine et la rougeole[6], l'influenza[7], la coqueluche[8], la pneumonie[9], la variole[10], etc.

1. Binet. (*Bulletin de la Suisse romande*).

2. Hibbard et Morissey. Glycosuria in diphteria. (*The Journal of Exp. Medicin*, 1899).

3. Ce fait n'a rien d'extraordinaire. Le sérum antitoxique crée un état qui a de l'analogie avec l'état morbide qu'il est appelé à combattre. — Voir Roger et Josué. (*C. R. de la Société de Biologie*. 1897, 9 janv.) et mon article sur les phénomènes réactionnels. (*Semaine Médicale*, 1907, 30 janv.).

4. Teschemacher. (*Deutsche med. Woch.*, 1895, p. 277).

5. Heine. (*Jahrbuch für Kinderkrankheiten*, 1849, XII, p. 366). — Schmidt-Rimples. (*Berliner kl. Wochensch*, 1876, n° 25). — Handfort. (*British Méd. Journal*, 1890, oct. 7).

6. Stern. (*Archiv für Kinderheilkunde*, 1890, XI, p. 81). — Zinn. Melliturie nach Scharlach. (*Handbuch für Kinderheilkunde*, 1883, XIX).

7. Holsti. (*Zeitschrift für kl. Med.*, p. 272, XX).

8. Thomson. (*Deutsche mediz. Zeitung*, 1900, p. 1211).

9. Rosenberger (clinique de Leube). (*Deutsche med. Wochenschr.*, 1906, n° 25), a vu, chez un enfant atteint de pneumonie avec haute température, une réduction de CuOH, après ébullition prolongée, et une déviation *à droite*, correspondant à 3 grammes de glycose; l'urine fermentait avec la levure. — Les jours suivants, l'urine était normale. — Voir aussi un cas intéressant de Lion. (*Münch. medicin. Woch.*, 1903, n° 26).

10. Voir (*Deutsche med. Zeitung*, 1888, p. 647).

Tschistjakoff[1] dit avoir observé chez plusieurs syphilitiques, au commencement de la période secondaire, une glycosurie bénigne et passagère. De son côté, Manchot[2], sur 359 syphilitiques, a noté 12 fois une glycosurie transitoire coïncidant avec l'efflorescence de la maladie. Cette proportion de 33 p. 100 me paraît forte. Il est possible que d'une simple réduction on ait conclu à tort à l'existence d'une glycosurie.

Bamberger avait remarqué que les personnes qui avaient tenté de se suicider en se jetant à l'eau avaient, consécutivement, de la glycosurie. Glœssner[3] a confirmé ce fait : Sur 9 noyés, 4 ont été glycosuriques. C'est toujours la première urine qui est sucrée. Le phénomène est donc transitoire[4].

Hill[5] a publié 4 cas de glycosurie chez des malades atteints de brûlure. D'après Vannini[6], cette complication ne serait pas rare.

Redard croit que la glycosurie est plus fréquente qu'on ne croit dans les affections chirurgicales. Il suppose qu'elle est en rapport avec l'infection, qu'elle apparaîtrait quand la température s'élève et disparaîtrait avec la chute thermique[7]; mais les faits ne répondent pas à ce schéma.

Leidy a rapporté deux observations tendant à faire admettre qu'une glycosurie temporaire a été en relation avec une appendicite[8], et Salomon Solis Cohen a publié un cas du même genre[9].

1. Tschistjakoff. (*Wratsch*, 1894, n°s 4 et 5; analyse dans *Maly's Jahresbericht* pro 1894, p. 646).

2. Manchot. (*Monatshefte für prakt. Dermatologie*, 1898, XXVII, fasc. 5-6).

3. Gloessner. Ueber Abkühlungs-Glycosurie. (*Wiener klin. Woch.*, 1906, n° 30, 26 juillet).

4. Voir plus haut mes expériences, p. 192.

5. Hill. On the occurence of glycosuria in cases of burns. (*Archives of Medicin*, 1861).

6. Vannini (Bologna). Mellituria e ustioni. (*Rivista critica di clinica medica*, 1902, n° 47).

7. Redard. (*Revue de chirurgie*, 1886).

8. Leidy. (*Med. News.*, 1894).

9. Salomon Solis Cohen. (*The New-York Med. Journal*, 1894, aug. 11).

En raison de la glycosurie, l'opération fut quelque temps différée; puis, deux jours après l'évacuation du pus, la glycosurie disparut. L'auteur se demande s'il n'y avait pas irritation du plexus solaire.

Hameau[1] et Gintrac ont observé chez un jeune homme de seize ans, alcoolique, une glycosurie dont l'apparition a coïncidé avec l'élimination d'eschares symétriques des extrémités[2].

Robinson a publié le cas suivant : Un jeune homme nerveux polyurique, mais *non glycosurique*, contracte une blennorragie aiguë; il ne prend d'autres médicaments que des tisanes.

L'urine est légèrement acide D = 1020 — 3 litres par jour. La liqueur de Fehling indique un pouvoir réducteur équivalant à 6, 5 de glycose p. 1000. — Le pouvoir rotatoire est — 1°,3, ce qui équivaut à 2 gr. 8 glycose. Réaction de Seliwanoff[3].

La glycurie, chez ce malade, a disparu en même temps que la blennorrhagie; aussi doit-on se demander s'il n'a pas fait abus de saccharose dans ses tisanes. On expliquerait ainsi très aisément la glycosurie ainsi que la lévulosurie qu'il semble avoir présentée. Ce serait un cas de glycurie *alimentaire* avec intolérance un peu spéciale pour le lévulose.

Bordier[4], et, plus récemment Debray[5], ont appelé l'attention sur la glycurie qu'ils ont observée dans la convalescence de diverses maladies aiguës. De nouvelles recherches sont nécessaires à cet égard.

GLYCOSURIE DANS QUELQUES ÉTATS CHRONIQUES

GLYCOSURIE DANS LA MALADIE DE BASEDOW

La glycosurie n'est pas très rare dans la maladie de Basedow; mais comme en raison de sa chronicité elle peut être considérée comme un diabète léger, nous en traiterons au chapitre *Etiologie*.

1. Hameau et Gintrac. (*Mémoires et Bulletin de la Société de médecine et de chirurgie de Bordeaux*, 1873).

2. Voir plus haut l'observation de Leclerc, p. 250.

3. Robinson. (*C. R. de la Société de Biologie*, 1899, p. 755, 29 juillet).

4. Bordier. De la glycosurie dans la convalescence. (*Archives générales de méd.*, 1868, août).

5. Debray. Fréquence de l'albuminurie et de la glycosurie dans la convalescence. (*Thèse* de Paris, 1896).

La glycosurie a parfois été observée pendant la régression d'un goître : Boldt[1] a rapporté l'histoire d'un homme de soixante-six ans, atteint d'un léger goître, qui, sous l'influence de l'iodure de potassium diminua d'une manière sensible, en même temps qu'apparaissait une glycosurie, avec amaigrissement, qui cédèrent par la cessation de la médication.

GLYCOSURIE DANS LE MYXOEDÈME

Hirschl a constaté que l'*athyroïdisme* augmente la capacité d'assimilation du glycose[2], et Knœpfelmacher[3] a vu chez deux enfants atteints de myxœdème congénital que l'administration de corps thyroïdes diminuait leur capacité d'assimilation pour le glycose. Aussi paraît-il fort étrange que dans quelques cas de myxœdème une glycosurie ait été signalée. — Je me borne à indiquer les faits publiés[4] sans essayer d'en donner une explication.

GLYCOSURIE DANS LES TUMEURS A CYSTICERQUES

Féréol, Lewin et Bergé, cités par Marie et Guillain[5], ont noté la coïncidence de tumeurs à cysticerques et d'une glycosurie. Mais, de cette coïncidence, on ne peut, pour le moment, rien conclure : de nouveaux faits sont nécessaires.

1. Boldt. Glycosurie nach Kropfschwund. (*Deutsche med. Woch.*, 1907, n° 2).

2. Hirschl. (*Jachburher für Psychiatrie und Neurologie*, 1902).

3. W. Knöpfelmacher. Alimentäre Glycosurie und Myxœdems. (*Wiener klinische Woch.*, 1904, p. 244, n° 6).

4. Von W. Osler. Etat myxœdémateux aigu ; tachycardie ; glycosurie ; manie ; mort. (*Journal of Nervous and Mental Diseases*, fév. 1899). — Gordon. Deux frères myxœdémateux et diabétiques ; heureux effets du traitement thyroïdien sur le diabète. (*American Medicin*, 6 février 1904). — Apert. Myxœdème fruste ; croissance tardive et prolongée jusqu'à trente-six ans ; glycosurie. (*Nouvelle Iconographie de la Salpêtrière*, XVII, mai-juin 1904).

5. P. Marie et Guillain. Ladrerie généralisée. (*Société médicale des hôpitaux de Paris*, 1901, p. 1128). Dans le cas personnel rapporté par ces auteurs le diabète a *précédé* l'apparition des tumeurs.

GLYCOSURIE DANS L'HELMINTHIASE INTESTINALE

Quelques auteurs anglais ont observé une glycosurie chez des enfants atteints, les uns de tænia[1], les autres d'ascarides lombricoïdes[2]. Mais les observations sont tellement insuffisantes qu'elles ne peuvent être considérées que comme pierres d'attente.

G. Hoppe-Seyler a noté une légère glycosurie chez des cachectiques atteints de troubles intestinaux[3]. La pathogénie de cette glycosurie n'est pas très claire.

Dans des conditions bien différentes et n'ayant de commun avec les cachectiques d'Hoppe-Seyler que l'existence de troubles gastro-intestinaux, A. Robin[4] a décrit la glycosurie intermittente des dyspeptiques gros mangeurs. Cette glycosurie n'est évidemment que le premier degré d'un diabète.

GLYCOSURIE HÉPATIQUE

D'après Cl. Bernard, « deux troubles fonctionnels de la cellule hépatique, qui, au premier abord, semblent diamétralement opposés, sont susceptibles de produire une hyperglycémie, puis une glycosurie. De ces deux troubles, l'un consiste dans une sorte d'inertie, si l'on peut s'exprimer ainsi, qui la rend incapable de retenir le sucre apporté par la veine porte; l'autre est une suractivité, amenant une hyperglycogénie. » — En réalité, malgré leur ressemblance, il ne semble pas que ces deux troubles morbides soient fréquemment dissociés. Ils consistent dans l'état que j'ai appelé *azoamylie*, anatomiquement caractérisé par la diminution plus ou moins considérable du glycogène hépatique. Nous avons précédemment indiqué les conditions dans lesquelles il s'observe.

1. Judson. (*Lancet*, 8 nov. 1902, 2 cas).
2. Wilson Parry. (*Id.*, 8 juin 1895).
3. G. Hoppé-Seyler. Ueber die Glycosurie der Vaganter. (*Münch, med. Woch.*, 1900, 17 avril).
4. Voir Albert Robin. La glycosurie et le diabète d'origine dyspeptique. (*Bulletin de l'Acad. de Médecine*, 5 février 1901).

Quoi qu'il en soit, une hyperglycogénie hépatique est un des éléments producteurs de quelques-unes des glycosuries que nous avons précédemment passées en revue, par exemple des glycosuries nerveuses et de beaucoup de glycosuries toxiques. — A côté de ces glycosuries, dont l'élément hépatique n'est, en tous cas, que secondaire, en existe-t-il d'autres, dont la cause première réside dans le foie ?

A cette question, il faut répondre, ce semble, par l'affirmative.

GLYCOSURIE CONSÉCUTIVE A L'INJECTION DE DIFFÉRENTES SUBSTANCES DANS LA VEINE PORTE

En injectant dans une veine mésaraïque diverses substances qui sont journellement ingérées sans notable inconvénient, Harley [1] a observé une glycosurie temporaire. Ce résultat n'a rien de paradoxal; car une injection même lente fait pénétrer dans le foie cette subtance en quantité plus massive que ne fait l'absorption intestinale. Ainsi s'explique-t-on facilement qu'Harley avec quelques centimètres cubes d'alcool, ai produit une glycosurie, alors que l'alcool *ingéré*, même à dose énorme, n'amène que fort exceptionnellement ce résultat.

D'après Jardet et Nivière [2] on provoque assez facilement une glycosurie, chez le lapin, par l'injection dans une veine mésaraïque de 100 centimètres cubes d'une solution d'acide chlorhydrique à 3 pour 100. La transfusion directe de sang artériel de lapin dans une veine mésaraïque d'un autre lapin suffirait même pour amener chez ce dernier une glycosurie [3]. Ce fait, s'il est exact, démontrerait qu'il suffit d'une dyscrasie même fort

1. HARLEY. (*Gazette médicale de Paris*, 1853, n° 32).

2. JARDET et NIVIÈRE. (*C. R. de la Société de Biologie*, 1898, p. 233 et 277).

3. JARDIN et NIVIÈRE. *Loc. cit.*, p. 349. — PAVY (cité par Cl. Bernard), aurait fait autrefois cette expérience. Cavaillon et moi l'avons infructueusement répétée.

légère dans le domaine de la veine porte pour causer une hyperglycogénie. J'ai fait, il y a quelques années, des expériences montrant que quelques centimètres cubes de salive filtrée et diluée, injectée dans une veine mésaraïque, augmentent notablement le sucre du sang. On doit à Pariset[1] une série d'expériences du même genre : en injectant dans la veine porte quelques centimètres cubes de suc pancréatique, il a provoqué une hyperglycémie assez notable dans la veine sus-hépatique et légère dans le sang artériel. Cette dernière constatation est la plus importante; car diverses causes d'erreur peuvent fausser le résultat d'un dosage du sang des veines sus-hépatiques. Il est d'ailleurs à noter qu'il n'a pas obtenu de glycosurie.

On observe parfois de la glycosurie chez des sujets atteints de lithiase biliaire. Ce symptôme n'est pas fréquent: sur 89 cas de colique hépatique, Zinn[2] l'a noté seulement deux fois, et Kausch[3] sur 85 cas, seulement trois fois. Naunyn, sur 250 cas ne l'a jamais observé; mais, il est probable que son attention n'a pas été suffisamment dirigée sur cette petite complication; et, sans aller jusqu'à soutenir le paradoxe d'Exner[4], que la glycosurie est la règle dans la colique hépatique, j'admets sa réalité, accidentelle. Quand elle coexiste avec un ictère, la glycosurie est d'autant plus remarquable que l'imprégnation biliaire des cellules hépatiques apporte, comme on sait, un certain obstacle à leur pouvoir glycogénique[5]. Mais, dans ces

1. Pariset. (*Thèse de la Faculté des Sciences de Paris*, 1906).

2. Zinn. (*Centralblatt für innere Medic.*, 1898, n° 38).

3. Kausch. (*Deutsche med. Woch.*, 1899, n° 7, p. 105).

4. Exner. (*Deutsche med. Woch.*, 1898, n°s 31, 91), et 1899, p. 173. — Czerny. (*Id.*, *id.*).

5. Voir W. Legg. (*Archiv für exper. Pathol.*, 1874, II). — Dastre. (*Soc. de Biol.*, 1899). — V. Wittich. (*Centralblatt für die med. Wiss.*, 1875, p. 291). — Toutefois Reusz (*Archiv für exper. Path.*, 1898, XLI, p. 19), après avoir lié le cholédoque chez des lapins, et leur avoir piqué le bulbe, a observé *parfois* de la glycosurie. Cela semble indiquer que, même après cette ligature, le foie est susceptible de faire de l'hyperglycogénie. — D'autre part, Schlesinger (*Wiener klinische Wochens.*,

cas, et même dans la colique hépatique sans ictère, on peut douter que la glycosurie soit sous la dépendance du foie; car la lithiase biliaire s'accompagne dans bon nombre de cas de lésions du pancréas. Cela ne saurait étonner, vu les rapports du cholédoque avec le canal de Wirsung.

Hochhaus [1] a publié le cas exceptionnel d'une femme qui dans le cours d'une colique hépatique, eut un jour 33 grammes de sucre; — le lendemain et les quatre jours suivants, 4-5 grammes. Puis, le sucre disparut. Il ne s'agissait donc pas d'un diabète.

On a maintenant de la tendance à admettre que les cas de ce genre s'expliquent par un trouble apporté aux fonctions du pancréas. On suppose que le calcul, à l'embouchure du cholédoque, comprime le canal de Wirsung. Cette compression est assurément possible; mais je ne vois pas comment elle peut amener une glycosurie; car il résulte de mes expériences que la ligature du canal de Wirsung *est toujours* suivie d'une augmentation du pouvoir glycolytique du sang. Celle-ci dure plusieurs jours, et s'explique par l'augmentation de la tension dans les canaux pancréatiques qui favorise l'entrée de la sécrétion *interne* dans les lymphatiques ou dans le sang.

GLYCOSURIE PANCRÉATIQUE TRANSITOIRE

Nous avons vu précédemment que la glycosurie alimentaire est facilement provoquée chez les sujets atteints d'une lésion du pancréas. Aussi est-il naturel qu'une glycosurie spontanée, au moins transitoire, soit assez commune chez eux.

Après une extirpation du pancréas, pour un careinome de la

1902, p. 770-771), a vu que la ligature du canal cholédoque, chez le chien, diminue notablement sa capacité d'assimilation pour le glycose. L'imprégnation biliaire des cellules hépatiques affaiblit leur pouvoir glycogénique et zoamylogénique.

1. Hochhaus. (*Deutsche med. Wochenschr.*, 1907, n° 41, p. 1677).

tête de cet organe, Franke[1] a observé pendant dix-huit jours de la glycosurie (jusqu'à 10 grammes de sucre par litre). Le malade a survécu six mois. Korte[2], dans un cas du même genre, a vu la glycosurie survenir, alors qu'il subsistait une portion assez considérable de la glande.

Une glycosurie transitoire a aussi été constatée dans quelques cas de néoplasmes non opérés. D'après une statistique de Mirallié[3] sur 50 cas de cancer du pancréas où le sucre a été recherché il y en avait 13 avec glycosurie (non diabétique). C'est une proportion de 16 p. 100. D'autres cas ont été publiés depuis[4]. Mais si l'on veut avoir une idée exacte de la réalité, il ne suffit pas de réunir les observations éparses dans les périodiques ; car on n'y publie pas les observations vulgaires, qui ne présentent aucune particularité intéressante. Or la glycosurie est une de ces particularités.

On la rencontre encore dans le sarcome[5], et, d'une manière générale, dans les divers néoplasmes du pancréas, dans les kystes[6], dans les lésions calculeuses[7], ou autres. Ces glycosu-

1 Franke (Braunschweig). Ueber die Extirpation der krebsigen Bauchspeicheldrüse. (XXX *Congress der deutschen Gesellschaft für Chirurgie*, april 1901).

2. Korte. (*Id.*).

3. Mirallié. (*Gazette des hôpitaux*, 19 août 1893). — Voir surtout l'important mémoire de Bard et Pic, sur la glycosurie dans le cancer du pancréas. (*Revue de Médecine*, 1897, p. 929).

4. Un des plus récents est celle de Brault. Variations de la glycosurie dans les cancers du pancréas. (*Bulletin de l'Académie de Médecine*, 17 mars 1908). Homme de cinquante et un ans. La glycosurie a disparu par le changement de régime.

5. Churton. (*Patholog. Society of London*, 1899, L. p. 178).

6. Aux quelques cas de kyste avec glycosurie dont on trouvera l'indication bibliographique dans la thèse de mon élève Gay (Lyon, 1907) il faut ajouter celui d'Horrocks. (*Lancet*, 1897, janv. 23). Ce cas était compliqué par suite de la présence d'un calcul biliaire.

7. Je ne fais pas allusion ici aux diabètes graves consécutifs à une pancréatite calculeuse, dont il sera question à l'étiologie, mais aux glycosuries transitoires qui ont été parfois observées, soit au moment d'une colique pancréatique. Voir Holzmann. (*Münch. med. Woch.*, 1894). — Polyakoff. (*Berl. kl. Woch.*, 1898, n° 11) (ces deux

ries se relient par des transitions nombreuses aux vrais diabètes.

Dans les lésions aiguës du pancréas la glycosurie n'est pas commune. Chez un malade atteint d'abcès de cet organe, Marwedel[1] a noté pendant quelques jours la présence de sucre dans l'urine (jusqu'à 7 grammes par litre). On a aussi parfois signalé une glycosurie temporaire dans une affection, moins rare qu'on ne croyait autrefois, la pancréatite hémorrhagique[2]. Mais bien que les observations de cette affection soient aujourd'hui fort nombreuses, on n'en connaît que peu de cas avec glycosurie. Il ne faut pas s'en étonner. D'abord la survie, en général, est courte[3]; puis certaines portions du pancréas peuvent être indemnes[4]; enfin la septicémie met obstacle à la glycosurie[5].

GLYCOSURIE ET DIABÈTE PANCRÉATIQUE CHEZ LE CHIEN

Mais la glycosurie consécutive à l'extirpation complète, ou à peu près complète du pancréas est bien plus intéressante.

cas sans autopsie), soit, plus rarement encore, par suite de troubles apportés à la fonction pancréatique par la présence d'un calcul biliaire enclavé dans l'ampoule de Vater. Voir Dieulafoy. (*Presse médicale*, 15 octobre 1907).

1. Marwedel. (*Münch. med. Woch.*, 1901, n° 1).

2. M. Mackintosh. Pancreatic glycosuria. (*Lancet*, 1896, oct. 24). — Strube. (*Charité Annalen*, 1897, XXIX, p. 222). — Rozanek. (*Prag. med. Woch.*, 1901). — Gifford (*The Lancet*, 1902, II, p. 1192. — La glycosurie a duré quatre mois). — W. Moullin (*id.*, I, p. 1646, 15 juin, glycosurie d'un mois.)

3. Dans quelques cas, comme on sait, la guérison a eu lieu. Or je connais au moins un cas dans lequel la glycosurie a persisté. (*Semaine médicale*, 1900, p. 143).

4. Brentano. (*Archiv für kl. Chirurgie*, LXI, p. 789).

5. Bien avant que Körte (*Berl. Klinik*, 1896) eut invoqué la septicémie j'avais expliqué l'absence de glycosurie chez certains chiens dépancréatés par la péritonite septique consécutive à la mortification partielle du duodenun. Cette lésion est la suite presque inévitable de la ligature de l'artère pancréatico-duodénale.

Je renvoie à l'historique pour l'indication des premiers travaux sur le sujet. On consultera de plus, avec profit, les publications de Minkowski[1], Thiroloix[2], Hédon[3], Sandmeyer[4] et Pflueger[5].

Avant d'aborder son étude, qui mérite d'assez longs développements, je dirai seulement quelques mots de la glycosurie consécutive à l'extirpation du duodénum.

Cette intéressante variété de glycosurie a été découverte par E. Reale et E. de Renzi[6]. Ces expérimentateurs, après l'extirpation de la totalité du duodénum, chez un chien de 3 kgr. 400, ont constaté que l'animal avait excrété 15 grammes de glycose en vingt-quatre heures.

Plus récemment Pflueger[7] a beaucoup insisté sur la glycosurie qu'il a notée chez quelques grenouilles auxquelles il avait extirpé le pancréas.

Ces expériences répétées chez le chien par Ehrmann, Lauwens et Rosenberg[8] n'ont été suivies que d'un résultat négatif. Minkowski[9] leur accorde peu de valeur. Mais Pflueger[10], qui après avoir longtemps nié la sécrétion interne du pancréas, en

1. MINKOWSKI. (*Archiv für exper. Path.*, 1892, XXXI, p. 85).

2. THIROLOIX. (*Thèse de Paris*, 1892).

3. HÉDON. (*Travaux de Physiologie*, 1898).

4. SANDMEYER. (*Zeitschrift für Biologie*, 1894, XXXI, p. 12).

5. E. PFLUEGER. (Article *Glycogène* du *Dict. de Physiol.*, p. 460 et suiv.) riche en documents, mais renfermant beaucoup d'assertions absolument erronées, notamment la négation de la sécrétion interne du pancréas.

6. E. REALE. *Verhandl. der X intern. med. Congr.*, 7 aug. 1890. — Prof. DE RENZI et Dr REALE. (*Berliner klin. Woch.*, 6 juin 1892. n° 23).

7. PFLUEGER. (*Archiv f. gesam. Physiologie*, 1907, t. CXVIII, p. 265 et 267, *id.* CXIX p. 227).

8. EHRMANN. (*Id.* t. CXIX, p. 295). — LAUWENS. (*Id.* t. CXX, p. 623). — ROSENBERG. (*Id.* t. CXXI, p. 358).

9. MINKOWSKI. (*Archiv. für exper. Path. und Pharmak.*, 1908, t. LVIII, p. 271).

10. PFLUEGER. (*Archiv für ges. Physiologie*, 1908, t. CXXII, p. 267, et t. CXXIV, p. 1).

est devenu partisan, affirme la réalité de la glycosurie duodénale et l'explique par l'existence dans le duodénum de centres « anti-diabétiques » envoyant au pancréas un influx nerveux qui excite le parenchyme de cet organe.

Herlitzka a publié quelques expériences semblant montrer que l'introduction de nicotine dans le duodénum, chez la grenouille peut être suivie d'une légère glycosurie. Il admet en s'appuyant sur les expériences de Langley que cette substance paralyse les cellules sympathiques, et, dans l'espèce celles de la paroi du duodénum qui régleraient la sécrétion interne[1]. Malheureusement cette expérience ne paraît réussir que chez la grenouille[2].

Chez un sujet atteint de brûlure de la muqueuse digestive jusqu'au duodénum, Zack[3] aurait constaté de la glycosurie pendant la vie. Ce fait, isolé, a inspiré à Eichler et Silbergleit[4], puis à Gaultier, l'idée de cautériser la muqueuse du duodénum chez le chien[5]. Une légère glycosurie a été observée.

DIABÈTE IMMÉDIATEMENT CONSÉCUTIF A L'ABLATION DU PANCRÉAS

On ne peut confondre dans une même description le diabète *aigu*, débutant quelques heures après l'ablation du pancréas, et persistant deux ou trois jours chez le chien à jeun — et l'état de diabète consomptif qu'on observe alors qu'on alimente l'animal avec de la viande. Voyons d'abord le diabète aigu, sur lequel mon expérience personnelle est très grande ; car je l'ai étudié chez des centaines de chiens que j'ai moi-même opérés, alors qu'ils étaient à jeun depuis au moins vingt heures (quel-

1. A. Herlitzka. (*R. Accad. di medicina di Torino,* 13 marzo 1908).

2. Je l'ai répétée infructueusement chez le chien. On a vu, p. 303, que j'ai produit une glycosurie par l'injection intra-veineuse d'une goutte de nicotine.

3. Zack : *Wiener kl. Woch* 1908, 16 janv.

4. Eichler et Silbergleit : *Berliner kl. Woch.*, 1908, n° 25.

5. Gaultier. (*C. R. de la Société de Biologie*), 9 mai 1908. — Voir aussi Bleibtreu (*Berliner klin. Wochens,* 1908, n° 38.)

ques-uns depuis vingt-quatre heures). Avant ce jeûne préopératoire, ils avaient été nourris avec de la viande de cheval, en quantité suffisante pour qu'ils eussent dû conserver leur poids; et cependant un certain nombre de ces animaux, au bout de quelques jours de ce régime, avaient perdu quelques centaines de grammes, probablement à cause de l'état de captivité où ils se trouvaient, dans un sous-sol insuffisamment aéré. Ajoutons que beaucoup d'entre eux étaient vieux, ce qui est une condition défavorable pour une bonne nutrition.

Ces fâcheuses conditions — et d'autres circonstances — m'empêchaient de conserver ces animaux. Leur survie n'était d'ailleurs pas indispensable, Minkowski, Hédon, Sandmeyer, etc., nous ayant bien fait connaître la marche du diabète chronique, consécutif à l'ablation du pancréas. En conséquence, je me suis borné à observer — et je l'ai fait aussi minutieusement que possible — le diabète des premières heures.

J'ai toujours pratiqué l'opération en une fois, et je l'ai toujours faite *complète*, sauf dans quelques cas, où j'ai volontairement laissé certaines portions de la glande dans l'abdomen. Cette ablation complète n'est d'ailleurs pas difficile, si, pour simplifier l'opération on lie l'artère pancréatico-duodénale, ce qui entraîne presque fatalement la gangrène du duodénum et la mort à brève échéance.

On peut considérer le pancréas chez le chien comme constitué par 3 portions :

1° La principale, intimement unie au duodénum par 2 canaux excréteurs[1], dont l'inférieur (canal de Wirsung) est de beaucoup le plus considérable, et par de nombreux vaisseaux. A l'union de ces deux portions se trouvent l'artère et la veine pancréatico-duodénale, qui sont les principaux vaisseaux du pancréas.

2° La portion gastro-splénique dont l'extrémité s'enfonce pro-

1. Il en existe même, parfois, un troisième.

fondément et 3° la portion descendante qui se sépare du duodénum au-dessous du canal de Wirsung et qui reçoit par son extrémité libre un pédicule vasculaire. — En détachant du duodénum la première portion, il faut veiller à ne pas laisser de grains glandulaires adhérents à l'intestin, et, en arrachant la deuxième portion (plongeante) on prendra garde à l'hémorragie par les petites veines qui se jettent dans la veine porte ; si on les rompt près de leur embouchure, le sang de la veine porte s'épanche dans le ventre et l'animal peut mourir en peu d'heures.

Après l'opération, mes animaux ont été laissés à l'inanition absolue jusqu'à leur mort, qui, chez la plupart, est survenue avant la quarantième heure. Quelques-uns ont eu de l'eau à leur disposition ; mais, le plus souvent ils l'ont vomie, ce qui n'est pas étonnant, les chiens, comme on sait, vomissant avec une grande facilité.

ÉTUDE DES SYMPTÔMES OBSERVÉS CHEZ LE CHIEN DÉPANCRÉATÉ

Caractères du sang. — Ce qui frappe tout d'abord quand on saigne un chien dépancréaté depuis vingt-quatre heures environ, c'est la quantité relativement faible de sang qu'on peut retirer d'une artère sans amener de l'oppression et une aggravation de l'état général. Les caractères de ce sang sont l'augmentation du pouvoir réducteur, la diminution du pouvoir glycolytique, etc. Nous allons examiner ces diverses particularités.

Augmentation du pouvoir réducteur du sang. — Je l'ai étudié chez plus de 200 chiens dépancréatés. Elle débute peu d'heures après l'ablation du pancréas, si celle-ci a été complète. Dans la plupart des cas, vers la cinquième heure, on trouve 2 grammes de glycose pour 1.000 grammes de sang, parfois même un peu plus ; puis, l'hyperglycémie progresse. A la vingt-cinquième heure, voici ce que j'ai observé chez 22 chiens :

Nombre de chiens.		Quantité de sucre p. 1.000.	
Chez 6	. . . .	Entre 4gr	et 5gr
— 11	. . . .	— 3	— 3.90
— 5	. . . .	— 2,60	— 2,90

Chez 9 des 16 chiens précédents ayant eu à la vingt-cinquième heure moins de 4 grammes de sucre, on a fait une nouvelle saignée à la trentième heure. Chez tous, sauf un, il y avait une augmentation plus ou moins notable de l'hyperglycémie. Ainsi, sauf exception, son maximum n'est pas atteint à la vingt-cinquième heure. Je puis même ajouter que, dans un certain nombre de cas, son accroissement est *plus grand* de la vingt-cinquième à la trentième heure que de la vingtième à la vingt-cinquième.

J'en conclus, ainsi que de quelques dosages faits après la trentième heure, que l'hyperglycémie peut n'atteindre son maximum que tardivement,

Ce maximum est de 6 ou 7 grammes, mais il est atteint rarement. Chez un chien au laboratoire depuis plusieurs semaines, et qui mangeait beaucoup (chien 2659), Boulud a trouvé 7,3 dans le sang de la carotide, trente heures après l'ablation du pancréas, et, un quart d'heure plus tard, après une saignée qui a entraîné la mort, 9 grammes. C'est un chiffre tout à fait extraordinaire chez un chien dépancréaté.

DE LA NATURE DES MATIÈRES SUCRÉES EXISTANT DANS LE SANG DES CHIENS DÉPANCRÉATÉS

Dans un certain nombre de cas, nous avons pu déceler dans le sang l'existence de maltose. En effet, dans ces cas, le polarimètre donnait un chiffre supérieur à celui que fournissait la réduction, et, après le chauffage de l'extrait de sang avec l'acide chlorhydrique, la relation était renversée. Comme d'autre part, chez ces chiens, on trouvait du maltose dans l'urine (voir plus loin), la réalité de la maltosémie n'est pas contestable.

1. En voici un exemple :

CHIEN 2150. Le lendemain de l'ablation du pancréas :

	Déviation pol.	Pouvoir réd.
Sang artériel.	+ 0,6	2,1
— après hydrolysation	+ 0,5	2,4

D'autres matières sucrées existent sans doute dans le sang du chien dépancréaté ; mais elles ne sont pas aussi faciles à mettre en évidence.

Diminution du pouvoir glycolytique du sang. — Nous avons vu que le sang défibriné d'un chien sain maintenu une heure à la température de 38°-39°, perd, au moins, 30 p. 100 des matières sucrées qu'il renferme [1]. Le sang d'un chien dépancréaté depuis plusieurs heures a un pouvoir glycolytique plus faible ; il perd souvent moins de 20, et même moins de 10 p. 100. Cette remarquable diminution du pouvoir glycolytique du sang, sur laquelle j'ai appelé l'attention dès 1890, est, en général, bien plus marquée trente heures que vingt heures après l'ablation du pancréas. Ce n'est pas à dire qu'elle soit régulièrement progressive ; il existe des irrégularités, probablement parce que consécutivement à l'opération il se produit des phénomènes réactionnels. Je n'ai pas besoin de dire que je ne tiens compte que des cas où l'on a déterminé la glycolyse *réelle*, et non la glycolyse *apparente*, car si on se contentait de la glycolyse apparente [2], on trouverait bien plus aisément une diminution du pouvoir glycolytique.

D'autre part, je possède un certain nombre d'autres cas où la glycolyse ne semble pas diminuée. Mais je crois me conformer aux règles de la critique scientifique en n'accordant pas à ces faits la même valeur qu'aux premiers. Car lorsque la glycolyse paraît

1. Je parle de la perte centésimale, et non de la perte absolue qui, eu égard à l'hyperglycémie, peut être assez forte chez le chien dépancréaté. J'ai expliqué précédemment (p. 168) que pour l'étude de la glycolyse, c'est la perte centésimale qu'il faut envisager.

2. Voir page 163.

nulle, il n'y a pas de cause d'erreur, tandis que beaucoup de causes peuvent produire une glycolyse *accidentelle* et ne tenant pas à l'état du sang lui-même.

En premier lieu, l'infection sanguine : Tout chien opéré comme j'ai fait, c'est-à-dire sans respecter l'artère pancréatico-duodénale, devient promptement septicémique, parce que les microbes de l'intestin traversent facilement une paroi ischémiée.

Il y a aussi à compter avec les microbes de l'extérieur ; malgré les soins apportés à la prise du sang, à sa défibrination, etc., des contaminations sont possibles et quelques-uns de mes résultats ont été faussés par des vices de technique, inévitables.

Puis, il y a les ferments de Mme Sieber, c'est-à dire des ferments glycolytiques, diastasiques, qui sont à peu près absents dans le sang normal et qui agissent parfois d'une manière très énergique, lorsque l'animal n'est pas dans les conditions physiologiques. Voilà déjà 3 causes importantes de glycolyse *artificielle*, si je puis m'exprimer ainsi ; il en existe certainement d'autres.

Je conclus, en conséquence, que la diminution de la glycolyse *in vitro* que l'on constate chez plus de la moitié des chiens dépancréatés dépend de l'absence du pancréas, et que si elle n'est pas constante, c'est à cause de l'intervention d'une glycolyse *accidentelle*.

SUCRE VIRTUEL CHEZ LE CHIEN DÉPANCRÉATÉ

Chez beaucoup de chiens dépancréatés on observe un dégagement très notable de sucre à la température de 58°.

En voici un exemple pris au hasard[1] :

Chien 2329. — Vingt-huit heures après l'ablation du pancréas :

	Déviation pol.	Pouvoir réd.
Sang artériel	+ 1,1	2,2
— après 1 heure à 58°.	+ 1,6	3

1. Tous les dosages suivants sont faits par Boulud.

C'est une augmentation de sucre de plus du quart.

Dans les cas où l'hyperglycémie est déjà très forte, il ne faut pas, en général, s'attendre à un bien grand dégagement du sucre. Cependant il était très marqué chez le chien suivant, hyperglycémique a un haut degré :

CHIEN 2659. — Trente heures après l'ablation du pancréas :

Sang artériel au sortir du vaisseau.	7,3
Après 1 heure à 58°	8,8

Voici un autre chien dont l'hyperglycémie était aussi très forte :

Sang artériel.	+ 2,8	6,8
Veine fémorale	+ 3	7,3
— après 1 h. à 39°	+ 3	7,65

Ainsi, chez ce dernier chien, le sang de la veine fémorale a près d'un demi gramme de sucre de plus que le sang artériel; et, ce qui est encore plus extraordinaire, ce sang laissé à 39°, non seulement n'a pas subi de perte apparente, mais a encore gagné 0,35. Il est certain que le pouvoir glycolytique de ce sang était faible et que le dégagement *spontané* du sucre, aux dépens du sucre virtuel, était très notable. L'extraction du sucre virtuel au moyen de l'acide fluorhydrique eût certainement donné un chiffre plus élevé.

Voici d'autres cas où s'est produit un dégagement de sucre dans le sang artériel, soit à 58°, soit à 39°.

CHIEN 2648 bis. — Ablation du pancréas depuis vingt-quatre heures.

	POUVOIR RÉDUCTEUR
Sang artériel.	2,40
— après 1 heure à 58°.	3,26
— — à 39°.	3,10

Sept heures après.

Sang artériel.	3.52
— après 1 heure à 58°.	4,35
— — à 39°.	3,98

Ce cas montre la nécessité de tenir compte seulement de la glycolyse réelle. Si on n'avait eu égard qu'à la glycolyse apparente, on eût dit que la glycolyse avait fait défaut, ce qui eût été une erreur. Elle a été, en réalité, de 8 p. 100.

Voici un cas où il semble qu'il n'y ait pas eu de glycolyse :

CHIEN 2680. — Ablation du pancréas depuis trente heures.

Sang artériel	. . . .	4,82
—	après 1 heure à 58°	5,14
—	— à 39°	5,14

Ainsi, bien que dans les expériences précédentes on se soit contenté de noter le dégagement *spontané* du sucre à 58°, et qu'on n'ait pas employé la méthode propre à obtenir le sucre total, la proportion du sucre virtuel n'est pas négligeable[1].

Chez le chien suivant (2737 *bis*), Boulud a dosé le sucre *total*. Vingt-quatre heures après l'ablation du pancréas :

	POUVOIR RÉDUCTEUR	
	Immédiat.	Après chauffage en présence de l'acide fluorhydrique.
Sang artériel	4,48	4,92
— après 1 heure à 39°. .	3,82	4,85

Si l'on ne considère que le sucre immédiat la glycolyse paraît être 4,48 — 3,82 = 0,66. Mais la glycolyse *réelle* est beaucoup moindre : 4,92 — 4,85 = 0,07. Ce dernier chiffre est même si faible qu'on est presque en droit de se demander si 4,92 est bien exact. Il se pourrait, à la rigueur, que l'acide fluorhydrique n'ait pas dégagé *tout* le sucre, et que le chiffre vrai fût 5 grammes

1 Dans ces derniers temps Boulud a pu doser, au moyen de l'acide fluorhydrique, le sucre *total* du sang de chiens dépancréatés. Il a obtenu, pour le sucre virtuel, un chiffre beaucoup plus fort : Ainsi, chez le chien 2753, vingt-trois heures après l'ablation du pancréas :

	POUVOIR RÉDUCTEUR	
	Immédiat.	Après chauffage de 20 heures avec l'acide fluorhydrique.
Sang artériel.	2,68	3,95

C'est-à-dire 1 gr. 27 sucre virtuel

environ [1]. Mais, même dans cette hypothèse, on voit que la glycolyse réelle, chez ce chien, était presque insignifiante.

Voici encore une expérience intéressante à plusieurs égards.

Chienne n° 1685. — Arrivée au laboratoire avec un poids de 14 kg. 500. Cette chienne supporte mal la captivité ; elle refuse le plus souvent de manger ; aussi au bout de quatre jours son poids était tombé à 12 kg. 850. A 3 heures de l'après midi on lui enlève le pancréas.

Le lendemain matin, poids 12 kg. 2. L'urine renferme par litre, urée 18,75, sucre 45,4. A ce moment, (dix-sept heures après l'opération, on a pris du sang artériel simultanément dans du sulfate de soude bouillant et dans un grand ballon stérilisé renfermant du sable.

Dans le sulfate de soude bouillant.		2,45
Dans un grand ballon à 38°, après 1/2 heure. . .		2,92
—	— 1 heure. . . .	2,92
—	— 1 heure 1/2. .	2,60
—	— 3 heures . . .	2,37

Le grand ballon était dans un bain-marie à 38° et non à 58°. Néanmoins, les prises de sang faites pendant les quatre-vingt-dix premières minutes ont permis de constater nettement un dégagement de sucre. Plus tard, le dégagement ayant cessé, la glycolyse l'a emporté, et, trois heures après la saignée, le sang du ballon avait moins de sucre qu'au début : 2,36 au lieu de 2,45.

L'animal étant dans de mauvaises conditions, comme il a été dit, cette soustraction de sang, bien que n'ayant pas atteint 200 grammes a été mal supportée et, quatre heures après, l'animal était très faible. On fait alors une nouvelle prise de sang artériel :

Sang tombant dans le sulfate de soude bouillant.		3,80
Dans un ballon à 38°, après 1/2 heure		4
—	— 1 heure	3,80

De plus, on fait tomber simultanément du sang dans un grand ballon immergé dans un bain-marie à 58° C :

1. Il résulte de nos travaux *qu'en général* l'acide fluorhydrique dégage mieux le sucre dans le sang qui a séjourné une heure à la température du bain-marie que dans le sang qu'on fait tomber directement dans le nitrate acide de mercure. Il n'est donc pas impossible que 4.85 soit plus exact que 4,92.

	Pour 1.000.
A 58°. Après 5 minutes	4,23
— — 20 —	4,47
— — 30 —	4,70
— — 50 —	5,06

Cette expérience se passe de commentaires. On sera peut-être étonné de cet abondant dégagement du sucre chez un chien épuisé; mais ce fait n'est pas insolite. Nous l'avons remarqué plusieurs fois. Le sang ne s'appauvrit pas facilement en sucre virtuel.

GLYCOGÈNE ET GRAISSE DU SANG CHEZ LE CHIEN DÉPANCRÉATÉ

D'après Kaufmann[1], le glycogène serait dans le sang des chiens privés de pancréas 20 fois plus abondant que dans le sang normal (500 milligrammes contre 25 milligrammes).

Dastre a combattu l'opinion de Kaufmann[2]. En tous cas, il est certain, comme l'ont fait remarquer Bourquelot et Gley[3] que le glycogène n'est pas *libre* dans le sang, où se trouve le ferment amylolytique, qui amènerait promptement sa transformation en sucre.

Chez quelques chiens dépancréatés, j'ai fait doser la graisse du sang par Martz, chef des travaux de mon laboratoire. Nous avons remarqué dans les trente heures qui ont suivi l'ablation du pancréas une augmentation progressive. Dans un cas, elle s'est élevée à plus de 5 grammes pour 1.000 de sang. (Chien 1766 bis.) Il est à noter que dans ce cas le maximum du sucre avait été atteint au bout de 24 heures (6 gr. 6). — A ce moment, la graisse n'était qu'à 4,7. — Elle a, pendant les six heures suivantes, augmenté de plus de 30 centigrammes, tandis que le sucre baissait de plus de 1 gramme.

1. Kaufmann. (*C. R. de la Société de Biologie*, 1895. p. 154).
2. Dastre. (*Société de Biologie*, 1895, p. 280).
3. Bourquelot et Gley. (*Id.* p. 247).

LE FOIE CHEZ LE CHIEN DÉPANCRÉATÉ

Chez plusieurs chiens, quelques heures après l'ablation du pancréas, j'ai porté jusqu'à l'embouchure des veines sus-hépatiques un thermomètre introduit par la jugulaire, et j'ai constaté un écart de près de 1 degré entre la température du sang des veines sus-hépatiques et celle du sang du ventricule droit. Cet écart est plus considérable que celui qu'on observe chez les chiens sains. Il tend à indiquer une augmentation de l'activité fonctionnelle du foie.

Il est bien difficile de savoir exactement, vu les difficultés techniques, si l'écart entre la teneur en sucre du sang de la veine porte et des veines sus-hépatiques est plus grand chez le chien dépancréaté que chez le chien sain, à jeun. Cela est assez probable, au moins tant que le foie est riche en glycogène ; mais quand l'animal dépancréaté et à jeun arrive à la période d'épuisement, il est incontestable que le sang *pur* des veines sus-hépatiques peut être *moins sucré* que le sang de la carotide. J'ai observé ce fait chez plusieurs chiens et dans des conditions de rigueur qui ne m'ont laissé aucun doute :

Voici un de ces cas :

Chienne 2428. — Maigre, albuminurique et choréique. Poids 14 kilogs. On la nourrit pendant un mois exclusivement avec de la viande de cheval ; elle perd son poids bien, qu'elle ait en moyenne 31 grammes d'urée par jour (*plus* de 2 grammes par kilogramme). Après un mois, elle a perdu 2 kilogrammes ; on lui enlève le pancréas.

Vingt-quatre heures après, elle a perdu 1 kg. 2. L'urine, par litre, renferme 17 grammes d'urée et seulement 4,8 sucre. Simultanément on prend la carotide et la veine fémorale.

Artère	+ 1,5	2,57
Veine	+ 1,5	2,49

On ouvre l'abdomen d'un seul coup et l'on met une pince sur la veine cave inférieure, au-dessus du ventre, puis également d'un seul coup on ouvre le thorax et par la veine cave on prend le sang *pur* du foie et celui du cœur droit.

Sang du foie	+ 0°,8	1,96
Sang du cœur droit. . . .	+ 0°,8	2

Les reins sont scléreux et petits. L'examen histologique fait par le Dr Tolot, a montré des lésions intenses d'endartérite [1].

Le foie, pris au moment même où l'animal était sacrifié, et immédiatement jeté dans l'eau bouillante, ne renfermait que des traces de glycogène.

Chez les chiens qui succombent vers le trentième ou quarantième heure après l'ablation du pancréas (je répète que mes animaux n'ont reçu aucune nourriture), le foie est, d'une manière générale, graisseux, mais, pas à un degré très marqué.

DE LA GLYCOSURIE CHEZ LE CHIEN DÉPANCRÉATÉ

Je l'ai particulièrement étudiée chez 22 chiens opérés sans l'emploi d'anesthésiques ou de morphine, ce qui, d'ailleurs, ne présente aucune difficulté chez certains chiens peu sensibles.

Début de la glycosurie.	Nombre de chiens
Entre la 4e et la 6e heure, chez.	16
— la 6e et la 7e heure, chez.	10
Après dix heures, chez.	6

On voit que, chez la moitié, la glycosurie a débuté dans les six premières heures. D'autre part, dans près d'un cinquième des cas, elle s'est fait attendre *plus* de dix heures, bien que l'ablation du pancréas ait été *totale*, ainsi que cela a été vérifié à l'autopsie. Elle peut, parfois, ne survenir que beaucoup plus tard, et même, exceptionnellement, faire défaut dans les trente premières heures. Le retard (ou l'absence) de la glycosurie se rencontre (indépendamment des cas où l'ablation a été incom-

1. On remarquera la faible hyperglycémie chez cet animal brightique, comparativement à celle que j'ai notée, p. 291 et p. 454.

plète) chez les chiens *inanitiés* ou, du moins, mal nourris, *vieux*, ayant eu après l'opération une hémorragie interne (ou une péritonite précoce).

Le début de la glycosurie peut être, en apparence au moins, assez brusque. Ainsi, chez la chienne 1454, six heures après l'ablation du pancréas, l'urine n'avait pas trace de pouvoir réducteur. Une demi-heure plus tard, elle renfermait 2 gr. 5 pour 1.000 de glycose. L'heure suivante 4 p. 1.000, etc., entre la huitième et la neuvième heure, 6,27 p. 1.000.

Quantité de sucre excrété. — Dans la grande majorité des cas, pendant les *douze* heures qui suivent le début de la glycosurie, les chiens excrètent près de 1 gramme de sucre par kilo de poids vif. Mais comme il est le plus souvent malaisé d'en déterminer le début exact, mieux vaut compter à partir de l'opération. En prenant ce point de départ je puis dire que pendant les vingt-quatre premières heures, mes chiens ont rendu environ un gramme de sucre par kilo, plutôt davantage.

C'est là une moyenne, qui, comme beaucoup de moyennes, comporte d'assez nombreuses exceptions [1]. Il est des chiens qui, dans cette période, sont loin d'excréter un gramme de sucre par kilo ; d'autres excrètent davantage ; quelques-uns, *plus* de deux grammes [2].

Ainsi qu'il a été dit plus haut, la majorité de mes chiens n'a guère vécu plus de quarante-huit heures. Ceux qui ont dépassé ce laps de temps étaient dans des conditions anormales pendant les dernières heures de leur vie (en raison d'une péritonite). En

1. Voir Lépine. (*C. R. de l'Acad. des Sciences*, 30 sept. et 7 oct. 1895).

2. Il est possible que chez beaucoup de chiens le choc opératoire diminue notablement la quantité d'urine.

Quoi qu'il en soit, sur 33 chiens spécialement étudiés à ce point de vue je trouve que pendant les vingt-quatre premières heures, à partir de l'opération, il a été excrété, par *kilogramme de poids vif :*

Au moins, 2 grammes de sucre, par	7
1 à 2 grammes, par.	17
Moins de 1 gramme, par.	11

ne faisant entrer en compte que les chiens dont l'état de santé était suffisamment bon, je trouve, le plus souvent que la quantitté de sucre a été plus grande le deuxième jour[1], surtout dans les premières heures de ce deuxième jour. Mais on voit aussi, chez un certain nombre de chiens, le sucre baisser dans les dernières heures du premier nycthémère. Plusieurs causes contribuent à ce résultat : la principale est, sans doute, l'épuisement de la réserve de glycogène.

Chez quelques-uns de mes animaux, la survie a été assez longue pour que j'aie pu recueillir l'urine du troisième jour. Dans tous les cas (sauf un) la quantité de sucre y a été beaucoup moindre.

En résumé, chez le chien complètement dépancréaté, et dans les conditions que j'ai indiquées, le maximum de l'excrétion du sucre, par heure et par kilo, se rencontre, dans les dernières heures du premier nycthémère, ou dans les premières heures du deuxième. Ce maximum ne dépasse guère 20 centigrammes; il est même rarement atteint; ce qui ne saurait étonner; car, pour un sujet *à l'inanition*, la production de 20 centigrammes de sucre par heure et par kilo est assez considérable. On ne voit guère un diabétique *à jeun* excréter 28 grammes de sucre dans les vingt-quatre heures. Il est vrai qu'un diabétique à l'inanition ne possède pas les réserves de glycogène d'un chien bien portant, brusquement dépancréaté.

1. J'ai étudié, chez 11 chiens, la glycosurie, de la 25e à la 48e heure. Or, dans presque tous les cas, la quantité de sucre éliminée a été plus considérable dans le 2e nycthémère (9 fois). Voici ces cas:

CHIENS	QUANTITÉ DE SUCRE PAR KILOG.	
	Le 1er jour.	Le 2e jour.
1.	1,6	2,8
2.	1,5	1,6
3.	1,3	1,8
4.	1,2	2,3
5.	0,9	1,5
6.	0,9	1,5
7.	0,6	1,6
8.	0,5	1,6
(Chienne très grasse)	0,3	0,8

PROPORTION CENTÉSIMALE DE SUCRE

La proportion de sucre contenue dans l'urine est non moins intéressante à connaître que la quantité absolue de sucre excrétée.

Il est assez fréquent de voir, deux heures après le début de la glycosurie, le chiffre du sucre atteindre 30 grammes par litre et davantage. D'autre part, le pourcentage du sucre peut rester bas dans les premières heures, particulièrement si la glycosurie a débuté tardivement : ainsi, chez une chienne, antérieurement mal nourrie, dont l'urine n'a commencé à renfermer du sucre que onze heures après l'opération, le chiffre de 50 grammes par litre n'a été atteint qu'à la vingtième heure. Chez une autre, dans les mêmes conditions, ce même chiffre n'a été observé qu'à la vingt-cinquième heure.

Le moment précis où arrive le maximum du pourcentage du sucre a pu être élucidé dans 52 cas. Il en est survenu :

Dans les 16 premières heures	23 fois.
Après 16 heures.	29 —

Chez 8 chiens sur 100, ce maximum a dépassé 100 grammes de sucre par litre. Chez la plupart, il est resté entre 60 et 80 grammes par litre ; dans près d'un quart des cas il n'a pas atteint 60 grammes. Ces derniers cas ressortissent surtout à ceux où la glycosurie a été lente à s'établir.

Pendant la période d'augmentation et de décroissance de la glycosurie, la courbe du pourcentage n'est pas toujours régulière : elle présente souvent des ondulations bien marquées.

Il arrive parfois que plusieurs échantillons d'urine recueillis successivement, de trois en trois heures, par exemple, renferment tous le même pourcentage de sucre. Mais, si l'on construit la courbe, en employant la méthode d'interpolation [1], on

1. Voir sur l'utilité de la méthode d'interpolation en biologie Prompt. (*Archives générales de médecine*, 1866, 2e sem., p. 403).

est porté à soupçonner que la constance du pourcentage ne répond pas à la réalité. Pour avoir une certitude à cet égard, il eût fallu recueillir des échantillons d'urine à intervalles plus rapprochés.

En résumé, chez plus des trois quarts des chiens, le maximum du pourcentage du sucre dans l'urine est atteint avant la seizième heure. A ce moment, la proportion du sucre dans le sang n'est pas très élevée. — D'autre part, après la trentième heure, le pourcentage du sucre dans l'urine *a beaucoup baissé;* et, cependant, à ce moment, la proportion du sucre dans le sang est beaucoup plus élevée qu'à la seizième heure. Il y a donc une discordance frappante entre la glycosurie et l'hyperglycémie. J'y reviendrai dans un instant.

NATURE DU SUCRE EXCRÉTÉ

Nous venons d'employer le mot *glycosurie*. Celui de glycurie serait plus correct; car bien que le glycose constitue la presque totalité du sucre excrété par le chien dépancréaté, on trouve à côté de lui d'autres sucres, tout d'abord du maltose.

Maltosurie. — On sait que le pouvoir dextrogyre du maltose est considérable, que son pouvoir réducteur est moindre que celui du glycose, et que l'hydrolysation le transforme en ce dernier sucre. En conséquence, on doit soupçonner l'existence de maltose dans une urine lorsque le polarimètre indique un chiffre très supérieur à celui de la liqueur de Fehling. On en aura la certitude si, après le chauffage de cette même urine en présence d'un acide, le polarimètre donne un chiffre inférieur à celui qu'il indiquait primitivement, et la liqueur de Fehling un chiffre supérieur à celui qu'elle accusait avant le chauffage[1]. Les

1. Théoriquement, après le chauffage, les deux chiffres devraient être les mêmes; et c'est en effet ce qu'on observe lorsqu'on hydrolyse une solution aqueuse de maltose; mais dans l'urine où existent d'autres substances capables d'influencer les pouvoirs réducteur et rotatoire, il est fort rare qu'on arrive à la concordance des deux chiffres.

urines d'un très grand nombre de nos chiens dépancréatés ont présenté ces caractères. En voici quelques exemples :

L'urine d'une petite chienne, trente-six heures après l'ablation du pancréas présentait les valeurs suivantes, *évaluées en glycose ;* pour 1,000 grammes d'urine :

	gr.
Avec le polarimètre.	42,4
Avec la liqueur de Fehling	28,6

Après l'hydrolysation, la liqueur de Fehling indiquait 33 grammes, chiffre supérieur à 28,6 et le polarimètre 40, chiffre inférieur à 42,4. Il y avait donc du maltose dans cette urine. Mais 40 est bien au-dessus de 33, ce qu'on doit expliquer, soit par une hydrolysation incomplète, soit par la coexistence d'une autre matière sucrée.

Cette dernière éventualité mérite d'être prise en considération dans un certain nombre de cas : Ainsi, la première urine émise par le chien 2073 après l'ablation du pancréas présentait les valeurs suivantes, comptées comme glycose :

	gr.
Avec le polarimètre.	62
Par la réduction	32

Et après l'hydrolysation :

Avec le polarimètre.	37
Par la réduction	44

On remarquera que 44 dépasse 37. Donc, après l'hydrolysation, il reste un autre sucre que le glycose.

Plus intéressante encore est l'urine suivante (chien 2100) émise vingt-quatre heures après l'ablation du pancréas. Les valeurs, comptées comme glycose, étaient :

	gr.
Avec le polarimètre.	88,2
Par la réduction	78,1

et après l'hydrolysation :

Avec le polarimètre.	86,2
Par la réduction	95,1

Ce dernier chiffre peut s'expliquer en admettant que dans cette

urine, une conjugaison d'acide glycuronique, *non réductrice avant l'hydrolysation*, coexistait avec le maltose.
Il me serait facile de multiplier ces exemples.

On a une nouvelle preuve de la présence de maltose si l'on obtient avec la phénylhydrazine des cristaux de maltozazone.

C'est au moyen de ces diverses preuves que Boulud et moi[1] avons pu montrer la réalité de la maltosurie chez les chiens dépancréatés ; et, ce qui n'est pas sans intérêt, même chez des chiens nourris *exclusivement* de viande *depuis des semaines*. On sait depuis longtemps que dans certaines conditions, le glycogène donne du maltose, et non du glycose. Le défaut de la fonction pancréatique peut donc rendre imparfaite la glycogénie aux dépens du glycogène. C'est une hypothèse qu'avaient émise Le Nobel et v. Ackeren, mais sans l'étayer d'aucune preuve sérieuse; car leurs deux observations recueillies chez l'homme, ne sont rien moins que probantes.

L'acide glycuronique a été parfois constaté dans l'urine de chiens dépancréatés, mais en proportion insignifiante, à moins que ce soit sa présence qui lui donne le pouvoir lévogyre observé accidentellement[2].

Il existe certainement encore d'autres substances sucrées; mais elles n'ont pas encore été suffisamment étudiées.

Rapports entre l'hyperglycémie et la glycosurie. — Six heures après l'ablation du pancréas, alors que la glycurie est manifeste chez la moitié environ des chiens, le sucre du sang atteint, en général, seulement 2 grammes. — Quatorze ou seize heures plus tard, bien qu'en augmentation, il n'est pas encore en quantité bien considérable, et ne dépasse pas beaucoup 3 grammes p. 1.000 grammes de sang. Aussi l'urine peut-elle renfermer par litre, une proportion de sucre *vingt* fois plus forte que le sang. Mais, vers la trentième heure, le sucre urinaire a

1. Lépine et Boulud. (*C. R. de l'Acad. des Sciences*, 11 mars 1901).
2. Sandmeyer. (*Klinische Erfahrungen über D.* von E. Kuelz, p. 439).

déjà beaucoup baissé (à cause de l'inanition) ; l'hyperglycémie a augmenté. Expliquer cette discordance entre le sang et l'urine par une simple modification de la perméabilité rénale ne paraît pas admissible. On ne voit pas, en effet, pourquoi, en peu d'heures, elle diminuerait vis-à-vis du sucre d'une manière si sensible. Il me paraît beaucoup plus vraisemblable — et c'est d'accord avec tout ce que nous avons vu dans les précédents chapitres de cet ouvrage — que cette discordance entre l'hyperglycémie et la glycosurie tient à ce qu'une bonne partie du sucre du sang est entrée dans une combinaison. Le rein n'est pas seul à régler la sortie du glycose en excès dans le sang. On peut même dire qu'il n'en est pas le principal régulateur. Ce n'est pas à dire, d'ailleurs, que le défaut de perméabilité du rein soit sans influence.

INFLUENCE DU DÉFAUT DE LA PERMÉABILITÉ DU REIN.

Certains chiens dépancréatés, quoique bien nourris antérieurement, n'ont qu'une faible glycosurie ; mais leur hyperglycémie est au-dessus de l'ordinaire. Or, assez souvent, on trouve, à l'autopsie de ces animaux, une néphrite atrophique, affection qui, comme on sait, n'est rien moins que rare chez le chien[1].

Si on produit artificiellement chez un chien dépancréaté une néphrite aiguë, avec la cantharidine, ainsi que l'ont fait Schüpfer[2], Ellinger et Seelig[3], etc., on observe aussi la diminution du sucre urinaire et l'augmentation de l'hyperglycémie.

AUGMENTATION DE L'HYPERGLYCÉMIE OU DE LA GLYCOSURIE CHEZ LE CHIEN DÉPANCRÉATÉ, SOUS DIVERSES INFLUENCES.

Influence de la phlorizine. — Nous avons vu dans le cha-

1. Voir p. 291.

2. F. Schuepfer. (*Bolletino della R. Accad. med. di Roma*, 1897, et *Policlinico*. (Sect. med., 1900).

3. Ellinger et Seelig. (*Festschrift zur Feier von Max Jaffe* Kœnigsberg, 1901).

pitre précédent que la phlorizine peut diminuer l'hyperglycémie chez le chien dépancréaté ; en tous cas, elle augmente toujours la glycosurie[1]. Ce fait nous paraît assez connu pour qu'il soit inutile de rapporter nos propres expériences, qui le confirment pleinement.

Influence de l'adrénaline. — L'adrénaline injectée à un chien dépancréaté et glycosurique augmente la glycosurie :

Si l'ablation du pancréas date de plus de vingt-quatre heures, et que la glycosurie soit déjà intense, elle sera, en général, peu accrue par l'injection d'adrénaline. Il est cependant des cas où l'influence de cette dernière est bien nette :

Chien de 22 kilogrammes. — Vingt-quatre heures après l'ablation du pancréas l'urine renferme, par litre, 45 grammes d'urée, et 62 gr. 5 de sucre, ce qui fait 138 grammes de sucre p. 100 d'urée. On injecte dans une veine 4 milligrammes d'adrénaline. Deux heures plus tard, l'urine renferme 35 grammes d'urée et 83 gr. 3 de sucre, ce qui fait 238 gr. de sucre p. 100 d'urée. Deux heures après, l'effet de l'adrénaline étant épuisé, on a : urée 42 gr. 5, sucre 71 gr. 4, soit seulement 168 grammes de sucre p. 100 d'urée[2].

Influence de l'asphyxie. — J'ai plusieurs fois soumis des chiens, qui venaient d'être dépancréatés, à une asphyxie plus ou moins prolongée (par pincement des narines). Voici une de mes expériences :

Chienne 2289. — 17 kilogrammes, bien portante, nourrie de viande depuis plusieurs jours. A 8 heures on lui enlève le pancréas, après une chloroformisation très courte. Puis, on commence aussitôt l'asphyxie par pincement incomplet des narines. Elle dure une heure et quart ; on ne peut la prolonger davantage, l'animal étant près de mourir.

On prend alors du sang dans la carotide : il renferme 3 gr. 4 de sucre. Or le sang chez un chien, dépancréaté depuis une heure et

1. Voir p. 268.

2. Lépine (*Revue de Médecine*, 1906, p. 538).

quart, même après une longue chloroformisation, ne renferme pas plus de 1,5 de sucre. — D'autre part, un chien complètement asphyxié, dans des conditions identiques, sauf qu'il n'est pas dépancréaté, n'a jamais 3 gr. 4 de sucre après une heure et quart d'asphyxie.

Cette expérience est un cas type : dans plusieurs autres, faites dans des conditions analogues, l'hyperglycémie a été moins prononcée.

Influence de la piqûre du bulbe. — On sait depuis Cl. Bernard que la piqûre du plancher du quatrième ventricule est suivie d'hyperglycémie et de glycosurie. Hédon [1] a vu que cette même opération augmente la glycosurie chez le chien dépancréaté. Ainsi, un chien qui, avant la piqûre, excrétait en deux heures de 3 à 4 grammes de sucre, en excrétait deux heures plus tard près de 9 grammes. Le sucre du sang qui, immédiatement avant la piqûre, était à 2,8 p. 1.000, s'est élevé, trois heures après, à 3 gr. 7. Kaufmann [2] a confirmé ce fait, en ajoutant que la lésion bulbaire renforce l'hyperglycémie chez le chien dépancréaté, *alors même* que le *foie* est *énervé*.

Influence de la faradisation du bout central du sciatique. — Nous avons vu précédemment qu'immédiatement après la faradisation du bout central du sciatique, il se produit une légère hyperglycémie (avec diminution du pouvoir glycolytique du sang) ; puis, quelques heures plus tard, une augmentation du pouvoir glycolytique du sang qui s'accompagne souvent d'hypoglycémie. Chez le chien dépancréaté l'hyperglycémie initiale est plus accentuée.

Voici une expérience :

Chien 1766 *bis*. — 19 kilogrammes.

A 8 heures matin, on enlève le pancréas et on faradise aussitôt le bout central du sciatique.

1. Hédon. (*C. R. de la Société de Biologie*, 1894, 13 janvier, p. 26).
2. Kaufmann. (*C. R. de la Société de Biologie*, 1894, p. 284).

Deux heures plus tard, le pouvoir réducteur du sang artériel (évalué en glycose) dépasse 3 grammes.

A une heure, il s'élève à 4,7
A cinq heures, il s'élève à. 6,6

Le lendemain matin, il s'élève à 7 grammes, mais il baisse dans l'après-midi.

Le chiffre de 6,6 est tout à fait insolite quelques heures seulement après l'ablation du pancréas. L'influence de l'excitation du sciatique est ici évidente.

Dans d'autres cas c'est la glycosurie qui se montre relativement forte : une chienne (1756), dont le sucre du sang, quelques heures après l'ablation du pancréas et la faradisation du sciatique ne dépassait pas 4 gr. 5, a excrété dans les vingt-quatre premières heures à partir de cette double opération, plus de 2 gr. 5 de sucre par kilogramme, chiffre très élevé pour le premier nycthémère. Pendant le nycthémère suivant elle a excrété moins de 1 gramme par kilogramme.

DE QUELQUES CONDITIONS DIMINUANT L'HYPERGLYCÉMIE ET LA GLYCOSURIE CHEZ LE CHIEN DÉPANCRÉATÉ.

Inanition. — Nous avons vu que chez le chien inanitié la phlorizine peut produire une forte glycosurie, si la dose est suffisante. Au contraire, l'ablation du pancréas n'est pas, chez lui, suivie de glycosurie. Ce fait, sur lequel j'ai appelé le premier l'attention [1], a été confirmé par Thiroloix [2] et Bedart [3]. Minkowski pense que la glycosurie, dans ce cas, ne présente d'autre particularité que d'être tardive. A cette assertion je ne saurais opposer des faits personnels ; car mes chiens inanitiés, comme ceux de Bedart, n'ont pas survécu longtemps. Thiroloix, qui a observé de plus longues survies, affirme que, chez le chien préalablement inanitié, puis dépancréaté, la glycosurie fait défaut

1. Lépine. (*Lyon médical*, 1893, tome LXXIV, p. 415).
2. Thiroloix. (*C. R. de la Société de Biologie*, 1894, p. 298).
3. Bedart. (*Bulletin médical de Lille*, 1894).

si l'on n'alimente pas l'animal dans les jours qui suivent l'opération.

Influence de la section de la moelle. — Quoi qu'il en soit, voici une autre différence importante entre le diabète pancréatique et le diabète phlorizique : nous avons vu précédemment que ce dernier persiste, malgré la section de la partie inférieure de la moelle dorsale (Lépine)[1]. Au contraire, chez le chien privé de pancréas, ainsi que l'ont montré Chauveau et Kaufmann, la section de la moelle entre la quatrième paire cervicale et la sixième dorsale, si elle est faite *avant* l'ablation du pancréas, empêche l'hyperglycémie et la glycosurie. Cette section agit autrement que la section des nerfs du foie ; car, ainsi que l'a montré Kaufmann[2], la section seule de ces nerfs n'empêche pas toujoûrs l'ablation du pancréas de produire ses effets habituels ; pour Chauveau et Kaufmann, la section de la moelle exercerait sur les cellules du foie une véritable action d'arrêt[3].

D'après Marcuse[4] l'ablation simultanée du pancréas et du foie chez la grenouille n'est pas suivie de glycosurie, tandis qu'on l'observe chez cet animal après l'ablation du pancréas[5].

Influence du travail musculaire. — Chez le chien *incomplètement* dépancréaté, le travail musculaire diminue la gly-

1. Voir plus haut, p. 279.

2. KAUFMANN. (*Archives de physiologie*, 1895.)

3. CHAUVEAU et KAUFMANN. (*C. R. de l'Académie des Sciences*, 1893). — Il est assez singulier que la même opération succédant à l'ablation du pancréas n'empêche nullement le diabète.

4. MARCUSE. (*Zeitschrift für klinische Medicin*, XXXVI).

5. ALDEHOFF. (*Zeitschrift für Biologie*, 1891, XXVIII, p. 293). — Chez ces animaux la glycosurie n'apparaît guère que quatre à cinq jours après l'opération. Légère d'abord elle deviendrait ensuite plus intense. Le même expérimentateur a enlevé le pancréas *à plusieurs tortues d'eau douce* et observé chez elles une glycosurie apparaissant au bout de vingt-quatre ou de quarante-huit heures et persistant chez la plupart jusqu'à la mort, qui arrivait entre six et vingt-trois jours.

cosurie : Le quotient glycose : Az est abaissé. Mais si le pancréas a été complètement enlevé, il peut y avoir augmentation du quotient. Cela prouve que, dans ce cas, la glycolyse est entravée [1].

Influence de l'extirpation de la thyroïde. — Si on extirpe la thyroïde à un chien et que, quelques jours plus tard, on lui enlève le pancréas, le quotient glycose : Az, dans l'urine, est plus élevé que chez un chien simplement dépancréaté [2]. Cela est dû surtout à ce que chez le chien athyroïdé la désassimilation des matières protéiques est diminuée. Il ne prouve pas que la sécrétion interne de la thyroïde se comporte comme celle des capsules surrénales ; car d'autres faits montrent la dissemblance des deux sécrétions : ainsi l'adrénaline provoque une réaction en polynucléoses [3], et le suc thyroïdien une réaction inverse [4]. Enfin, tandis que l'ablation des surrénales entrave beaucoup le diabète, la thyroïdectomie est quelquefois suivie de glycosurie [5].

Influence de l'extirpation des capsules surrénales. — Frouin a pratiqué chez deux chiens, en deux temps et à vingt jours d'intervalle, l'ablation d'une capsule et des deux tiers de l'autre. Un mois après, il a fait une extirpation partielle du pancréas et, deux mois plus tard, a enlevé le reste du pancréas. Les deux animaux ont survécu, l'un seize jours, et l'autre vingt-cinq jours ; leur glycosurie a paru nettement moindre que chez les chiens non décapsulés [6].

Influence d'un état infectieux. — Un état infectieux fébrile empêche la glycosurie de se produire chez le chien dépancréaté

1. Seo (*Archiv für exper. Path. und Pharmak*, 1906, LIX, p. 351). Voir aussi Heinsheimer (*Zeitschrift für exp. Pathol. und Therap.*, 1905, II).

2. Eppinger, Falta et Rudinger (*Zeitschrift für klin. Med.*, 1908, LXVI, p. 24-25).

3. Loeper et Crouzon (*C. R. de la Société de Biologie*, 1903, p. 14 nov.).

4. Jean Lépine (*C. R. de la Société de Biologie*, 1902, 29 nov.)

5. Falkenberg (*Congress für innere Med.*, 1891).

6. Frouin (id., 1908, 1er semestre, p. 216).

(Lépine, Minkowski). La fièvre, même sans infection appréciable, y met obstacle.

J'ai enlevé le pancréas à 8 heures du matin à une chienne de 17 kilogrammes en parfait état de santé. L'opération terminée, un garçon de laboratoire novice a pris maladroitement un des membres postérieurs de l'animal, et par un porte-à-faux, lui a fracturé la cuisse.

Dans les heures suivantes la température est progressivement élevée :

A 11 heures, 40°4 — 1 heure, 40°6 — 3 heures, 40°8 — 4 heures, 41° — à 5 heures, 40°6, pas d'urine. A ce moment le sang renferme 2 gr. 3 de sucre (influence probable de l'anesthésie chloroformique).

Le lendemain et les jours suivants, pas de glycosurie. C'est seulement cinq jours plus tard que l'urine a présenté des traces de sucre.

L'animal est mort la nuit suivante après avoir perdu 2 kilogrammes de son poids. Pendant ces cinq jours elle a rendu quotidiennement, par kilogramme, de 1 à 1,5 d'urée.

Influence des hémorragies. — D'après mon observation, elles ont sur l'hyperglycémie et la glycosurie une influence moindre que l'infection, mais dans le même sens.

Influence de la ligature du canal thoracique. — Gaglio[1] a prétendu qu'un chien dépancréaté ne devient pas diabétique si on lui lie le canal thoracique en même temps qu'on enlève le le pancréas. Ce fait, s'il était exact, serait paradoxal. Mais il est absolument controuvé ; j'ai répété deux fois cette expérience et les animaux sont devenus glycosuriques, comme si le canal n'avait pas été lié[2]. Biedl[3] a obtenu les mêmes résultats que moi.

1. Gaglio. (*Soc. medic. chir. di Bologna*, 1891, 30 jan.).
2. Lépine. (*Annales de Medecine*, 1891).
3. Biedl. (*Centralblatt für Physiologie.*, 1898, p. 628).

ACTION DE L'INJECTION INTRA-VEINEUSE DE DIVERSES SUBSTANCES.

Transfusion. — A des chiens dépancréatés depuis plusieurs heures et hyperglycémiques, j'ai plusieurs fois, aussitôt après une large saignée, transfusé, dans la veine, du sang artériel d'un chien sain, en quantité supérieure à celle qui avait été retirée. Or, la transfusion, faite dans ces conditions, ne diminue guère l'hyperglycémie ; mais elle diminue *toujours* la glycosurie, souvent dans une proportion considérable, non seulement le pourcentage du sucre dans l'urine, mais la quantité absolue de sucre excrétée par heure et par kilogramme. Par exemple, dans un cas où le chiffre était 0,07 dans l'heure précédant la transfusion, il est tombé dans l'heure suivante à 0,03, soit une diminution de plus de moitié.

Si l'on transfuse, à un chien qui vient d'être dépancréaté, du sang d'un chien devenu diabétique par suite de l'ablation du pancréas, il n'est pas étonnant qu'on provoque immédiatement une hyperglycémie. Mais il est à remarquer que cette hyperglycémie n'est pas transitoire, comme elle le serait chez un chien qui ne serait pas privé de pancréas. L'expérience suivante le prouve :

CHIEN 2020. — Poids 17 kilogrammes. A 8 heures et demie du matin on lui enlève le pancréas et on retire 580 grammes de sang ; puis on lui injecte d'artère à veine, environ 500 grammes du sang d'un chien, privé de pancréas depuis vingt-quatre heures, et dont le pouvoir réducteur, pour 1,000, équivalait à 4,5 glycose. Aussitôt après, le sang artériel du transfusé possède un pouvoir réducteur équivalant à 2 gr. 9 de glycose.

Une heure plus tard ce pouvoir réducteur est égal à 3 gr. 25.

A 11 heures,	pouvoir réducteur	. . . . .	2 gr. 95
A 1	—	—	. . . . .	2 — 18
A 5	—	—	. . . . .	2 — 80

Il est remarquable que le pouvoir réducteur ait augmenté une heure après la transfusion. Il est probable que l'apport d'un sang étranger a excité la glycogénie.

Hess[1] a supposé que si l'on transfusait à un chien sain du sérum de chien diabétique, on provoquerait, chez le premier, une sécrétion interne pancréatique plus active, et qu'en conséquence, le sang de ce chien, transfusé au chien diabétique, aurait chez ce dernier une action plus efficace. Mais les faits ne paraissent pas avoir répondu à son attente : dans 2 expériences (sur 3) il y a bien une diminution de la glycosurie ; mais elle ne paraît pas plus considérable que si on avait eu recours au sang d'un chien neuf.

Effets de l'injection d'eau salée. — Une simple injection d'eau salée n'abaisse pas le pourcentage du sucre dans l'urine autant que celui de l'urée. C'est ce que prouve l'expérience 2278 *bis* :

Chez cet animal, vingt-quatre heures après l'ablation du pancréas, il y avait, par litre d'urine 74 grammes de sucre et 25 grammes d'urée ; une heure après l'injection de 700 cc. d'eau salée (soit 21 cc. par kilogramme) le pourcentage de l'urée s'est abaissé de 20 p. 100 et celui du sucre de 10 p. 100 seulement.

Injection de peptone et de pancréatine. — J'ai injecté dans les veines de chiens dépancréatés diverses peptones, des peptones du commerce purifiées, des peptones fabriquées par le procédé de Fiquet, etc. Dans certains cas, il a semblé que cette injection avait diminué passagèrement la glycosurie. Mais ce qui est surtout à noter, c'est que dans 2 cas où les peptones ont été injectées *aussitôt après l'ablation du pancréas*, la glycosurie a fait défaut jusqu'à la mort de l'animal (survenue par suite de la perforation du duodénum). Dans ces deux cas, les peptones ont été injectées sous la peau à diverses reprises, la première injection ayant été faite aussitôt après l'ablation du pancréas. Un de ces deux chiens n'a succombé qu'au bout de quarante-huit heures.

L'injection intra-veineuse de 5 centigrammes de pancréatine amène une diminution passagère, mais très nette, de la glycosurie.

1. Otto Hess. (*Münchener med. Wochensch.* 1902, p. 1451).

Injection de macération de pancréas frais. — Elle est, d'après mes expériences, à peu près inefficace. C'est aussi ce que dit Hédon. — Gley[1], dans un cas qu'il a soigneusement étudié, n'a pas vu qu'elle agit mieux, en injection intra-péritonéale. Hugounenq et Doyon[2], par l'injection d'extraits pancréatiques divers n'ont constaté aucune diminution de la glycosurie. Les résultats négatifs obtenus par différents expérimentateurs ne laissent donc aucun doute sur l'insuffisance de l'opothérapie pancréatique chez le chien dépancréaté.

Injection intra-veineuse de suc de levure. — J'ai préparé du suc de levure par le procédé indiqué par Büchner, c'est-à-dire en le broyant avec du sable, et en le soumettant à une forte pression obtenue par une presse hydraulique. On sait, par mes recherches antérieures faites avec la collaboration de Martz[3], qu'à la dose d'un demi-centimètre cube par kilogramme, ce suc frais injecté dans les veines d'un chien n'est pas toxique ; qu'il a produit, le plus souvent, une hyperglycémie transitoire, bientôt suivie d'une hypoglycémie progressive qui dure plusieurs heures et qui paraît en raison inverse de l'élévation de la température.

Ceci connu, voici ce que j'ai observé en injectant une dose un peu plus forte, 1 à 2 centimètres cubes de suc de levure, dans les veines d'un chien dépancréaté et glycosurique :

Pas de diminution de l'hyperglycémie; diminution du pourcentage du sucre dans l'urine, et surtout diminution de la quantité de sucre excrété par heure et par kilogramme, ce qui tient à l'effet antidiurétique du suc de levure dans ces conditions. La diminution de la diurèse explique probablement en partie le

1. Gley. (*Annales de la Société de médecine de Gand*, 1900).

2. Hugounenq et Doyon. (*Archives de physiologie*, 1897, p. 834).

3. Lépine et Martz. Sur les effets produits par l'injection intra-veineuse, chez le chien, de suc de levure. (*Archives internationales de pharmacodynamie*, 1899, VI, p. 99).

chiffre élevé de l'hyperglycémie que j'ai parfois constaté quelques heures après l'injection du suc de levure.

Lésions constatées à l'autopsie des chiens dépancréatés, et ayant succombé à une péritonite trente ou quarante heures après l'opération. — Outre les lésions de la péritonite, sur lesquelles je n'ai pas à insister, la seule lésion macroscopique frappante est la dégénération graisseuse du foie. Le plus souvent, il est très pauvre en glycogène (Minkowski, Hédon). Il y a cependant des exceptions à cette règle : ainsi, chez un très jeune chien sacrifié vingt-quatre heures après l'ablation du pancréas, et dont le sang renfermait un peu plus de 3 grammes de sucre p. 1.000, j'ai trouvé dans le foie plus de 2 gr. 6 de glycogène p. 100. Ce chiffre n'a rien, dans l'espèce, d'extraordinaire. Il mérite, toutefois, d'être retenu, parce qu'au moment où l'animal a été sacrifié, la glycosurie paraissait déjà en voie de diminution.

Almagia et Embden ont dosé par la méthode de Pfluger le glycogène chez 3 petits chiens de 5 kilogrammes, dépancréatés *depuis huit jours* et laissés à l'inanition. Ils n'en ont pas trouvé dans 100 grammes de foie ; 100 grammes de muscle ont donné de 0,48 à 0,08.

Le cœur en renfermait davantage ; le poumon et les reins des traces. — Ils estiment à 10 grammes *au maximum* la quantité de glycogène de tout le corps [1].

D'autres organes peuvent présenter, si on les examine quelques jours après l'ablation du pancréas, des altérations appréciables, au moins à l'aide du microscope ; Tiberti [2], qui a étudié avec soin l'histologie de la thyroïde dans diverses conditions morbides, dit que chez deux chiens dépancréatés, morts

1. Marco Almagia et G. Embden. Ueber die Zuckerausscheidung pankreasloser Hunde. (*Hofmeister's Beiträge*, 1903, VII, p. 298).

2. Tiberti. Sull attivita secretoria della ghiandola tiroidi. (*Sperimentale*, 1905, p. 264-280).

sept jours après l'opération, le volume de la glande était très augmenté, les alvéoles dilatés, la substance colloïde plus abondante, et les granulations incluses dans les cellules, beaucoup moindres.

Telles sont les lésions observées peu de jours après l'ablation du pancréas. J'indiquerai plus loin celles qui ont été constatées chez les chiens dont la survie a été un peu longue[1].

DIABÈTE CHRONIQUE CONSÉCUTIF A L'ABLATION DU PANCRÉAS CHEZ LE CHIEN

Pour obtenir la survie des animaux une condition essentielle est de prévenir la mortification du duodénum. Dans ce but, Minkowski pratique, dans une première séance, l'ectopie de la portion descendante du duodénum; dans une seconde séance, l'ablation du reste de l'organe, et, dans une troisième, l'extirpation du fragment ectopié. Cette ingénieuse opération, en trois temps, a été réglée par Hédon de la manière suivante :

La portion descendante du pancréas étant absolument libre dans le mésentère, il suffit de la séparer du reste de la glande, immédiatement au-dessous du canal de Wirsung, par une section transversale entre deux ligatures, et de l'attirer hors de la cavité péritonéale, en respectant le pédicule vasculaire. L'incision de l'abdomen ayant été faite sur la ligne médiane, on décolle la peau *à gauche* de cette incision, de façon à faire une loge dans laquelle on fixe le morceau de la glande par quelques points au catgut. Le pédicule vasculaire risquant d'être comprimé entre les muscles droits, on prévient ce danger par un petit débridement en travers. De plus, afin d'éviter que le suc pancréatique se déverse dans le tissu cellulaire, on fixe par un point de suture la surface sectionnée du pancréas au niveau des lèvres de l'incision cutanée. Pendant les jours suivants, on voit s'écouler de cette fistule un liquide plus ou moins séreux, qui possède les principales propriétés du suc pancréatique.

Quand l'animal est remis de cette première opération, on extirpe le pancréas restant dans l'abdomen, au moyen d'une inci-

1. Voir Boccardi. Lésions chez les animaux privés de pancréas. (*Rendiconto delle Accad. med. chirurg. di Napoli*, t. XLIV).

sion longitudinale faite *à droite* du fragment ectopié, et en évitant de compromettre la vitalité du duodénum par la ligature du tronc pancréatico-duodénal. Dans les cas *types*, la glycosurie fait défaut. C'est le résultat qu'Hédon dit avoir observé 13 fois sur 25.

Un peu plus tard, on extirpe la portion ectopiée sous la peau, ce qui n'offre aucune difficulté, et c'est alors que se développe la glycosurie.

Dans un bon nombre de cas on n'a même pas besoin de pratiquer cette dernière opération, la portion ectopiée s'atrophiant plus ou moins à la longue. Il suffit donc, parfois, d'attendre un certain temps pour voir se développer un vrai diabète.

L'atrophie progressive du fragment ectopié est d'autant moins surprenante que, souvent, des fragments juxta-duodénaux, laissés en place lors de l'extirpation de la plus grande partie du pancréas, s'ils ont été plus ou moins mâchés entre les mors d'une pince, se sclérosent et finissent par s'atrophier; de sorte que l'on peut observer, après des extirpations très incomplètes du pancréas, l'apparition d'un diabète atténué, c'est-à-dire d'une glycosurie intermittente, apparaissant après une alimentation riche en hydrates de carbone.

Sandmeyer[1] a publié avec détails deux expériences de ce genre : chez le premier chien, qui avait conservé environ la neuvième partie de son pancréas, il s'est développé assez promptement un diabète léger, qui augmenta d'intensité au bout de trois mois; puis se transforma en diabète grave, et amena la mort deux mois plus tard. Chez le second chien, dont le fragment pancréatique conservé était un peu plus volumineux, la glycosurie débuta sept semaines après l'opération; elle augmenta d'intensité au bout d'un an, et la mort survint huit mois plus tard.

Au lieu de faire, avec l'instrument tranchant, une ablation volontairement incomplète, on peut, à l'exemple de Cl. Bernard, de Schiff, de Gley[2], d'Hédon[3] et de Thiroloix[4], injecter diverses

1. Sandmeyer. Ueber die Folgen der partieller Pankreasexstirpation beim Hunde (*Zeitschrift für Biologie*, 1895, XXXI, p. 12).

2. Gley. (*C. R. de l'Acad. des Sciences*, 6 avril 1891).

3. Hédon. (*Archives de méd. expérim.*, 1891, p. 341).

4. Thiroloix. Le diabète pancréatique. (*Thèse* de Paris, 1893). — Cet expérimentateur recommande particulièrement la suie en suspension dans l'huile, ou le bitume de Judée dans l'essence de térébenthine.

substances et particulièrement de la paraffine, dans le bout glandulaire du canal de Wirsung. On obtient ainsi une sclérose progressive de la glande. Dans ce cas, le pancréas, quatre ou cinq semaines plus tard, est très diminué de volume; et, sur une coupe transversale de la glande, on voit les canaux excréteurs maintenus béants par la présence d'un tissu conjonctif abondant qui les entoure. Les acini ont subi des altérations profondes. Au bout de quelques mois, il ne reste qu'un cordon dur de tissu fibreux entourant le canal de Wirsung.

Il se peut, à la rigueur, que ces atrophies, même extrêmes, ne s'accompagnent pas de diabète : dans deux cas de ce genre, Hédon a extirpé ce qui restait de la glande atrophiée. Chez un des deux chiens [1], la glycosurie apparut aussitôt après cette extirpation; et, le cinquième jour, elle atteignait 55 grammes par litre. Puis, elle se mit à décroître, et cessa au bout de seize jours. Deux mois plus tard, elle se montra de nouveau, avec la même intensité, et persista jusqu'à la mort.

Chez l'autre chien [2], la glycosurie ne débuta que le vingt-deuxième jour. Elle présenta des oscillations journalières et des intermittences non explicables par l'alimentation.

Carnot [3] a obtenu une sclérose du pancréas en injectant dans le canal de Wirsung des cultures microbiennes. Après l'introduction du bacille de Koch dans les voies lymphatiques de cet organe, il a constaté, au bout d'un certain temps, de la glycosurie, qui dans un cas a été très accentuée (69 grammes de sucre par litre d'urine).

De la digestion après la suppression de l'écoulement du suc pancréatique dans l'intestin. — La suppression de l'écoulement du suc pancréatique dans l'intestin amène une diminution de la résorption des aliments. Toutefois Rosenberg [4] a observé chez un chien, dans les premiers jours qui ont suivi la

1. Hédon. (*Archives de méd. expérim.*, janvier 1891).

2. Hédon. (*Id.*, mars et juillet).

3. Carnot. (*Thèse de Paris*, 1898).

4. Rosenberg. Ueber den Einfluss des Pankreas auf die Ausnützung der Nahrung. (*Verhandlungen der physiol. Gesellschaft zu Berlin*, 26 juin 1896).

ligature des deux canaux pancréatiques, que plus de 83 p. 100 des substances alimentaires étaient résorbées[1]. Il pense que chez l'animal la digestion a été favorisée par « les ferments produits dans le pancréas, résorbés et versés dans l'intestin[2] ». C'est la reproduction d'une opinion que U. Lombroso soutient depuis deux ans[3]. Burkhardt l'a combattue[4]. Mais Fleckseder vient de la confirmer[5].

En tous cas, chez le chien dépancréaté, d'après les recherches d'Abelmann[6], 56 p. 100 des matières protéiques, 20 à 40 p. 100 des substances amylacées, et la totalité des graisses (sauf une partie de celles du lait), échappent à l'absorption.

D'après Vaughan Harley[7], un chien en santé, ingérant 1 à 2 grammes de crème de lait par kilogramme, en résorberait les quantités suivantes :

En quatre heures, jusqu'à	21 p. 100
En sept heures, jusqu'à.	46 p. 100
En dix-huit heures, jusqu'à.	86 p. 100

Au contraire, après l'ablation complète du pancréas, on retrouverait dans le tube digestif la totalité de la crème ingérée, et même, paraît-il, un peu de graisse en plus, provenant de la sécrétion de la muqueuse intestinale. Le même expérimentateur a fait aussi la remarque que chez les chiens dépancréatés le passage de la graisse, de l'estomac dans l'intestin, peut être ralenti :

1. Le canal excréteur accessoire s'abouche chez le chien dans le duodénum un peu au-dessus du canal de Wirsung.

2. Plus tard, la résorption n'a pas dépassé 64 à 73 p. 100, probablement à cause de l'atrophie du pancréas. La résorption de la graisse, soit les premiers jours, soit plus tard, était aussi complète que celle des amylacés. Mais celle des matières protéiques était moins bonne.

3. U. Lombroso. (*C. R. de la Société de Biologie*, 1904, 1er et 2e semest.).

4. Burkhardt. (*Archiv für exper. Path. u. Pharmak.*, LVIII, p. 251).

5. Fleckseder. *Id.*, LIX, p. 407.

6. Abelmann. (*Inaug. Dissertat.*, Dorpat, 1890).

7. Vaughan Harley. The normal absorption of fat, etc. (*The Journal of Physiology*, 1895, XVIII, n° 1).

ainsi, d'après lui, 22 p. 100 seulement de la graisse aurait franchi le pylore sept heures après son ingestion.

Mais ces résultats ne paraissent pas être la règle : Hédon[1] a vu le chyle nettement lactescent, quelques heures après un repas de graisse, chez des chiens présentant un diabète intense. Il est vrai que le chyle peut être laiteux sans que la quantité de graisse absorbée soit considérable.

Evolution du diabète. — Nous avons vu que le premier et le second jour qui suivent l'ablation complète du pancréas, le chien *à jeun* n'excrète guère, par vingt-quatre heures, que de 1 à 2 grammes de sucre par kilogramme. Quelques jours après la même opération, si l'animal reçoit une ration abondante de viande il en excrétera davantage, alors même qu'un jeûne préalable à l'opération, avait épuisé ses réserves. — Il en excrétera davantage encore (6 grammes et plus par kilogramme), si des hydrates de carbone entrent pour une part, dans son alimentation.

Un fait sur lequel insistent Minkowski et Hédon, c'est l'influence qu'exerce l'ingestion de glycose sur le diabète : chez un des chiens d'Hédon la glycosurie, absente depuis quelques jours sous l'influence d'un régime carné, a réapparu après l'ingestion de 40 grammes de glycose, pour ne plus cesser jusqu'à la mort de l'animal.

Avec les progrès de la cachexie, la glycosurie diminue progressivement, et le plus souvent disparaît quelque temps avant que l'animal succombe. Outre la glycosurie, le chien privé complètement de pancréas présente les signes classiques du diabète grave, notamment la polyphagie et l'amaigrissement : Bien que largement alimenté de viande, il peut perdre, en huit jours, jusqu'à 12 p. 100 de son poids. Bientôt il est réduit à un état squelettique ; il reste couché, et les parties saillantes s'ulcè-

1. Hédon. (*Travaux de physiologie*, p. 106).

rent. Si on le met debout, il s'affaisse sur son train de derrière. Cependant il continue à manger, jusqu'à ce que son état de faiblesse lui rende impossible la préhension des aliments.

Dyscrasie acide. — La nutrition chez les chiens dépancréatés est bien plus profondément altérée que chez les simples inanitiés : ainsi, Bergell et Blumenthal ont noté dans leur urine la présence de tyrosine[1].

Minkowski[2] y a trouvé de l'acétone, de l'acide diacétique et même, dit-il, de l'acide β-oxybutyrique. L'acidose, chez ces animaux, serait donc plus accentuée que dans l'inanition pure. — D'après Azémar, élève d'Hédon[3], l'acétonurie seule, sans diacéturie, serait la règle. Encore ne me semble-t-elle pas constante. En tout cas, il est prouvé par les expériences d'Embden et Lattes[4] que le foie isolé d'un chien préalablement dépancréaté cède au sang qui l'irrigue beaucoup plus d'acide diacétique que le foie du chien sain[5]. — Pour Schlesinger, l'excrétion des corps acétoniques serait moins rare chez les chiens gras[6]. Il est d'ailleurs à noter que le chien dépancréaté ne meurt jamais dans le coma, l'acidose ne prenant pas chez lui une excessive gravité.

Le sang renferme un excès de sucre, tant qu'il y a de la glycosurie; mais l'hyperglycémie n'a pas encore été bien étudiée dans la glycosurie chronique du chien. L'urée est augmentée

1. Bergell et F. Blumenthal. Ueber den Einfluss des Pankreas auf dem Eiweissabbau. (*Pflueger's Archiv*, 1904, CIII, p. 627).

2. Minkowski. (*Archiv für exp. Pathol.*, XXXI, p. 181).

3. Azémar. (*Travaux de physiologie du laboratoire d'Hédon*, Paris, 1898).

4. Embden et Lattes. (*Hofmeister's Beiträge*, XI, p. 323).

5. On sait que le foie produit de l'acide diacétique. Or dans le cas d'acétonémie légère, c'est de l'acétone qui est trouvé dans l'urine, et non de l'acide diacétique; c'est que ce dernier s'est dédoublé dans le sang.

6. W. Schlesinger. (*Mittheilungen der Gesellschaft für innere Medicin in Wien*, 1903, nº 2, p. 18).

du double dans le sang (Kaufmann). Et il ne s'agit pas d'une rétention ; car elle est aussi deux fois plus abondante dans l'urine du chien dépancréaté, à jeun depuis quelques heures, que dans celle du chien sain, dans les mêmes conditions [1].

J'ai signalé la chlorurie chez le chien dépancréaté [2]. Falta et Whitney l'ont également constatée [3].

Lésions trouvées à l'autopsie des chiens dépancréatés. — A l'autopsie des chiens morts après un diabète prolongé, on constate une émaciation générale. Le tissu adipeux a disparu à peu près complètement; les muscles sont très diminués de volume. De tous les organes, le foie, le cerveau et les reins ont seuls conservé leur poids. L'intégrité du cerveau n'est pas extraordinaire : on l'observe chez tous les animaux inanitiés; celle des reins s'explique par la polyurie. Quant à celle du foie, elle est d'autant plus remarquable, que la perte de poids de cet organe est toujours considérable chez les chiens simplement inanitiés [4]. La dépancréatisation est donc suivie d'un fonctionnement exagéré du foie [5].

La composition chimique de cet organe ne s'écarte d'ailleurs pas de la normale, sauf en ce qui concerne la graisse, qui est augmentée (2 gr. 6 p. 100 de foie frais), et surtout le glycogène qui est très diminué (Minkowski, Hédon). La proportion d'eau est légèrement augmentée. La composition chimique des muscles semble normale, sauf l'augmentation de l'eau, et, peut-être, la diminution de la graisse.

Dans la moelle des os, la graisse est très diminuée.

1. Kaufmann. (*C. R. de la Société de Biologie*, 7 mars 1896).

2. Lépine et Maltet. (*C. R. de la Société de Biologie*, 1902, p. 404).

3. Falta et Whitney. (*Hofmeister's Beiträge*, VIII).

4. Voir Lépine. (Article *Inanition* du *Nouveau Dictionnaire de méd. et de chir. pratiques*).

5. D'après Boccardi. (*Rendiconto della Accad. chirurg. di Napoli*, 1891, XLIV), quelques mois après l'ablation du pancréas les cellules du foie seraient notablement atrophiées.

En résumé, ce qu'il faut surtout retenir, comme anomalies principales chez le chien dépancréaté, c'est l'émaciation générale et l'azoamylie. On remarquera de plus que les chiens dépancréatés bien que morts dans un état de maigreur squelettique, ont encore *au moins* 1 p. 100 de graisse dans le foie et 0,5 p. 100 dans les muscles.

DE LA NUTRITION CHEZ LE CHIEN RENDU DIABÉTIQUE PAR L'ABLATION DU PANCRÉAS

Ainsi que nous avons fait dans la description des symptômes, il convient de distinguer deux périodes : 1° celle qui succède immédiatement à l'ablation complète du pancréas, l'animal restant à l'inanition (sa durée varie de deux à trois ou quatre jours); 2° la période suivante, pendant laquelle l'animal, bien qu'alimenté, se dénourrit et se cachectise (cette période varie de quelques semaines à quelques mois).

I. — Pendant la première période il vit sur ses réserves ; l'azoamylie est rapide ; le glycogène, surtout dans le foie tombe à un taux très bas. Le rapport du sucre à l'azote urinaire atteint rapidement un maximum plus ou moins élevé, suivant l'abondance des réserves; puis décroit, en raison de leur épuisement progressif. — Quant au chiffre de l'azote urinaire, d'après mes observations (qui portent sur plus de 200 chiens dépancréatés, dont le poids moyen était de 18 kilogrammes), dans le premier nycthémère, il dépasse notablement 1 gramme par kilogramme, ce qui est un chiffre plutôt fort, eu égard aux conditions d'inanition absolue dans lesquelles ils se trouvaient. Dans le deuxième nycthémère la perte en azote est moindre.

II. — Dès qu'on commence à alimenter le chien dépancréaté, la glycosurie qui était en décroissance, en raison de l'inanition augmente et se maintient avec des oscillations qui, généralement, sont peu explicables. Parfois même, pendant une période plus ou moins longue, la glycosurie cesse complètement.

Malgré l'alimentation, la dénutrition fait des progrès parce que l'animal absorbe mal les albuminoïdes, et surtout les graisses, sauf le lait[1], et parce qu'il utilise d'une manière incomplète le sucre absorbé.

Le défaut d'utilisation du glycose par l'animal privé de pancréas est démontré par un ensemble de faits qu'il est superflu de relater ici. Je me contente de rappeler que Weintraud et Laves, répétant sur le chien dépancréaté la belle expérience d'Hanriot, ont constaté que chez lui le quotient respiratoire ne s'élève pas sensiblement à la suite de l'administration du glycose[2]. Lafon a vérifié ce fait[3].

Les résultats de l'ingestion du glycose sont aussi fort nets. D'après Minkowski, si à un chien dépancréaté, rendant 12 gr. par exemple de sucre par jour, on ingère 18 grammes de glycose, il en rendra, le jour suivant, environ 30 grammes[4]. L'utilisation du glycose paraît donc nulle chez lui.

De son côté, Heinsheimer[5] prétend qu'un chien privé de pancréas, soumis au travail forcé dans une cage roulante, excrète autant de sucre que s'il n'est astreint à aucun travail, ce qui revient à dire que, chez lui, les muscles n'utiliseraient point de glycose.

Mais il est bien difficile d'accepter des conclusions si exclusives, car elles sont contredites par l'observation journalière:

Si on laisse à l'inanition un chien dépancréaté, il continue à être hyperglycémique, mais sa glycosurie cesse au bout d'un certain nombre de jours, variables d'après les réserves de l'ani-

1. Voir plus haut, p. 369.

2. Weintraud et Laves. (*Zeitsch. für physiolog. Chemie*, 1894, XXIX, p. 629).

3. Lafon. (*Recherches expérimentales sur le diabète*, 1906). — Si le chien dépancréaté est laissé à l'inanition, le quotient respiratoire ne diffère guère de celui d'un animal sain. Il faut faire l'épreuve de l'ingestion de glycose pour observer une différence.

4. Minkowski. (*Archiv für exper. Patholog. und Ph.*, XXXI).

5. Heinsheimer. (*Zeitschrift für exper. Pathol. u. Therapie*, 1905, II.)

mal. — Ce simple fait, dit Lüthje[1], prouve que l'organisme détruit au moins une partie du sucre qu'il forme, car on ne peut admettre qu'il cesse d'en former; puisque l'hyperglycémie persiste.

L'expérience de Minkowski, celle d'Heinsheimer, et les expériences analogues sont donc moins probantes qu'elles paraissent au premier abord. On n'est pas fondé à supposer que l'organisme du chien dépancréaté n'utilise *point* de glycose ; il faut seulement dire qu'il l'utilise moins bien que l'organisme sain, ce qui est incontestable, et il est à noter que l'utilisation ne devient pas meilleure alors que l'animal dépancréaté est arrivé au dernier degré de la cachexie, et qu'il est sur le point de succomber à l'inanition. Hédon rapporte deux expériences typiques à cet égard[2].

Le maltose — ce qui est naturel, puisqu'il se dédouble en glycose — n'est pas mieux utilisé que ce dernier. Le lactose semble l'être davantage; mais il faut tenir compte de la facilité avec laquelle ce sucre fermente dans l'intestin. D'après une expérience d'Hédon, le galactose serait, chez l'animal dépancréaté, plus assimilable que le glycose.

Le lévulose l'est encore davantage. D'après Minkowski, un petit chien dépancréaté en tolère 15 grammes (en ingestion). Avec 100 grammes dans un cas et 200 grammes dans un autre, l'accroissement de la *glycosurie* a été respectivement d'environ 53 grammes et 82 grammes. En même temps, l'animal a éliminé du lévulose (2 grammes dans le premier cas, et 15 dans le second)[3].

Weintraud et Laves ont noté que le quotient respiratoire, qui, comme nous venons de voir, ne s'élève pas chez le chien diabétique, à la suite de l'administration de glycose, présente, au contraire, une élévation très nette après l'ingestion de lévulose[4].

1. LUETHJE. (*Münch. med. Woch.*, 1902, nº 36).
2. HÉDON. (*Travaux de physiologie*, p. 121-122).
3. MINKOWSKI. (*Archiv. für exp. Path.*, XXXI).
4. WEINTRAUD et LAVES, *loc. cit.*

Il est naturel que le saccharose qui par son dédoublement donne la moitié de son poids de lévulose, soit mieux utilisé par le chien diabétique que le glycose[1]. Dans une expérience de Lafon, le quotient respiratoire, à la suite de l'ingestion d'une forte dose de saccharose, s'est élevé de 0,70 à 0,76.

En résumé, les chiens dépancréatés utilisent incomplètement les sucres et *particulièrement le glycose*. Ce défaut d'utilisation paraît tenir à l'insuffisance du ferment glycolytique. Baumgarten[2] leur a fait ingérer des acides glyconique, saccharique, mucique, glycuronique, etc., c'est-à-dire des produits dérivés du glycose. Ces diverses substances ont été détruites comme chez des animaux sains. Ainsi, ce qui fait défaut, c'est la dislocation *initiale* de la molécule de glycose.

Une autre particularité importante, découverte par Minkowski, et confirmée par Hédon, etc., c'est que le glycose, chez le chien privé de pancréas, ne se transforme pas en glycogène, et cette incapacité ne résulte pas d'une impuissance particulière de la cellule hépatique, car celle-ci, avec le lévulose, est capable de faire du glycogène[3].

Falta et Whitney[4] insistent sur une troisième anomalie, l'augmentation : 1° de l'excrétion azotée, notamment de l'acide urique endogène[5]; et 2° de l'excrétion des matières minérales. Une étude approfondie est à poursuivre sur ce point.

1. Toutefois, si la dose de saccharose atteint 3 grammes par kilogramme, on observe (outre la glycosurie) de la lévulosurie. C'est du moins ce que nous avons vu plusieurs fois chez des chiens qui quelques heures avant l'extirpation du pancréas avaient ingéré de 80 à 100 grammes de saccharose.

2. BAUMGARTEN. (*Zeitschrift für exp. Path. und Th.*, 1905).

3. MINKOWSKI cite le cas d'un chien présentant un diabète intense, et dont le poids était tombé de 17 à 11 kilogrammes.—On lui ingéra 400 grammes de lévulose en trois jours, puis on le sacrifia. Le foie renfermait plus de 8 p. 100 de glycogène possédant les propriétés physico-chimiques du glycogène ordinaire, notamment le pouvoir rotatoire à droite.

4. FALTA et WHITNEY. (*Hofmeister's Beiträge*, 1908, XI, p. 224).

5. Je l'ai aussi constatée.

AUTRES SOURCES DU SUCRE ÉLIMINÉ PAR LE CHIEN DÉPANCRÉATÉ

Minkowski et plusieurs expérimentateurs ont établi qu'il existe une certaine concordance entre les quantités de sucre éliminé et de viande ingérée : un des chiens de Lafon, mis au régime exclusif de la viande à dose croissante, a excrété en moyenne pendant la durée de l'expérience, qui a été de huit jours[1] :

	Régime.			Urée urinaires,	Sucre par 24 h.
1re période .	400	grammes	viande	26,3	32,5
2e — .	1.000	—	—	47,2	61,4
3e — .	1,500	—	—	73,9	92,9

Ainsi, la quantité de viande ingérée croissant de 1 à 2 et à 3, la quantité de sucre éliminé croit aussi de 3 à 6 et à 9, c'est-à-dire de 1 à 2 et à 3[2].

Cette concordance est toute naturelle, puisque du glycose est combiné à la molécule d'albumine de la viande. Quant à la production de sucre aux dépens de la molécule d'albumine elle-même, elle est prouvée, précisément chez le chien dépancréaté, par une expérience démonstrative de Lüthje[3], que Pflueger a répétée avec succès[4], ce qui ne l'empêche pas de soutenir que

1. Lafon. (*Loc. cit.*, p. 88).

2. Relativement à l'albumine ingérée, l'urée n'augmente que de 1 à 1,8 et à 2,5. Mais Lafon fait remarquer que ces chiffres ne sont que des moyennes, et que si on prend les chiffres du dernier jour de chaque série, la proportionnalité reparaît :

RÉGIME		URÉE
500 gr.	(dernier jour)	26,3
1.000	—	53,5
1.500	—	78

C'est-à-dire que si l'on fait 26,3 = 1, on a, pour 1.000 grammes de viande, 2, et pour 1.500, 2,9. Ainsi, l'élimination d'urée n'atteint son maximum qu'au bout de quelques jours.

3. Luethje. (*Deutsches Archiv für klin. Med.*, 1904, LXXIX, p. 499 et *Pflueger's Archiv*, 1904, CVI, p. 160).

4. Pflueger. (*Dictionnaire de Physiologie*, articles *Glycogène*, p. 381 et suiv.).

« dans l'état actuel de nos connaissances il est plus probable que c'est la graisse qui est l'origine du sucre[1] ».

INFLUENCE DE L'INGESTION D'ACIDES AMIDÉS

Quand on n'est pas, comme Pflueger, égaré par un parti pris, on ne peut s'empêcher d'admettre la production de sucre aux dépens des matières albuminoïdes. La question est seulement de savoir aux dépens de quel noyau de la molécule s'effectue cette formation :

Chez un chien dépancréaté, qui excrétait quotidiennement de 30 à 40 grammes de sucre, Nebelthau[2] a observé que 50 grammes d'asparagine, ajoutés à sa ration quotidienne, augmentaient l'excrétion du sucre de plus de 60 grammes. Embden et Salomon[3] ont obtenu une augmentation analogue de la glycosurie après l'ingestion d'alanine et de glycocolle.

Neuberg, Langstein, Cohn, F. Kraus ayant antérieurement montré que les acides amidés pouvaient être la source d'hydrates de carbone, Embden et Salomon ont admis que le sucre excrété en excès par leurs animaux provenait de l'alanine et du glycocolle ingérés. Mais Pflueger n'accepte pas cette conclusion, arguant du fait que « beaucoup de substances peuvent augmenter l'excrétion du sucre sans prendre une part directe à sa formation, par exemple le bichlorure de mercure, le chlorure de sodium, les sels d'uranium, etc. ». On ne peut que lui donner acte de son intransigeance.

1. PFLUEGER. (*Loc. cit.*, p. 385).

2 NEBELTHAU. (*Münchener med. Wochenschrift*, 1902, p. 917, n° 22).

3. EMBDEN et SALOMON. (*Zeitschrift für die gesam. Biochemie*, 1904, V, et VI, et *Hofmeister's Beiträge*, 1905, VII, p. 298). Expériences faites sur de petits chiens. Le rapport du sucre à l'azote, qui était 1.2 : 1, s'est élevé sous l'influence de l'alanine, à 4,3, et la quantité absolue d'azote excrétée n'a augmenté que d'une manière insignifiante, bien que l'animal ait ingéré à l'état d'alanine 4 gr. 7 d'azote. Une très grande partie de cet azote a donc été retenue, fait qui n'a rien d'extraordinaire, chez un animal à l'inanition. Voir RAHEL HIRSCH. (*Zeitsch. f. exp. Path.*, 1905, I, p. 141).

PRODUCTION DE SUCRE AUX DÉPENS DE LA GRAISSE, CHEZ LE CHIEN DÉPANCRÉATÉ

Bien qu'à un point de vue théorique la production de sucre aux dépens de la graisse soit admissible, et bien qu'à l'état physiologique, dans certaines conditions, cette dernière paraisse donner naissance à des hydrates de carbone (par exemple chez la marmotte), l'importance de ce processus, chez les chiens privés de pancréas, est fort discutable ; Lüthje[1] n'a pas vu que chez eux la glycosurie fût augmentée par l'ingestion ou l'injection sous-cutanée de 50 grammes d'huile d'olive, tandis qu'elle l'est par l'ingestion[2], soit de glycérine[3], soit de lécithine, à dose suffisante.

THÉORIE DU DIABÈTE PANCRÉATIQUE

Quoique le diabète consécutif à l'ablation du pancréas soit moins complexe, dans sa pathogénie, que la plupart des états diabétiques chez l'homme, il me paraît actuellement difficile à expliquer. Ce que l'on peut seulement affirmer d'une manière positive, c'est que cette opération entraîne des conséquences multiples :

La suppression de la sécrétion interne du pancréas agit sur le foie, comme l'ont dit avec raison Chauveau et Kaufmann[4].

1. Luethje. — Zur Frage der Zuckerbildung. (*Münch. med. Woch.*, 1902, p. 1601). — Voir aussi : Maignon. (*C. R. de la Société de Biologie*, 1908, avril).

2. J'ai déjà dit, p. 259, en note, que, d'après Blum, chez des chiens inanitiés ayant reçu de l'extrait de capsules surrénales, l'injection sous-cutanée d'huile amenait la glycosurie. Ce fait, qui n'a pas été, à ma connaissance, vérifié, ne prouve pas que le sucre excrété en excès provienne de l'huile; car celle-ci a pu agir en épargnant les hydrates de carbone.

3. D'après Cremer les chiens phlorizinés font aussi du sucre aux dépens de la glycérine.

4. Chauveau et Kaufmann. (*C. R. de la Société de Biologie*, 1903).

Elle augmente la glycogénie, ainsi que l'ont prouvé nos expériences sur le foie et le pancréas isolés du reste du corps[1], et elle apporte un obstacle sérieux à la zoamylogénie.

La diminution de l'aptitude du foie à faire du glycogène n'est d'ailleurs pas, selon moi, l'élément pathogénique principal du diabète pancréatique, et je ne partage pas à cet égard l'opinion de Gley[2] et de Lafon[3]. Mohr[4] a trouvé une assez forte proportion de glycogène dans le foie de chiens privés de pancréas, qui avaient mangé de la viande huit à douze heures avant d'être sacrifiés[5]. Ainsi cet organe avait transformé en glycogène le sucre provenant de la viande[6]. Nous avons vu précédemment que le foie de chiens dépancréatés transforme aussi le lévulose. Son défaut d'aptitude à faire du glycogène (zoamylogénie), n'existe donc plus quand il élabore un autre sucre que celui de fécule.

La suppression de la sécrétion interne du pancréas influence aussi l'ensemble de l'économie, puisque cette sécrétion favorise la glycolyse. Enfin, elle paraît se comporter comme antagoniste de substances diabétogènes : O. Lœwi, G. Zuelzer, Eppinger, Falta et Rudinger[7], Ghedini[8] admettent que la sécrétion interne du pancréas neutralise les effets de l'adrénaline. Mais cet antagonisme peut se concevoir de diverses façons : on peut supposer qu'il est purement dynamique, que la sécrétion interne du pancréas influence les nerfs dans un sens opposé à l'adrénaline

1. Voir p. 124.

2. Gley. (*C. R. de la Société de Biologie*, 1906, 27 déc., p. 715).

3. Lafon. (*Thèse de Bordeaux*, 1906).

4. Mohr. (*Zeitschrift für exper. Path.*, III).

5. Le fait est d'autant plus intéressant que l'alimentation carnée ne rend jamais très riche en glycogène un foie, même sain. (Voir p. 106.)

6. On peut en conclure que ce sucre diffère biologiquement du glycose provenant de la fécule.

7. Voir p. 301.

8. Ghedini. (*Cronaca di clinica medica de Genova*, 1908, n° 17. 1er sept.).

qui excite le sympathique. On peut aussi songer à une sorte de neutralisation chimique, et on a, en effet, constaté qu'un mélange *in vitro* d'extrait de pancréas et d'adrénaline devient inefficace[1].

Il se pourrait encore qu'une partie au moins des effets anti-toxiques que nous attribuons à la sécrétion interne du pancréas fût due à la destruction de principes diabétogènes dans le pancréas lui-même, qui est un foyer si actif de combustions[2].

En 1902, nous avons publié l'expérience suivante[3] :

« A un litre de sang normal de chien, défibriné, nous avons ajouté quelques centigrammes de cristaux retirés de plusieurs litres d'urine d'un pneumonique, et doués d'un pouvoir antiglycolytique énergique[4]. Nous avons fait passer ce sang à travers le pancréas (isolé) d'un chien. Recueilli dans la veine pancréatique principale, aussitôt après son passage à travers le pancréas, ce sang avait recouvré son pouvoir glycolytique. »

Cette expérience prouve que le pancréas exerce une action antitoxique. Il me paraît d'ailleurs fort difficile d'affirmer que cette action est différente de l'action antagoniste dont il vient d'être question ; car, dans notre expérience, on n'a pas la preuve que la destruction du poison s'est faite dans la cellule pancréatique. Il se peut que celle-ci ait versé sa sécrétion dans les

1. D'après Frugoni (*Berliner kl. Woch.*, 1908, n° 35), cette action est due à l'alcalinité du mélange, l'adrénaline se détruisant en milieu alcalin.

2. J'ai montré en 1899 (*Arch. de méd. expér.*, p. 742), que le pancréas est quelquefois l'organe le plus chaud de l'économie. Le professeur Kronecker (voir Ito : *Zeitschrift für Biologie*, XXXVIII), avait déjà signalé que la température du duodenum peut être plus élevée que celle du foie.

3. Lépine et Boulud. (*Lyon méd.*, 1902, 5 janvier).

4. Nous nous sommes assurés de ce pouvoir anti-glycolytique par une expérience *in vitro* que nous rapportons dans notre note du *Lyon méd.* Nous pouvons ajouter que ces cristaux possédaient un pouvoir diabétogène assez énergique car, injectés sous la peau de plusieurs cobayes, ils les ont rendus glycosuriques pendant trois jours.

capillaires. On voit que le mécanisme de l'action antitoxique du pancréas est peu clair[1].

En résumé, l'ablation du pancréas entraîne une perturbation très profonde dans tout l'organisme, et des répercussions qui mettent en action divers éléments pathogéniques du diabète. Indépendamment de son influence incontestable sur le métabolisme des hydrates de carbone, cette glande possède une action antitoxique[2].

1. SAUERBRUCH et HEYDE (*Münch med. Woch*, 1908, n°4), ont réuni, par une suture abdominale, deux petits chiens, de manière à réaliser artificiellement un monstre double *sysomien*. A l'un des animaux, ils ont enlevé le pancréas. L'autre a présenté une glycosurie, d'ailleurs légère, et qu'il n'est pas très facile d'interpréter. Pflueger la considère comme d'origine toxique. Mais cette hypothèse n'explique rien.

2. D'après SWET (The reactions of the blood in experim. diab. mell.) (*Studies from the Rockefeller Institute*, vol. II, 1904, 255), l'ablation du pancréas chez le chien est suivie de la diminution du pouvoir hémolytique du sérum (pour les globules du lapin et du cobaye) et d'une perte complète du pouvoir bactéricide.

ÉTUDE CLINIQUE DU DIABÈTE SUCRÉ

Définition. — Sous le nom de *Diabète sucré* la nosologie actuelle englobe un certain nombre d'états pathologiques différents, ayant pour caractère commun la présence dans l'urine d'une matière sucrée qui, dans l'immense majorité des cas, est presque exclusivement du glycose.

CHAPITRE VIII
ÉTIOLOGIE DU DIABÈTE SUCRÉ

FRÉQUENCE DU DIABÈTE SUCRÉ

Sur mille malades, âgés de plus de quatorze ans, entrant dans un de nos grands hôpitaux, il y a, en moyenne, trois ou quatre diabétiques [1]. Mais pour divers motifs, notamment parce que les prolétaires qui fréquentent l'hôpital sont moins fréquemment atteints du diabète que les personnes riches, la proportion précédente est loin de donner une idée juste de la fréquence du diabète.

1. Un de mes élèves, le Dr Alix (*Thèse de Lyon*, 1898) a relevé sur les registres de l'Hôtel-Dieu de Lyon le nombre des diabétiques qui y ont été admis en dix-huit ans ; il a trouvé 2, 3 p. 1.000. Mais tous les diabètes ne sont pas reconnus à l'entrée : quelques-uns sont classés comme phlegmon, gangrène, phtisie, etc. J'ajoute qu'à Lyon le diabète est beaucoup moins commun que dans d'autres villes.

D'autre part, apprécier la morbidité diabétique au moyen des chiffres de la mortalité n'est pas très correct. Mais ces chiffres ont l'avantage de présenter une certaine exactitude. On doit donc les citer, à titre documentaire.

Or ils nous apprennent qu'actuellement dans presque toutes les grandes villes de l'Europe, *plus* de 5 décès p. 1.000 sont dus au diabète.

On peut encore essayer de déterminer la mortalité diabétique par rapport au chiffre de la population.

D'après Saundby, sur 100.000 habitants, il meurt annuellement du diabète dans les villes suivantes[1] :

	Décès par diabète sur 100.000 vivants.
A Leipzig	6,4
— Londres	5,88
— Berlin	5,04
— Dresde	4,6
— Vienne	4,2
— Christiania	3,9
— Naples	3,2
— Rome	1,67

AUGMENTATION DE LA FRÉQUENCE DU DIABÈTE

D'après J. Bertillon, pour 100.000 Parisiens *vivants*, il y a eu annuellement :

	Décès par diabète.
De 1865 à 1869	2
— 1870 1874	2,9
— 1875 1879	4,6
— 1880 1884	6,8
— 1885 1889	12,2
— 1890 1891	13

Ainsi, en vingt-six ans, la mortalité par diabète aurait plus que sextuplé. Toutefois, ajoute-t-il, « on ne saurait affirmer que cet accroissement considérable ne soit pas dû, au moins en partie, à

1. SAUNDBY. (*Lectures on Diabetes*, 1901). Ces chiffres représentent la moyenne des 5 années, 1896-1900.

ce que les médecins font aujourd'hui l'analyse des urines plus fréquemment qu'autrefois[1] ».

Dans les villes du Danemark, Caroë[2] a trouvé :

	Décès annuels par diabète.
De 1860 à 1869	2
— 1870 1879	4
— 1880 1884	6
— 1885 1889	7
— 1890 1894	8

Ainsi, pendant une période de trente-cinq ans, la mortalité diabétique aurait quadruplé dans les villes du Danemark. Mais la remarque de Bertillon est ici également applicable.

Elle l'est aussi à la statistique suivante de Purdy[3].

Morts par diabète aux États-Unis :

Années.				
1850	72 pour	100.000	décès.	
1860	98 —	—	—	
1870	170 —	—	—	
1880	191 —	—	—	

Les progrès si rapides de la médecine aux États-Unis permettent, en effet, d'affirmer qu'en 1880 les urines des malades ont été beaucoup mieux examinées qu'en 1850.

Si nous passons à l'Angleterre, nous trouvons, d'après Williamson[4], que, pour une population d'un million d'habitants, il est mort du diabète :

1. Jacques Bertillon. (*Annuaire statistique de la ville de Paris pour l'année 1891*. Fréquence des principales maladies de 1865 à 1891 p. 143).

2. Caroë. (*Revue de médecine*, 1896, p. 522).

3. Citée par Williamson. (*Diabetes mellitus*, Edinburgh et London, 1898). Elle n'est pas comparable aux statistiques précédentes et aux suivantes, parce que la mortalité diabétique est rapportée, non à 100.000 *vivants*, mais à 100.000 décès. D'une manière générale, ces chiffres sont faibles. Il est probable qu'un grand nombre de décès par diabète ont été méconnus.

Voir Hare. (*Med. News.*, 1897, juin 12). — D'après H. Stern. (*American Med. Association*, 1900). De 1890 à 1900, la mortalité générale à New-York aurait diminué d'un tiers, et la mortalité par diabète, augmenté de moitié.

4. Williamson. (*Loc. cit.*, p. 102).

En 1850	24	individus.
— 1860	27	—
— 1870	33	—
— 1880	41	—
— 1890	65	—
— 1895	75	—

Les registres de Saint-Bartholomews Hospital montrent également une très forte progression du diabète. Mais ceux de l'Infirmerie royale de Manchester n'accusent pas d'augmentation sensible de cette maladie (Williamson).

Pour le royaume de Prusse, nous possédons la statistique suivante [1] :

Années.	Décès par diabète sur 100.000 vivants. Hommes.	Femmes.
1877	1	0,7
1887	2,4	1,6
1897	4,7	2,8

Années.	Décès par diabète sur 100 décès d'individus. Hommes.	Femmes.
1877	0,4	0,3
1887	0,9	0,7
1897	2,1	1,4

Cette progression considérable tient, sans doute, pour la plus grande part, aux progrès du diagnostic. Toutefois, elle est aussi manifeste dans les statistiques des hôpitaux, où, depuis longtemps, les urines ont dû être soigneusement examinées. Ainsi, dans les hôpitaux du royaume de Prusse, le chiffre annuel des diabètes était, en 1877, de 117. Depuis cette date, voici la moyenne annuelle :

	Hommes.	Femmes.	Totaux.
De 1877 à 1886	132	46	178
— 1887 1896	326	115	441
En 1897 il est de	646	249	895

Sur 1.000 malades traités dans ces établissements, il y a eu :

	Diabétiques.
En 1877	0,5
— 1887	0,7
— 1897	1,4

La statistique de la policlinique de l'Université de Berlin,

1. G. Heimann. Zur Verbreitung der Zuckerkrankeit im preussichen Staate. (*Deutsche med. Wochenschrift*, 2 août 1900, p. 505).

de 1877 à 1889, paraît aussi indiquer une augmentation du nombre des diabètes[1].

D'autre part, les registres municipaux de Lyon ne montrent pas d'augmentation sensible du diabète depuis plus de vingt ans, et d'après J. Bertillon[2] la fréquence de cette maladie est stationnaire à Paris depuis une dizaine d'années. Ce fait rend un peu douteuse la réalité des augmentations qu'accusent les diverses statistiques que je viens de citer.

INFLUENCE DU SEXE

On vient de voir dans la statistique du royaume de Prusse, que la mortalité par diabète est plus considérable chez l'homme que chez la femme. Le même fait a été constaté dans tous les pays, et il correspond bien à une morbidité plus grande du sexe masculin vis à vis du diabète[3]. Toutes les statistiques s'accordent à cet égard. En voici quelques-unes :

	Cas de diabète.	Femmes pour 100 cas.
Grube[4]	177	22,5
Griesinger[5]	225	23,5
Seegen[6]	938	24,7
Frerichs[7]	400	29,5
Williamson[8]	100	31,5
Schmitz[9]	2.109	43
Cantani[10] . . . plus de	1.000	17

1. Jablotschkoff. Statistische Beiträge zur Ætiologie des D. (*Inaug. Dissert.* Berlin, 1901).

2. J. Bertillon. De la fréquence des principales causes de décès à Paris de 1886 à 1905. (Paris, *Impr. municipale*, 1906).

3. Avant la puberté le diabète frappe à peu près également les garçons et les filles — et même, à en juger par les résultats bruts de la statistique, de préférence les filles (?). — Voir Wegeli. (*Archiv für Kinderheilkunde*, XIX). — E. Kuelz. (*Gerhardt's Handbuch*, III). — Kuhl. (*Annual of the Universal Med. Sciences*, 1895, I, G, p. 11).

4. Grube. (*Zeitschrift für kl. Med.*, xxvii, p. 466).

5. Griesinger. Studien ueber Diabetes. (*Arch. für physiolog. Heilkunde*, 1859).

6. Seegen. (*Der Diabetes*. 3e éd. Berlin 1903).

7. Frerichs. (*Der Diabetes*. Berlin, 1884).

8. Williamson. (*Diabetes*). 1898.

9. Schmitz. (*Berliner klin. Woch.*, 1901, p. 672).

10. Cantani. Ueber Diabetes mellitus. (*Deutsche med. Woch.*, 1889).

Ainsi, sur trois diabétiques on ne rencontre guère qu'une femme[1].

La moindre morbidité de la femme, quant au diabète, peut s'expliquer par le fait qu'elle est moins exposée que l'homme à certaines causes morbides. Mais il me semble que les chiffres ci-dessus n'accusent pas la morbidité réelle de la femme : des éléments sociaux la dissimulent en partie. L'ouvrier, dès que la diminution de ses forces lui rend le travail pénible, se fait admettre à l'hôpital, tandis que la mère de famille, retenue par les soins à donner à ses enfants et à son mari, quitte moins aisément son foyer, et consulte moins le médecin.

INFLUENCE DE L'AGE

Le diabète se rencontre à tout âge, mais avec une fréquence bien inégale. C'est entre quarante et soixante ans qu'il existe le plus de diabétiques.

D'après la statistique de l'État de Prusse, le diabète s'observerait au-dessous de trente ans, dans 18 p. 100 des cas. En admettant que ce chiffre soit exact pour la Prusse, il ne l'est pas pour l'ensemble des pays où ont été dressées des statistiques du diabète, par âge, car en combinant les statistiques françaises, anglaises et allemandes, j'obtiens les chiffres suivants :

Sur 100 diabétiques, il en existe :

De 1 à 10 ans	2
— 10 20 —	4
— 20 30 —	7
— 30 40 —	14
— 40 50 —	28
— 50 60 —	32
— 60 70 —	11
Au-dessus de 70 ans	2
	100

1. D'après BLOCH (*Médecine moderne*, 25 décembre 1897), pendant la période 1885-94, sur 100 diabétiques admis dans les hôpitaux de Paris, il y a 29 femmes seulement; d'autres statistiques hospitalières indiquent une proportion de femmes encore plus faible.

Ainsi, avant l'âge de trente ans, je ne trouve que 13 diabétiques sur 100.

Bien que cette statistique repose sur de très gros chiffres, je n'ose affirmer qu'elle soit rigoureusement exacte. Des statistiques par régions seraient d'ailleurs beaucoup plus utiles qu'une statistique globale.

Il importerait aussi de fixer le nombre des diabétiques par rapport à la population aux différents âges. Mais il existe d'invraisemblables écarts entre les tables de survie : je reviendrai sur ce point au chapitre du pronostic, et me contenterai de signaler ici la chute brusque du nombre des diabétiques par rapport à la population, à partir de l'âge de soixante ans. Elle me paraît explicable en partie par le fait que le diabète ne débute guère dans un âge avancé [1].

Diabète de l'enfance. — On vient de voir qu'avant dix ans le diabète est relativement très rare [2]. On en a cependant publié dans ces dernières années un certain nombre de cas, de sorte que le diabète infantile a déjà une littérature spéciale [3]. On en a même cité des cas chez des enfants âgés de moins d'un an [4].

1. Elle s'explique aussi — mais ce n'est pas ici le lieu d'insister sur ce point — par le fait que les diabétiques meurent plus tôt que les personnes exemptes de cette maladie.

2. Voir Kuelz. (*Gerhardt's Handbuch der Kinderkrankheiten*, III, 1878). — Redon. (*Thèse de Paris*, 1877). — Leroux. (*Id.*, 1880).

3. Duflocq et Dauchez. (*Revue de méd.*, 1893, juin, p. 546). — Wegeli. (*Archiv für Kinderheilk*, 1895, XIX). — Bogoras. (*Id.*, XXVII). — Voir aussi, même journal, XXXV et XXXIX. — Brand. (*Inaug. Dissert.*, Berlin, 1906). — Morley Fletcher. (*The Practitioner*, july, 1907). — Ribok. (*Inaug. Dissert.*, Rostock, 1907).

4. Wegeli, *loc. cit.*, sur 108 cas de diabète infantile, n'en a trouvé que 3 dans le premier âge. — Ses recherches ont été incomplètes. Voici, en effet, quelques cas qui lui ont échappé : Deane cité par Saundby. (*Lectures on Diab.* p. 28), chez un enfant de trois semaines, un de Rossbach. (*Berl. kl. Woch.*, 1874), après traumat. chez un enfant de sept mois. — De Roesing. (*Inaug. Diss.*, Marburg, 1855), enfant de six mois. — Baumel. (*Montpellier méd.*, 1900, n° 34), enfant de six mois, etc. — Voir encore les cas suivants postérieurs aux travaux

Différence entre l'homme et la femme sous le rapport de l'âge. — D'après Griesinger, le maximum de fréquence du diabète tomberait, chez la femme, à un âge moins avancé que chez l'homme. Cette assertion est confirmée par diverses statistiques, notamment par celle de Dickinson. Ainsi, sur 1.000 diabétiques hommes, il y en a 407 entre quinze et quarante-cinq ans, tandis que dans la même période, sur 1.000 diabétiques femmes il y en a 463. C'est une différence en plus de 13 p. 100. Graefe[1] dit aussi que c'est dès quarante ans, et non à cinquante ans comme chez l'homme, qu'augmente, chez la femme, la disposition au diabète. On a expliqué cette différence en disant que la femme vieillit plus tôt que l'homme. Mais cette assertion, qui est incontestable, quand on envisage certaines races, n'est pas exacte dans sa généralité :

Dans les régions industrielles, beaucoup de prolétaires, qui se livrent à des travaux pénibles, vieillissent d'une manière prématurée, tandis que des femmes appartenant à une autre classe sociale, et vivant dans des conditions favorables, n'éprouvent que tardivement les atteintes de l'âge. La précocité du diabète chez la femme n'est d'ailleurs pas un fait constant. En effet, les registres de l'Hôtel-Dieu de Lyon, pour ces vingt dernières années[2], nous montrent que sur 100 diabétiques de vingt-cinq à cinquante-cinq ans, il y a seulement 25 femmes, tandis que sur 100 diabétiques de cinquante-cinq à soixante-quinze ans, on en compte 46. En d'autres termes, dans la période climatérique, il n'y a qu'une femme pour trois hommes diabétiques, tandis qu'après cette période le nombre des femmes égale celui des hommes.

de Wegeli : Tavaria. (*Indian Medico-Chirurg. Review*, 1893, I, n° 7, p. 402), enfant parsi, âgé de dix mois. — B. Bell. (*Edinb. Med. Journal*, 1896, febr., p. 709), enfant de trois mois. — Orlow. (*Semaine médicale*, 1901, p. 192), enfant de cinq mois, atteint de furonculose et d'eschare du sacrum. — A l'autopsie, dilatation du ventricule moyen, avec épanchement séreux intra-ventriculaire, et œdème de la pie-mère.

1. M. Graefe. (*Centralblatt für innere Medicin*, 1898, p. 711).

2. Alix. (*Thèse citée*, p. 34-35).

INFLUENCE DE LA RACE

Tandis que l'influence du climat est douteuse, ou en tout cas peu prononcée, celle de la race a depuis longtemps attiré l'attention. Ainsi, le diabète est particulièrement commun à Malte [1].

Sa fréquence dans plusieurs des races de l'Inde [2], et chez les Siamois [3] est bien connue. Il est d'ailleurs possible que la race ne soit pas seule en cause, et qu'il faille aussi incriminer le régime végétarien et l'oisiveté [4].

Le diabète paraît rare chez les nègres [5], sauf chez ceux qui sont employés dans les sucreries.

La fréquence du diabète chez les Israélites a été notée dans divers pays. A Francfort-sur-le-Mein, le dépouillement des registres mortuaires a permis au Dr Wallach [6] d'établir que la mortalité diabétique des Israélites y est dix fois plus forte que celle des chrétiens. Cette différence énorme est confirmée par la statistique de l'État prussien, précédemment citée. Elle l'est encore par la statistique de New-York, pour 1899,

1. D'après Saundby. (*Lectures on Diabetes*, London, 1891, p. 21), la mortalité annuelle, par diabète, serait, à Malte, de 13 pour 100.000 habitants. — La fréquence du diabète en Tunisie, sur laquelle ont insisté Furnaro (*Il diabete in Tunisia*, Tunis, 1895), et Loir (*Assoc. fr. pour l'avancement des sciences*, Nantes, 1898), s'explique peut-être par l'immigration maltaise.

2. Voir Senn. (*Indian Med. Gazette*, 1893). — Bosc. (*Id.*, 1895). — Rai Bahadur Mitra. (*The Indian Med. Record*, 1895, june 1, p. 401).

3. Rasch. Ueber das Klima und die Krankheiten im Kœnigreich Siam. (*Virchow's Arch.*, 1895, CXL, p. 379), dit que le diabète dans le Siam ne passe pas pour une maladie sérieuse, et que sa guérison est fréquente, bien que les malades ne s'abstiennent pas de riz.

4. Camail. De la fréquence du diabète dans nos établissements de l'Inde (Rapport de 1903). (*Annales d'hygiène et de médecine coloniale*, 1905, VIII, p. 295).

5. Tyson. Practice of medicine, 1896, cité par Futcher. (*New-York Med. Journal*, déc. 1897, p. 753-54).

6. Wallach. (*Deutsche med. Woch.*, 1903, p. 779).

où nous voyons que sur 100 décès par diabète, il y a 25 israélites [1].

INFLUENCE DES PROFESSIONS

C'est dans les professions sédentaires, surtout dans celles qui exigent un travail intellectuel intense, que l'on voit le plus grand nombre de diabétiques. Worms admet que, sur 100 sujets de cette catégorie âgés de quarante à soixante ans, il y a 10 diabétiques conscients de leur maladie ou qui l'ignorent [2].

On a dit que la richesse est une condition favorable au développement du diabète. Bertillon a fait remarquer qu'à Paris ce sont les quartiers riches qui sont les plus frappés [3]. Plusieurs facteurs interviennent, notamment l'alimentation surabondante.

INFLUENCE DE L'ALIMENTATION

Une alimentation copieuse est, en effet, une cause efficace de diabète, tandis qu'une alimentation non surabondante, alors même que les hydrates de carbone y entrent pour une très large part, est bien moins diabétogène; ainsi, les travailleurs de la campagne, qui se nourrissent surtout de pommes de terre et de soupe, ne sont pas fréquemment atteints de diabète. Toutefois, une alimentation presque exclusivement constituée par les hydrates de carbone prédispose à cette maladie. Les ouvriers des raffineries de sucre seraient fréquemment atteints, de même les trappistes, qui se nourrissent surtout de féculents [4].

1. Heinrich Stern. The mortality from diabetes m. in the city of New-York, 1899 (*Medical Record*, 1900, n° 17). — Voir aussi F. Meyer. (*Inaug. Dissert.*, Göttingen, 1907).

2. Worms. Études cliniques sur le diabète. (*Bulletin de l'Académie de médecine*, 1895, p. 110).

3. Bertillon. (*Annuaire statistique de la ville de Paris*, 1891).

4. Rubinstein. (*Verein für innere Medic.*, 1893, *Deutsche med. Woch.*, V.-A., p. 183), admet, ainsi que le professeur Schüller, que le végétarisme n'est pas sans influence sur le développement du diabète.

INFLUENCE DES BOISSONS ALCOOLIQUES

On a dit que la bière [1], le cidre et certains vins possèdent une action diabétogène. Celle du cidre paraît démontrée. Quant à la bière, nous n'avons pas en France des champs d'expérience suffisants pour qu'on puisse se prononcer. Pour ce qui est de certains vins, la question mérite d'être soigneusement étudiée ; le professeur Leduc [2] (de Nantes), a noté que dans certaines localités du bassin de la Loire, renommées pour leurs vins blancs, le diabète est plus commun que dans les localités voisines. Mais les premières sont probablement plus riches, et le vigneron aisé est enclin à commettre divers excès qui sont une cause certaine de diabète. La question est donc fort délicate.

L'alcool à lui seul, indépendamment des autres principes contenus dans le vin et dans la bière, peut être doublement diabétogène, s'il est ingéré d'une manière répétée : comme poison du protoplasma, et comme capable de provoquer des lésions du foie et du pancréas.

INFLUENCE DE L'HÉRÉDITÉ

L'influence de l'hérédité est beaucoup plus puissante que celle de la race : On le comprend facilement ; car les unités d'une race sont bien moins semblables entre elles que celles d'une famille. Cette influence fut, dès le XVIe siècle, entrevue par Rondelet (de Montpellier). Elle a été nettement établie par J.-P. Frank. D'après Seegen, 14 p. 100 des diabétiques qui l'ont consulté avaient leur père ou leur mère diabétiques [3]. La statistique de Külz [4] montre l'hérédité chez 23 p. 100.

1. STRUEMPELL. (*Berlin. kl. Woch.*, 1896, n° 46). KTRATSCHMER.

2. LEDUC. (*Association française pour l'avancement des sciences*, Nantes, 1898).

3. SEEGEN. (*Der D. mellitus*, 1893, p. 123).

4. E. KUELZ. *Klinische Erfahrungen über Diabetes mellitus* herausgegeben von RUMPF, ALDEHOFF and SANDMEYER, p. 245.

Chez 6 p. 100, le père était diabétique ; chez 4 p. 100, c'était la mère; chez 8 p. 100, quelque autre membre de la famille. Cantani[1], dont la statistique totale porte sur 1.408 diabétiques, a noté l'existence du diabète dans la famille de 296 de ces malades. Cela fait 26,7 p. 100. Chez 28 (9 p. 100), le père était diabétique. Chez 12 (4 p. 100), c'était la mère. En somme, dans 13 p. 100 des cas l'hérédité était directe. L'hérédité paternelle est donc plus fréquente que l'hérédité maternelle.

Fait curieux, mais qui s'explique par la précocité du diabète héréditaire, il n'est pas extrêmement rare de voir un diabète chez un enfant, avant que la maladie ait été reconnue chez son père[2].

V. Noorden[3] donne le tableau généalogique d'une famille de 19 personnes, dont 4 seulement ont échappé à cette maladie. Pleasants[4] rapporte 6 cas de diabète répartis entre trois générations.

INFLUENCE DE DIVERS ÉTATS CONSTITUTIONNELS

Beaucoup de diabètes ont pour cause une disposition constitutionnelle parente de la goutte et de l'obésité. Depuis longtemps les médecins anglais, Prout, Bence-Jones, etc., ont signalé les relations existant entre le diabète et la goutte. En France, le professeur Bouchard[5] a beaucoup insisté sur la fréquence de diverses manifestations arthritiques et de l'obésité chez les diabétiques. Il est, en effet, incontestable qu'un très grand nombre

1. CANTANI. (*Deutsche medic. Wochenschrift*, 1889, p. 252).

2. Voir BENCE-JONES. (*Med. Times and Gazette*, 1863, I, p. 58). — NAUNYN, *loc. cit.*, (p. 76). — NIESSEN. (*Therap. Monatshefte*, 1897, oct.), etc.

3. NOORDEN. *Die Zuckerkrankheit.*

4. J. HALL PLEASANTS. Heredity in D. m. with a report of six cases occurring in a family. (*Johns Hopkins Hosp. Bull.*, 1900, déc., p. 117).

5. BOUCHARD. Leçons sur le ralentissement de la nutrition, et Troubles préalables de la nutrition. (*Traité de pathologie générale*, t. III).

de ces derniers sont préalablement atteints d'obésité, ou bien qu'ils ont des obèses dans leur famille[1].

Il est moins commun de rencontrer la goutte articulaire dans les antécédents personnels des diabétiques. On a noté chez quelques malades l'*alternance* d'accès de goutte et de glycosurie[2].

De ce qu'on rencontre souvent des manifestations goutteuses dans les antécédents héréditaires et personnels des diabétiques, quelques pathologistes ont conclu que le diabète est une manifestation de la goutte. Je ne saurais partager cette opinion; car, ainsi que je viens de le dire, le diabète ne s'observe que rarement chez les vrais goutteux, à manifestations articulaires, et ne se rencontre jamais dans une variété spéciale de la goutte, la *goutte saturnine*. Donc, il ne dépend pas de la goutte elle-même. Tout ce qu'on peut dire, c'est que la goutte, le diabète et l'obésité sont trois maladies présentant entre elles une réelle affinité.

Le professeur Ebstein[3] a représenté l'anomalie cellulaire, dans ces trois états morbides, par un schéma ingénieux : Dans l'obésité, le noyau de la cellule est sain; le protoplasma a perdu une partie de son pouvoir oxydant. Dans la goutte, le protoplasma est normal, mais le noyau est malade; car, comme on sait, il y a, dans cette maladie, une augmentation de la production endogène des corps puriques. Dans le diabète, au contraire, le noyau

1. Charcot (*Leçons sur la goutte*), rapporte qu'un diabétique obèse eut 5 fils, dont 4 diabétiques et 1 obèse — et 2 filles obèses. — Dans une famille citée par Edelmann (*Pester med. chir. Presse*. 1900, n° 43), composée de 8 personnes, toutes obèses, on comptait 4 diabétiques et 1 albuminurique. — Voir aussi Kisch (*Wiener med. Presse*, 1896, n° 15). — Ebstein (*Deutsche med. Woch.*, 1898). — Hirschfeld (*Berl. kl. Woch.*, 1898, n° 10). — Kalieczuck (*Wiener kl. Rundschau*, 1903, n°s 12-13). — Wolfner (*Berl. kl. Woch.*, 1901, n° 4).

2. Il est à remarquer qu'il n'y a pas de parenté entre le diabète et le rhumatisme, maladie *surtout* infectieuse.

3. W. Ebstein. (*Vererbare cellulare Stoffwechselkrankheiten*. Stuttgart, 1902).

est sain ; le protoplasma est altéré ; il l'est d'ailleurs différemment que dans l'obésité. L'obèse oxyde mal les graisses ; le diabétique dédouble mal le glycose.

Tel est le schéma ; mais ce n'est qu'un schéma, et, s'il exprime le rapport qui existe entre l'obésité, la goutte et l'espèce la plus simple du diabète, il est loin de donner l'idée de l'état de la nutrition dans certaines espèces complexes de cette maladie, par exemple de celle où l'on voit l'alternance de la glycosurie et de l'albuminurie, etc., etc. La suite de cet ouvrage montrera combien sont complexes les variétés des anomalies nutritives dans le diabète.

INFLUENCE DE DIVERSES INFECTIONS

Dans le langage de l'École, les causes que nous avons jusqu'ici passées en revue appartiennent aux causes *prédisposantes,* et celles que nous allons maintenant examiner méritent le nom d'efficientes. Mais il y aurait beaucoup à objecter à cette dichotomie scholastique : car, dans nombre de cas, l'on ne trouve d'autre cause évidente de diabète que l'hérédité ou la goutte. Ces deux causes ont donc agi comme *efficientes*. D'autre part, il est douteux qu'une infection, un traumatisme, etc., suffisent à provoquer un diabète, si le sujet n'y était prédisposé. Voilà pourquoi, tout en reconnaissant qu'il y a des causes absolument efficaces (par exemple une hémorragie en un certain point du plancher du quatrième ventricule), je ne pense pas qu'on doive séparer d'une manière trop tranchée les causes prédisposantes et les causes efficientes.

SYPHILIS

On a souvent soupçonné la syphilis d'être une cause de diabète ; on a même prétendu qu'elle en était la cause la plus habituelle[1]. Les auteurs qui ont soutenu cette étrange opinion se sont

1. Von SCHNEE. (*Le diabète sucré*. Édition française. Paris 1890). —

fondés sur le fait qu'ils avaient rencontré beaucoup de diabétiques ayant eu la syphilis. Mais cette maladie n'est pas rare dans le milieu social où le diabète est lui-même fréquent. En réalité, la syphilis ne joue qu'un rôle très effacé dans l'étiologie du diabète. Assurément, des lésions tertiaires (gommes du cerveau ou des méninges), ou bien une pancréatite, peuvent être suivies de diabète. D'autre part, on a vu des glycosuries même intenses céder à un traitement anti-syphilitique[1]; mais ces faits sont rares[2].

Lemonnier[3] a rapporté un cas de diabète chez un enfant de

LENOX CURTIS. (*The Medical Record*, 1905, oct. 14, p. 613). — Voir d'autre part LANG. (*Vorlesungen ueber Pathologie und Therapie der Syphilis*. Wiesbaden, 1885-86, p. 253).

1. Voir LEUDET. (*Clinique médicale de l'Hôtel-Dieu de Rouen*). Femme de trente-deux ans, guérison par l'iodure de potassium. (Méningite de la base). — FRERICHS. (*Der Diabetes*, p. 231). Femme de cinquante-neuf ans. Gomme interhémisphérique. — KERSENBOOM. (Syph. Erkrankung des central Nervensystems complicirt v. D. (*Inaug. Dissert.* Berlin, 1895). — HEMPTENMACHES. Ueber einen Fall von D. mellitus syphiliticus. (*Mittheilungen aus den Hamburgischen Staatskrankenanstalten*, 1901). Il s'agit dans ce cas d'une fille publique devenue diabétique dix ans après avoir contracté la syphilis, puis hémiplégique. L'urine renfermant plus de 30 grammes de sucre par litre. Un traitement antisyphilitique énergique fit disparaître le diabète et une gomme qui existait sur le crâne; l'hémiplégie persista. — EHRMANN (*Deutsche med. Woch.*, 1908, n° 30), — diabète en apparenee grave, forte glycosurie et acétonurie, guérison rapide. — Quelques semaines plus tard l'ingestion de 150 grammes de glycose n'a pas été suivie de glycosurie.

2. Ils ne sont d'ailleurs pas rigoureusement probants ; car on a vu des diabètes non syphilitiques améliorés par un traitement mercuriel.

3. LEMONNIER. Diabète hérédo-syphilitique. (*Archives de médecine infantile*, 1903, n° 3). Voir encore sur le d. syphilitique SERVANTIE. (*Thèse de Paris*, 1876). — REVEK. (*Wiener med. Presse*, 1877), (cas douteux). — SCHEINMANN. (*Inaug. Dissert.*, Berlin, 1884). (Critique de quelques-unes des observations de Servantie). — LEMONNIER. (*Annales de Syph. et de Dermatologie*, 1888, p. 398, *id.*). Dans ce dernier cas la quantité de sucre s'élevait à 70 grammes par litre, et l'absence de glycosurie a été constatée pendant les onze mois qui ont suivi la cure antisyphilitique. — AUGAGNEUR. (*Province Médicale*, 1898, p. 68). — DECKER. (*Deutsche med. Woch.*, 1889, n° 46) (un cas). — FEINBERG. (*Berliner klinische Wochenschr.*, 1892, n°s 6 et 7) (cas douteux). — CHARNAUX. (*Thèse de Paris*, 1894). — MANCHOT. (*Monatsh. für prakt. Dermatologie*, 1898, XXVII, 5 et 6). — TROLLER. (*Thèse de Paris*, 1905). — OZENNE (*Sem. méd.* 1894, p. 180, Etiologie mixte, arthritisme et syphilis).

sept ans, hérédo-syphilitique, qui fut guéri après trois mois d'un traitement spécifique.

TUBERCULOSE

On sait que la tuberculose pulmonaire est une complication fréquente et grave du diabète. Mais il est des cas où elle est la première en date dans l'évolution clinique [1], et on peut se demander si parfois elle n'a pas provoqué le développement d'un diabète. Les faits font actuellement défaut pour débattre cette question.

MALARIA

On a beaucoup parlé, il y a quelques années, du diabète paludéen. Verneuil en a soutenu l'existence. Rumpf [2] a trouvé des antécédents paludéens chez 13 p. 100 de ses diabétiques. Pour moi, j'en suis à chercher *une* observation *prouvant* qu'une intoxication malarienne a produit un diabète. — Ce n'est pas le cas de Seegen [3] qui entraînera la conviction. Laveran fait, de son côté, remarquer que le diabète est rare dans beaucoup de localités où le paludisme est endémique [4].

INFLUENCE DES MALADIES AIGUES

Nous avons vu que les infections aiguës peuvent favoriser la glycosurie alimentaire, et même provoquer une glycosurie spontanée. — Sont-elles susceptibles de donner naissance à un diabète?

Rumpf [5] dit avoir noté, dans les antécédents de 100 diabétiques :

1. J'en ai observé trois. Voir Œder. (*Deutsche med. Wochenschr.*, 1901, n° 40). — Thorspecken. (*Münch. med. Woch.*, 1907, 12 févr., analyse dans la *Semaine médicale* du 29 mai, p. 257).
2. Rumpf. (*Külz's Klinische Erfahrungen*), 1899, p. 248.
3. Seegen. (*Der Diab. mellitus*, Berlin, 1893, p. 112 et 347).
4. Voir Laveran. (*Traité du paludisme*), 2e édition.
5. Rumpf. (Dans *Külz's Kl. Erfahrungen*), p. 248.

L'influenza.	chez	15
Le rhumatisme articulaire aigu	—	15
Une affection thoracique	—	9,5
Un catarrhe gastro-intestinal.	—	10
La fièvre typhoïde	—	6

Je suis étonné, je l'avoue, du nombre relativement considérable de rhumatismes articulaires aigus signalés par Rumpf. Cette affection a-t-elle réellement joué le rôle de cause? — Quant à l'influence de la grippe, elle me semble certaine. J'ai observé moi-même quelques cas qui m'ont paru démonstratifs [1].

Harris [2] a vu un diabète succéder aux oreillons. Il suppose que le pancréas a pu être affecté, au même titre que les glandes salivaires. En effet, si à la pancréatite aiguë succédait une pancréatite chronique, l'apparition d'un diabète serait à la rigueur expliquée [3]. En fait, la pancréatite ourlienne aiguë est bien connue [4]; mais, jusqu'ici, on n'a pas eu la preuve qu'elle ait été suivie de diabète.

La fièvre typhoïde peut se compliquer de pancréatite, mais il n'y a pas de fait montrant que cette pancréatite ait amené un diabète.

Suppurations de la bouche. — Galippe [5] a supposé que les infections buccales, et notamment celle qui est causée par la périostite alvéo-dentaire, pourrait amener aussi une pancréatite, par infection du canal de Wirsung, et, consécutivement, un

1. Voir Holsti. (*Zeitschrift für klin. Medicin*, XX). — A. James. Clinical Lectures on Diabetes. (*Edinb. Med. Journal*, 1896). — Broadbent. D. as a sequela of influenza. (*Lancet*, 1894, sept. 15).

2. Harris. (*Boston Medical Journal*, 1899, n° 20).

3. Voir Carnot. (*Des pancréatites*, 1898).

4. Cuche. (*Société médicale des hôpitaux de Paris*, 1897). — Simonin. (*Id.*, 1903, 24 juillet). — Pacchioni. (*Sperimentale*, 1901). — Galli. (*Nuovo raccogliatore medico*, 1904, août). — Auché. (*Journal de médecine de Bordeaux*, 1905, n° 44). — Guérin. (*Id.*, n° 49). — Voir aussi Roger. (*Maladies infectieuses*) ; Comby. (*Traité des maladies de l'enfance*, de Grancher). — Mathieu. (*Traité de médecine* de Charcot-Bouchard).

5. Galippe. (*C. R. de la Société de Biologie*, 1903, p. 859).

diabète. Cette hypothèse, très plausible d'ailleurs, ne paraît pas avoir été jusqu'ici confirmée par des faits positifs. Toutefois, dans cet ordre d'idées, je citerai un cas d'Heidenhain, qui a observé « un diabète aigu chez un malade atteint d'une affection scorbutique de la bouche, avec odeur infecte ». Après avoir guéri la stomatite avec le formol, il constata la disparition du diabète, qui avait duré quatre mois environ [1].

Nous avons vu précédemment qu'un anthrax peut amener une glycosurie passagère [2]. On doit se demander si cette glycosurie est capable de se transformer en diabète permanent. Aucun fait absolument démonstratif à ma connaissance ne permet, présentement, de l'affirmer. Aussi, admet-on généralement, avec Marchal (de Calvi), qu'un diabète latent préexistait à l'anthrax [3].

Imlach a vu chez une femme atteinte de diabète et d'une pyosalpingite, l'ablation des annexes suivie de la *guérison* du diabète. Des faits de ce genre, s'ils sont bien observés, montrent l'influence de troubles très divers de l'économie sur les sujets prédisposés [4].

LE DIABÈTE EST-IL CONTAGIEUX ?

Plusieurs médecins, notamment Contour [5], Betz [6], Schmitz [7], J. Teissier [8], Charrin [9], etc., ont admis, comme possible, la contagion du diabète. Ils se fondent sur la coïncidence, parfois obser-

1. HEIDENHAIN. (*Deutsche med. Wochensch*, 1904, p. 810). L'urine de ce malade renfermait, au commencement, 60 grammes de sucre par litre. Évidemment, le sujet était fortement prédisposé.

2. Voir p. 326.

3. HALPRYN. Recherches sur l'anthrax. (*Thèse de Paris*, 1872).

4. IMLACH. (*British Med. Journal*, London, 1885, 1 july).

5. CONTOUR. (*Thèse de Paris*, 1844).

6. BETZ, cité par OPPLER et KUELZ. (*Berliner klinische Wochensch.*, 1896, p. 583).

7. SCHMITZ. (*Id.*, 1898, n° 30).

8. J. TEISSIER. (*Congrès de Méd. de Lyon*, 1894, p. 90).

9. CHARRIN. (*Eod. loco*).

vée, de cette maladie chez les deux époux. Teissier et Charrin l'expliquent par une infection du tube digestif, puis du canal de Wirsung, d'où pancréatite ascendante. Mais, d'après diverses statistiques, sur 100 sujets atteints de diabète, il n'y en a guère qu'un seul qui soit susceptible d'avoir été contagionné. Cette proportion paraît trop faible pour qu'on puisse affirmer que le diabète est transmissible. Aussi, la plupart des médecins admettent-ils aujourd'hui que la présence simultanée du diabète chez les conjoints peut s'expliquer soit par la communauté d'habitudes hygiéniques vicieuses, soit par une coïncidence fortuite[1]. Quoi qu'il en soit, la question mérite d'être étudiée[2].

INFLUENCE DE LA GROSSESSE

La grossesse peut-elle prédisposer au diabète ? Cela n'est pas impossible, car cette maladie débute parfois pendant l'état de gestation, et, ce qui paraît plus probant, on aurait vu, dit-on, des diabètes qui, chez une femme, ne se manifestaient qu'à l'occasion d'une grossesse[3]. Mais, de tels faits sont fort rares[4].

1. C'est l'opinion de Bouchardat, de Seegen, de Lécorché, etc.

2. Voir Debove. (*Bulletins et Mémoires de la Société méd. des hôpitaux de Paris*, 1889, p. 375). — P. Marie. (*Sem. médicale*, 1895, p. 530). — Senator. (*Berl. kl. Woch.*, 1896, nº 30). — Oppler et Kuelz. (*Id.*, p. 583). — Evans. (*Americ. Med. News.*, 1896, 18 janv.). — Boisjumeau. (*Thèse de Paris*, 1897). — Ledrieu. (*Id.*, 1897-98). — Martinet. (*Presse médicale*, 1904, 10 février). — Léonard Weber. (*New-York Med. Record*, 8 oct. 1904). — Blodgett. (*Boston Med. and Surg. Journal*, 1905, p. 307).

3. Bennewitz. Case of diabetes recurring during successive pregnancies. (*Edinb. Med. Journal*, 1828, XXX, p. 217). Il s'agit d'un diabète qui aurait disparu 6 fois, chaque fois après un accouchement. — Voir Duncan Mathews. (*Transact. Obstetr. Society, London*, 1882, p. 285, et *Practitioner*, 1883, sept.).

4. Ainsi qu'il a été dit au chapitre de la glycosurie puerpérale Charrin et Guillemonat supposent qu'il existe pendant la grossesse un *ralentissement* de la nutrition. — Cette hypothèse ne paraît pas fondée. — Sur le diabète de la grossesse, voir Gaudard (*Thèse de Paris*, 1889). — Trouillart (*Id.*, 1893). — Salemi. (*Thèse de Montpellier*, 1900).

Nous avons vu précédemment[1] que la suppression de la lactation peut être suivie de lactosurie, et que celle-ci a été souvent prise pour une glycosurie. De là, sans doute, l'opinion que la suppression de la lactation est une cause de diabète. Cette opinion ne semble pas admissible, car la quantité de glycose[2] qui cesse d'être quotidiennement utilisée par les glandes mammaires est bien faible, eu égard à celle qui est consommée chaque jour par l'économie.

INFLUENCE DES LÉSIONS NERVEUSES NON TRAUMATIQUES

Quelques faits cliniques prouvent qu'une lésion non traumatique de la région bulbaire peut amener un diabète. Mais ces faits sont peu nombreux. Le premier en date est celui de Levrat-Perrotton :

Femme de vingt-cinq ans, souffrant de céphalée depuis trois mois. Crises convulsives. Vue affaiblie; marche difficile. Soubresauts dans les membres. Pas d'albuminurie; *glycosurie*. Mort dans un accès de suffocation.

Autopsie. — Dans le 4e ventricule, tumeur du volume d'*une noix*, pénétrant dans les deux tiers postérieurs de l'acqueduc, séparant les pédoncules cérébelleux et détruisant la valvule de Vieussens. La tumeur est développée aux dépens des plexus choroïdes[3].

Une observation de la clinique de Traube, publiée par Recklinghausen[4], présente avec la précédente une remarquable analogie :

Homme de quarante et un ans, ayant eu trois ans auparavant une grave blessure du crâne, avec perte de connaissance. Consécutivement, diminution de la mémoire et de l'intelligence, 8 litres

1. Voir p. 324.

2. On sait que le lactose se produit dans la mamelle aux dépens du glycose qui lui est apporté par le sang.

3. Levrat-Perrotton. (*Thèse de Paris*, 1859).

4. V. Recklinghausen. (*Virchow's Archiv*, 1864, XXX, p. 364), et H. Fischer. (*Deutsche med. Woch.*, 1898, p. 780).

d'urine d'une densité de 1.034, renfermant 50 à 80 grammes de sucre par litre. Mort à la suite d'une hémoptysie tuberculeuse.

Autopsie. — Tumeur dans le 4e ventricule, n'adhérant ni au cervelet, ni au plancher du ventricule, dure, de couleur blanche et dont la coupe ressemblait à une glande salivaire. Cette tumeur, peu vasculaire, s'est évidemment constituée aux dépens des plexus choroïdes, et l'examen microscopique a montré qu'elle était de nature essentiellement conjonctive, avec des concrétions de bicarbonate de chaux. Il y avait, de plus, un foyer de ramollissement à la partie antérieure de l'hémisphère cérébral droit.

A l'autopsie d'un homme de quarante et un ans, paralysé, présentant des attaques épileptiformes, et dont l'urine renfermait 50 grammes de sucre par litre, Catola a trouvé une tumeur des plexus choroïdes du 4e ventricule [1].

Le Dr Ivan Michael a rapporté l'observation suivante :

Garçon de vingt ans, bien portant jusqu'aux trois derniers mois avant son entrée à l'hôpital. A ce moment, faiblesse et céphalée; puis, polydipsie et polyurie; 6 l. 400 d'urine d'une densité de 1.025 et renfermant 25 grammes de sucre par litre. Trois mois plus tard, mort dans le coma.

Autopsie. — Les ventricules latéraux sont très dilatés. De même, le 4e ventricule. Celui-ci renferme, reposant sur le plancher, une vésicule opaque présentant à un de ses pôles un cysticerque (cysticercus racemosus). Le diamètre de la vésicule est environ le quart de la hauteur du 4e ventricule. L'épendyme, dans sa moitié inférieure, est très épaissi [2].

Un enfant de sept ans rendait en moyenne 3 à 4 litres d'urine

1. Catola. Glioma dei plessi coroidei del IV ventricolo. (*Rivista di Patologia nervosa e mentale*, 1901). — (Analyse *in Neurolog. Centralblatt*, 1902, p. 364).

2. Ivan Michael. Zur Ætiologie des Diabetes mellitus. (*Deutsches Archiv für klin. Medicin*, 1889, XLIX, p. 597). Sur 68 observations de cysticerques du 4e ventricule réunies par Stern (*Zeitschrift für klin. Med.*, 1907, LXI, p. 64-121), ce cas de Michaël est le seul où l'existence d'un diabète sucré ait été constatée d'une manière certaine. Dans un autre cas on a observé un diabète insipide. Cette rareté du diabète sucré est assez remarquable. Dans le cas de Michael la disposition de la tumeur, son volume, etc. ne présentaient d'ailleurs rien de particulier.

très sucrée. A l'autopsie, tumeur sur le plancher du 4e ventricule. Sa couleur était jaunâtre. Elle avait seulement 6 millimètres de longueur, 3 de largeur et 4 d'épaisseur (gliome à grosses cellules)[1].

Dans le cas de van Oordt[2], la glycosurie a été *progressive* et probablement en rapport avec le développement d'une tumeur qui touchait, dans l'étendue de quelques millimètres, à la partie latérale droite du plancher du 4e ventricule.

Chez un homme de cinquante-deux ans, atteint de cancer encéphaloïde du rein gauche, polyurique, glycosurique, et ayant souffert d'une céphalée atroce, Brugnoli, outre diverses généralisations de la tumeur primitive du rein, a trouvé des tumeurs dans les hémisphères cérébraux, et une autre sur le plancher du 4e ventricule, au milieu de l'espace compris entre l'origine des nerfs auditifs et celle des pneumogastriques[3]. Ce cas est, à la vérité, complexe.

Je citerai enfin ici un cas de Marinesco[4], où la tumeur du plancher du 4e ventricule n'a déterminé tout d'abord qu'un diabète insipide.

Dans les observations précédentes la tumeur reposait simplement sur le plancher du ventricule et n'avait pas envahi la substance grise qui le constitue. Il suffit donc, pour amener le diabète, d'une compression sans destruction de ce plancher.

D'après Frerichs[5] la lésion diabétique de la moelle allongée « la plus importante et la plus constante est une dilatation des petits vaisseaux du plancher, souvent accompagnée d'hémor-

1. Reimer. (*Jahrbuch für Kinderheilkunde*, 1876, X, p. 306), cité par de Jonge (*Archiv für Psychiatrie*, XIII, p. 1). Ce cas est particulièrement intéressant, parce que le diabète constituait le *seul* signe de la tumeur, qui a été une trouvaille d'autopsie.

2. Van Oordt. Beitrag zur Symptomatologie der Geschwülste des Mittelhirns und der Brückenhaube. (*Deutsche Zeitschrift für Nervenheilkunde*, 1900, XVIII, p. 126).

3. Brugnoli. (*Bollet. della soc. di Bologna*, 1862, résumée dans le *Bulletin de thérapeutique*, 1862).

4. Marinesco. Gliosarcome du plancher du 4e ventricule. (*Bulletin e l'Acad. de Méd.*, 17 juillet 1900).

5. Frerichs. (*Loc. citat.*, p. 137).

ragies récentes ou anciennes, et d'un épaississement de l'épendyme. » Dans un cas, il existait un petit foyer de myélite autour de vaisseaux dilatés[1]; et, dans un autre, une plaque de sclérose[2].

Les hémorragies du plancher du quatrième ventricule doivent être considérées comme des lésions dont le rôle pathogénique est incontestable. Mais, en dehors des traumatismes, elles sont bien rares[3].

Voici maintenant des lésions occupant les parties profondes du bulbe :

L..., hollandais. — A l'âge de quinze ans, chute sur l'occiput, avec perte de connaissance. Six mois après, début d'une céphalée; puis diplopie; puis titubation et tendance à tomber *à gauche;* anesthésie et parésie de la main *droite*, l'empêchant d'écrire; amnésie et symptômes de diabète à partir de l'âge de vingt et un ans. La mort est arrivée trois ans plus tard. La quantité de sucre a varié de 28 à 75 grammes *par litre* et de 58 grammes à 338 grammes *par jour*. Dans les derniers temps, diminution de la glycosurie. Mort par hémoptysie.

AUTOPSIE (par le Dr Dompling). — Tumeur (sarcome à cellules fusiformes) occupant toute la moitié droite de la moelle allongée et se continuant sans limite tranchée avec le tissu nerveux sain.

1. FRERICHS. (*Loc. citat.*, p. 139).

2. (ID., *id.*, (cas, 36), p. 165-166). Quelquefois on ne trouve que des granulations de l'épendyme, comme dans un cas de Westphal (*Archiv für Psychiatrie,* VIII). Cette lésion, quoique minime n'est peut-être pas sans importance, car PICHLER (*Centr. für innere Med.*, 1903, n° 31) l'a trouvée dans un cas de diabète insipide.

3. Voir DUTRAIT. Hémorrhagie sous le plancher du 4e ventr. — Albuminurie, glycosurie. (*Lyon médical,* 1875, n° 45, p. 355). — Voir aussi plus loin p. 424, un cas de Williamson, où l'hémorragie paraît avoir été causée par une vive émotion. Une planche donne exactement la configuration de la lésion qui est également indiquée dans 1 cas (traumatique) de DAVID DRUMMOND. Clinical and path. illustr. of cerebral lesion (*Lancet*, 1887, I, p. 13, obs. 3). L'hémorragie siégeait dans le sillon du plancher, à 16 millimètres au-dessus du bec de calamus. — Voir aussi un cas de RITTERSHAUS (*Inaug. Dissertat.*, Bonn, juillet, 1903, p. 29), et deux cas, minutieusement étudiés avec coupes du bulbe, de REINHOLD (*Deutsche Zeitschrift für Nervenh.*, 1896, X, p. 75 et suivantes), (les 2 premières observations).

A la surface supérieure et inférieure de la tumeur, deux petits kystes. La tumeur a le volume d'une grosse noix de galle. Les racines de l'accessoire et les racines inférieures du vague sont très atrophiées; celles de l'acoustique et du facial sont normales[1].

Dans la symptomatologie des tumeurs du bulbe, le diabète n'est que très exceptionnellement signalé. C'est qu'il est un symptôme non de déficit, mais d'irritation. On comprend ainsi que les tumeurs à développement lent sont presque toujours inefficaces à le produire. C'est le cas des cysticerques et des tubercules. J'ai observé pendant plusieurs mois à ma clinique un malade qui, outre divers symptômes, présentait une paralysie bilatérale de la sixième paire. Jamais il n'eut de glycosurie (ni même de polyurie). A l'autopsie j'ai trouvé un énorme tubercule du bulbe.

On croit que des foyers de sclérose bulbo-protubérantielle peuvent amener un diabète. Mais nous manquons d'observations bien probantes. Dans les cas de Weichselbaum, la clinique fait à peu près défaut[2], et ceux de Richardière[3] et de Mlle Edwards[4] manquent de vérification anatomique. Dans un cas de Rose[5] les symptômes du diabète ont débuté avant ceux de la sclérose en plaques. L'autopsie a montré une lésion du quatrième ventricule. Le père était diabétique.

Le cas suivant est un abcès de la région bulbo-protubérantielle :

Homme de trente-neuf ans, pris brusquement, sans cause connue, de soif, d'augmentation de l'appétit, et de paralysie faciale (transitoire); 12 litres d'urine par jour renfermant par litre 94 grammes de sucre et 6,8 d'urée. La mort survint par phtisie pulmonaire, vingt mois après le début du diabète. — A l'autopsie, abcès de la région bulbo-protubérantielle du volume d'un haricot. Le pancréas a paru sain[6].

1. Seegen. (*Der Diabetes mellitus*, p. 425-426).
2. Weichselbaum. (*Wiener klin. Woch.*, 1881, p. 913).
3. Richardière. (*Revue de Médecine*, 1886, p. 622).
4. Mlle Edwards. (*Id.*, p. 703).
5. Rose. (*Zeitschrift für klin. Medicin*, 1904, LV, p. 453).
6. Sorel. (*Thèse de Paris*, 1894).

De petits foyers de ramollissement intrabulbaire ou protubérantiel se rencontrent beaucoup plus fréquemment que les abcès. Ils dépendent d'athérome d'une des petites branches du tronc basilaire. Mais on ne peut, sans plus ample informé, considérer ces lésions comme la cause du diabète; car l'évolution clinique montre souvent qu'elles sont secondaires.

LÉSIONS SOUS-BULBAIRES

On a vu, au chapitre des glycosuries (p. 252), que la piqûre de la moelle, à 2 centimètres environ au-dessous du bec du *calamus*, m'avait quelquefois donné de la glycosurie. Les lésions sous-bulbaires peuvent donc être diabétogènes. En voici un exemple :

Peu de temps après son entrée à l'hôpital, motivée par une tuberculose des poumons et du péritoine, un homme de trente-sept ans fut pris de polydipsie. Il urinait par jour, trois à quatre litres d'urine, renfermant 60 grammes de sucre par litre. Mort quelques mois plus tard, à la suite d'une attaque.

A l'autopsie, le côté gauche de la moelle allongée, à partir de l'olive jusqu'à l'origine apparente de la première paire cervicale, est occupé par un tubercule, caséeux à son centre, qui paraît développé aux dépens de la substance gélatineuse de la corne postérieure[1].

On sait que, d'après Eckard, la piqûre du vermis produit, chez le chien, la glycosurie plus sûrement que celle du plancher du quatrième ventricule. Aussi est-on en droit d'admettre, *a priori*, que des lésions cérébelleuses peuvent amener le développement d'un diabète. En fait, les observations ne sont pas communes.

Becquerel[2] a rapporté en 1855 l'observation d'ailleurs fort incomplète d'une femme de vingt-deux ans, dont l'urine « presque

1. De Jonge. (*Archiv für Psychiatrie*. 1882, XIII. p. 658).
2. Becquerel, cité par Boulard. (*Thèse de Paris*, 1890, p. 187).

pendant tout son séjour à l'hôpital contenait de 4 à 5 grammes de sucre par litre. Il n'y avait ni faim ni soif, ni flux urinaire anormal. *A l'autopsie*, « tumeur du volume d'une petite noisette... plongeant dans une cavité creusée dans le lobe gauche du cervelet, ayant pour paroi la substance cérébelleuse ramollie, et remplie d'une sérosité albumineuse.

Un serrurier, âgé de trente-neuf ans, éprouve, à la suite de refroidissements, une grande faiblesse, de la soif, une augmentation de l'appétit et de la polyurie. A son entrée à l'hôpital, deux ans et demi après le début de la maladie, il rend 5 à 6 litres par jour d'une urine ayant une densité de 1035 — 40 et renfermant beaucoup de sucre. Signes de tuberculose pulmonaire avec fièvre. Quelque temps après, la glycosurie cessa.

Autopsie. — Congestion de la substance blanche du cervelet, et ramollissement, du volume d'un œuf de pigeon, occupant la région du *nucleus dentatus* de l'hémisphère gauche [1].

A l'autopsie d'une femme morte à quarante ans, de diabète, de Giovanni a trouvé une sclérose atrophique de l'hémisphère droit du cervelet et un ramollissement du vermis [2]. Mais en l'absence de renseignements sur la marche de la maladie on n'est pas certain que le ramollissement ait été antérieur au diabète.

Un enfant de sept ans entre à l'hôpital avec une céphalée datant de deux ans. On constate de la glycosurie. Le jour suivant, convulsions avec rotation de gauche à droite. — *A l'autopsie*, tubercule de l'hémisphère cérébelleux gauche de la grosseur d'une noix [3].

Un homme de trente-six ans présente des symptômes d'une maladie du cervelet, de la polyurie transitoire et de la glycosurie. A l'autopsie, kyste dans l'hémisphère droit du cervelet [4].

1. Mosler. Kleinhirnlœsion und Diabetes mellitus. (*Deutsches Archiv für kl. Medicin*, 1875, XIV, p. 229). L'autopsie est rapportée avec détails dans la *Dissert.* de Genth. Zur neuropath. Entstehung d. Diab. — Greifswald, 1873.

2. De Giovanni. (*Annali universali di med.*, 1876, febbrajo).

3. Drummond. (*Lancet*, 1887, I, p. 13, observ. 4).

4. William C. Krauss. (*Journal of the American Association*, Chicago, 1893, 30 sept.)

LÉSIONS DES HÉMISPHÈRES CÉRÉBRAUX

Il existe quelques observations de diabète paraissant sous la dépendance d'une lésion des hémisphères cérébraux; mais elles sont rares et, en général, peu concluantes. Il faudrait de nouveaux faits pour traiter scientifiquement la question. Les deux suivants ont été soigneusement étudiés :

A l'autopsie d'une femme rendant plus de 180 grammes de sucre par jour, j'ai trouvé une perte de substance de la tête du noyau caudé (ramollissement jaune type) du volume d'une petite amande. Ce ramollissement intéressait aussi la partie postéro-interne du genou de la capsule interne. Le pancréas était plutôt petit[1].

Cette femme était hémiplégique depuis une attaque survenue quatre ans avant sa mort. A cette époque elle avait été traitée à ma clinique, et son urine ne contenait pas de sucre. Puis, la malade avait été perdue de vue et on ne sait à quel moment a débuté son diabète. Quoi qu'il en soit, son ramollissement n'était pas consécutif à cette maladie. Il se pourrait, à la vérité, que le diabète se fût développé indépendamment de la lésion cérébrale. Mais cette hypothèse est peu vraisemblable ; car je possède une observation très probante de diabète insipide dépendant d'un *sarcome du corps strié*, et l'on sait les affinités des diabètes insipide et sucré[2].

J'ai aussi observé à ma clinique chez une femme de quarante-cinq ans, un diabète qui paraissait évidemment sous la dépendance d'un cholestéatome des ventricules latéraux :

Cette femme, devenue diabétique depuis plusieurs années, consécutivement à l'apparition de divers symptômes cérébraux, avait cessé d'être glycosurique, quand sa famille, faute de ressources, l'a fait admettre à l'hôpital. A son entrée, sauf la cessation

1. Lépine. (*Revue de médecine*, p. 836).
2. Voir plus loin, p. 413.

de la glycosurie, son état était stationnaire depuis deux ou trois ans. Elle présentait de la somnolence, une amblyopie très prononcée, un pouls ralenti, et de fréquentes pertes de connaissance survenant par accès de quelques minutes et s'accompagnant d'un ronflement stertoreux.

L'examen ophtalmoscopique, fait obligeamment par le Dr L. Dor, a montré que l'amblyopie était due à de nombreuses hémorragies punctiformes autour des vaisseaux rétiniens. A l'autopsie, cholestéatome volumineux bilatéral occupant les deux ventricules latéraux, qui étaient dilatés.

DIABÈTE DANS LE TABES ET DANS LA MALADIE DE FRIEDREICH

Nous avons vu qu'on n'observe que bien rarement une glycosurie chez les tabétiques[1]. Il est encore plus exceptionnel de rencontrer chez eux un vrai diabète[2]. Les seules observations, à ma connaissance, qui montrent cette succession pathologique sont : 1° une de Fischer[3]; 2° deux de Guinon et Souques[4]; 3° une de Naunyn[5]. Mais ces observations sont en trop petit nombre, surtout quand on tient compte de la fréquence du tabes, pour qu'on puisse admettre qu'il joue réellement vis-à-vis du diabète le rôle de cause. Harris Best[6] a relaté le cas d'une enfant de quatorze ans atteinte depuis sept ans de maladie de Friedreich qui, brusquement, commença à maigrir et présenta de la polydipsie, de la polyurie et de la glycosurie. Malgré un régime approprié, la petite malade succomba rapidement. — Mingazzini

1. Voir p. 253.
2. Voir plus loin, p. 564, le pseudotabes consécutif au diabète.
3. Fischer. (*Centralblatt für Nervenheilkunde*, 1886, n° 18).
4. Guinon et Souques. (*Archives de Neurologie*, 1892, XXIII, p. 55 et suiv.) (observ. IV et V).
5. Naunyn. D. D., p. 57 (observ. 14). Les observations de Grube (*Neurolog. Centralblatt*, 1895, p. 5 et suiv.) et de W. Croner (*Zeitschrift für kl. Med.*, 1900, XLI, p. 50, obs. 1) ne se rapportent pas à notre sujet.
6. Harris Best. A case of rapidly fatal glycosuria in a subject of Friedreich disease. (*The Lancet*, 1899, n° 6).

et Perusini [1], et plus récemment Meltzer [2], ont observé aussi l'apparition d'un diabète grave consécutivement aux premiers symptômes de la maladie de Friedreich.

RAPPORTS DU DIABÈTE SUCRÉ ET DU DIABÈTE INSIPIDE

On sait que, d'après Cl. Bernard, la région du plancher du quatrième ventricule dont la lésion produit la polyurie, est très voisine de celle qui, également lésée, détermine la glycosurie. C'est de cette manière, peut-être un peu simpliste, que les médecins expliquent la relation qui existe entre le diabète insipide et le diabète sucré. Ainsi que le rappelle avec raison le professeur Senator [3], plusieurs observateurs ont rencontré, dans la même famille, les deux espèces du diabète (Trousseau, Reïth, Seegen, Fisk, Geigel, Quist).

Lui-même rapporte le cas d'une institutrice de vingt-quatre ans, polyurique, dont la mère était diabétique.

Certains diabètes sucrés se transforment en polyurie simple ; il sera ultérieurement question de cette éventualité ; et d'autre part une polyurie simple peut se transformer en diabète sucré. Sénator cite deux cas de ce genre qu'il emprunte à Frerichs, plus un cas personnel, celui d'une dame, polyurique depuis l'enfance et devenue diabétique à l'âge de quarante ans.

Voici un autre cas où l'évolution a été rapide :

Une dame de cinquante-huit ans, atteinte de carcinome de la mamelle, éprouve d'abord de la polydipsie et de la polyurie. Quelque temps après, la polyurie se complique d'une glycosurie (15 à 18 grammes de sucre par litre). — A l'autopsie, pas de lésions des centres nerveux, métastases cancéreuses dans les ganglions lymphatiques entourant le plexus cœliaque et dans l'une des capsules surrénales. Pancréas atrophié [4].

1. Mingazzini et Perusini (*The Journal of Mental Path.*, 1904, VI, nos 1-2).

2. Meltzer (*Münch. med. Woch.*, 1908, n° 48).

3. Senator. (*Verein für innere Medicin*, 31 mai 1897 et *Deutsche med. Woch.*, 1897, n° 24, p. 386).

4. Ph. Kuhn. Ueber den Zusammenhang von D. insipidus und mellitus. (*Münchener medic. Wochens.*, 1902, 21 janv. p. 103).

D'Amato a rapporté l'observation d'une femme de trente-huit ans, très amaigrie et présentant des deux côtés du cou des ganglions durs. Elle racontait que dans l'enfance elle aurait été prise subitement de polyurie, qui a duré toute sa vie; depuis quatre ans, alors qu'elle allaitait son deuxième enfant, elle a commencé à dépérir, et à éprouver de la polyphagie. La quantité de ses urines était de 8 litres par jour, renfermant plus de 50 grammes de sucre par litre. Pas d'albumine et pas d'acétone. Elle fut soumise à un régime rigoureux; amélioration de la glycosurie; mais apparition d'acétone dans l'urine. La malade quitta l'hôpital.

D'Amato admet, ce qui paraît vraisemblable, *si les renseignements sont exacts,* que le diabète sucré a débuté il y a peu d'années, consécutivement à une polyurie ancienne[1].

Un campagnard, dont la mère était névropathe, présenta dès l'enfance de la polyurie. A l'âge de dix-sept ans, il fit une chute sur la nuque, et, à trente-deux ans, remarqua une augmentation de la polyurie, de la faiblesse générale, une diminution de l'acuité visuelle, etc. A l'examen de l'urine, pas d'albuminurie, mais plus de 200 grammes de sucre dans les vingt-quatre heures[2].

Voilà encore un cas obscur. On ne sait quelle importance il faut attribuer à la chute sur la nuque. D'autre part, il existait chez ce malade une hypertrophie prostatique qui a pu contribuer à la polyurie[3].

Mann[4] a observé chez un malade successivement de la polyurie simple et de la glycosurie. A l'autopsie, on a trouvé un cancer de la petite courbure de l'estomac adhérent au pancréas.

Un homme de cinquante-quatre ans, atteint de diabète insipide consécutivement à des troubles psychiques, succomba dans le coma. On constata alors que l'urine était sucrée[5].

Les observations précédentes laissent beaucoup à désirer quant à la précision[6]. J'ai cru cependant devoir les citer, dans le

1. L. D'Amato. (*Riforma medica,* 1902, n° 110).

2. Giambattista Pignati Marano. (*Riforma medica,* 1902, sept., p. 725).

3. Voir Bazy. (*Archives de médecine*). — Posner. (*Berliner klin. Woch.,* 1905, n° 47).

4. Mann. (*Berliner klin. Woch.,* 1904, n° 30).

5. Blackett. Acute diabetes mellitus supervening in a case of diabetes insipidus. (*Lancet,* 1899, nov. 25).

6. J'aurais pu en rapporter plusieurs autres; je rappelle le cas de Marinesco, cité précédemment, à propos des tumeurs du bulbe.

but d'attirer l'attention sur la question un peu négligée des rapports existant entre les diabètes insipide et sucré.

LÉSIONS DES NERFS VAGUE ET SYMPATHIQUE

Un malade de Henrot[1], âgé de trente-sept ans, fut pris, sans cause connue, de polyphagie, de polydipsie et de polyurie. Il buvait jusqu'à 18 litres. Mis au régime, il rendait encore 950 grammes de sucre en vingt-quatre heures. La mort survint au bout de peu de mois, dans le coma.

A l'autopsie, on trouva un ganglion calcaire et caséeux sur le trajet du pneumogastrique droit, qui semblait se perdre dans la tumeur et ne reprenait son volume normal que quelques centimètres plus bas.

Düben[2] a vu un ganglion crétacé comprimant le vague gauche à deux pouces au-dessus du cardia; Nyman[3] une concrétion calcaire comprimant le vague droit derrière la bifurcation des bronches; Frerichs[4] une tumeur du volume d'un très gros pois à l'origine du même nerf.

Il est bien difficile de dire si ces tumeurs ont été la cause du diabète constaté pendant la vie.

Klebs et Munk[5] ont observé des lésions du plexus cœliaque, Hale-White[6] a vu dans quelques cas un épaississement du tissu conjonctif autour du ganglion semi-lunaire, et A. Cavazzani[7] des lésions du sympathique, particulièrement au niveau du plexus cœliaque. Ces divers cas montrent l'intérêt d'investigations minutieuses.

Thiroloix a beaucoup insisté sur l'augmentation de volume des ganglions semi-lunaires chez un certain nombre de diabétiques. Mais avant d'affirmer l'existence de modifications de volume de ces ganglions, il me serait indispensable d'avoir bien pré-

1. Henrot, cité par Boutard. (*Thèse de Paris*, 1890, p. 191).
2. H. v. Duben. (*Dublin Hosp. Gaz.*, 1857, n° 13, p. 207).
3. Nyman. (*Dublin Hosp. Gaz.*, 1857, n° 14, 15 juillet).
4. Frerichs. (*Der Diabetes*, p. 91-92).
5. Klebs. (*Handbuch der path. Anat.*, III, p. 547).
6. Hale-White. (*Pathol. Society Transact*, XXXVI, p. 67).
7. Cavazzani. (*Ziegler's Centralblatt*, 1893, p. 501).

sentes à l'esprit leurs variétés vraiment extraordinaires chez l'homme[1].

Le diabète a parfois été attribué à un traumatisme de l'abdomen qui aurait agi soit sur le sympathique abdominal, soit sur le pancréas[2].

DIABÈTE TRAUMATIQUE

Les traumatismes sont une cause de diabète. Si on interroge 100 diabétiques on en trouve plusieurs qui ont été victimes d'un accident. Mais quelques-uns d'entre eux pouvaient être diabétiques avant l'accident. Chaque cas doit être passé au crible de la critique. Après ce travail nécessaire on arrive à conclure que le traumatisme agit comme cause chez près de 5 p. 100 des diabétiques[3], mais pas comme cause *exclusive;* car dans nombre de cas de diabète dit traumatique il existait une prédisposition héréditaire.

D'après Cantani, la proportion des diabètes traumatiques serait

1. Laignel-Lavastine. (*Bulletins et Mémoires de la Société anatomique*, mai 1904, p. 402-413).

2. Voir Thomayer. (*Wiener med. Presse*, 1889, n° 34). — Voir aussi W. Hunt. (*Philadelphia Med. Times*, 1892, march). — Scott. Traum. Diabetes. (*The Cleveland Med. Gazette*, july 1894, p. 402).

3. Voir la thèse de mon élève Jodry (*Thèse de Lyon*, nov. 1897). Voici en outre l'indication des principaux travaux à consulter:
Griesinger. (*Archiv für phys. Heilkunde*, 1859, nouvelle série III).
Brouardel et Richardière. (*Annales d'hygiène publique*, nov. 1888).
Bernstein-Kohan. (*Thèse de Paris*, 1890-91).
Asher. (*Vierteljahr f. ges. Med.*, 1894).
Higgins et Ogden. (*Boston Med. and Surg. Journal*, feb. 28, 1895).
Ebstein. (*Deutsches Archiv für kl. Medic.*, 1895, LIV, p. 305).
Heimann. (*Münch. med. Woch.*, 1896, n° 15).
Stern. (*Ueber traumatische Entstehung innerer Krankheiten*, Iéna, 1900, p. 434).
Hirschfeld. (*Deutsche med. Woch.*, 1901, n° 34, p. 571).
Vergely. (*Revue de méd.*, 1901, janv.).
L. D'Amato. (*Annali di nevrologia*, 1902, XX).
Ritterstraus. (*Inaug. Dissertation*, Bonn, 1903, juli).
Kausch. Trauma und Diab. und Glycosurie. (*Zeitschrift für klin. Medicin*, 1904, LV, p. 413).

double de celle que j'ai indiquée. Cette assertion ne me paraît soutenable que si l'on a en vue seulement les diabétiques de la classe laborieuse, particulièrement exposée aux traumatismes.

C'est chez l'enfant que la proportion des diabètes traumatiques me paraît devoir être la plus élevée ; car les chutes sur la tête sont communes chez eux.

Siège du traumatisme. — Dans les 145 cas réunis par Jodry le traumatisme a porté sur :

		p. 100.
La tête	72 fois	50
La colonne vertébrale	27 —	20
L'abdomen	12 —	8

Dans 5 p. 100 des cas, le malade est tombé sur les pieds. — Restent 17 p. 100, où le siège du traumatisme n'est pas suffisamment indiqué[1].

Les 72 traumatismes du crâne ont porté sur :

		p. 100.
L'occiput	15 fois	20
Le front	12 —	16
La région pariétale	12 —	16
Le vertex	6 —	8
Un point indéterminé	27 —	37

Dans le tiers des cas, environ, le diabète se manifeste les premiers jours qui suivent le traumatisme. En analysant 29 observations empruntées aux sources les plus sûres, et 5 observations personnelles, je trouve que les symptômes diabétiques ont apparu :

Dans les trois premiers jours	10 fois
La première semaine	5 —
Les trois premiers mois	12 —
Plus tard[2]	7 —

1. D'après Asher (*Inaug. Dissert.*, Iéna, 1894), les traumatismes de la région sacrée seraient une cause assez fréquente de diabète.

2. Ainsi, la glycosurie a été constatée dans la première semaine *dans près de la moitié des cas.* — Si le traumatisme détermine, non une glycosurie, mais une simple polyurie, celle-ci apparaît encore plus tôt, généralement dès le premier ou le deuxième jour.

Voici quelques exemples de diabète traumatique, à début précoce :

Un garçon de dix-huit ans, jouissant d'une bonne santé, fait une chute sur les pieds, de la hauteur d'un premier étage. Pas de perte de connaissance. La nuit suivante, soif excessive. L'urine observée pendant quinze jours donne une moyenne quotidienne de 5 litres avec 260 grammes de sucre. Trois ans plus tard, le malade était dans un état cachectique, et il succomba deux ans après[1].

Un jeune homme de dix-sept ans fut pris d'une soif inextinguible cinq jours après être tombé d'un sixième étage. Il urinait, dans les vingt-quatre heures, 15 à 20 litres d'une urine renfermant 3 gr. 5 de sucre par litre. Mort treize jours après l'accident.

A l'autopsie, fracture par enfoncement du frontal droit, et attrition de toute la portion antéro-inférieure du lobe correspondant, jusqu'au lobe sphénoïdal. Des coupes nombreuses n'ont montré aucune autre lésion, ni dans le cerveau, ni dans le bulbe, qui a été examiné avec le soin le plus minutieux[2].

Un diabète insipide peut exceptionnellement se transformer en diabète sucré[3]. Dans quelques cas cette évolution singulière a été constatée après un traumatisme :[4]

Un homme de quarante-quatre ans, après une chute de voiture, reste quatorze jours sans connaissance. Il perd par le nez du liquide céphalo-rachidien, et, lorsqu'il est revenu à lui, présente une hémianopsie temporale double et une polyurie de 10 litres sans albuminurie ni glycosurie. On ne peut même provoquer chez lui la glycosurie alimentaire.

Deux ans plus tard, son médecin découvrit que l'urine était devenue sucrée.

A l'hôpital de Guy, sous l'influence d'un régime antidiabétique

1. Griesinger. (*Archiv für physiol. Heilkunde*, 1859).

2. Fischer. (*Union médicale*, 1860, 16 février). Ce travail est très riche en observations et nous y renvoyons le lecteur.

3. Voir plus haut, p. 413.

4. Herbert French et Ticehurst. (*Guy's Hospital Reports*, L, p. 153).

strict, le sucre, qui dépassait 100 grammes par jour, est tombé à 15 grammes. Transitoirement, l'urine a renfermé un peu d'acétone.

J'ai observé le cas suivant de diabète traumatique chez un alcoolique :

Manœuvre, âgé de trente-six ans, buvant beaucoup de vin et d'absinthe. Le 25 février, étant d'ailleurs en parfait état de santé, il fit, dans son escalier, une chute *sur l'occiput*. Il se releva seul; mais, mal à son aise, il passa la journée chez lui, se plaignant d'un violent mal de tête.

Le lendemain, il voulut se rendre à son travail, prit du café, le vomit; et, souffrant toujours de la tête, resta encore à la maison. Le jour suivant, épistaxis; puis léger délire; il eut même des hallucinations. Le septième jour à partir de l'accident, sa femme, de qui nous tenons ces renseignements, fort précis d'ailleurs, le fit admettre à ma clinique :

A son entrée, on n'a pas remarqué de lésions des parties molles à l'occiput. Il était très abattu et répondait difficilement aux questions. Ni raideur, ni parésie, les réflexes rotuliens étaient brusques; le signe de Kernig n'existait qu'à l'état d'ébauche. La sensibilité générale a paru, peut-être, un peu exagérée (?). Les pupilles, égales, réagissaient bien à la lumière et à l'accommodation.

Bruits du cœur réguliers. Pouls à 80, de tension moyenne. Température un peu élevée (38°5), eu égard au chiffre du pouls. Rien de notable pour les autres organes. L'urine ne renfermait ni sucre ni albumine. Les jours suivants, la température devint normale. Une ponction lombaire donna issue à 30 centimètres cubes de liquide coulant en jet, et dont la couleur était très légèrement teintée. Après centrifugation, culot très petit, présentant à l'examen microscopique quelques globules rouges et un nombre exagéré de lymphocytes.

L'état du malade s'est amélioré progressivement. Une nouvelle ponction, pratiquée six jours après la première, donna encore issue à un liquide en hypertension, très légèrement coloré.

Deux jours après cette ponction, le malade a voulu sortir, pour reprendre son travail ; et, malgré les recommandations qui lui furent faites, il a aussi repris ses habitudes alcooliques. Jusqu'au commencement de juillet, on n'a rien remarqué d'anormal;

puis il a maigri et a perdu ses forces, *bien que l'appétit fût augmenté*, ainsi que *la soif*. La nuit il se levait plusieurs fois pour boire et pour uriner. Vu sa faiblesse, il s'est décidé à rentrer à l'hôpital le 10 août.

L'examen des organes n'a révélé d'anormal qu'un foie gros et dur. *Pas de symptômes nerveux appréciables*, sauf l'abolition des réflexes rotuliens qui, lors du précédent séjour, étaient exagérés.

Par vingt-quatre heures, le malade rendait 8 litres d'une urine renfermant 400 grammes de sucre, dégageant l'odeur d'acétone et présentant, avec le perchlorure de fer, la réaction de Gerhardt.

Environ trois semaines plus tard, ce malade est mort dans le coma acétonémique.

Autopsie. — La partie antérieure du lobe frontal droit était en partie détruite. A sa place il existait une cavité du volume d'un *gros* œuf de pigeon, à paroi ocreuse. Cette cavité, évidemment consécutive à un foyer hémorragique assez considérable, se prolongeait en arrière, sous forme de fente, dans une étendue de plusieurs centimètres.

A la face supérieure du bulbe, exclusivement à droite, le corps restiforme adhérait avec le cervelet par des tractus pie-mériens de tissu conjonctif assez dense. Selon toute vraisemblance, ces tractus étaient le reliquat d'un travail inflammatoire consécutif à des lésions traumatiques des parois du 4e ventricule. On sait, par les travaux de Duret, que de telles lésions peuvent être la conséquence directe de la commotion cérébrale. — Sur le plancher lui-même et sur de fines coupes perpendiculaires au plancher, on n'a rien remarqué d'anormal.

Je n'hésite pas à affirmer qu'il existait dans ce cas une relation causale entre le traumatisme et le diabète. Cette affirmation, si cet homme était tombé non dans son escalier, mais à l'usine, aurait, à cause de la loi sur les accidents du travail, une assez grave portée. Mais, d'autre part, je n'aurais pas manqué d'indiquer dans mon certificat que l'alcoolisme avait aussi joué un grand rôle dans l'évolution du diabète.

L'interprétation du cas précédent n'est, en somme, pas très embarrassante. Mais il en est de plus difficiles. D'une manière générale, je suis porté, je l'avoue, même dans les cas où il existe une cause de diabète autre que le traumatisme à ne pas écarter l'influence possible de ce dernier. La pathogénie du diabète est généralement très complexe. Il ne faut donc négliger aucun élément.

Le début réel du diabète doit d'ailleurs échapper à beaucoup de malades, soit qu'ils s'observent mal, soit qu'ils ne le fassent dater que de l'apparition de la polydipsie, ou de la polyurie. On doit donc admettre qu'il est, en général, plus rapproché du traumatisme qu'ils ne le croient.

J'admets toutefois, parce que cela résulte d'observations cliniques précises, et notamment de l'observation précédente, que parfois le diabète ne succède au traumatisme qu'après un certain temps (sorte d'incubation ?). Le fait paraît assez difficile à expliquer; mais sa réalité n'est pas douteuse [1].

Kausch [2] est d'avis que les traumatismes ne déterminent que fort rarement le diabète, et que, dans beaucoup de cas où l'examen de l'urine après l'accident décèle du sucre, il s'agissait d'un diabète préexistant [3]. Je ne nie pas que cette éventualité se présente souvent. Mais il faut, je crois, se garder de la considérer comme la règle ; car, si l'on conteste l'influence des traumatismes, comment expliquer les cas — et ils ne sont pas rares — où le diabète guérit après avoir duré seulement

1. On peut observer cette incubation même chez le jeune enfant : un bébé de sept mois tombe des bras de sa nourrice ; immédiatement, accès d'éclampsie suivi de vomissements, de ralentissement du pouls, etc. — Nouveaux accès la nuit suivante. Ce n'est que *quatre semaines* plus tard que se montrent la polyurie et les autres signes du diabète, auquel l'enfant a succombé au bout de trois mois. Rossbach. (*Berliner klin. Wochensch.*, 1874).

2. Kausch. (*Zeitschrift für klin. Medicin*, 1904 LV).

3. Cette thèse est très commode pour les compagnies d'assurance, et, en sa faveur, elles citeront sans doute le cas de Liniger (*Monatsch. für Unfallheilk*, 1896, n° 1). Il s'agit dans ce cas d'un médecin, glycosurique, dont la glycosurie n'a pas été aggravée par un accident. Mais, si tout accident était nécessairement diabétogène, le nombre des diabètes traumatiques serait formidable.

quelques mois, après l'accident[1]. Et comment comprendre que les chutes sur la tête soient plus diabétogènes que les autres ? Je ne conteste pas l'obscurité qui enveloppe encore l'histoire du diabète traumatique, mais selon moi, les difficultés qu'il soulève ont trait plutôt à la pathogénie qu'à l'étiologie[2].

Il est probable que dans beaucoup de chutes, etc., il a existé une commotion cérébrale, et que c'est celle-ci qui est la cause du diabète. C'est ainsi que j'interprète le cas suivant :

Un dragon saute d'une fenêtre élevée de 42 pieds au-dessus du sol; il dit être tombé sur le siège et avoir éprouvé une vive douleur à la partie inférieure du dos. On diagnostique une luxation de la 12e vertèbre dorsale, en avant et à droite. Après la réduction, les douleurs furent moins vives. Quatorze jours après, l'urine était abondante, pâle et renfermait du sucre qui augmenta les jours suivants, tandis que la quantité d'urine s'élevait à 12 litres. Puis, quelques jours plus tard, diminution progressive de la polyurie et de la glycosurie, qui disparurent complètement au bout d'un mois environ[3].

Les expériences de Duret permettent de supposer que la commotion détermine assez souvent la production d'hémorragies dans la substance du plancher du quatrième ventricule[4] et, en fait, on en a constaté dans quelques cas l'existence[5]; mais de telles constatations sont rares : sur 100 cas de traumatismes crâniens suivis de diabète, on a trouvé :

1. Voir le chapitre du Pronostic.

2. Voir Prior. Diabète post-traumatique au point de vue médico-légal. (*Inaug. Dissert.*, Leipzig, 1905). — Chlumsky. Diabetes und Skoliosis nach Trauma resp. Blitzschlag. (*Przeglad lekarski*, 1906). — Analyse (*Archiv für Verdauungskr.*, 1906, XII, p. 566). Enfant de onze ans frappé de la foudre. L'évolution de la glycosurie n'est pas bien connue.

3. Scheuplein. Verletzung der Wirbelsäule. Diabetes mellitus acutus. Vollständige Heilung. (*Archiv für kl. Chirurgie*, 1883, XXIX).

4. Duret. Etude sur les traumat. cérébraux. (*Thèse de Paris* 1878).

5. Voir p. 420. — Voir aussi G. Reinhold. Beitrag zur Kenntniss der Lage der vasomotorischen Centrums in der Medulla oblongata des Menschen. (*Deutsche Zeitschrift für Nervenheilkunde*, 1896, t. X).

Une lésion visible du plancher dans. .	25 cas *au plus*
Lésions diverses dans	40 — environ
Pas de lésion appréciable du système nerveux dans	35 — —

J'insiste sur la proportion relativement considérable (35 p. 100) des cas sans lésions *appréciables*. Il est à croire que les progrès de la technique histologique la réduiront notablement [1]. On peut encore supposer qu'une excitation nerveuse retentit sur les organes diabétogènes [2], et particulièrement sur les capsules surrénales. Il existe, en effet, des observations de diabète consécutif à un traumatisme de la région du rein, et il n'est pas impossible qu'un choc sur cette région influence les capsules.

Diabète consécutif à diverses opérations. — Du diabète traumatique il convient de rapprocher le diabète que l'on voit parfois succéder à des opérations chirurgicales. Les observations qu'on a rapportées ne sont pas toutes très probantes ; mais il est incontestable que bien des conditions inhérentes à l'opération : le choc traumatique, l'anesthésie par le chloroforme ou par l'éther, l'inquiétude du patient pendant des jours et même des semaines, peuvent agir d'une manière très efficace chez un prédisposé.

Diabète consécutif aux émotions. — Dans beaucoup de cas, le traumatisé éprouve naturellement une vive frayeur, de sorte que, s'il survient un diabète, on peut douter de l'influence exclusive du traumatisme [3].

1. PARASCANDOLO (*Archives italiennes de Biologie*, 1898, XXIX, p. 144), en percutant avec violence le thorax ou l'abdomen de cobaye, a vu la mort des animaux survenir dans un temps variant entre quelques minutes et quelques heures. L'examen des centres nerveux lui aurait révélé l'existence de quelques lésions cellulaires (?).

2. D'AMATO (*Annali di Nevrologia*, 1902, XX) a noté dans un cas de diabète traumatique de légères lésions du pancréas; mais elles étaient probablement tout à fait indépendantes.

3. Voir STERN. (*Ueber traumat. Entstehung innerer Krankheiten*, Iéna, 1900, p. 450).

Une de mes clientes, non diabétique, mais nerveuse, arthritique, et légèrement obèse, très préoccupée du mariage prochain de sa fille, tombe accidentellement en heurtant le bord d'un trottoir. Elle se cassa deux dents et eut très peur au moment de sa chute. Aucun symptôme de commotion cérébrale, même légère. Peu de jours après, elle commença à se lever chaque nuit pour uriner, et je reconnus le diabète.

Un mécanicien de chemin de fer, au moment d'un tamponnement, *dans lequel il ne fut pas blessé*, ressentit une très vive émotion, et fut pris d'un tremblement qui dura vingt-quatre heures. Quelques minutes après l'accident, il éprouva une soif intense, et, quelques semaines plus tard, se sentit plus faible. On constate la présence de beaucoup de sucre dans son urine [1].

J'ai observé moi-même un fait semblable :

Le mécanicien d'un train tamponné n'éprouva aucun traumatisme mais une violente émotion. Les jours suivants, il se plaignit de faiblesse et de soif. L'urine alors examinée renfermait du sucre [2]. Dans ce cas je crois qu'il s'agissait d'un diabète latent [3].

Les symptômes révélateurs du diabète suivent parfois de très près l'émotion qui lui a donné naissance.

Une jeune femme de vingt ans, témoin d'une chute de son neveu, ressentit une émotion extrême, à la suite de laquelle se

1. Seegen. (*Der D. mell.*, 3e édition, 1893, p. 121). — Voir aussi Ebstein : Traumat. Neurose und D. (*Deutsches Archiv für kl. Med.*, 1895, LIV).

2. On pourrait croire que les mécaniciens de locomotives qui sont particulièrement exposés à des émotions sont plus souvent diabétiques que les hommes qui sont dans le fourgon des bagages. Or il résulte d'une statistique du Dr Navarre (*Lyon méd.*, 1905) que ces derniers présentent une morbidité diabétique égale. En effet, pour 1.000 agents, sont atteints de diabète :

Parmi les mécaniciens et chauffeurs	12,6
Parmi les conducteurs et vagonniers	13,1
Parmi tous les agents des autres services. . . .	1,75

Les résultats précédents portent le Dr Navarre à se demander si la fréquence extraordinaire du diabète chez les deux premières catégories d'agents n'est pas due, au moins en partie aux trépidations auxquelles ils sont soumis. Il paraît que la trépidation des fourgons (mal suspendus) est plus fatigante que celle des locomotives.

3, Voir encore le cas d'un autre mécanicien, publié par Roepke (*Aerztl. Sachverst-Zeitung*, 1908, n° 17).

développa un *état anxieux* qui la rendit incapable de toute occupation. *Quatre semaines* après le début de ces accidents on constata chez elle de la polydipsie, de la polyurie et de la glycosurie; puis, ultérieurement, des symptômes d'un diabète grave, auquel elle succomba au bout de dix-sept mois. L'examen histologique de la moelle (durcie dans le liquide de Müller) fit découvrir de très petites hémorragies dans la région des stries auditives, au niveau du noyau du pneumogastrique et du glosso-pharyngien gauche, dans une hauteur d'un quart de pouce. Cette femme jouissait auparavant d'une bonne santé et rien dans ses antécédents ne pouvait faire supposer qu'elle fut prédisposée au diabète. Assurément, ce cas est discutable. Mais il ne paraît pas inadmissible que l'émotion, toujours accompagnée, comme on sait, de troubles vaso-moteurs, ait produit les petites hémorragies du plancher du 4e ventricule, constatées à l'autopsie [1].

J'ai observé moi-même le cas suivant :

Un tailleur de cinquante-quatre ans, sans antécédents morbides, éprouva, dans l'espace de huit jours, trois émotions assez vives : Il fut assailli la nuit par des malfaiteurs; puis on lui annonça la nouvelle (d'ailleurs fausse) que sa fille avait été écrasée. Enfin, un de ses voisins lui tira un coup de revolver (sans l'atteindre). Moins de deux mois plus tard, il se plaignait d'une soif inextinguible et remarquait de la polyurie. Cinq mois après, il succombait dans le coma.

A l'autopsie, le foie, de volume normal (p. 1.400 gr.), a paru (histologiquement) sain. Le pancréas, un peu mou, présentait des bandes fibreuses périacineuses, mais pas de sclérose intra-acineuse. Ce diabète n'était donc pas d'origine pancréatique.

Des chagrins, la perte d'un enfant ou d'un mari, des soucis prolongés — surtout les soucis d'argent — ont le même effet qu'une émotion brusque. Nombre de banquiers, de négociants, d'hommes d'affaires, deviennent diabétiques. Il est vrai que les soucis et les préoccupations ne sont pas seuls à agir chez eux, et qu'il s'y joint, presque toujours, l'abus de la bonne chère, dont l'influence pathogénique est très grande. J'en ai la preuve

1. Williamson. (*Diabetes*, 1898, p. 122 et 134).

par le fait qu'un certain nombre de mes malades arthritiques, enclins à l'obésité, qui, sur mon conseil, ont suivi un régime convenable, ne sont pas devenus diabétiques, malgré le souci des affaires et de graves préoccupations. Seulement, de temps en temps, j'ai constaté chez eux de l'oxalurie.

L'influence diabétogène des causes morales est certainement bien plus grande que celle des traumatismes. Les statistiques le prouvent : Cantani, chez 1.004 diabétiques, a noté :

Grands soucis	40	fois
Soucis et préoccupations	282	—
Soucis antérieurs (remontant à plus de cinq ans)	24	—
Frayeurs dans les trois dernières années	26	—
Anciennes frayeurs	5	—
	377	fois

Même en écartant les « anciennes » frayeurs, on voit que les soucis et les préoccupations morales se rencontrent chez le tiers environ des diabétiques. Il est vrai, d'autre part, qu'il ne manque pas de gens ayant des soucis, et qui échappent au diabète.

INFLUENCE DE L'ALIÉNATION MENTALE

Nous avons dit que la glycosurie n'est pas très rare chez les mélancoliques avec dépression [1] et nous venons de voir que les soucis, les chagrins, les vives préoccupations de l'esprit sont une cause du diabète. On pourrait donc supposer que cette maladie est assez commune chez les aliénés. Mais cette hypothèse ne paraît pas confirmée par les faits :

Ainsi, à la clinique psychiatrique de Berlin, sur 2.500 aliénés, on n'aurait pas observé un seul diabétique et Savage dit que le diabète est plutôt rare chez les aliénés [2].

1. Voir page 257.

2. Savage. (*British Med. Journal*, 1890, II, p. 1184). Voir aussi Laudenheimer. (*Berliner klin. Wochen.*, 1898, p. 463).

DIABÈTE HÉPATIQUE

« Une maladie du foie, dit Cl. Bernard, peut, au début, amener le diabète, par surexcitation de la fonction glycogénique, et, à la fin, la cessation du diabète, par extinction de cette même fonction [1]. » C'est, dit-il, ce que démontre l'observation d'un ancien alcoolique, qui, dans les premiers mois de 1873, rendait 6 litres d'urine renfermant 29 grammes de sucre par litre. Un an plus tard, l'état général s'étant beaucoup aggravé, et tous les signes d'une cirrhose du foie étant devenus manifestes, l'urine ne contenait plus trace de sucre.

Des faits de ce genre ne sont pas rares : plusieurs cliniciens ont noté, non seulement la coïncidence d'un diabète et d'une cirrhose hépatique [2], mais l'antériorité de cette dernière [3] ; et, si l'on a la possibilité de suivre un certain temps le malade, lorsque la cirrhose hépatique est arrivée à la période cachectique, on assiste à la disparition progressive de la glycosurie. J'ai vu plusieurs de ces cas.

Si la disparition du diabète est facile à expliquer, par la cachexie, il n'en est pas de même de sa production. Dans l'esprit de Cl. Bernard, l'irritation causée par l'inflammation chronique du foie amenait une hyperglycogénie et le diabète. Mais une connaissance plus approfondie des lésions qu'on peut rencontrer chez les cirrhotiques ne permet guère d'accepter sans réserve l'opinion de Cl. Bernard.

1. Cl. Bernard. (*Leçons sur le diabète*, p. 355).

2. Voir Quincke. (*Berliner klinische Woch.*, 1876). — Palma. (*Id.* 1893, p. 815). — Pusinelli. (*Id.* 1896, p. 739). — Wille. (*Mittheil. aus der Hamburg. Staatskrank.*, I, fasc. 3). — Naunyn. (*Der Diab.*, p. 45).

3. Au contraire, dans quelques cas (voir Rispal. *Congrès de médecine de Toulouse*, 1902), on a des raisons de penser que le diabète est antérieur à la cirrhose, ce qui ne veut pas dire que l'hyperglycémie soit la cause de cette dernière. Nous reviendrons tout à l'heure sur ce point.

Friedreich et un médecin russe, Rodionow [1], avaient noté l'existence de lésions interstitielles du pancréas dans plusieurs cachexies, et notamment dans des cas de cirrhose du foie. Cette coïncidence pathologique a été, depuis, signalée par Kasahara [2], puis par Guillain [3], Lefas [4], Opie [5], Steinhaus [6], Klippel et Lefas [7], Pirone [8], d'Amato [9], Lando [10], Luzzato [11], Poggenpol [12], etc. Le nombre de faits rapportés par les auteurs précédents, l'étendue des lésions intralobulaires du pancréas, au moins dans quelques cas, autorisent à penser que la cirrhose de cet organe n'est pas une altération négligeable ; et si, dans ces cas, le diabète est rare, c'est qu'une pancréatite interstitielle même très accusée est loin d'annihiler complètement la sécrétion interne de l'organe. Au moins, intervient-elle, comme cause adjuvante, s'il existe une autre cause de cette maladie.

1. Cité par Pirone. (*Wiener med. Woch.*, 1903, p. 1052).

2. Kasahara. Ueber das Bindegewebe des Pankreas bei verschiedenen Krankheiten. (*Virchow's Archiv*, 1896, t. CXLIII).

3. Guillain. (*Revue de méd.*, 1900). Le cas de Guillain est particulièrement intéressant parce que le pancréas scléreux était augmenté de volume. Le foie était également gros.

4. Lefas. Le pancréas dans les cirrhoses. (*Archives générales de méd.*, 1900).

5. Opie. (*Americ. Journal of Experim. Medicin*, 1901, IV).

6. Steinhaus. (*Deutsches Archiv für klin. Medicin*, 1902 LXXIV, p. 537.)

7. Klippel et Lefas. (*Revue de Médec.*, janv. 1903).

8. Pirone. Chronische Entzündung des Pankreas und Cirrhose der Leber. (*Wiener med. Woch.*, 1903, mars, n° 22).

9. D'Amato. Il pancreas nella cirrosi volgare del fegato. (*Riforma medica*, 1903, XLX, nos 36-37).

10. Lando. Ueber Veränderungen des Pankreas bei Lebercirrhose. (*Zeitschr. für Heilkunde*, 1906).

11. Luzzatto. *Sulle alterazioni del pancreas e della milza nella cirrosi epatica*. (Padova, 1907).

12. Poggenpol. (*Centralblatt für die ges. Phys. und Path. des Stoffwechsels*, 1008, p. 232). Cet auteur dit avoir observé des cas où la cirrhose du pancréas paraissait plus ancienne que celle du foie.

CIRRHOSES HÉPATIQUES AVEC PIGMENTATION (DIABÈTE BRONZÉ)

Dans un certain nombre de cas de cirrhose hépatique (et pancréatique) on observe une pigmentation de ces organes, des ganglions lymphatiques viscéraux, et assez souvent du tégument externe.

Quand, avec ces diverses lésions, coexiste un diabète, on a le complexus sur lequel l'attention a été attirée par Hanot et Chauffard [1].

Trousseau, à l'autopsie d'un diabétique qui présentait une teinte presque bronzée du visage et une coloration noirâtre du pénis, avait trouvé un foie scléreux, au moins doublé de volume, et d'un gris jaunâtre. Les capsules surrénales étaient saines [2].

Quelques années plus tard, Troisier [3] publia, également sans commentaires, l'observation d'un diabétique de cinquante et un ans, présentant « une coloration bronzée de la face, du cou et de la partie supérieure de la poitrine, des parties génitales externes, des aines, des mains et des avant-bras, se manifestant par des taches irrégulièrement arrondies, de teinte brune plus ou moins prononcée, et de petits îlots de pigment noir...

« A l'autopsie, le péritoine avait une teinte ardoisée générale ; le foie, du poids de 2.650 grammes, était de couleur brun rougeâtre, avec des taches pigmentaires. Le pancréas présentait la même coloration que le foie. »

Ces faits avaient passé inaperçus ; mais après le mémoire d'Hanot et Chauffard, de nouveaux cas furent publiés par Letulle [4], Hanot et Schachmann [5], Brault et Gaillard [6], Barth [7], Rendu et

1. Hanot et Chauffard. (*Revue de méd.*, 1852, p. 385).
2. Trousseau. (*Clinique méd.*, 2e édit., II, 627).
3. Troisier. (*Bulletin de la Société anatom.*, 1871, p. 231).
4. Letulle. (*Bul. de la Société médicale des hôpit. de Paris*, 1885, p. 406).
5. Hanot et Schachmann. (*Arch. de physiol.*, 1886, 1er semestre, p. 56).
6. Brault et Gaillard. (*Archives de méd.*, janv. 1888).
7. Barth. (*Bulletin de la Société anatomique*, 1888, p. 560).

de Massary[1], etc. Toutefois, sans la coexistence du diabète, ces cas seraient restés englobés dans la sidérose, antérieurement décrite par Quincke[2], Kelsch et Kiener[3], Künckel[4], Neumann[5], Recklinghausen[6], puis par Richardière[7], Letulle[8], Hintze[9], Regaud[10], Jeanselme[11] et Lapicque[12]. Cela eût été d'autant plus admissible que l'on doit aujourd'hui se demander si la coexistence du diabète et de la sidérose constitue réellement une espèce morbide.

Il semble que l'on en puisse douter. L'examen attentif de la plupart des observations montre en effet, au début, une hémolyse, puis une sidérose, puis une cirrhose hépatique et pancréatique qui peut, mais pas nécessairement, se compliquer de diabète[13].

1. Rendu et de Massary. (*Bulletin de la Société méd. des hôpit. de Paris*, 1897, p. 163).

2. Quincke. (*Deutsches Archiv für klin. Medicin*, XX, XXV, XXVII et XXXVIII).

3. Kelsch et Kiener. Maladies des pays chauds. Paris, 1889.

4. Kuenckel. (*Zeitschrift für physiol. Chem.*, 1880, V).

5. Neumann. (*Virch. Archiv*, 1868, CXI).

6. V. Recklinghausen. (*Berliner kl. Woch.*, 1889).

7. Richardière. Cirrhose pigmentaire avec mélanodermie. (*Union médicale*, 7 décembre 1895).

8. Letulle. Trois cas de cirrhose hypertrophique pigmentaire non diabétique. (*Société méd. des hôpitaux de Paris*, 1897, p. 205).

9. Hintze. Ueber Hæmochromatose (*Virchow's Archiv*. 1895, CLIX, p. 459.)

10. Regaud. (*C. R. de la Société de Biologie*, 1897, p. 484).

11. Jeanselme. (*Bull. de la Société méd. des hôpit. de Paris*, 1897, p. 179).

12. Lapicque. (*Id.*, et *C. R. de la Société de Biologie*, 1897).
Une série de travaux importants avec la collaboration d'Auscher et de Guillemonat a précisé la nature chimique du pigment ferrugineux ocre, auquel il a donné le nom de *rubigine*. — Voir aussi Hugounenq, cité par Margain (*Revue de médecine*, 1905, p. 377). — Rabé (*Presse médicale*, 1901, 13 juillet), a bien étudié l'élimination du pigment par les canaux excréteurs de divers organes. Son cas est particulièrement intéressant parce qu'il était compliqué de dégénération tuberculeuse des deux capsules surrénales.

13. Il paraît en être ainsi dans toutes les observations récentes. Lépine. (*Lyon méd.*, 1903, p. 593). — Barker. (*British Med. Journal.*

En résumé, vu la coexistence d'une cirrhose du pancréas dans les cas de cirrhose hépatique, soit vulgaire, soit pigmentaire avec diabète, il n'est pas probable que ce dernier dépende de la cirrhose du foie.

Est-ce à dire qu'il n'y ait pas de diabète hépatique? Assurément non ; car Cl. Bernard, Seegen, Gilbert, etc., nous ont fait connaître une espèce de diabète où l'insuffisance de l'emmagasinement des hydrates de carbone alimentaires joue le principal rôle. C'est un diabète relativement bénin ; car la glycosurie cesse dès qu'on supprime l'apport des hydrates de carbone.

Quant au diabète durable qui serait lié exclusivement à un fonctionnement exagéré du foie, il est assurément possible, mais il n'existe pas de faits permettant d'affirmer sa réalité.

LÉSIONS DU PANCRÉAS CHEZ LES DIABÉTIQUES

A l'autopsie de plus de la moitié des diabétiques on constate facilement une diminution de volume ou une dégénération quelconque du pancréas, et l'examen microscopique permet d'affirmer l'existence d'une lésion de l'organe chez les deux tiers environ. Mais, le plus souvent, la lésion ne paraît pas très prononcée, de sorte que sa valeur pathogénique est discutable. — Dans presque tous les cas, il s'agit d'une pancréatite chronique.

PANCRÉATITE CALCULEUSE

La présence de calculs dans les conduits excréteurs du pancréas est suivie constamment — ou presque constamment —

1903, oct. 24). — James Beattle. (*Journal of Pathol. and Bacter*, 1903-04, p. 117). — Moll von Charente. (*Nederl. Tijdschrift voor Geneesk.*, 1905, II, p. 1727). (Analyse in *Centr. für innere med:*, 1906, p. 635). — Hess et Zurhelle. (*Zeitschrift für klin. Medicin*, 1905, LVII, p. 344). — Margain. (*Revue de médecine*, 1905, p. 214). — Indemans. (*Weeklbl. voor Geneesk.*, 1906, n° 4). — Thomas Futcher. (*Journal of Med. Sciences*, 1907, janvier). — J. Heller. (*Deutsche med. Woch.*, 1907, n° 30, p. 1216). Les cas antérieurs à 1899 sont réunis dans le mémoire d'Ausschutz (*Deutsches Archiv für kl. Med.*, 1899, LXII, p. 411).

d'une pancréatite chronique, qui peut présenter plusieurs variétés, suivant que prédomine la lipomatose, la prolifération conjonctive, ou bien la dilatation des canaux excréteurs, avec formation éventuelle de kystes. D'après Lazarus[1], qui a réuni 80 cas de pancréatite calculeuse, on aurait observé dans 45 p. 100 de ces cas, une glycosurie plus ou moins persistante. Sa fréquence dans la pancréatite calculeuse serait donc assez grande ; mais il est fort probable que les cas où existait le diabète ont été publiés de préférence[2].

Je ferai sur la statistique d'Hansemann une remarque analogue[3] : Elle comprend 72 cas de diabète pancréatique dont 12 étaient d'origine calculeuse, soit plus de 16 p. 100. Cette proportion ne correspond nullement à ce que j'ai vu moi-même, et il faut, je crois, admettre que les observations de pancréatite calculeuse, précisément parce qu'elles sont rares, ont été publiées avec une prédilection spéciale[4].

PANCRÉATITE CONSÉCUTIVE A LA COMPRESSION DU CANAL DE WIRSUNG A SON EMBOUCHURE DANS LE DUODÉNUM

Une autre cause de pancréatite chronique est l'obstruction du

1. Paul Lazarus. (*Beitrag zur Path. u. Therap. der Pankreaserkrank.* Berlin, 1904, p. 169).

2. Oser. (Die Erkrankungen der Pankreas in *Specielle Pathologie* de Nothnagel), dont la statistique est moins récente, et, par conséquent, moins complète, ne compte, sur 70 cas environ de lithiase pancréatique, que 24 cas de diabète ou de glycosurie temporaire.

3. Hansemann. (*Zeitschrift für kl. Medicin*, 1894, XXVI, p. 191).

4. Voici l'indication de quelques cas de pancréatite calculeuse *avec diabète*, publiés postérieurement à la statistique d'Oser : Nicolas (*Gazette hebd.*, 1897, p. 133). — R. Mackenzie. (*Montreal Medic. Journal*, 1898, janv.) ; dans ce cas le pancréas était exceptionnellement gros. — Giudiceandrea. (*Bolletino della Societa lancisiana di Roma*, 1898, XVIII, fasc. 2, p 119). — Cipriani. (*Therap. Monatshefte*, 1898). — Gould. (*Clinical Society*, 1898, déc.). — Jolasse. (*Ærztlich. Verein Hamburg Münchener med. Woch.*, 1899, p. 161). Simmond. (*Id.*). — Opie. (*Journal of Experiment. Medicine*, 1901 V.). — L. d'Amato. (*Rivista critica di clinica, medica*, 1902). — Carrière. (*Lyon médical*, 1902, 7 sept. p. 330). — Mollard et Froment. (*Id.* 1904).

canal de Wirsung au niveau de l'ampoule de Vater, soit par un calcul biliaire plus ou moins volumineux, soit par un carcinome de l'ampoule de Vater ou de la tête du pancréas, soit, mais beaucoup plus rarement, par un kyste [1]. — Or, dans ces divers cas, le vrai diabète n'est rien moins que commun. On observe plutôt, et encore fort rarement, une glycosurie temporaire.

CANCER DU PANCRÉAS

Le cancer du pancréas est rarement cause de diabète, soit qu'il n'ait envahi qu'une partie de l'organe, soit que les cellules cancéreuses, aient conservé pour un temps au moins, leur fonction spécifique [2].

INFECTION ASCENDANTE DES CANAUX PANCRÉATIQUES

Sans compression apparente du canal de Wirsung, les canaux pancréatiques peuvent être infectés par des microbes de l'intestin, particulièrement par le colibacille, si les défenses naturelles de la glande sont affaiblies. C'est ce qu'ont montré les recherches expérimentales de P. Carnot [3]. Il est possible que certains

1. Voir la thèse de mon élève M. Gay. (*Lyon*, 1907). Cette thèse renferme outre une observation inédite de mon service, l'indication bibliographique de dix observations de kystes du pancréas avec glycosurie (dans quelques-uns de ces cas il s'agissait de diabète vrai). Plus récemment, Grund (*Mittheil. den Grenzgebieten der Med. und Chirurg.*, 1907, XVII) a rapporté l'histoire d'une femme de vingt-cinq ans, atteinte de kyste du pancréas avec diabète léger. Il est à noter qu'après l'opération le diabète devint plus grave.

2. D'après Bard et Pic (*Revue de Médecine*, 1897, p. 929) on ne rencontrerait dans ces cas de la glycosurie que dans un quart des cas. Elle fait défaut à la période de cachexie ultime. Voir aussi Guillon. (*Thèse de Paris*, 1898). — Bard et Pic ont fait la remarque judicieuse que dans certains cas de cancer du pancréas avec diabète, ce dernier était peut-être primitif. J'ai observé un fait qui ne pouvait être interprété différemment. (*Lyon médical*, 1907, n° 33).

3. Dans la plupart de ses expériences Carnot n'a pas lié le canal de Wirsung après y avoir injecté une culture virulente. (*Recherches expérimentales et cliniques sur les pancréatites*). (*Thèse de Paris*, 1898, p. 10).

diabètes reconnaissent cette. étiologie, mais il est difficile d'en donner la preuve.

PANCRÉATITES PAR SEPTICÉMIE ET TOXÉMIE

Des maladies infectieuses et des intoxications peuvent amener une pancréatite aiguë[1], et celle-ci, *dans certaines conditions*, passe à l'état chronique; ou bien la pancréatite revêt d'emblée un caractère de chronicité[2]. La pancréatite syphilitique[3] paraît susceptible de produire un diabète.

PANCRÉATITES CHRONIQUES CONSÉCUTIVES A L'ARTÉRIO-SCLÉROSE, OU DE CAUSE INDÉTERMINÉE

Indépendamment d'une maladie infectieuse antérieure ou d'une intoxication exogène, une pancréatite interstitielle peut se développer, consécutivement à l'artério-sclérose, par un processus analogue à celui qui donne naissance à certaines néphrites chroniques. Hoppe-Seyler, Fleiner, Kashara, Opie, etc.[4], ont étudié cette variété de cirrhose pancréatique.

1. Les lésions parenchymateuses du pancréas dans la fièvre typhoïde peuvent être assez intenses pour devenir hémorragiques. Chauffard et Ravaut. (*Archives de méd. expérim.*, 1901, p. 163). J'ignore s'il existe des observations montrant qu'une pancréatite typhique a été suivie de diabète. Quant aux pancréatites ourliennes, bien étudiées par Simonin (*Bulletin de la Société médicale des hôpitaux de Paris*, 1904), par Lemoine (*Id.*, 1905) et par Edgecombe (*Practitioner*, 1908, fév.) elles ne paraissent pas non plus amener à leur suite un diabète.

2. Voir Gilbert et Lereboullet. (*Revue de Méd.*, 1896, p. 849).

3. Sur la pancréatite syphilitique avec diabète, voir Hansemann (*loc. cit.*), 2 cas. — Steinhaus. Femme de quarante-sept ans, très amaigrie ; polyurique (180 grammes de sucre et 40 grammes d'urée par jour), acétonurique. — A l'autopsie, vaste ulcère cratériforme au niveau de l'ampoule de Vater : pancréas scléreux, avec endartérite oblitérante. Foie syphilitique avec gommes. (*Journal méd. de Bruxelles*, 1907, 28 mars). — Bence. (*Orvosi Hetilap*, 1907, p. 726). — En somme, il est fort rare qu'une pancréatite syphilitique donne naissance à un diabète.

4. G. Hoppe-Seyler. *Deutsches Archiv für klin. Med.*, 1893, LII, p. 171).

Palleri et Mergari[1] ont publié l'observation d'un homme de cinquante ans qui, après un traumatisme, accusa une vive douleur à l'épigastre; son urine renfermait 60 grammes de sucre p. 1.000. A l'autopsie, thrombose de la veine pancréatique avec pyléphlébite; dégénération des cellules du pancréas.

Il existe encore d'autres causes, incomplètement connues de pancréatite chronique : D'après Friedreich[2] une stase veineuse produisant des hémorragies interstitielles, pourrait être suivie d'indurations de la glande.

Dans d'autres cas, le traumatisme du pancréas provoque une véritable apoplexie ; mais alors, la maladie revêt généralement une marche très aiguë, et il ne se fait pas de diabète. Les diverses causes qui viennent d'être énumérées entraînent des lésions qui varient naturellement avec la cause productrice, mais qui se réduisent toujours, en somme, à des altérations cellulaires et à une prolifération du tissu conjonctif. — Ce dernier étant, dans le pancréas, relativement moins abondant que dans le foie, il ne faut pas s'attendre à ce que la cirrhose soit macroscopiquement considérable; parfois même elle échappe à l'œil nu.

En tout cas, l'examen microscopique la fait facilement constater et elle se présente sous deux formes principales, *péri* ou *intra*-acineuses, bien décrites par Lannois et Lemoine[3]. Ces deux formes sont reliées par de nombreux cas de transition. Dans la forme intra-acineuse, les cellules sécrétantes plus ou moins étouffées par du tissu conjonctif de nouvelle formation, peuvent être particulièrement lésées.

Mais, outre les lésions des acini, on a, depuis quelques années

— Fleiner. (*Berlin. kl. Woch.*, 1894). — Kashara. (*Loc. cit.*). — Opie. (*American Journal of Med. Sc.*, 1902, may, 858). — Lawrence. (*Transact. of the Path. Society*, London, 1899, L, p. 171). — Truhart. (*Petersb. med. Woch.*, 1904, p. 375).

1. Palleri et Mergari. (*Racogl. med.*, febr., 1900).

2. Friedreich. (*Ziemssen's Handbuch*).

3. Lannois et Lemoine. (*Archives de médecine expérimentale*, 1891, p. 33).

recherché avec beaucoup d'intérêt celles des îlots de Langerhans, Laguesse, puis Opie ayant supposé qu'elles tiennent le diabète sous leur dépendance[1].

Avant les publications de Laguesse, Dieckoff[2] avait déjà noté la *disparition* des îlots dans le pancréas d'un diabétique. Mais il avait, d'autre part, observé la même lésion chez 2 sujets ne présentant pas de diabète. Six ans plus tard Ssobolew[3] fit la même constatation chez 2 diabétiques; puis Opie[4] publia dans deux mémoires l'examen de 12 pancréas dont plusieurs présentaient des lésions insulaires, et notamment des masses hyalines rendant les îlots presque méconnaissables. Wright et Joslin[5], Herzog[6], et surtout Weichselbaum et Stangl[7] ont confirmé les résultats précédents : Chez 18 sujets diabétiques, ces derniers n'ont trouvé, disent-ils, qu'un seul pancréas qui fut normal. Indépendamment de diverses lésions, ils ont remarqué une diminution du nombre et du volume des îlots, tantôt avec une réduction du protoplasma cellulaire, tantôt avec l'aspect hyalin décrit par Opie. — Dans un travail postérieur, portant sur 15 cas de diabète ils n'apportent aucune modification à leurs conclusions[8].

Ssobolew a insisté aussi sur les lésions des îlots dans le diabète. Une première série de 15 sujets non diabétiques lui a montré, dit-il, l'intégrité des îlots, malgré des lésions intersti-

1. Voir p. 177-178.

2. Dieckhoff. (*Inaugural Dissertat.*, Rostock, 1894).

3. Ssobolew. Ueber die Structur der Bauchspeicheldrüse, etc. (*Centralblatt für allg. Pathologie*, 1903, p. 203).

4. Opie. (*The Journal of Experim. Medicin*, V, p, 397 et 527).

5. Wright et Joslin. (*Journal of Med. Research.*, 1901, nov., p. 360).

6. Herzog. (*Transact of the Chicago Path. Society*, 1901, 11 nov.). Ce même travail a paru postérieurement. dans *Virchow's Archiv*, 1902, CLXVIII, p. 83.

7. Weichselbaum et Stangl. (*Wiener klinische Wochenschr.*, 1901, 10 oct., p. 963).

8. Weichselbaum et Stangl. (*Wiener klinische Wochenschr.*, 1902, n° 38, p. 969).

tielles, tandis que dans une deuxième série, comprenant 15 diabétiques, les îlots n'étaient à l'état normal que dans 2 cas seulement [1]. Finney,[2] Steele[3], se prononcèrent dans le même sens [4].

Un travail de Schmidt [5] me paraît renfermer une expression plus exacte de la réalité : Sur 23 pancréas de diabétiques, 8 se montrèrent absolument sains, et chez la plupart des 15 autres, les lésions étaient si légères qu'on ne pouvait leur attribuer un rôle pathogénique. Les îlots n'étaient pas touchés d'une manière spéciale. Un autre anatomiste, le Dr Hansemann [6] n'a constaté également de lésions insulaires que dans un nombre relativement restreint de cas.

C'est également la conclusion à laquelle je suis arrivé, en étudiant minutieusement, avec le Dr Bonnet, alors mon chef de clinique, un bon nombre de pancréas de diabétiques [7].

On sait d'ailleurs que des lésions, même étendues, des îlots se

1. SSOBOLEW. (*Virchow's Archiv*, 1902. CLXVIII, p. 91).

2. FINNEY. (*The Medical Chronicle*, 1903, june, p. 137).

3. STEELE. (*The American Journal of Med. Sciences*, 1902, july, p. 73, avec figures).

4. Voir encore FISCHER. (*Virchow's Archiv*, 1903, CLXXII, p. 63), (un cas), et GENTÈS (*C. R. de la Société de Biologie*, 1903, p. 334), (un cas de diabète maigre), (dans un autre cas cliniquement semblable le pancréas était à l'état normal).

5. SCHMIDT. (*Münchener med. Woch.*, 1902, 14 janv., p. 51).

6. V. HANSEMANN. (*Verhandlungen der deutsch. path. Gesellschaft*, 4e Tagung in Hamburg, 1904).

7. Voir encore sur les relations entre le diabète et la lésion des îlots de Langerhans : TELEKI. (*Wiener klin. Woch.*, 1902, p. 741). — HALAS'Z, MADAR. (*Owosi Hetilap*, 1903, p. 46-51). — SAUERBECK. (*Virchow's Archiv*, 1904, CLXXII, Suppl.). — KARAKASCHEFF. (*Deutsches Archiv für kl. Med.*, 1904, LXXXII, p. 60). — OHLMACHER (*American Journal of Med. Sciences*, 1904, CXXVIII, p. 287.) — REITMANN. (*Zeitschrift fur Heilkunde*, 1905, XXVI, p. 1). — CURTIS et GELLÉ. (*C. R. de la Société de Biologie*, juin 1905). — GELLÉ (*Thèse de Lille*, 1905). — THOINOT et DELAMARE. (*Archives de médecine expérim.*, 1907). — DUBS. (*Thèse de Paris*, juillet 1907). — BONSANQUET. (*Lancet*, 4 janv. 1908). Autopsie de deux frères diabétiques, atrophie du pancréas, par artériosclérose intégrité des îlots.

rencontrent en dehors du diabète (Reitmann, Sauerbeck[1], Herxheimer[2], Carnot, etc., etc.)

On a parfois trouvé les îlots plus nombreux et augmentés de volume. Cela s'explique par la transformation d'acini en îlots, observée par Herxheimer. Elle est prouvée par la persistance, que l'on constate parfois, de canaux excréteurs en connexion avec de nouveaux îlots. La diminution de leur nombre[3] aurait pour cause le processus inverse, c'est-à-dire la transformation d'îlots en acini, sur laquelle ont insisté Laguesse, Karakascheff[4], etc.

« Les îlots, dit Gellé, ne sont pas des organes immuables dans leurs formes histologiques, mais bien, comme l'admet M. Laguesse, des productions épithéliales en voie de renouvellement et de régression incessants. Ils viennent du parenchyme, et ils y retournent. Dès lors, les variétés des lésions pancréatiques dans le diabète s'expliquent d'elles-mêmes. »

En résumé, un nombre important de faits cliniques montre l'existence de lésions du pancréas chez les diabétiques; mais ces faits diffèrent des faits expérimentaux. Nous avons vu, que chez les chiens, il faut extirper la presque totalité du pancréas pour produire le diabète. Or, à l'autopsie des diabétiques, nous ne constatons le plus souvent que des lésions peu considérables. Ces lésions, cependant, quelque minimes qu'elles soient, me paraissent devoir entrer en ligne de compte dans l'interprétation pathogénique des faits; car elles agissent au moins comme cause adjuvante. Les chiens, à qui nous extirpons le pancréas, ne sont pas prédisposés au diabète, tandis que chez beaucoup de sujets à l'âge moyen de la vie il existe déjà un affaiblissement de la glycolyse générale.

1. Reitmann. — Sauerbeck. (*Loc. cit.*)

2. Herxheimer. (*Virch. Archiv*, 1906, CLXXXIII, p. 333).

3. On sait qu'à l'état normal les îlots sont relativement rares dans la tête et le corps du pancréas. Il importe de tenir compte de ce fait dans l'appréciation de l'augmentation ou de la diminution du nombre des îlots.

4. Karakascheff. (*Loc. cit.*, p. 83.)

DIABÈTES PARAISSANT SOUS LA DÉPENDANCE DE TROUBLES DE CERTAINES GLANDES VASCULAIRES SANGUINES

A. — Pituitaire

Un certain nombre d'acromégaliques sont glycosuriques, et, parmi ceux-ci, on rencontre de vrais diabétiques. Une des premières observations de ce genre qui aient été publiées est celle d'une femme de mon service [1]. Son urine renfermait, par litre, 71 grammes de sucre, et le sang, 3,38 p. 1000. — En y joignant celles que citent Naunyn [2] (moins le cas de Cuningham), Williamson [3], Lœb [4], Launois et Roy [5], etc., on peut aisément en réunir une quarantaine [6].

En général l'histoire des malades ne laisse pas de doute sur la relation chronologique des deux états morbides, les symptômes diabétiques étant de date relativement récente : Ainsi, le malade de Marinesco [7], âgé de trente-cinq ans, était acromégalique depuis au moins quatre ans. Son diabète, d'ailleurs fort intense, ne datait guère que d'un an.

Chez la malade de Ravaut [8], âgée de vingt-neuf ans, les premiers symptômes de l'acromégalie avaient apparu à l'âge de vingt ans. Six mois seulement avant sa mort elle fut prise brusquement [9]

1. Lépine. (*Revue scientifique*, 1891, 1re sem., p. 272). L'autopsie a montré une grosse tumeur de la pituitaire. L'observation clinique avait été antérieurement publiée par Péchadre (*Revue de Méd.*, 1890).

2. Naunyn. (*Der Diabetes*, p. 80).

3. Williamson. (*Diabetes*, p. 137).

4. Loeb. (*Centralblatt für innere Medicin*, 1898, p. 893).

5. Launois et Roy. (*Archives générales de médecine*, 1903, n° 18).

6. Borchardt (*Zeitsch. für klinische Med.*, 1908, LXVI, p. 341) vient d'en réunir 63 cas. Il admet que 35 p. 100 des acromégaliques sont glycosuriques.

7. Marinesco. (*C. R. de la Société de Biologie*, 1895, 22 juin).

8. Ravaut. (*Société médicale des hôpitaux de Paris*, 1900, p. 352).

9. Rendu, dans le service duquel se trouvait la malade trois ans auparavant, avait noté chez elle, à cette époque, de la *boulimie* (sans soif ni glycosurie).

d'une soif ardente l'obligeant à boire plusieurs litres d'eau en vingt-quatre heures. — Le géant d'Achard et Lœper, âgé de trente-six ans était acromégalique, dès la fin de la période de croissance, et le début de la polyurie diabétique n'a eu lieu qu'à l'âge de trente-cinq ans[1]. — De même, chez ma malade[2], chez celle du Mesnil[3], chez celle de Grenet et Tanon[4], chez le malade de Chadbourne[5], etc., l'acromégalie était bien antérieure au diabète.

Chez le malade de Schlesinger[6], le diabète se montra vers l'âge de six ans. Un traitement convenable le fit disparaître; puis les symptômes de l'acromégalie devinrent manifestes; le sucre apparut de nouveau dans l'urine, irrégulièrement et sans relation apparente avec le régime.

Ce caractère du diabète chez les acromégaliques est noté dans plusieurs observations. Sans qu'on en sache la raison, la glycosurie peut être seulement intermittente[7].

En général, le diabète est assez bien toléré par les acromégaliques; quelques-uns seulement éprouvent des symptômes plus ou moins pénibles : une polyurie et des sueurs excessives, dans un cas de Rudish[8]; des troubles cardiaques et circulatoires chez une malade de Frænkel[9]. — L'acétonémie existait chez le malade de Ravaut[10], et chez une femme observée par Praun et Prœ-

1. Achard et Lœper. (*Revue neurologique*, 1900, p. 438).

2. Lépine. (*Loc. cit.*)

3. Du Mesnil (d'Altona). (*Gazette hebdomadaire*, 1899, p. 1127.)

4. Grenet et Tanon. (*Société de Neurologie*, 10 janv. 1907). Femme de quarante-cinq ans, service de Brissaud.

5. Chadbourne. (*The New-York Med. Journal*, 1898, april 2). Homme de trente ans.

6. Schlesinger. (*Gesellschaft für innere Medicin. Wien.*, 6 mai 1902).

7. Voir Salbey. (*Inaug. Dissertat.*, Erlangen, 1889). Fille de vingt-neuf ans.

8. Rudish. (*Mt-Sinaï Hosp. Report*, 1901, vol. II).

9. A. Frænkel, Stadelmann et Benda. (*Deutsche med. Wochenschrift*, 1901, nos 31-33).

10. Ravaut. (*Loc. cit.*)

scher[1]; mais elle est relativement rare. Je ne connais qu'un seul acromégalique, celui de Stadelmann qui ait succombé dans le coma.

Ce n'est pas à dire qu'il ne s'agisse pas d'un vrai diabète. La quantité de sucre excrété par les acromégaliques diabétiques est assez souvent très forte. Le géant d'Achard et Lœper[2] a rendu jusqu'à 380 grammes de sucre par jour; il est vrai qu'à certains moments la glycosurie était faible. Le malade de Lancereaux[3] excrétait quotidiennement 6 à 8 litres d'urine et 200 grammes de sucre; celle de Perwuschin et Faworski[4] de 3 à 8 litres renfermant 30 grammes de sucre par litre. L'acromégalique de Marinesco[5] rendait 10 à 12 litres d'urine renfermant 48 grammes de sucre par litre; celui de Widal[6] 800 grammes de sucre par jour, et celui de Stadelmann[7] de 5 à 8 litres d'urine, avec 35 à 50 grammes de sucre par litre. Enfin chez le malade de Ravaut, la quantité journalière des urines atteignait 20 litres, renfermant 94 grammes d'urée et 1.200 grammes de sucre. Pendant plusieurs mois, la polyurie oscilla entre 15 et 20 litres, et la glycosurie entre 500 et 1.500 grammes.

Le diabétique acromégalique observé par Herxheimer[8] était lipémique.

La relation qui unit l'acromégalie et le diabète n'est pas parfaitement élucidée[9]. Comme on a observé la coïncidence de

1. Praun et Pröscher. (*Græfe's Arch. für Ophtalmologie*, XLIX).

2. Ravaut. (*Loc. cit.*)

3. Lancereaux. (*Semaine médicale*, 1895, p. 61).

4. Perwurschin et Faworski. (*Neurolog. Centralbl.*, 1900, p. 376).

5. Marinesco. (*Loc. cit.*)

6. Widal. (*Journal de médecine et de chirurg. pratiques*, 10 décembre 1905).

7. Frænkel, Stadelmann et Benda. (*Deutsche med. Woch.*, 1901, p. 536).

8. Herxheimer. (*Verhandlungen der deut. Path. Gesellschaft*, 1907, 18 sept.).

9. La mère d'un acromégalique diabétique observée par Schaffer (*Neurol. Centralbl.*, 1903, p. 296), était elle-même diabétique.

celui-ci avec une tumeur de l'hypophyse[1], sans acromégalie bien accentuée[2] (Rosenthal[3], Grossmann[4], Bernhardt[5], Rath[6], Mueller[7], Sternberg[8]), Lœb a supposé que la tumeur de l'hypophyse excitait par son volume un centre diabétogène qu'il a hypothétiquement admis à la base du cerveau[9]. On paraît actuellement plutôt disposé à penser que le diabète résulte d'un vice de la sécrétion interne de l'hypophyse[10].

Dallemagne[11], Hansemann[12], Pineles[13] et Norris[14] disent avoir rencontré chez des acromégaliques des lésions d'ailleurs légères du pancréas. Mais on sait que de telles lésions sont banales, et d'ailleurs de deux acromégaliques observés par Stadelmann,

1. Dans un cas d'acromégalie rapporté par BREGMAN (*Deutsche Zeitschrift für Nervenheilkunde*, 1900, XVII, p. 489), (le malade rendant 4 litres d'urine et 140 grammes de sucre par jour), il n'existait pas de tumeur appréciable de l'hypophyse : mais, en l'absence d'autopsie, on peut d'autant moins affirmer, dans ce cas, l'intégrité de la glande qu'une rétinite a été constatée.

2. L'acromégalie est parfois fruste, et risque d'être méconnue. JOSSERAND et BÉRIEL ont rapporté l'observation d'une diabétique âgée de trente ans, qui présentait une augmentation de volume de ses doigts et de ses orteils. M. Josserand fit judicieusement le diagnostic d'acromégalie. A l'autopsie on trouva une tumeur de la pituitaire du volume d'une noix. (*Bulletin de la Société médicale des hôpitaux de Lyon*, 1er décembre 1903).

3. ROSENTHAL. (*Klinik der Nervenkrankh.*, Stuttgart, 1875, p. 188).

4. GROSSMANN. (*Berliner klinische Woch.*, 1879, p. 138).

5. BERNHARDT. *Hirngeschwülste*, Berlin, 1881, p. 299).

6. RATH. (*Inaug. Dissert.*, Gœttingen, 1888).

7. MUELLER. (*Inaug. Dissertat.*, Leipzig, 1897).

8. STERNBERG. (*Akromegalie, in Nothnagel's Encyclopædie*, p. 30).

9. LŒB. (*Centralblatt für innere Medicin*, 1898, n° 35). — ROSENHAUPT (*Berliner klinische Woch.*, 1903, n° 39), et HAUSHALTER (*Revue neurol.*, 1908, 15 janvier) ont vu chacun une tumeur de l'hypophyse coïncider avec un diabète insipide.

10. Voir p. 302 la glycosurie observée par Borchardt après l'injection sous-cutanée d'extrait d'hypophyse.

11. DALLEMAGNE. (*Archives de Médecine expér.*, 1895, p. 595).

12. HANSEMANN. (*Berliner klinische Woch.*, 1897, n° 20, p. 417).

13. PINELES. (*Jahrbuch der Wiener Krank.*, 1897, IV).

14. NORRIS. (*Proc. of the New-York Path. Society*, 1907, fév.).

la dernière (femme de quarante-quatre ans), dont le pancréas était en partie sclérosé, n'avait pas de diabète. Quant au premier, (diabétique grave, mort dans le coma,) son pancréas était sain[1].

On a signalé chez quelques acromégaliques diabétiques l'augmentation de volume du corps thyroïde. Elle était considérable chez le géant d'Achard et Lœper[2]. Dans le cas de Ferrand[3], c'était, de tous les organes internes, le seul qui fût de grosseur anormale.

Lancereaux[4] a vu, chez la fille d'un diabétique, une acromégalie débuter vers l'âge de quarante et un ans, par des douleurs dans les doigts et par l'augmentation de volume des extrémités et du menton; puis se montrèrent les signes du diabète. Cette malade présentait, en outre, un basedowisme très prononcé[5].

Une malade d'Henrot[6] acromégalique depuis l'âge de quinze ans, avait une hypertrophie du corps thyroïde, avec les symptômes cardiaques et oculaires du basedowisme, de la polyurie, de la glycosurie et de la faiblesse du système musculaire, ainsi que des facultés mentales. A l'autopsie, grosse tumeur du corps pituitaire; augmentation de volume de la glande pinéale, de plusieurs nerfs, notamment des pneumogastriques et du sympathique, ainsi que des ganglions de ce dernier. Ces deux cas nous serviront de transition pour passer aux relations du diabète avec la maladie de Basedow.

1. Frænkel, Stadelmann et Benda. (*Deutsche med. Woch.*, 1901, p. 536).

2. Launois et Roy. (*Revue neurologique*, 31 janv. 1903).

3. Ferrand. (*Revue neurologique*, 1901, p. 272).

4. Lancereaux. (*Semaine médicale*, 1895, p. 61).

5. D'après le professeur Joffroy (*Progrès médical*, 26 février 1898), il existerait une relation entre les complexus basedowien et acromégalique.

6. Henrot, cité par Lancereaux.

CORPS THYROÏDE

Nous avons vu dans le chapitre des glycosuries que l'urine des basedowiens présente parfois, d'une manière transitoire, des traces de sucre. — On rencontre aussi parmi eux de vrais diabétiques, ainsi que le montrent les observations dont je donne, en note, l'indication bibliographique [1] et auxquelles on pourrait joindre quelques autres que j'ai laissées de côté, parce qu'elles manquaient de détails, par exemple celle du basedowien de Potain qui rendait, en vingt-quatre heures, 10 litres d'urine sucrée.

Dans plusieurs de ces faits l'absence de renseignements explicites ne permet pas d'affirmer l'antériorité de la maladie de

1. DUMONTPALLIER. (*C. R. de la Société de Biologie*, 1867, p. 116). (60 grammes de sucre par litre). — LAUDER-BRUNTON. (*St-Barthol. Hospital Reports*, 1874, X, p. 253) (beaucoup de sucre). — WILKS. (*Lancet*, 1875, 13 mars) (300 grammes de sucre par jour). — O'NEILL. (*Lancet*, 1878, 2 mars) (beaucoup de sucre). — HARTMANN. (*Inaug. Dissert.*, Tubingen, 1878) (2 cas avec beaucoup de sucre). — PAVY. (*British Med. Journal*, 1885, 5 déc.). — BARNES. (*British Med. Journal*, 1889, 17 juin). — BUDDE (cité par SOUQUES et MARINESCO, voir plus loin, beaucoup de sucre dans l'un des cas). — COHEN. (*Inaug. Dissert.*, Berlin, 1891, 21 grammes de sucre par litre). — GAUTHIER (cité par DIÉNOT, voir plus loin, 40 grammes de sucre par litre). — MANNHEIM (cité par SOUQUES et MARINESCO, 20 grammes de sucre par litre). — HANEMANN. (*Inaug. Dissert.*, Berlin, 1895) (femme de trente et un ans), Goitre puis basedowisme, puis diabète avec acétonurie. — BETTMANN. (*Münch. med. Woch.*, 1896, 8 déc.), (140 grammes de sucre par jour). — SOUQUES et MARINESCO. (*Bulletin médical*, 1897, p. 564), (330 grammes de sucre par jour). — PITRES. (*Id.*, 1897, 18 août), (51 grammes de sucre par litre). — LANNOIS. (*Lyon médic.*, 1897), (81 grammes de sucre par jour). — GRAWITZ. (*Fortschritte der Medicin*, 1897, 25 nov.), (45 grammes de sucre par litre). — DIÉNOT. (*Thèse de Lyon*, 1898). Cette thèse renferme une observation inédite de mon service (plus de 50 grammes de sucre par litre — acétonémie). — KÖSTER. (*Neurologisches Centralbl.*, 1900, p. 351), (57 grammes de sucre par litre et acétonémie). — PIÉRY. (*Bulletin de la Société méd. des hôpitaux de Lyon*, 10 oct., et *Lyon méd.*, 1902), (210 grammes de sucre par jour). — MORRIS MANGES. (*Schmidt's Jahrbücher*, 1902, p. 273), (femme de quarante-quatre ans, avec atrophie du pancréas). — RAUTHWERGER. (*Inaug. Dissertat.*, Berlin, 1905), (deux femmes, l'une de trente-quatre ans, basedowisme, puis diabète intermittent, l'autre de vingt-sept ans, avec goitre, puis basedowisme, puis polyurie et glycosurie).

Basedow, et, d'après Souques et Marinesco « *a priori*, rien ne s'oppose à ce que le diabète serve de cause provocatrice au goitre exophtalmique. » Mais cette éventualité paraît fort rare, car l'antériorité du diabète n'a été, à ma connaissance, constatée que dans un seul fait, celui de Grube[1].

Quoi qu'il en soit, il existe une relation entre le diabète et la maladie de Basedow. — Dans l'état actuel de la science, on pourrait *supposer* qu'une sécrétion thyroïdienne (altérée) est la cause directe de la production du diabète. Mais cette hypothèse ne me paraît pas suffisante : Elle n'explique ni la coïncidence de la maladie de Basedow et du diabète chez différents membres d'une même famille[2], ni l'apparition du diabète chez des malades ayant eu antérieurement du basedowisme, mais guéris.

SYSTÈME CHROMAFFINE

On doit à Stilling d'avoir montré que les cellules ayant de l'affinité pour le chrome, et que l'on sait aujourd'hui renfermer de l'adrénaline, n'existent pas seulement dans la partie médullaire des capsules surrénales, mais, en connexion avec des fibres sympathiques, dans l'abdomen, dans le ganglion carotidien, etc. Or, l'anatomie pathologique du système chromaffine, dans ses rapports avec le diabète, est toute à faire; et, malgré le grand nombre de travaux qui ont eu pour objet la capsule surrénale, on ne l'a pas encore sérieusement étudiée chez les diabétiques. Quelques faits, purement cliniques, fort rares, et peu

1. Voir GRUBE. (*Zeitschrift für klinische Medicin*, 1895, XXVII).

2. REENE MAUTRY (*British Med. Journal*, 1889, I, p. 1052) a rapporté les faits suivants :

1° Un homme de soixante-dix ans meurt de diabète; sa fille, âgée de quarante ans, de la maladie de Basedow;

2° La sœur d'un diabétique meurt de la maladie de Basedow;

3° Deux sœurs meurent de diabète aigu, l'une à neuf ans, l'autre à dix ans; la troisième, âgée de quinze ans, est atteinte de basedowisme. — Voir aussi : SCHMEY. (*Centralblatt für innere Medicin*, 1897, p. 1039).

probants, permettent seuls de soupçonner une relation causale entre une hyperépinéphrie et le diabète :

Burghart[1] a rapporté l'observation d'une femme de trente-neuf ans, admise à la clinique de Leyden, pour un diabète grave, dont les signes positifs remontaient à quatre mois. Cette femme présentait, de plus, une tumeur du flanc gauche, qui, à l'autopsie, fut caractérisée comme sarcome de la capsule surrénale. Le pancréas était sain.

J'ai moi-même publié le cas suivant[2], dont voici le résumé :

Une femme de soixante-quatre ans, atteinte depuis deux ans d'un diabète grave, fut reçue à ma clinique dans un état de demi-coma préagonal. La mort survint quelques heures après. L'urine renfermait 9 grammes de glycose par litre.

A l'autopsie, le sang du cadavre en contenait plus de 2 grammes (bien que trente-six heures se fussent écoulées depuis la mort); pancréas sain ; la capsule surrénale droite était le siège d'une tumeur dont le volume dépassait celui des deux poings et qui avait l'apparence d'un sarcome.

Il m'a paru très probable, quoiqu'on n'ait aucune certitude à cet égard, que la lésion de la capsule pouvait être antérieure au diabète, attendu que ces tumeurs ont souvent, au début, une marche très lente[3].

On a parfois observé une glycosurie fugace chez des brightiques à la période préalbuminurique, ou tout au moins à la première période du brightisme. J'ai moi-même suivi, de très près, un cas inverse en quelque sorte, où le diabète a débuté par des symptômes d'hypertension. C'était chez un de mes clients, âgé actuellement de soixante et onze ans, appartenant à une profession libérale, sans tare héréditaire connue, mais ayant fait des excès de vin. Il jouissait d'ailleurs, il y a environ vingt-six

1. Burghart (*Verein für innere Medicin*, XVI, 15 mars 1897).

2. Lépine (*Revue de Médecine*, 1896, p. 539).

3. Depuis la publication de ce cas, j'ai eu l'occasion d'en observer un autre, qui me paraît susceptible de la même interprétation.

ans, d'une bonne santé apparente, quand je constatai, un jour, chez lui, une forte hypertension artérielle, avec bruit de galop intense, de la polyurie, et une légère albuminurie, sans glycosurie. Je le soumis aussitôt au régime lacto-végétarien, que ce malade, doué d'une énergie morale peu commune, suivit ponctuellement. Au bout de quelques mois, le bruit de galop avait à peu près disparu; la tension artérielle avait beaucoup diminué; mais le malade urinait 5 litres d'urine. Celle-ci ne renfermait qu'une trace d'albumine, pas de cylindres nets, des cellules épithéliales, et 40 grammes de glucose par litre. Pas de réaction de Gerhardt. Naturellement, je modifiai le régime. Je diminuai le lait, et surtout les féculents, dont le malade avait fait abus; et, depuis lors, c'est-à-dire depuis plus de vingt-quatre ans, il n'a que passagèrement des traces d'albumine dans l'urine. La glycosurie reste très modérée, quand il suit un régime antidiabétique un peu rigoureux, et alors l'excrétion des phosphates, qui est en excès, d'une manière permanente chez lui, devient plus abondante encore. Ce malade présente donc l'alternance de la phosphaturie et du diabète sucré, depuis longtemps signalée par B. et J. Teissier[1]. C'est, incontestablement, un diabétique; mais, au début, pendant une période préglycosurique, qui a duré près d'un an, on ne pouvait reconnaître chez lui qu'une hypertension. Peut-être, était-elle due à une adrénalinémie?

Mais, bien qu'on ait cru constater (en se servant de l'action mydriatique du sérum sur l'œil de la grenouille[2]) l'existence d'une adrénalinémie dans des cas de ce genre, sa réalité n'est pas encore tout à fait hors de doute. Il est difficile de comprendre comment le système chromaffine, dont la masse totale est si faible, peut sécréter assez d'adrénaline pour produire une

1. Voir J. TEISSIER (*Thèse de Paris*, 1876).

2. Cette méthode indiquée par MELTZER (*Centr. für Physiol.*, aug. 1904), et par EHRMANN (*Archiv für exp. Path. u. Ph.*, 1905, LIII, p. 97), n'est pas à l'abri de toute critique. — Voir WATERMANN et BODDAERT. (*D. med. Woch.*, 1908, n° 25). — GAUTIER (*Soc. Biol.*, 21 nov. 1908).

hypertension durable; car on sait que cette substance se modifie promptement dans le sang et qu'il faut en injecter une quantité assez forte pour produire soit une hypertension, soit une hyperglycémie [1]. La difficulté disparaîtrait si l'adrénaline sécrétée par les cellules chromaffines contiguës, comme on sait, aux fibres sympathiques, diffusait directement jusqu'à ces dernières [2]. Dans ces conditions, une quantité infiniment moindre d'adrénaline serait efficace, parce qu'elle ne serait pas détruite, comme elle l'est dans le sang, et l'on comprendrait la possibilité d'un diabète adrénalique.

Quoi qu'il en soit, nous devons retenir, au point de vue clinique, l'existence, chez certains sujets, d'un état qui procède à la fois du diabète et du brightisme. On a vu, dans un des chapitres précédents, un cas d'hyperglycémie progressive chez un urémique à l'inanition [3].

PATHOGÉNIE DU DIABÈTE

On aurait pu supposer qu'à chacune des différentes causes, organiques et autres, que nous venons de passer en revue, correspond une espèce spéciale de diabète, et qu'il faut, en conséquence, admettre un diabète pancréatique, un diabète cérébral, etc. Mais une telle conception ne serait pas justifiée : une lésion cérébrale, par exemple, ne peut *directement* produire un diabète. Elle agit, nécessairement, sur un, ou plusieurs, des organes qui interviennent dans le métabolisme des hydrates de carbone. Et d'ailleurs, alors même qu'une lésion bien authentique siège sur un de ces organes, le diabète n'est pas *expliqué :* il faut aller au delà de la lésion et rechercher comment elle a mis en jeu les *éléments morbides* producteurs de la maladie. Ces éléments, dont nous ne connaissons, certainement, qu'un

1. Voir page 295.
2. LÉPINE (*Lyon médical*, 1908, n° 47).
3. Voir page 194.

très petit nombre, sont multiples pour chaque cas particulier de diabète. On peut provisoirement les ranger en deux groupes : 1° Ceux qui augmentent la production ou l'apport des hydrates de carbone dans l'économie, ou qui mettent obstacle à leur emmagasinement à l'état de réserves; 2° ceux qui diminuent la destruction du sucre[1]. — L'augmentation de la production de ce dernier, est prouvée par le chiffre colossal du sucre excrété dans certains cas; la diminution de la destruction du glycose est démontrable surtout par l'étude des échanges gazeux.

ESSAI DE DÉTERMINATION DES PRINCIPAUX ÉLÉMENTS MORBIDES DU DIABÈTE

ÉLÉMENTS DU PREMIER GROUPE

Exagération de la glycogénie hépatique. — On sait que, pour Cl. Bernard, l'exagération de la glycogénie hépatique était l'élément essentiel et prédominant du diabète. — L'examen des faits montre que cette conception ne répond pas à la réalité; il convient, toutefois, d'en tenir compte.

Exagération du dégagement de glycose aux dépens du sucre virtuel. — Nous avons vu que dans beaucoup de conditions expérimentales, par suite du dédoublement d'un glycoside, une quantité notable de glycose peut devenir libre dans le sang. Il est très vraisemblable que chez certains diabétiques ce processus prend de l'importance.

Exagération de la glycogénie aux dépens des matières protéiques. — On sait qu'en dépit des critiques tendancieuses de Pflueger, la formation de sucre aux dépens de certains groupements contenus dans la molécule protéique, est absolument prouvée. L'observation clinique montre que la glycosurie, chez

1. J'ai indiqué, depuis plusieurs années, les principaux éléments pathogéniques du diabète. (Voir *Semaine médicale*, 1897, p. 277).

certains diabétiques, varie suivant la nature des matières protéiques ingérées. Voilà un élément diabétogène digne d'attention, parce qu'il n'échappe pas à la thérapeutique.

Glycogénie aux dépens des graisses. — Une expérience de Lüthje sur le chien a prouvé d'une manière certaine que la glycérine peut donner naissance à du sucre. Mais la glycérine n'entre que pour une faible proportion dans la constitution de la graisse. D'après Pflueger, les acides gras peuvent en faire de leur côté, mais nous avons vu que cette idée demande confirmation. La glycogénie aux dépens de la graisse ne paraît donc pas être un élément pathogénique important du diabète.

ÉLÉMENTS DU DEUXIÈME GROUPE

Diminution de l'emmagasinement du sucre, à l'état de réserve. — L'expérience d'Hanriot[1] prouve que le diabétique n'est pas capable, comme le sujet sain, d'emmagasiner à l'état de graisse, le sucre qui a pénétré en excès dans le sang.

D'autre part, on a vu que le foie du chien dépancréaté ne peut retenir le glycose à l'état de glycogène. Il est vraisemblable qu'une semblable condition du foie se rencontre chez certains diabétiques, notamment chez ceux dont le foie est très pauvre en glycogène. Gley[2] et Lafon[3] attribuent à cet élément morbide une grande valeur pathogénique. Je suis loin de le considérer comme négligeable, mais il ne me semble pas être l'élément pathogénique principal.

Enfin, il n'est pas impossible que certains diabétiques soient incapables de faire du sucre virtuel, c'est-à-dire de combiner le sucre en excès dans le sang. Peut-être y a-t-il là un élément pathogénique.

1. Voir page 152.
2. Gley. (*C. R. de la Société de Biologie*, 1906, 27 décembre.)
3. Lafon. (*Thèse de Bordeaux*, 1906.)

Diminution de la glycolyse dans les tissus. — La glycolyse dans les tissus peut être diminuée de diverses manières :

I. — On peut tout d'abord supposer, avec un certain nombre de pathologistes, qu'en vertu d'une disposition congénitale ou acquise, la cellule a éprouvé une diminution de son activité, et consomme moins de sucre. C'est un vice du protoplasma, le noyau conservant toute son énergie fonctionnelle [1].

II. — Le système nerveux n'est pas sans influence sur l'activité du protoplasma. On doit à Brown-Séquard la connaissance d'un état singulier, qu'il a nommé *syncope des tissus*, et que l'on produit facilement chez l'animal, par une commotion cérébrale : Le sang coule *rouge* dans les veines, et, d'après mes expériences, la glycolyse est alors suspendue. Il est bien probable qu'une action inhibitrice *atténuée* peut, sous diverses influences, se produire sur les tissus. Cette inhibition serait antagoniste de l'action du sympathique, qui, comme nous l'avons vu à propos de l'adrénaline, est diabétogène.

III. — Un très grand nombre d'influences dyscrasiques agissent aussi sur l'activité du protoplasma, et, parmi elles, il faut citer les *sécrétions internes*.

Nous avons vu, au chapitre de la glycolyse, que l'influence de la sécrétion interne du pancréas n'est pas contestable. La diminution de cette sécrétion est d'autant plus diabétogène, qu'elle laisse prédominer l'influence du système chromaffine.

D'autres sécrétions internes que celles du pancréas et du système chromaffine exercent aussi une action sur le métabolisme des hydrates de carbone ; mais elle est beaucoup moins nette, et il est actuellement prématuré d'essayer de la préciser.

Voilà quelques-uns des éléments morbides *des diabètes*. Je doute, pour ma part, *qu'un seul* suffise à produire la maladie. Ainsi, malgré l'autorité de Cl. Bernard, on n'admet guère aujourd'hui qu'un diabète résulte uniquement d'une excitation fonc-

1. Voir p. 397.

tionnelle du foie. Le trouble nerveux, qui excite le foie, agit aussi sur d'autres organes, notamment sur le pancréas et sur l'ensemble des tissus dont il peut diminuer l'activité. Plusieurs éléments entrent donc en jeu pour la production de la maladie, la prédominance de l'un ou de l'autre amène telle ou telle forme clinique.

En résumé, il existe un grand nombre de variétés de diabètes, chacune constituée différemment. Leur multiplicité résulte de ce que, dans chaque cas particulier, interviennent divers éléments morbides et en proportion variable. Il n'est pas probable qu'il y ait une maladie *diabète ;* mais il est certain qu'il existe des états morbides diabétiques qui résultent de l'association irrégulière de tels ou tels éléments diabétogènes. La tâche du clinicien consiste à rechercher chacun de ces éléments et à déterminer, autant que possible, la part que chacun prend dans l'ensemble du trouble nutritif. Or, cette tâche est singulièrement ardue et elle n'est même pas, le plus souvent, rendue plus aisée par le résultat de l'autopsie ; car il est rare que l'on trouve des lésions suffisamment nettes pour éclairer complètement la pathogénie du cas[1].

1. Le peu de résultats fournis par l'anatomie pathologique chez les diabétiques donne quelque intérêt à une théorie qui découle des travaux de Lœwi, Falta, etc. : Le diabète serait une sorte de névrose du sympathique, amenant un affaiblissement, au moins relatif, de la sécrétion interne du pancréas, par rapport à celle du système chromaffine. Il y a quelque chose à tirer de cette hypothèse, au moins pour certains cas.

CHAPITRE IX

DYSCRASIE DIABÉTIQUE

Les diverses formes de diabète, quelques dissemblables qu'elles paraissent, ont pour caractère commun une dyscrasie plus ou moins prononcée[1]. Cette dyscrasie est la cause essentielle des processus morbides si variés qu'on observe chez les diabétiques. C'est donc elle qui est l'élément important, et non le passage à travers le rein d'une urine sucrée, comme l'indique à tort le mot *diabète*.

Tant qu'elle ne se complique pas d'acidose, la dyscrasie diabétique est constituée presque exclusivement par l'augmentation des matières sucrées du sang.

HYPERGLYCÉMIE

Sauf exception *des plus rares*[2], l'hyperglycémie est constante, mais elle n'est pas toujours très considérable. Seegen a fait remarquer que dans les diabètes *légers* le sucre du sang ne paraît pas atteindre 3 grammes p. 1.000. Au contraire, dans les diabètes graves le chiffre de 5 grammes a été souvent observé : Chez une femme diabétique, morte peu d'heures après son entrée à la

1. Il n'y a pas de caractère absolu en nosologie : chez certains diabétiques l'hyperglycémie est à peu près nulle.

2. Nous avons vu qu'il peut exister des glycosuries temporaires sans hyperglycémie ; mais un diabète s'accompagne presque toujours d'un certain degré d'hyperglycémie.

clinique[1], mon préparateur, très habile dans les dosages du sucre du sang, a trouvé, par la méthode de la réduction, 10 gr. 6 p. 1.000. Ce chiffre, fort extraordinaire, et qui dépasse de beaucoup ceux qui ont été publiés jusqu'ici, a été obtenu dans deux dosages consécutifs. On doit donc le tenir pour exact. Mais il faut remarquer qu'à l'autopsie de la malade on a constaté une atrophie rénale très prononcée, ce qui explique, *en partie*, cette hyperglycémie excessive. De plus, le dosage n'a été fait que par la méthode de la réduction, et l'extrait de sang n'avait pas été préparé avec un sel de mercure. Il est, en conséquence, très probable qu'une matière réductrice (non sucrée) existait dans l'extrait, et a notablement élevé le chiffre obtenu.

Acide glycuronique. — Nous avons vu que dans le sang du chien dépancréaté l'acide glycuronique ne se trouve qu'en proportion très faible. Bien que mon expérience, quant au sang de l'homme diabétique, soit relativement restreinte, — car on a rarement l'occasion de saigner un de ces malades, — je crois qu'à cet égard l'homme ne diffère pas du chien. En fait, dans le sang veineux de plusieurs diabétiques de mon service, Boulud n'a pas trouvé d'acide glycuronique en proportion notable.

La presque totalité des matières sucrées du sang diabétique est donc constituée par du glycose[2]. Les autres sucres ne paraissent y exister qu'en faible proportion.

Décoloration du bleu de méthylène. — D'après Ihl et Wohl[3] le bleu de méthylène se décolore quand on le chauffe avec du glycose et de la soude.

Williamson a utilisé cette réaction pour différencier le sang diabétique du sang normal[4].

1. Lépine. (*Revue de Médecine*, 1897, p. 832).

2. Quant au sucre *virtuel* dans le sang diabétique humain, voir plus loin le paragraphe où je traite du pouvoir glycolytique.

3. Cité par Tollens. (*Hydrates de Carbone*, p. 421).

4. R. T. Williamson. A simple method of distinguishing diabetic from non diabetic blood, (*British Med. Journ.*, 19 sept. 1896).

Lyonnet[1] qui a étudié cette réaction dans mon laboratoire, pense qu'elle permet d'indiquer au moins grossièrement si un sang renferme plus de sucre qu'un autre : Si avec une certaine quantité de sang normal 10 gouttes de bleu sont nécessaires pour obtenir une coloration bleue persistante, il en faut 15 et même 20 avec la même quantité de certains sangs diabétiques. Le Goff est arrivé aux mêmes résultats[2], Lœwy[3], Goldscheider[4], Baduel-Castellani[5], Futscher[6], R. Müller[7], Adler[8], etc., les ont confirmés. Mais les trois derniers de ces auteurs admettent qu'outre le sucre, une autre substance contribue à la décoloration de la liqueur bleue.

D'après Ferrannini, le lévulose décolorerait le bleu de méthylène plus que le glycose[9].

RÉACTION DU SANG DIABÉTIQUE

On a supposé que le sang diabétique était moins alcalin que le sang normal ; mais il est si difficile de déterminer la réaction du sang que cette hypothèse n'a, pour le moment, aucune base. Je parle du diabète ordinaire non compliqué de dyscrasie acide. Quand celle-ci existe, il semble évident que le sang doit nécessairement présenter moins d'éléments alcalins qu'à l'état normal.

Ce *postulatum* a cependant été récemment contesté par Benedict[10], mais à tort[11].

1. Lyonnet. (*Lyon médical*, 24 janvier 1897, p. 137).

2. Le Goff. (*Thèse de Paris*, 1897, p. 65).

3 et 4. Loewy. Goldscheider. (*Deutsche med. Wochensch.*, 1897. *Verein Beilage*).

5. Baduel-Castellani. (*Settim. med.* 1898, n° 10).

6. Futscher. (*Philadelph. M. Journ.*, 1898).

7. R. Muller. (*Münchener med. Woch.*, 1899, 20 juin, p. 820).

8. Adler. (*Zeitschrift für Heilkunde, Abth. f. innere Med.*, 1900, p. 363).

9. Ferrannini. (*Riforma medica*, 1897, n°s 248-249).

10. Benedict. Der Hydroxylionengehalt des Diabetikerblutes. (*Pflueger's Archiv*, 1906, CXV, p. 106). — Höber. (*Pflueger's Archiv*, LXXXI et LCIX). — Frænkel. (*Id.*, LCVI). — Farkas. (*Id.*, LCVIII).

11. Voir plus loin p. 581, note 6.

DENSITÉ DU SANG DIABÉTIQUE

Nasse est le seul qui l'ait trouvée faible. Hammerschlag admet qu'elle est le plus souvent normale. Davy, Quincke, Peiper, Lloyd-Jones, Lyonnet, Reckzels, etc., l'ont trouvée plutôt augmentée[1]. Ces derniers indiquent, l'un et l'autre, le même chiffre : 1.059.

Matières solides. — S'il est vrai que le sang d'un certain nombre de diabétiques ait une densité supérieure à la normale, comme la densité du sucre n'est pas très élevée, on peut supposer qu'il renferme un peu moins d'eau. C'est ce que dit Samele[2]. Stintzing et Gumprecht, en dosant directement les matières solides du sang chez 4 diabétiques, les ont trouvées en quantité normale chez 3, et légèrement diminuées chez le dernier[3]. Malheureusement les détails font défaut sur l'état de ces 4 malades.

Erben[4] a noté dans le sang d'un diabétique un excès des matières extractives, ainsi que de la chaux, et une diminution de la potasse. — D'après Zaleski[5], le sang diabétique pourrait être plus riche en fer (0 gr. 75 p. 1.000, au lieu du chiffre normal 0 gr. 55), mais je suis d'autant moins porté à admettre une augmentation habituelle de la proportion du fer dans le sang des diabétiques, que Rosin et Jellinek l'ont trouvé diminué chez trois fois, eu égard à la couleur du sang[6]. Or, celle-ci ne paraît pas augmentée dans le diabète.

1. Je ne donne l'indication que des travaux récents. HAMMERSCHLAG. (*Centr. für Kl. Medicin*, 1891, n° 44). PEIPER. (*Id.*, n° 12). — LLOYD-JONES. (*Journal of Physiol.*, 1891). LYONNET. (*Thèse de Lyon*) 1892. — RECKZEGH. (*Berl. kl. Woch.*, 1902, p. 713).

2. SAMELE. (*Le Clinica medica italiana*, 1908, aprile).

3. STINTZING et GUMPRECHT. (*Deutsches Archiv für kl. Medicin*, 1894, LIII, p. 292).

4. ERBEN. (*Zeitschrift für Heilkunde*, 1905, XXVI).

5. ZALESKI. (*Virchow's Archiv*, CIV).

6. ROSIN et JELLINEK. (*Zeitschrift für klin. Medicin*, 1900, XXXIX, p. 137). Ils ont dosé l'hémoglobine avec l'instrument de Fleischl, et le fer avec le ferromètre.

Graisse du sang. — On sait que le sang normal ne renferme guère que de 1 à 2 p. 1.000 de graisse. C'est précisément ce chiffre qu'on a trouvé chez quelques diabétiques. Chez d'autres, il est plus élevé[1].

En résumé, outre l'excès des matières sucrées, le sang diabétique peut présenter quelques anomalies dans la proportion de ses principes constituants, mais elles ne sont pas en relation avec l'essence de la maladie.

Pouvoir glycolytique du sang. — J'ai eu assez rarement l'occasion de l'étudier, et nous n'avons pu qu'une seule fois employer notre nouvelle méthode, consistant à déterminer la glycolyse réelle, en dosant le sucre *total*, au sortir du vaisseau, et après une heure à 39°[2]. Voici les chiffres qu'a obtenus Boulud : il s'agissait d'un diabétique *léger*, qui a été saigné plusieurs heures après une congestion cérébrale et qui, à sa sortie de la clinique, quelques jours plus tard, n'avait presque plus de sucre dans l'urine.

	POUVOIR RÉDUCTEUR	
	Immédiat.	Après chauffage avec l'acide fluorhydrique pendant 20 heures.
Sang veineux	2 gr. 98	3 gr. 86
Après une heure à 39° . .	2 gr. 98	3 gr. 52

Ainsi le sang, même après une heure à 39°, a autant de sucre *immédiat* qu'à sa sortie du vaisseau. La glycolyse apparente est *nulle*. La glycolyse réelle dépasse 0 gr. 30 ; peut-être même s'approche-t-elle de 0 gr. 40 ; car il est, à la rigueur, possible que 3 gr. 86 soit un peu faible. — En tous cas, elle ne dépasse pas 10 p. 100. Le pouvoir glycolytique est donc certainement très faible. Ce cas apporte donc une confirmation précieuse à la proposition que je soutiens depuis plus de dix-huit ans, à savoir la diminution du pouvoir glycolytique du sang dans le diabète.

1. Voir plus loin la *lipémie* dans le diabète, p. 545.
2. Voir p. 164.

On remarquera que le sucre virtuel est abondant dans ce sang.

Pouvoir catalytique. — D'après Jolles et Oppenheim[1], le pouvoir catalytique du sang diabétique est compris dans des limites normales. Ce résultat est conforme à ce que j'avais observé chez le chien dépancréaté.

Globules rouges. — Réaction de Bremer. — En traitant une mince couche de sang diabétique (fixé sur une lamelle), par un mélange d'éosine et de bleu de méthylène, Bremer a constaté que les hématies se coloraient en vert[2], tandis que, dans les mêmes conditions, des hématies normales prennent une coloration rose. — N'ayant obtenu cette réaction qu'avec le sang diabétique, Bremer lui a accordé une grande importance, au point de vue du diagnostic, et même de la pathogénie du diabète : d'après lui, elle empêcherait sûrement, soit la simulation, soit la dissimulation de cette maladie ; et, d'autre part, elle donnerait une base à l'hypothèse de Pettenkofer et Voit, d'après laquelle une altération des hématies, en serait la cause essentielle[3]. Mais j'ai constaté avec Lyonnet que, dans la leucocythémie, les hématies peuvent se colorer en vert comme dans le diabète. L'exactitude de ce fait a été vérifiée par Bremer à qui j'avais envoyé nos préparations[4].

D'autre part, maints observateurs ont noté que *tous* les sangs diabétiques ne donnent pas la réaction sus-dite. Bremer avait d'ailleurs remarqué qu'elle n'est pas due au sucre « mais à une substance inconnue », car il ne l'a pas obtenue en ajoutant du glycose à du sang normal ; et au contraire, l'a observée. en traitant un sang normal avec de l'urine diabétique[5]. Il l'a aussi ren-

1. A. Jolles et M. Oppenheim. Beiträge zur Kenntniss der Blutfermente. (*Virchow's Archiv*, 1905, CLXXX, p. 216).

2. Bremer. (*Centralblatt für die medic. Wiss.*, 1894, n° 49, *Med. News*, 1895, 9 febr., et *New-York Med. Journal*, 1896, mars 7).

3. Voir l'historique, p. 9.

4. Lépine et Lyonnet. Sur la réaction de Bremer. (*Lyon médical*, 7 juin 1896).

5. Bremer. (*Centralblatt für innere Medicin*, 1897, p. 523). Bettmann (*Münchener medicinische Wochenschrift*, 1899, p. 271), a obtenu la réaction de Bremer avec du sang normal additionné d'urine *leucémique*. (Nous l'avions observée avec le sang leucémique).

contrée, alors que les diabétiques, par l'administration d'antipyrine ou par le régime avaient cessé d'être glycosuriques [1].

Chez un diabétique de Strauss[2], aglycosurique après l'injection d'une petite quantité de pain, la réaction de Bremer faisait défaut ; mais elle existait, légère d'ailleurs, s'il était au régime carné.

Ceci est à rapprocher du fait que cette réaction n'est bien prononcée que dans les diabètes graves. Dans ces cas, le sang présenterait quelque chose de commun avec la dyscrasie leucénique (?) On a pensé que cette condition commune pouvait être une diminution de l'alcalinité du sang : c'est l'opinion d'Eichner et Völkel[3], de Schneider[4], de Strauss[5], etc. Mais Hartwig[6] et Dammer[7] maintiennent que le sucre *contribue* à la réaction. En fait, dans un cas d'Eichner et Völkel la réaction cessa avec la glycosurie[8].

D'après Erben, les érythrocytes, chez les diabétiques, se distinguent par une augmentation des matières extractives, de la potasse, de la soude et de la chaux, et une diminution de la lécithine, ainsi que de la cholestérine[9]. C'est à ces quelques faits que se bornent nos connaissances sur les modifications chimiques qu'ils peuvent présenter dans le diabète.

1. Ce fait a été aussi observé par LOEWY. (*Fortschritte der Medicin*, 1898, p. 522, et par STRAUSS (*Deutsches Archiv für klin. Medicin*, 1900, LXV, p. 610-611).

2. J. STRAUSS. (*Deutsches Archiv für kl. Medicin*, 1900, LXV, p. 611).

3. EICHNER et VÖLKEL. (*Wiener klinische Wochensch.*, 1897, n° 46).

4. SCHNEIDER. (*Münchener medic. Wochenschr.*, 1899, 20 juin, n° 23).

5. J. STRAUSS. (*Loc. cit.*, p. 615).

6. HARTWIG. (*Deutsches Archiv für klin. Medic.*, 1899, LXII, p. 287).

7. DAMMER. (*Inaug. Dissertat.*, Iéna, 1900).

8. Sur cette question, encore obscure, voir MARIE et LE GOFF. (*Bulletins et Mémoires de la Société médicale des hôpitaux de Paris*, 1897, et *Thèse* de LE GOFF, Paris 1897; NARDI (*Bollet. delle scienze med.*, 1898, janv.), qui croit à l'influence du sucre seul, et ADLER (*Zeitschrift für Heilkunde, Abth. f. inn. Med.*, 1900, p. 361), qui refuse à la réaction de Bremer toute valeur clinique.

9. ERBEN. (*Zeitschrift für Heilkunde*, 1905, XXVI), et Ueber den Lecithingehalt der Erythrocyten bei Diabetes. (*Centralb. für innere Medicin*, 1907, n° 44.)

Globules blancs. — Habershon[1] dit avoir constaté chez 20 diabétiques une leucocytose assez notable. Sauf cette assertion la littérature médicale est à peu près muette sur l'état des leucocytes dans le diabète.

Il y a là une lacune à combler, et elle est d'autant plus importante qu'ils recèlent les différents ferments du sang.

PLASMA

Notre ignorance sur la proportion exacte du sucre du plasma comparée à celle du sang est non moins regrettable ; car ce n'est pas le sang, mais le plasma qui pénètre dans les tissus.

Nous ne sommes guère plus avancés sur les autres anomalies du plasma. D'après Samele[2], la tension superficielle du sérum serait légèrement abaissée[3]. Quant à sa toxicité, elle ne paraît pas supérieure à celle du sérum normal : Widal, Sicard et Lesné ont injecté à des cobayes du sérum de trois diabétiques en pleine substance cérébrale. Or, ce sérum « s'est comporté, au point de vue toxique mortel, à peu près de la même façon que le sérum de sujets normaux, sauf un état particulier de somnolence[4] ».

LYMPHE — LIQUIDE CÉPHALO-RACHIDIEN

On ne sait rien de la lymphe chez le diabétique. Il est infiniment probable qu'elle est beaucoup plus sucrée que la lymphe des sujets sains, et cela pour deux motifs : D'abord parce que le plasma qui pénètre dans les interstices des tissus est, chez le diabétique, plus sucré, et parce que la glycolyse, d'une manière générale, est moindre chez les diabétiques.

Quant au liquide céphalo-rachidien, qui est, en partie, de la lymphe, on peut dire, d'après les recherches d'Achard et Lœper, de Widal et Sicard, etc., etc., que la proportion du sucre y est

1. Habershon. (*St-Bartholomews Hospital Reports*, 1890).

2. Samele.. (*La clinica medica italiana*, 1908, maggio).

3. Voir pour la tension superficielle du sérum normal : Bardier et Cluzet. (*C. R. de la Société de Biologie*, 1902).

4. Richardière et Sicard (article *Diabète du Nouveau Traité de Méd. et de Thérap.*, 1907, XII, p. 187).

augmentée. Lannois et Boulud[1] y ont dosé de 1 gr. 22 à 1 gr. 65 de sucre p. 1.000, tandis que chez les gens sains on ne trouve que 0 gr. 5. — Bierry et Lalou[2], chez un diabétique dont le sang renfermait 5 gr. 4 de glycose, ont obtenu pour ce liquide 2 gr. 7 de sucre[3]. — Mosny et Beaufumé[4], jusqu'à 3, 27.

En résumé, le diabétique est dans un milieu intérieur anormalement sucré, et même très sucré si la teneur du plasma en sucre dépasse notablement celle du sang. Outre l'augmentation du sucre, le milieu intérieur présente, sans doute, d'autres anomalies, mais qui ne paraissent pas bien nocives, sauf celle qui résulte de l'acétonémie, sur laquelle nous aurons à insister dans un des chapitres prochains.

1. Lannois et Boulud. (*Revue neurologique*, 1904, p. 512).

2. Bierry et Lalou. (*C. R. de la Société de Biologie*, 1904, 13 février).

3. Voir pour plus de détails Richardière et Sicard (*loc. cit.*, p. 188).

4. Mosny et Beaufumé. (*Bulletin et Mémoires de la Soc. Méd. des Hôpit. de Paris*, 1904, 17 juin).

CHAPITRE X

SYMPTOMATOLOGIE DU DIABÈTE ET ÉTAT DES PRINCIPAUX ORGANES

MODE DE DÉBUT

Sauf des cas relativement rares, et dont j'ai signalé quelques-uns en traitant de l'étiologie[1], le début du diabète est insidieux, si bien que pendant des mois, et peut-être des années, le malade peut se faire illusion sur l'état réel de sa santé. Cependant, s'il s'observe avec intelligence il remarque, le plus souvent, une déchéance de ses forces, une diminution de ses aptitudes génésiques, ou de son acuité visuelle, parfois un peu d'amaigrissement, une augmentation de la soif, etc.

Enfin, à certain moment, des symptômes urinaires se manifestent :

L'URINE CHEZ LE DIABÉTIQUE

QUANTITÉ EXCRÉTÉE DANS LES VINGT-QUATRE HEURES

Elle est, presque toujours, plus ou moins augmentée. Nous disons presque toujours et non toujours, parce que, dans quelques cas, la quantité d'urine émise dans le nycthémère ne dépasse pas 1.500. Ces cas sont connus, depuis P. Frank, sous le nom de diabète *decipiens*, et ils méritent ce nom, car l'absence

1. Voir pages 417 et 424.

de polyurie peut faire méconnaître la maladie, alors même que la quantité de sucre contenue dans l'urine est assez considérable : 20 grammes, 30 grammes, et même, parfois, davantage. Le diabète *decipiens* est moins rare qu'on ne pourrait croire. J'en ai observé plusieurs cas.

Quantité relative du jour et de la nuit. — On sait qu'à l'état normal la quantité d'urine excrétée pendant les douze heures de jour est plus abondante que celle qui est émise pendant les douze heures de nuit. Chez les diabétiques, la différence est moins prononcée, probablement parce que ces malades ont dans leurs tissus une réserve d'eau. Mais, si le diabète n'est pas grave, l'influence des repas est le plus souvent bien manifeste ; et, dans le cas où le malade ne se couche pas aussitôt après le dîner, cette influence *post prandiale* amène une grande prédominance de l'urine du jour, par rapport à celle de la nuit [1].

Si le malade est artérioscléreux, la question devient plus complexe. Le plus souvent, la nycturie est favorisée ; et c'est ainsi qu'on rencontre des diabétiques urinant la nuit beaucoup plus que le jour [2].

DENSITÉ DE L'URINE

La densité des urines diabétiques est assez élevée (1.030 et davantage), surtout quelques heures après les repas. Mais il y a des exceptions à cette règle dans plus du dixième des cas. Parfois la densité est faible (1.008-1.006). Waterman [3] aurait même observé une densité de 1.002. — Mais on sait qu'avec le densimètre ordinaire, des erreurs peuvent être facilement commises. Il ne faut donc pas accepter sans critique tous les cas extraordinaires.

1. Voir Péhu. (*Revue de Médecine*, 1903, p. 279).

2. Laspeyres. (*Deutsches Archiv für kl. Med.*, 1900, LXVIII, p. 192). — Carles. (*Province médicale*, 1er sept. 1906).

3. Waterman. (*New-York Med. Record*, 1882).

Herrick[1] rapporte qu'un diabétique de vingt-sept ans, obèse, « partially intoxicated », rendit un jour, en sa présence, une urine sucrée dont la densité, éprouvée avec différents aréomètres et par différentes personnes, était de 1.004. L'auteur attribue à des excès de bière la faible densité de l'urine de son malade.

Il ne faut pas s'arrêter trop sur ces faits exceptionnels. La règle est que la densité de l'urine diabétique soit augmentée, et elle l'est, d'après Rosin et Labaud[2], même après qu'on a fait fermenter l'urine. L'excès du sucre fermentescible n'est donc pas la seule cause de l'augmentation de la densité. Ces auteurs supposent l'existence d'une certaine proportion de sucre non fermentescible dans l'urine diabétique. Puis, il faut aussi tenir compte de l'excès possible des matières non sucrées.

ACIDITÉ — SAVEUR

L'urine diabétique, fraîchement émise, possède une acidité plus ou moins prononcée.

On sait que les anciens médecins ne manquaient pas de noter la saveur de l'urine,. aussi avaient-ils depuis longtemps remarqué celle de l'urine diabétique. D'après Thénard, Bouchardat et Bence-Jones, il y a des urines diabétiques privées de saveur sucrée, bien qu'elles réduisent les sels de cuivre et soient susceptibles de fermenter[3]. Cette assertion n'a rien qui puisse nous étonner, mais il est fâcheux qu'ils aient négligé de nous donner, dans ces cas, les indications du polarimètre.

Tension superficielle de l'urine. — Bien qu'elle ne soit que fort peu *abaissée* dans l'urine diabétique, Samele[4] pense que cette condition physique favorise la polyurie.

1. Herrick. (*The Amer. Jour. of the Med. Sciences*, july 1900, p. 55-56).

2. H. Rosin et L. Labaud. Das reduzirte spezifische Gewicht und seine Verwendung für den Harn insbesondere beim D. m. (*Festschrift Herrn Prof. Senator*, 1904, p. 341).

3. Le chauffage de ces urines avec de l'acide sulfurique transformerait la matière sucrée insipide en glycose véritable.

4. Samele. (*loc. cit.*)

POUVOIR RÉDUCTEUR

Une urine diabétique possède un pouvoir réducteur plus ou moins considérable. Après qu'elle a été déféquée avec le sous-acétate de plomb, ou mieux, comme l'a montré Patein, avec le nitrate acide de mercure, ce pouvoir est dû, exclusivement, à des matières sucrées. Comme le plus souvent elles consistent en glycose et en une petite proportion de maltose ou d'autres sucres dont le pouvoir réducteur diffère peu de celui du glycose, on peut dire que la méthode de la réduction nous donne assez approximativement le chiffre du glycose et des sucres urinaires. A cet égard, le polarimètre donne des indications moins sûres.

POUVOIR RÉDUCTEUR (PAR LITRE)

Évalué en glycose, il varie de quelques grammes à 80 grammes, limite qui est assez rarement dépassée. Cependant on a dosé 110 grammes et peut-être davantage.

INFLUENCE DES REPAS

Nous avons vu précédemment que, peu de temps après une injection sucrée dans les veines, l'élimination du sucre est considérable. Le repas, chez un diabétique, introduit aussi, quoique d'une manière beaucoup moins brusque, un excès de sucre dans le sang, qui provient soit du dehors, soit du foie (dont l'activité glycogénique a été stimulée par la digestion). Il est donc naturel qu'un certain temps après l'ingestion des aliments la glycosurie augmente, et il est facile de s'en assurer en faisant le dosage du sucre dans chaque émission d'urine. Le maximum de la glycosurie surviendra plus ou moins vite, suivant que l'absorption aura été plus intense, la glycogénie plus rapide, etc. Bref, l'effet des repas n'est pas toujours le même. Aussi, pour bien connaître une glycosurie diabétique est-il nécessaire de doser, certains jours, le sucre dans chaque émission d'urine. Dans les diabètes légers il n'est pas exceptionnel de ne trouver du sucre qu'après les repas.

Indépendamment de ces derniers, la courbe de la glycosurie diurne peut présenter certaines élévations en rapport avec la périodicité bien connue des actes vitaux[1].

RAPPORT ENTRE LA POLYURIE ET LA GLYCOSURIE

En général, il existe une certaine corrélation entre la quantité d'urine émise dans les vingt-quatre heures et la proportion de sucre par litre. Ainsi, l'urine d'un diabétique ne rendant que 2 litres en vingt-quatre heures est d'habitude moins sucrée que celle d'un diabétique qui en émet une quantité double. Mais cette règle comporte d'assez nombreuses exceptions[2]. Nous avons déjà cité le diabète *decipiens*.

QUANTITÉ DE SUCRE EXCRÉTÉ PAR JOUR

Elle est extrêmement variable ; mais, dans le plus grand nombre des cas, n'excède guère 200 grammes par jour. Les diabétiques rendant plus de 1 kilogramme de sucre sont rares. Naunyn a trouvé 1.200 grammes chez un diabétique de dix-neuf ans, du poids de 36 kil. 5. Cela fait une excrétion de sucre dépassant 2 p. 100 de son poids. — D'après le même auteur, dans un cas de Niedergesäss, un enfant de douze ans, du poids

1. Sur l'influence du nycthéméron, voir Posner et Epenstein. (*Berliner klinische Woch.*, 1891, n° 26). — Schuper. La glicosuria dei diabetici nelle diverse ore del giorno. (*Centr. f. innere Medicin,* 1898, p. 730). C'est ici le lieu de citer un cas de van Linder, van den Heuvel et Schoeffer. (*Semaine méd.*, 1903, p. 425) relatif à une glycosurie purement *diurne*, et qui n'était jamais nocturne, même si le souper avait été riche en aliments amylacés. L'explication fait défaut.

2. Naunyn cite le cas d'un homme qui, après une blessure de la tête émettait seulement 2 litres d'urine renfermant 90 gr. de sucre p. 1000. (*Diabètes*, p. 132).

de 17 kilogrammes, a rendu 587 grammes de sucre en vingt-quatre heures. Cela fait 3,8 p. 100 de son poids.

Tous ces malades ingéraient des hydrates de carbone. Au régime carné strict, la quantité de sucre excrété en vingt-quatre heures dépasse assez rarement 100 grammes.

L'alimentation exerce naturellement la plus grande influence sur la quantité de sucre excrété en vingt-quatre heures. Cette influence sera étudiée plus loin, au chapitre de la nutrition [1]. Quant à l'influence de la température extérieure sur la glycosurie, c'est une question à l'étude. Les nombreux travaux récemment publiés ont donné, chez l'animal, dans différentes conditions, des résultats contradictoires [2]. De bonnes observations chez l'homme diabétique font pour le moment défaut.

INFLUENCES PSYCHIQUES

Leur rôle est indéniable. On l'a vu au chapitre de l'étiologie; et, chez l'individu déjà diabétique, rien n'est plus commun que l'augmentation brusque de la glycosurie, à la suite d'une perte d'argent, d'un souci, etc., etc. Le fait est tellement connu qu'il est inutile d'insister.

Nous n'avons donc à parler ici que des influences psychiques et morbides.

INFLUENCE DES MALADIES AIGUES

Cette influence est assez complexe :

On eût pu supposer que les maladies fébriles diminuent tou-

1. Voir pages 504 et suiv.

2. Voici l'indication de ces travaux : Lépine et Boulud. (*C. R. de l'Ac. des Sciences*, 24 oct. 1904). — Luethje (*Kongress für innere Med.*, 1905). — Almagia et Embden. (*Hofmeister's Beiträge*, VII). — Allard. (*Deutsche med. Woch.*, 1906). — Barch. (*Münch. Med. Woch.*, 1906). — Luthje. (*Kongress für inn. Méd.*, 1907), — Falta. (*Id.*). — Mohr. (*Zeitsch. für exp. Path.*. 1907, IV). — Kohler. (*Inaug. Dissert.*, Berlin, 1907). — Allard. (*Archiv für exper. Path. u. Ph.*, 1908, LIX, p. 111).

jours la glycosurie, que l'hyperthermie[1] et l'infection[2] contribuent l'une et l'autre à augmenter la glycolyse. On sait que beaucoup de microbes consomment du sucre. Mais, d'autre part, l'infection, en déprimant l'activité des cellules de l'organisme, diminue la consommation du glycose. On en a la preuve par le fait que, chez les sujets non diabétiques, la glycosurie alimentaire est augmentée par l'état fébrile[3]. Aussi comprend-on que dans quelques maladies infectieuses de courte durée, alors que l'inanition n'a pas le temps de produire ses effets, la diminution de la glycosurie diabétique soit peu considérable. Il existe même des cas de diabète léger avec *augmentation* de la glycosurie pendant un état fébrile qui permettait un certain degré d'alimentation[4]. Ceci dit d'une manière générale, voyons quelques maladies en particulier :

Pneumonie. — Dans la pneumonie, maladie pendant laquelle le patient cesse le plus souvent de s'alimenter, la diminution de la glycosurie diabétique est la règle ordinaire : Chez un diabétique de Naunyn, atteint de pneumonie grippale, la glycosurie *cessa* pendant la maladie. Chez un autre, homme de quarante-trois ans, excrétant plus de 500 grammes de sucre par jour, la glycosurie augmenta, et même dépassa 700 grammes par jour. C'est exceptionnel. Elle a diminué chez les pneumoniques diabétiques que j'ai observés.

Le premier qui, à un régime non strict, rendait de 300 à 400 grammes de sucre par jour et en moyenne 28 grammes d'urée

1. Voy. RICHTER. (*Fortschritte der Medicin*, 1898, p. 321).

2. CHARRIN et KAUFMANN. (*Archives de physiologie*, 1893). Ajoutons que certains diabétiques affectés d'une maladie fébrile tolèrent, en potages, des féculents qui, à l'état d'apyrexie, augmenteraient leur glycosurie.

3. Voy. mon article sur la glycosurie alimentaire. (*Revue de Médecine*, 1901, p. 700).

4. Voy. MOHR. Ueber den Einfluss fieberhafter Erkrankungen auf die Glycosurie beim Diabetes. (*Zeitschrift für klinische Medicin*, 1901, XLII, p. 402).

(ce qui faisait un rapport *moyen* de 1.250 sucre pour 100 d'urée), excréta chaque jour pendant sa pneumonie, bien qu'à l'inanition, 34 grammes d'urée et 150 grammes de sucre, ce qui fait un rapport de 450 pour 100 d'urée.

Le second, homme de cinquante-trois ans, obèse, très alcoolique, au *sixième* jour d'une pneumonie ayant élevé la température à 39°5, avait 50 grammes de sucre par litre.

Le tableau suivant des urines montre l'influence d'une saignée, faite au moment de l'entrée à l'hôpital, après qu'on eût recueilli de l'urine.

Octobre		Urée p. 1000	Sucre p. 1000	Rapport du sucre à 100 urée.
5-6	7 h. soir à 7 h. mat. .	33,2	86,2	259
	SAIGNÉE			
6	7 h. mat. à 7 h. soir. .	20,4	25,6	125
6-7	7 h. soir à 7 h. mat. .	30,1	28,5	94
7	7 h. mat. à 7 h. soir. .	32,4	34,1	105
7-8	7 h. soir à 7 h. mat. .	19,7	23,7	120

Ainsi, probablement sous l'influence de la saignée, il y a eu, dans la journée du 6, une amélioration, qui s'est prolongée la nuit suivante : La quantité de sucre, et surtout son rapport à l'urée, se sont notablement abaissés ; puis dans la journée du 7, légère augmentation de la glycosurie, *bien que le malade fût à la diète absolue de toute substance solide et ne bût pas de tisane sucrée.* L'état général s'est d'ailleurs rapidement aggravé dans la matinée du 8, et il a succombé dans l'après-midi du même jour.

Fièvre typhoïde. — Dans la fièvre typhoïde, la glycosurie persiste presque toujours pendant toute la durée de la maladie. Cependant, dans un cas de Ryba et Plumert (suivi de guérison), elle diminua dès le début et cessa pendant le cours de la deuxième semaine, puis reparut dès la troisième, à son taux primitif. Le plus souvent, la diminution de la glycosurie est considérable. Dans un cas de Marfan[1] (diabète gras), la quantité de sucre quotidiennement excrétée est tombée de 150 à 60 grammes, puis à 22 grammes. Le rapport du sucre à l'urée qui, avant la

1. MARFAN et ISCOVESCO. (*Bulletins et Mémoires de la Soc. méd. des hôp. de Paris*, 29 janv. 1904).

maladie, variait entre 2,6 et 4 pour 1 d'urée, s'est abaissé progressivement à 0,9.

Chez plusieurs diabétiques, observés par Rayer, Pavy, Carvalho[1], la glycosurie a disparu pendant le cours d'une variole. Au contraire, chez un diabétique de Naunyn, l'invasion d'une varicelle la fit reparaître.

V. Noorden a vu la glycosurie augmenter pendant une fièvre symptomatique d'une angine folliculaire. Au lieu d'excréter, comme d'habitude, de 15 à 22 grammes, le malade rendit, en deux jours, 26 et 28 grammes de sucre. Son alimentation était cependant très réduite[2]. Ce cas n'est pas isolé; Mohr[3] en a rapporté d'autres.

J'ai déjà dit que l'augmentation ou la diminution de la glycosurie dépendent de causes antagonistes : d'une part, le défaut d'alimentation diminue l'apport du sucre, et l'élévation de la température augmente la glycolyse; d'autre part, l'infection, en lésant l'activité cellulaire, met obstacle à la consommation du sucre. Si l'infection est forte et la maladie courte, comme c'est le cas dans l'angine, il y a des chances pour l'augmentation de la glycosurie. Au contraire, avec une maladie de longue durée, et surtout avec une affection gastro-intestinale, qui met obstacle à l'absorption des aliments, la diminution de la glycosurie est presque certaine.

INFLUENCE DES MALADIES CHRONIQUES

Il est donc naturel que les maladies chroniques consomptives diminuent la glycosurie diabétique et la fassent même disparaître. Si un diabète se complique d'une néphrite grave à évolution chronique, et que la glycosurie cesse, il n'est pas impossible qu'il y ait une légère rétention de sucre; mais c'est la cachexie

1. Cités par Mohr. (*Zeitschrift für klin. Medicin*, 1901, XLII, p. 402).
2. V. Noorden. (*Die Zuckerkrankheit*, 3e édit., 1901, p. 89).
3. Mohr. (*Loc. cit.*)

plutôt que la rétention qu'il faut incriminer; car, dans ce cas, la sérosité des œdèmes n'est pas particulièrement riche en sucre[1], et, dans les dosages du sucre de sang d'urémiques, qu'on a souvent faits dans mon laboratoire, on n'a jamais trouvé d'hyperglycémie[2], mais plutôt l'état inverse.

AUTRES INFLUENCES

D'après Lécorché[3], à chaque menstruation, la glycosurie diminue momentanément. Elle ne revient qu'au bout de quelques jours au chiffre antérieur aux règles. Bien d'autres influences la modifient. Il est impossible, et, heureusement, il n'est pas nécessaire d'être complet à cet égard.

POUVOIR ROTATOIRE DE L'URINE DIABÉTIQUE

Sauf quelques cas, très rares, où la proportion de lévulose est assez forte, l'urine diabétique dévie toujours *à droite* la lumière polarisée ; mais il s'en faut que le chiffre du glycose obtenu par le polarimètre corresponde exactement à celui que donne le titrage par la réduction des sels de cuivre[4]. Diverses causes contribuent à ce désaccord, notamment, dans le cas d'acidose, la présence de l'acide oxybutyrique qui dévie à gauche; mais les principales résident dans la présence de sucres différents du glycose.

En effet, si dans l'immense majorité des cas ce sucre se trouve dans l'urine en proportion tellement prédominante que, pratiquement, on doit dire que le sucre diabétique est du glycose,

1. H. Strauss. *Die chronischen Nierenentzündungen in ihrer Einwirkung auf der Blutflüssigkeit*. Berlin, 1902, p. 53 et suivantes.

2. Sauf dans le cas d'hypertension, peut-être à cause d'un excès d'adrénaline dans le sang. Voir p. 194.

3. Lécorché. (*Le diabète chez la femme*, Paris, 1886).

4. Voir Worm-Mueller (*Pflueger's Archiv*, 1884, t. 35) et Ch. Geelmuyden. (*Zeitschrift für klin. Medicin*, 1905, LVIII, p. 1).

il est des urines diabétiques où, à côté du glycose, se rencontre un autre sucre.

Maltose. — Une petite proportion de maltose n'est pas rare dans l'urine des diabétiques (Lépine et Boulud)[1]. On peut supposer qu'il provient des féculents ingérés[2]. Mais il a, dans certains cas au moins, une autre origine, puisque nous avons constaté sa présence dans l'urine de chiens dépancréatés qui, dans les jours précédant l'opération, étaient au régime exclusif de la viande. Dans ces cas, il provient, évidemment, d'une transformation imparfaite du glycogène[3]. On peut se demander pourquoi, arrivé dans le torrent circulatoire, le maltose ne s'est pas dédoublé? Car la maltase ne fait pas défaut dans le sang. Peut-être n'y est-elle pas à l'état de liberté?

La maltosurie explique un certain nombre des cas où le dosage du sucre par le polarimètre donne un chiffre supérieur à celui que le titrage indique[4]; mais elle est bien loin de les expliquer tous. Geelmuyden croit à l'existence de sucres fermentescibles inconnus et doués de superrotation.

Lévulose. — On a dit que l'urine des diabétiques renfermait souvent du lévulose[5], en se fondant sur les deux caractères suivants : 1° la prédominance du chiffre indiqué par la réduction sur le chiffre du polarimètre; 2° la réaction de Seliwanoff. Mais d'autres substances que le lévulose sont lévogyres et peuvent, par conséquent, contrebalancer en partie le pouvoir dextrogyre du glucose; et, d'autre part, pour que la réaction de Seliwanoff

1. Lépine et Boulud. (*C. R. de l'Acad. des Sciences* 1901, 11 mars).

2. J'ai observé fréquemment la maltosurie le jour de l'entrée du malade à l'hôpital. Dès le lendemain elle disparaît le plus souvent, peut-être à cause de la suppression de l'abus du pain.

3. On sait que plusieurs physiologistes ont obtenu du *maltose* en faisant agir un ferment diastasique sur le glycogène du foie.

4. Geelmuyden. (*Zeitschrift für kl. Medic.*, 1907, LXIII p. 63).

5. Rosin et Labaud. (*Zeitschrift für klin. Medicin*, 1902, XLVII, p. 1). — Schwarz. (*Deutsches Archiv f. kl. Med.*, 1903, LXXVI).

soit probante, il faut que la coloration rouge apparaisse *dès le début* du chauffage, car, ainsi que l'a montré Rosin, il suffit de faire bouillir une à deux minutes une solution de glycose en présence de l'acide chlorhydrique pour obtenir cette coloration [1].

En réalité le lévulose existe rarement dans l'urine des diabétiques [2], mais on l'y trouve parfois, en proportion variable, et même, dans certains cas exceptionnels, presque exclusivement :

Dans l'urine d'une jeune dame de ma clientèle, Boulud a caractérisé le lévulose par l'obtention : 1° d'un ozazone avec la méthylphénylhydrazine (réaction de Neuberg) [3], et 2° de cristaux de lévulosate de calcium [4].

Comme la déviation à gauche et la liqueur de Fehling donnaient le même chiffre de sucre (23 grammes par litre) on devait admettre que ce sucre était exclusivement du lévulose [5].

Schlesinger [6] a constaté l'existence, chez une jeune fille de quinze ans, d'une lévulosurie caractérisée par la réaction de Seliwanoff, et par le pouvoir lévogyre de l'urine avec une alimentation mixte, dans laquelle entraient 100 grammes de pain et 800 centimètres cubes de lait. Cette enfant excrétait par jour 1,6 à 3 grammes de lévulose.

Si l'alimentation était exempte d'hydrates de carbone, la lévolusurie augmentait. — Elle n'a pas été accrue par l'ingestion de 90 grammes de lévulose. Mais, avec 90 à 200 grammes de lévulose ou de dextrose l'excrétion du lévulose s'est élevée à 11 grammes. Une injection de phlorizine a amené de la *glycosurie*, sans lévulosurie.

1. Rosin. (*Festschrift zu Ehren von E. Salkowski*, Berlin, 1904, p. 105). Une autre cause d'erreur, d'après Lobry de Bruyn, est la production spontanée de lévulose dans une urine diabétique ayant subi la *fermentation ammoniacale*. Voir aussi Borchardt (*Zeitschrift für physiol. Chemie*, LV).

2. On a signalé l'existence éventuelle de traces de lévulose dans des glycosuries légères. Nous n'avons pas à nous occuper de ces cas.

3. Voir Seegen. (*Centralblatt für die med. Wissensch.*, 1884, p. 753).

4. Voir Kuelz. (*Zeitschrift für Biologie*, XXVII, p. 128). — Seegen. (*Centralb. für die medic. Wissensch.*, 1884, p. 753).

5. Lépine et Boulud. Sur un cas de diabète lévulosurique. (*Revue de Médecine*, 1904, p. 185).

6. Schlesinger. (*Deutsches Archiv für klin. Med.*, 1903, LXXVI, p. 233).

Chez un homme de trente ans, névropathe, du poids de 53 kilogrammes, et sans tare héréditaire, le professeur Mueller et son assistant Neubauer[1] ont noté que l'urine présentait un pouvoir sinistrogyre de 3°5 et les autres caractères chimiques du lévulose.

Ce sujet était incapable d'assimiler *complétement* ce sucre : S'il en ingérait, même moins de 50 grammes, on en retrouvait environ 15 p. 100 dans son urine. Mais, avec un régime exempt de lévulose il n'y avait pas de glycurie. On n'en observait pas non plus, après l'ingestion de 50 grammes de glycose et de 45 grammes de lactose. Celle de sucre de canne amenait, au contraire de la lévulosurie. C'était donc un cas type de lévulosurie *alimentaire*.

Un autre malade de Neubauer, après l'ingestion d'amylacés ou de glycose au delà de 15 à 25 grammes, excrétait du glycose et du lévulose ; après l'ingestion de 50 grammes de lévulose il n'excrétait de ce dernier sucre qu'une quantité insignifiante ; le sucre de lait était bien assimilé. Après l'injection sous-cutanée de phlorizine l'urine présentait du glycose et du lévulose. Ainsi, l'anomalie dans ce cas consistait essentiellement dans une incapacité de l'économie à assimiler complètement le glycose et dans une aptitude singulière à transformer ce dernier en lévulose. C'est une intéressante variété de lévulosurie.

Quelques autres cas de lévulosurie ont été publiés par Spoeth et Weil[2], Mazzeo[3], Graul[4], Lambrior[5], Moraczewski[6].

Lactose. — Bourquelot et Troisier[7], puis Fr. Voit[8], ont trouvé du lactose dans l'urine de diabétiques ayant ingéré du

1. Otto Neubauer. (*Münchener medicinische Wochenschrift*, 1905, 8 août, n° 32).

2. Spoeth et Weil. (*Centralblatt für die med. Wissensch.*, 1903, p. 531). Cas obscur.

3. Mazzeo. (*La Pediatria*, 1905, 5), 2 cas chez des enfants.

4. Graul. (*Zentr. für innere Medicin*, 1905, n° 7), Marocain de cinquante-cinq ans, bronzé ; gros foie ; cas complexe.

5. Lambrior. (*Revue de Méd.*, 1906, p. 750). Diabète lévulosurique assez pur, d'origine inconnue, chez un homme de trente-cinq ans.

6. Moraczewski. (*Zeitschrift für kl. Med.*, 1907, LXIV, p. 503).

7. Bourquelot et Troisier. (*C. R. de la Société de Biologie*, 1889, p. 142).

8. F. Voit. (*Zeitschrift für Biologie*, 1892, XXII, p. 353).

lait en grande quantité. Cette lactosurie est parfois assez forte, car certains diabétiques assimilent très mal le sucre de lait.

SUCRES RÉDUCTEURS NON FERMENTESCIBLES ET SANS POUVOIR ROTATOIRE

Il résulte de ce qui précède que la lévulosurie, dont l'interprétation pathogénique est difficile, n'a en réalité que peu d'intérêt clinique. Il n'en est pas de même de la pentosurie, dont un certain nombre d'observations ont été publiées dans ces dernières années. Mais, quand on les étudie, on se convainc que, cliniquement, les pentosuriques ne peuvent être assimilés à des diabétiques. C'est donc au chapitre du *Diagnostic* que j'en parlerai ; et il n'en eût pas été question ici, si quelques faits ne prouvaient que cette anomalie, bien que distincte du diabète ordinaire, a cependant avec lui une parenté assez étroite [1], et si Külz et Vogel [2] n'avaient pas trouvé des pentoses, en faible proportion d'ailleurs, dans l'urine de quelques diabétiques.

Outre les pentoses on peut rencontrer dans leur urine des sucres inactifs mal connus. Ainsi, Geelmuyden a trouvé chez un enfant diabétique un sucre dépourvu à peu près complètement de pouvoir rotatoire et qui, après l'ébullition de l'urine en présence d'un acide, déviait à droite [3]. Ce sucre réduisait plus lentement la liqueur de Fehling que le glycose et donnait un osa-

1. Quelques-uns de ces pentosuriques non diabétiques avaient des diabétiques dans leur famille ; c'était le cas pour un banquier cité par F. Blumenthal. Die Pentosurie (*Deutsche Klinik*, p. 313).

2. Kuelz et Vogel. (*Zeitschrift für Biologie*, XXXII, p. 185).
Pour la recherche des pentoses dans une urine diabétique il faut éviter de se débarrasser du glycose par la fermentation ; car, bien que, théoriquement, les pentoses ne fermentent pas, ils se détruisent, par entraînement, dans un liquide qui fermente. — Alfthan (*Archiv für exper. Pathologie und Ph.*, 1902, tome XLVII, p. 417) les a caractérisés dans le savon obtenu après la précipitation des matières sucrées au moyen du chlorure de benzoyle.

3. Geelmuyden. (*Maly's Jahresbericht* pro 1903, p. 474).

zone dont le point de fusion était compris entre 175° et 190° ; il fermentait lentement et ne donnait ni la réaction de l'orcine, ni celle de la phloroglucine. — Chez un diabétique avec néphrite, Burghart remarqua un jour que l'urine ne fermentait plus et ne déviait plus la lumière polarisée, bien qu'elle donnât les réactions de Trommer, de Nylander et de Moore. Blumenthal[1] obtint avec elle un osazone cristallisant par le refroidissement seulement, et dont le point de fusion se trouvait entre 175° et 180°, tandis que, comme on sait, le glycosazone n'est fusible qu'à 205[2].

Un autre caractère différentiel des ozazones de ces sucres inactifs est leur teneur particulière en azote :

Elle était, dans l'un 16,06, p. 100, et dans l'autre 16,19, tandis que le glycosazone a une teneur en azote de 15,64 et le pentozane 17,10 :

Leo[3], de l'urine de trois diabétiques a extrait un sucre à saveur salée, non cristallisable, et ne donnant avec la phénylhydrazine qu'une combinaison huileuse. Ce sucre, après quelques minutes d'ébullition réduisait la liqueur de Fehling. Mais son pouvoir réducteur n'atteignait pas la moitié de celui du glycose ; son pouvoir rotatoire était — 26°. Avec la levure il ne fermentait pas. Mais Leo ne dit pas s'il a chauffé cette matière sucrée en présence d'un acide, de sorte qu'on peut, à la rigueur, se demander s'il n'a pas eu affaire à une conjugaison glycuronique[4].

L'urine d'une femme de cinquante ans observée à la clinique de Würzburg par Rosenberger[5], atteinte depuis quelque temps de furoncles et de polydipsie, *sans polyurie*, avait un pouvoir réducteur variable, ne fermentait pas, et l'ozazone qu'elle donnait était fusible à 195°. En la traitant par une solution de baryte dans

1. F. Blumenthal. Ueber noch wenig bekannte im Harn nachweisbare Kohlenhydrate. (*Charité Annalen*, XXIII).

2. Nous avons dit plus haut (p. 61) que, d'après Grimbert, le point de fusion du glycosazone est 230°-232° *au bloc Maquenne* ; mais quand on détermine le point de fusion par la méthode ordinaire, on obtient 205°, c'est le chiffre *classique*.

3. Leo. (*Virchow's Archiv*, 1887, CVII, p. 99).

4. V. Mering (*Maly's Jahresbericht*, 1876), a trouvé dans une urine diabétique une substance réductrice déviant à gauche, et fermentescible, après ébullition en présence d'acide dilué.

5. Rosenberger. (*Deutsches Archiv für klin. Med.*, 1907, LXXXVIII, p. 603, et *Zeitschrift für physiol. Chemie*, 1906, XLIX, p. 202).

l'alcool méthylique à 0°, on obtenait un sirop faiblement sucré, un peu amer. L'analyse élémentaire a montré qu'il s'agissait d'un heptose, sucre dont l'existence n'avait pas encore été constatée dans l'organisme[1]. Rosenberger suppose que ce sucre pouvait être la forme inactive du sucre trouvé par Leo, lequel, comme on a vu, avait un pouvoir rotatoire de — 26°.

Quoi qu'il en soit, on ne peut guère douter que l'urine diabétique renferme diverses matières sucrées dont quelques-unes sont indéterminées.

Reichardt, en 1875, dit avoir trouvé de la dextrine dans l'urine de quelques diabétiques. Le professeur Leube[2] reprenant cette recherche, y a démontré un hydrate de carbone (vraisemblablement du glycogène). Il suppose que l'urine a dissout une partie du glycogène existant dans les anses de Henle[3]. Plus récemment O. Simon, en faisant bouillir quelques urines diabétiques dans une solution concentrée de potasse, a confirmé l'existence d'une petite proportion de glycogène. Il l'explique comme Leube[4].

Inosite. — L'inosite n'est pas un sucre, mais une substance voisine des sucres. On sait par les recherches déjà anciennes de Gallois[5] que l'inosurie peut exister indépendamment du diabète; mais elle a aussi quelque affinité avec cette maladie ; car, dans quelques cas, on a observé un certain balancement entre l'inosurie et la glycosurie : Dans un cas de Hohl[6] l'inosurie a remplacé définitivement une glycosurie diabétique.

RAPPORT DE LA GLYCOSURIE A LA GLYCÉMIE

D'une manière générale, quand la glycurie est intense, l'hyperglycémie est plus forte que lorsqu'elle est faible; mais il est

1. Voir plus haut la glycosurie à l'état physiologique, p. 209.
2. Leube. (*Virch. Arch.*, 1888, CXIII).
3. Voir plus loin p. 486-488.
4. O. Simon. Ueber Nachweis und Vorkommen von Glycogen im Harn. (74e *Versammlung deutscher Naturforscher*, 1902).
5. Gallois. (*Mémoires de la Société de Biologie*, 1863).
6. Hohl. (*Archiv für physiol. Heilk. nouvelle série*, II, p. 410). — Analyse dans la *Gazette hebdomad.*, 1859, p. 221, et le *Journal de la physiologie de B. S.*, 1859, II, p. 344). Finalement, l'urine renfermait de 18 à 20 grammes d'inosite par litre.

impossible de préciser davantage, car il n'y a pas de corrélation nécessaire entre la proportion du sucre dans l'urine et son taux dans le sang. On en trouve la preuve dans le tableau suivant, où j'ai réuni quelques dosages du sucre du sang et de l'urine de diabétiques de ma clinique :

Diabétiques.	Sucre du sang pour 1.000 gr.	Sucre de l'urine pour 1.000 gr.	Rapport du sucre de l'urine à 1 gr. sucre du sang.
N° 1. . .	5,07	66	13
— 2. . .	4,54	74	16
— 3. . .	4,38	50	11,4
— 4. . .	3,48	60	17
— 5. . .	3,38	71	21
— 6. . .	2,57	20	8

MATIÈRES AZOTÉES DE L'URINE

Urée. — L'urine diabétique ne renferme, le plus souvent, que très peu d'urée par litre ; mais si on tient compte de la quantité d'urine émise dans les vingt-quatre heures, on constate assez souvent que le diabétique, eu égard à son poids, excrète plus d'urée que l'homme sain, quelques-uns plus de 50 grammes (même en l'absence d'acétonémie). Nous reviendrons sur ce point au chapitre de la nutrition.

Acide urique. — On avait cru autrefois que les diabétiques excrétaient très peu d'acide urique. Cette assertion tenait à l'insuffisance des procédés de dosage. Naunyn et Riess [1], puis Bouchardat [2] ont fait justice de cette erreur, et ce dernier a même consacré tout un chapitre de son livre à l'état morbide qu'il a désigné sous le nom bizarre de *glyco-polyurique*. C'est un état dépendant de la goutte, et qui est caractérisé par la coexistence d'une glycosurie et d'un excès d'urates dans les urines.

Il faut d'ailleurs se garder d'exagération à cet égard : Beaucoup de diabétiques excrètent quotidiennement une quantité

1. Naunyn et Riess. (*Reichert u. Dubois Archiv*, 1869).
2. Bouchardat. (*De la glycosurie ou diabète sucré*, 5e partie).

exagérée d'acide urique ; mais c'est de l'acide urique *exogène*, dont la source se trouve dans une alimentation carnée trop copieuse ; et, quant à l'acide urique *endogène*, il semble que, chez un certain nombre, il soit plutôt diminué[1]. Bloch a pu se convaincre que deux diabétiques, dont l'alimentation était exempte de corps puriques, excrétaient moins d'acide urique que des sujets sains dans les mêmes conditions[2].

Corps alloxuriques. — D'après Bischofswerder[3] et Jacoby[4], ils seraient augmentés dans l'urine des diabétiques. Kaufmann et Mohr[5] n'ont fait la même constatation que pour les diabètes graves.

Créatinine. — Maly[6], Senator[7], etc., ont noté une augmentation de l'excrétion de la créatinine (jusqu'à 2 grammes par jour). Cette augmentation s'explique soit par l'alimentation carnée, soit par l'augmentation de la désassimilation des muscles.

Tyrosine. — On sait que cette substance n'est pas décelable dans l'urine normale. Or, on l'a trouvée parfois dans l'urine de

1. Sur l'acide urique endogène, voir Burian et Schur. (*Pflueger's Archiv*, LXXX, XCIV). Sur l'excrétion de l'acide urique chez les diabétiques, voir Mandel et Lusk. (*Deutsches Archiv für kl. Med.*, 1904, LXXXI, p. 872). — Luthje. (*Zeits. für kl. Med.*, XXXIX, p. 434).

2. Bloch. Beiträge zur Kenntniss des Purinstoffwechsels beim Menschen. (*D. Archiv für klin. Med.*, 1905, LXXXIII, p. 54). Voir aussi Rosenberger. Zur Ausscheidung der endogenen Harnsäure bei Pankreas erkrankung. (*Zeitschrift für Biologie*, 1906, XLVIII, p. 529).

3. Bischofswerder. (*Inaug. Dissertation*, Berlin, 1896).

4. M. Jacoby. Ueber die Ausscheidung der Stickstoffhaltigen Harnbestandtheile beim Diabetes mellitus. (*Zeitschrift für klinische Medicin*, 1897, XXXII, p. 55).

5. Kaufmann et Mohr. Beiträge zur Alloxurkörperfrage, etc. (*Deutsches Archiv für kl. Medicin*, 1902, LXXIV, p. 361).

6. Maly (*Wiener Wmed. ochensch.*, 1862, n°s 20-21), a trouvé plus de 7 grammes de créatinine par jour chez un malade de la clinique d'Oppolzer : mais l'exactitude de ces dosages a été contestée par Winogradoff. (*Virchow's Archiv*, 1863, XXVII, p. 433).

7. Senator. (*Virchow's Archiv*, 1876, LXVIII, p. 422).

diabétiques. Chez une petite fille de dix ans acétonémique, elle formait un sédiment abondant[1]. Nicola[2] l'a évaluée, chez plusieurs sujets, à 0 gr. 20, et même à 0 gr. 40 par litre. Abderhalden[3] et Mohr[4] ont fait les mêmes constatations.

Glycocolle. — Mohr a caractérisé le glycocolle dans l'urine de deux diabétiques[5].

Ammoniaque. — Tandis que l'homme sain, normalement alimenté, excrète, à l'état de sels, moins de 1 gramme d'ammoniaque par l'urine[6], le diabétique peut en excréter bien davantage. Mais, dans le cas où cette excrétion est très exagérée, il y a toujours dyscrasie acétonémique. Nous renvoyons donc au chapitre où nous traiterons de cette dyscrasie.

Indican. — D'après Moraczewski[7], l'indican serait en léger excès dans l'urine de tous les diabétiques.

SUBSTANCES NON AZOTÉES

Acide oxalique. — On sait que la moyenne de l'excrétion de l'acide oxalique chez l'homme sain est faible (0 gr. 02 oxalate de chaux par jour). Dans le diabète, elle est parfois très augmentée[8].

1. Mies. Tyrosinkrystalle im Harn einer Zuckerkranken. (*Münchener med. Wochensch.*, 1894, n° 34).
2. Nicola. (*Giornale d. R. Accad. di med. di Torino*, 1904).
3. Abderhalden. (*Zeitschrift für physiolog. Chemie*, XLIV, p. 17).
4. Mohr. (*Deutsche med. Woch.*, 1905, p. 458).
5. Mohr. (*Zeitschrift für exper. Patholog. und. Therapie*, II, p. 666).
6. Les recherches de Coranda et celles de Gumlich ont montré qu'avec un régime végétal l'excrétion de l'ammoniaque est moitié moindre. Dans ce dernier cas, l'azote de l'ammoniaque ne représente guère plus de 4 p. 100 de l'azote urinaire total, tandis qu'avec un régime animal, il s'élève à près de 5. p. 100.
7. Moraczewski (*Zeitschrift für klin. Medicin*, 1904 LI).
8. Voir Prout. (An Inquiry etc London 1825). — Czapek. (*Prag. Zeitschrift für Heilkunde*, 1881, t. II, p. 348). — Kisch. (*Deutsche med. Wochensch.*, 1893, p. 673). Mais il s'agit de diabétiques obèses.

Frerichs[1] rapporte l'observation d'un médecin goutteux et diabétique, chez lequel les courbes de l'excrétion de l'acide urique et de l'acide oxalique étaient sensiblement parallèles. Celle de l'acide urique dépassait 2 grammes par jour, et celle de l'oxalate de chaux, 0 gr. 6.

Un diabétique phtisique, observé par Fürbringer[2], excrétait de l'oxalate de chaux par le rein et par les bronches. Le régime mixte, après un régime carné exclusif, fit tomber le sucre des vingt-quatre heures de 300 grammes à 117. Ce résultat est moins paradoxal qu'il ne paraît au premier abord, car le malade mangeait trop de viande. Or, on sait que l'abus des albuminoïdes augmente la glycosurie.

Chez quelques diabétiques oxaluriques, on peut saisir une relation entre l'excrétion du glycose et celle de l'acide oxalique, ce qui ne saurait étonner, puisque l'acide oxalique provient, au moins en partie, de la destruction du glycose[3]. D'après Cantani, le rapport serait nécessairement *inverse*. En d'autres termes, si la glycosurie devient plus abondante, il y aurait une oxalurie moindre. En effet, on conçoit que si un diabétique détruit mal le glycose, la source d'une partie de l'acide oxalique est tarie. D'autre part, Kisch prétend avoir observé, après une cure à Marienbad, une diminution *parallèle* de l'acide oxalique et du glycose. Cela peut, à la rigueur, s'expliquer, si l'on admet que la glycogénie a été diminuée par la cure[4] (?) On peut aussi supposer que, dans ce cas, l'acide oxalique ne provenait pas du glycose. C'est ce que soutiennent Mohr et Salomon[5].

En somme, la question de l'oxalurie dans ses rapports avec le

1. Frerichs. (*Der Diabetes*, p. 41).

2. Fuerbringer. (*Archiv für klin. Medicin*, 1875, XVI, p. 499).

3. Voir p. 55.

4. Kisch. (*Wiener klinische Wochenschr.*, 1892, n° 4, et *D. med. Woch.*, 1893, p. 673).

5. Mohr et Salomon. (Untersuch zur Physiol. und Pathologie der Oxalsäurebildung. (*Deutsches Archiv für klin. Medicin*, 1901, LXX, p. 486).

diabète exige de nouvelles recherches[1]. Il est incontestable qu'on rencontre, parfois, une oxalurie exagérée ; mais, dans le plus grand nombre des cas, si l'on se fie aux dosages de Kisch, de Barth et Autenrieth[2], de Luzzato[3], le chiffre de l'acide oxalique journellement excrété par les diabétiques n'atteint pas la normale, fixée par Stradowsky à 15 milligrammes. Cette hypo-oxalurie serait en relation avec le défaut de dédoublement du glycose[4].

Chlorures, sulfates et phosphates. — L'excrétion de ces sels, par jour, est, en général, augmentée chez les diabétiques. Pour les chlorures, c'est l'excès de l'alimentation qui en est responsable. Quant aux phosphates, il faut, en outre, tenir compte de la désassimilation de certaines substances riches en phosphore, et des variations dans l'excrétion de l'acide phosphorique[5]. Dans un cas, Fodor[6] aurait trouvé, pour 100 d'azote, 40 d'acide phosphorique, c'est-à-dire plus du double de l'état normal[7]. Mais de tels faits ne peuvent être acceptés que *sous réserves ;* car des erreurs de dosage sont faciles à commettre.

B. et J. Teissier[8] ont attiré l'attention sur l'alternance éventuelle de la glycosurie et de la phosphaturie.

1. MORACZEWSKI (*Zeitschrift für klin. Medicin*, 1904, LI) est de ceux qui admettent que l'excrétion de l'acide oxalique est souvent augmentée chez les diabétiques.

2. AUTENRIETH et BARTH (*Hoppe-Seyler's Zeitschr*, 1902, XLIV).

3. LUZZATTO. Ueber die Beziehungen zwischen Oxalsäureausscheidung und Glycosurie. (*Festschrift zu Ehren von Salkowski*, Berlin, 1904).

4. BAAR (*Congress für innere Medicin*, Wien 1908) soutient l'opinion singulière que l'oxalurie est une maladie de la nutrition, sui generis, sans relation avec le diabète.

5. On sait que l'excrétion de l'acide phosphorique est pour une très grande part influencée par certaines conditions du rein.

6. FODOR. (*Pester med. chirur. Presse*, 1895, n° 26).

7. On sait qu'à l'état normal, pour 100 grammes d'azote urinaire, il y a dans l'urine de 14 à 18 grammes d'acide phosphorique et de 10 à 11 grammes d'acide sulfurique.

8. J. TEISSIER. Diabète phosphatique. (*Thèse de Paris*, 1876).

Ce sont surtout les phosphates terreux qui sont augmentés chez les diabétiques[1]. Neubauer a vu un enfant de six ans excréter quotidiennement 0 gr. 711 de phosphate de chaux (moyenne de neuf jours), le double de ce qu'excrète un adulte[2]. Bœcker, chez un diabétique de vingt-six ans, a trouvé que les phosphates terreux étaient en proportion triple de la normale[3].

Chaux. — Un adulte sain excrète, en vingt-quatre heures, 3 milligrammes de chaux par kilogramme de son poids. Chez beaucoup de diabétiques, cette quantité est très notablement dépassée.

C'est ce qu'ont vu Bœcker[4], chez un diabétique de vingt-quatre ans; Gœhtgens, dans l'expérience célèbre qu'il a faite sur lui-même, comparativement avec un diabétique au même régime que lui[5]; Dickinson[6], Toralbo[7], v. Noorden[8], etc.

Tenbaum[9], dont les recherches ont porté sur 14 diabétiques, attribue surtout à l'alimentation l'exagération de la quantité de chaux excrétée ; mais il reconnaît que cette explication est insuffisante pour les cas où cette quantité est excessive.

1. Beneke. (*Zur Physiol. u Pathol. des phosph. und oxal. Kalks.* Göttingen, 1850) croit que l'acide oxalique est capable, en dissolvant le phosphate de chaux, d'augmenter son excrétion. Cette assertion est contestée par Buchheim, et par Piotrowski.

2. Neubauer. (*Journal für prakt. Chemie,* LXVII, p. 65).

3. Bœcker. Untersuchungen über den Diabetes mellitus. (*Deutsche Klinik.* Berlin, 1853).

4. Beneke. (*Loc. citat.*).

5. Gaehtgens. Ueber den Stoffwechsel eines Diabetikers verglichen mit dem eines Gesunden. (*Inaug. Dissertat.* Dorpat., 1866).

6. Dickinson. (*Diseases of the kidney and urinary derangements.* Part. I. Diabetes. London, 1875, p. 122).

7. Toralbo. Sull' eliminazione del calcio per le orine. Analyse dans (*Centralblatt f. kl. Medicin,* 1890, n° 1.)

8. V. Noorden. (*Lehrbuch der Pathologie des Stoffwechsels.* Berlin, 1893, p. 416).

9. E. Tenbaum. Ueber Kalkausscheidung durch den Harn bei Diabetes. (*Zeitschrift für Biologie,* 1896, XXXIII, p. 379). — Voir aussi : W. Moraczewski. (*Centralblatt für innere Medicin,* 1897, n° 36, p. 921).

En effet, dans le diabète grave, il se produit, aux dépens du tissu osseux, une désassimilation plus ou moins abondante de la chaux [1].

Nous reviendrons sur ce fait quand nous traiterons de la dyscrasie acide.

Fer. — L'excrétion du fer peut être augmentée dans le diabète. Chez 4 diabétiques graves, âgés de trente-neuf à cinquante-sept ans, rendant de 2 litres et demi à 3 litres et demi d'urine par jour, elle oscillait (pour les vingt-quatre heures) entre 83 et 136 milligrammes, ce qui dépasse la normale [2]. Nous avons vu dans le chapitre précédent que dans le sang de beaucoup de diabétiques la proportion de fer est diminuée.

Neumann et Mayer [3] prétendent que la sécrétion du fer est proportionnelle à celle du sucre, 2 milligr. 5 de fer p. 100 grammes de sucre. Ce fait ne serait pas sans intérêt, mais il n'a pas été confirmé [4].

Graisse. — On a parfois noté une lipurie dans le diabète. Chez le malade de Neisser et Derlin [5], lipémique avéré, l'urine épuisée par l'éther a donné 8 grammes p. 1.000 de graisse. Mais une telle proportion de graisse dans l'urine est tout à fait insolite.

Phénol. — Dans cinq cas de diabète, qu'il a spécialement étudiés à ce point de vue, Strasser [6] a trouvé une augmentation

1. La fragilité du tissu osseux a été constatée à l'autopsie de plusieurs diabétiques. On sait aussi que Verneuil a autrefois insisté sur la mauvaise consolidation des fractures chez ces malades. Voir page 543, note 6.

2. JOLLES et WINKLER. Ueber die Beziehungen des Harneisens zum Bluteisen. (*Archiv für experim. Pathol. u. Pharmak.*, 1900, XLIV, p. 473),

3. NEUMANN et MAYER. (*Zeitschrift für physiolog. Chemie*, 1903, XXXVII, p. 143).

4. Voir ZUCCHI. (*Zeitschrift für physiolog. Chemie*, 1905, XLIV, p. 171).

6. NEISSER et DERLIN. Ueber Lipæmie. (*Zeitschrift für kl. Med.*, 1903, LI, p. 429).

7. STRASSER. (*Zeitschrift für klinische Medicin*, 1894, XXIV, p. 543).

considérable du phénol urinaire (jusqu'à 0 gr. 69 en vingt-quatre heures). Mais d'après Neuberg[1] la méthode qu'il a employée donne, en présence du glycose, un chiffre de phénol trop élevé. Le fait indiqué par Strasser ne saurait donc être tenu pour exact.

ÉTAT DU REIN DANS LE DIABÈTE

Le rein d'un diabétique n'est jamais rigoureusement sain : sur 36 diabétiques, dont j'ai fait moi-même l'autopsie, un seul sujet (jeune fille de dix-sept ans) avait des reins d'un poids inférieur à 300 grammes. Les reins des 35 autres, au point de vue macroscopique, se décomposaient de la manière suivante :

1° Reins de 300 à 350 grammes	11
2° Reins dépassant 400 grammes, mais se trouvant dans un rapport à peu près normal de poids avec la rate et le foie, chez des sujets à organes gros.	8
3° Reins au-dessus de 380 grammes et trop gros par rapport au cœur, au foie et à la rate.	10
4° Reins atteints d'une néphrite chronique évidente.	5
5° Rein avec abcès	1

Je laisse de côté ici les néphrites, dont il sera question au chapitre des complications. Qu'il nous suffise de savoir qu'un rein macroscopiquément sain est assez rare chez le diabétique.

EXAMEN HISTOLOGIQUE

Quant à l'examen microscopique, il permet presque toujours d'y déceler diverses altérations de l'épithélium, et, principalement dans le cas où la glycosurie est abondante, une lésion spéciale fort curieuse.

Lésion d'Armanni-Ehrlich. — Cette lésion, qui est localisée au niveau des anses de Henle, a été signalée incidemment, et

1. C. Neuberg. Ueber die quantitative Bestimmung des Phenols im Harn. (*Zeitschrift für physiol. Chemie*, 1899, XXVII, p. 127).

d'une manière d'ailleurs peu exacte, par le professeur Armanni. Chez un diabétique, dans les tubes droits de la région médullaire, il a vu des cellules épithéliales transformées en grosses vésicules transparentes [1].

La même altération a été aussi indiquée par le professeur Ebstein [2]. « Dans son cas, la lésion se trouvait limitée à une portion spéciale des canalicules urinifères, la *zone limitante* de Henle. Elle portait sur la branche grêle et sur la branche large à épithélium sombre de l'anse ». Les noyaux cellulaires étaient bien conservés; mais un certain nombre de cellules étaient très tuméfiées. Il la désigne par le nom de *gonflement diabétique de l'épithélium rénal*, qui a, dit-il, sur celui de dégénérescence hyaline, proposé par Armanni, l'avantage de ne rien préjuger quant à la nature de l'altération.

Un peu plus tard, Ebstein a, de nouveau, insisté sur cette lésion [3], qui a été aussi mentionnée par Ferraro [4]. Cet auteur croit qu'elle est due moins aux qualités anormales du sang et de 'urine qu'au trouble apporté à la nutrition des épithéliums par l'altération des vaisseaux. Mais cette interprétation est erronée, ainsi que l'ont montré Ehrlich [5] et Straus [6].

Étudiant la diffusion de la matière glycogène dans l'économie des diabétiques, Ehrlich reconnut avec la gomme iodée que la lésion, dite hyaline, des anses de Henle est en réalité, une

1. Cantani. Le Diabète sucré. (Trad. franç., par Charvet), Paris, 1876, p. 337, 344, et Pl. III, fig. 6.

2. Ebstein. Ueber Drusenepithelnekrosen bei Diabetes mellitus. (*Deutsches Arch. für kl. Med.*, 1881, XXVIII, p. 143).

3. Ebstein. Weiteres über Diabetes mellitus. (*Deutsches Archiv für kl. Med.*, 1882, XXX, p. 1).

4. Ferraro (P.). Nuove ricerche sulle alterazioni degli organi nel diabete. (*Il Morgagni*, 1883, p. 71).

5. Ehrlich. Ueber das Vorkommen von Glycogen im Diabetes und in normalen Organ. (*Zeitschrift für kl. Med.*, 1883, VI, p. 33).

6. Straus. Contribution à l'étude des lésions histologiques du rein dans le diabète sucré (*Archives de Physiol.*, 1885, II, p. 344, et 1887, II, p. 76).

infiltration des cellules épithéliales par de la matière glycogène. Elle serait, d'après lui, presque constante dans le diabète et pathognomonique de cette maladie. Il l'attribue à l'*anhydrisation* du sucre de l'urine résorbé par les cellules des tubes, au point où ils sont le plus étroits.

D'après Straus, cette infiltration serait moins constante que ne l'avait pensé Ehrlich. Il croit que le sucre, source de la matière glycogène, provient non de l'urine, mais du sang, attendu que, précisément au niveau des anses, de très gros capillaires sont interposés entre les tubes. Mais, si l'opinion de Straus était exacte, on devrait observer une infiltration de glycogène dans beaucoup d'organes riches en vaisseaux.

L'explication d'Ehrlich ne paraît pas d'ailleurs complètement satisfaisante, et il est possible que la pathogénie de l'infiltration glycogénique soit plus compliquée : Des travaux plus récents semblent prouver qu'elle est souvent un résultat de l'irritation du tissu, une *réaction* de la cellule. Si l'on injecte de l'eau salée à 10 p. 100, sous la conjonctive d'un animal, la rétine s'infiltre de glycogène [1].

ÉTAT DU FOIE DANS LE DIABÈTE

Nous avons vu au chapitre de l'Étiologie que lorsque chez un diabétique on rencontre des lésions du foie, cirrhotiques ou autres, on n'est pas fondé à les considérer comme la cause du diabète, attendu que, le plus souvent, elles sont accompagnées de lésions du pancréas. On ne connaît donc pas de lésions hépatiques sûrement pathogéniques du diabète. Mais on peut considérer comme secondaires et dus à un hyperfonctionnement le développement exagéré du réseau de Küppfer [2] et l'existence du

1. Best. (*Centralb. für allgem. Path.*, 1907, p. 471). Nous avons dit page 267 que, d'après le même auteur, l'injection sous-cutanée de phlorizine amène également l'infiltration de la rétine. Or, dans l'un et l'autre cas, il n'y a pas d'hyperglycémie.

2. Voir Fischer. (*Virchow's Archiv*, 1903, CLXXII, p. 66 et p. 69). — Roessle. (*Centralblatt für allg. Pathologie*, 1907, p. 821).

glycogène exclusivement dans le noyau de la cellule hépatique [1].

Quoi qu'il en soit, l'examen clinique montre souvent un foie volumineux (Bouchard). D'après Glénard, il serait 60 fois sur 100 gros ou déformé. Il y a là quelque exagération, qui s'explique par le fait que Glénard a observé à Vichy, c'est-à-dire dans une station qui est le rendez-vous de beaucoup d'hépatiques.

Je connais un diabétique dont le foie a manifestement grossi pendant le cours de son diabète. Dans un cas rapporté par Ravaut [2], et observé antérieurement par Rendu [3], il est dit que le foie n'est devenu gros qu'après l'apparition du diabète, mais, dans mon cas, comme dans celui de Ravaut, s'agissait-il d'une hypertrophie, ou d'une simple congestion ? C'est ce que la palpation du foie ne peut préciser. L'examen *post-mortem* seul nous renseigne à cet égard.

Sur le cadavre, Frerichs a trouvé le foie « le plus souvent de volume normal, quelquefois petit, *plus rarement gros*. Son poids a varié de 1.050 à 1.970 grammes » [4]. Sa statistique est de 55 cas. Naunyn ne donne pas de chiffres.

D'après Saundby [5] le foie des diabétiques, généralement gros, pèse entre 68 et 80 onces. Dans quelques cas, il est petit, souvent il est congestionné, et quelquefois graisseux.

Voici l'état du foie dans mes 36 autopsies :

Foies de poids normal (au-dessous de 1.800 gr.)	10
— de consistance normale (au-dessus de 1.800 gr.)	13
— cirrhotiques (au-dessus de 2 kilogr.)	3
— gras.	2
— Foies petits (au-dessous de 1.300 gr.).	8

1. Askanazy et Huebschmann. (*Centr. für allg. Path.*, 1907, n° 16, p. 641. Le glycogène occupe le *noyau* de la cellule hépatique, et pas le protoplasma. Cette particularité propre à la cellule *hépatique* s'observe *surtout* dans le diabète et semble explicable par l'azoamylie du protoplasma.

2. Ravaut (service de Chauffard). Acromégalie avec diabète sucré, tumeur du corps pituitaire et gigantisme viscéral. (*Société médicale des hôpitaux de Paris*, 1900, p. 352).

3. Rendu. A propos du cas précédent. (*Id.*, p. 474).

4. Frerichs. (*Der Diabetes*, p. 141).

5. Saundby. (*Lectures on Diabetes*, 1891, p. 64).

Ainsi, chez 13 sujets le foie était plus gros qu'il ne devait être. Ce résultat est d'accord avec celui de Saundby. Mais je dois faire remarquer que, chez plusieurs des sujets à gros foie, les autres organes étaient gros.

La statistique précédente ne suffit donc pas à établir la réalité d'une hypertrophie *fonctionnelle* chez les diabétiques.

Le professeur Bouchard [1] a fait la remarque importante que le cancer du foie s'observe avec une fréquence insolite chez les diabétiques. Pour expliquer ce fait inattendu on ne trouve guère que l'hyperfonctionnement de l'organe, de sorte qu'on arrive à conclure que le foie répond à l'excitation fonctionnelle plutôt par un cancer que par une hypertrophie [2].

GLYCOGÈNE DANS LE FOIE DES DIABÉTIQUES

La recherche du glycogène *post-mortem* dans le foie des diabétiques a été généralement négative, ce qui ne saurait étonner, en raison de l'existence du ferment diastasique.

Aux faits antérieurement connus, Naunyn ajoute trois cas inédits, dont le dernier est particulièrement important, parce que la recherche a été faite *une demi-heure* seulement après la mort. Or, le foie (frais) ne possédait qu'un millième de glycogène, ce qui est une proportion *très faible*. Le sang, peu avant la mort, renfermait plus de 4 grammes de sucre p. 1.000. Naunyn en conclut que l'appauvrissement du foie en glycogène ne peut avoir été causé par l'inanition qui a précédé l'agonie.

Voilà un cas certain d'azoamylie. Il en existe d'autres. Ainsi, pendant la vie, Ehrlich en ponctionnant le foie avec un fin trocart a enlevé de petits fragments qu'il a examinés par la

1. Bouchard. *Traité de pathologie générale*, t. III, p. 329.

2. Il faut, peut-être, tenir compte du fait que l'excitation fonctionnelle du foie dans le diabète aboutit souvent à un métabolisme exagéré du glycogène. Or, le glycogène, comme l'a montré Brault, sert d'aliment aux tumeurs malignes.

méthode microchimique. Or, chez deux diabétiques sur trois le foie était très pauvre en glycogène [1].

Mais il ne faut pas généraliser : les diabétiques diffèrent beaucoup les uns des autres, et on a parfois trouvé une quantité notable de glycogène hépatique même quelques heures après la mort [2].

Graisse du foie. — La moyenne de la graisse dans le foie frais, normal, est, d'après Bibra, de 2,5 à 3,4 p. 100. Or, Beale, Frerichs, Folwarcynx, etc., ont trouvé dans le foie des diabétiques une proportion moindre. Elle était normale dans un cas de Favy et chez un diabétique de Saundby, un peu forte (3,7); enfin, dans un cas de Naunyn, elle atteignait 4,7. De nouvelles recherches seraient nécessaires.

LÉSIONS SECONDAIRES DU PANCRÉAS

Ayant précédemment étudié les lésions du pancréas pathogéniques du diabète, nous n'avons pas à y revenir ici. Cette maladie produit-elle des lésions secondaires de cet organe? *A priori*, il n'est pas interdit de le soupçonner, car, dans un certain nombre de cas, il doit y avoir, par réaction, un hyperfonctionnement des portions intactes. Mais un excès fonctionnel n'amène pas nécessairement des modifications structurales, visibles avec nos méthodes d'investigation.

1. Note de l'ouvrage de FRERICHS. (Voir les planches).

2. Voir KUEHNE. (*Virchow's Archiv*, XXXII, p. 543). — JAFFE. (*Id.*, XXXVI, p. 20). — KUELZ. (*Pfluegers Archiv*, XIII, p. 267). — Dans ce cas le foie renfermait au moins 1 p. 100 de glycogène, quantité non négligeable et cependant, il existait une série de conditions défavorables; le malade était à la diète carnée; le dernier repas avait eu lieu longtemps avant la mort (trente-quatre heures), et l'autopsie n'avait été pratiquée que douze heures après le décès. — Il est regrettable que le sucre du foie n'ait pas été dosé. Il s'est détruit sans doute après la mort, en notable proportion, mais probablement moins chez le diabétique que chez le sujet sain. — Voir encore v. MERING. (*Pfluegers Archiv*, XIV, p. 284).

Elle peut cependant favoriser le développement du cancer, ainsi que nous l'avons dit pour l'organe hépatique, et il n'y a rien d'improbable à ce qu'un certain nombre de cancers du pancréas soient secondaires à un diabète. Bard et Pic ont émis cette opinion, et j'ai publié un fait démonstratif à cet égard[1] : Il s'agissait d'une femme de soixante-trois ans, diabétique depuis plusieurs années. La partie moyenne du pancréas était occupée par un épithélioma typique, d'aspect squirrheux. Dans le foie se trouvaient de nombreux noyaux de généralisation.

ÉTAT DE LA RATE CHEZ LES DIABÉTIQUES

L'examen de la rate chez les diabétiques a été jusqu'ici assez négligé. En effet, pendant la vie, aucun symptôme n'attire l'attention sur elle. Quel est son état à l'autopsie ?

D'après Frerichs[2] elle est, le plus souvent, de volume ordinaire, parfois petite et exsangue, rarement grosse. Son poids, dans ses 55 autopsies, a varié entre 40 et 270 grammes. Le plus souvent, il était compris entre 140 et 150 grammes.

Dreschfeld dit qu'elle est généralement de volume normal et que l'anomalie la plus ordinaire qu'elle présente est d'être petite et molle.

Naunyn n'en parle pas dans le texte de son ouvrage ; mais si on fait le relevé de ses 40 autopsies, on trouve que l'état de la rate est signalé 17 fois. Elle est désignée 5 fois comme petite ; 5 fois comme grosse, et 7 fois comme très grosse[3]. Il est à noter qu'il n'y avait pas de tuberculose chez les 5 diabétiques à rate petite et qu'on trouve chez les 12 autres, 2 tuberculeux, 2 cirrhotiques, etc. De ce relevé on doit donc conclure que la

1. Lépine. Sur un cas de cancer du pancréas *consécutif* à un diabète. (*Lyon médical*, 18 août 1907).

2. Frerichs. (*Der Diabetes*, p. 141).

3. Naunyn. (*Der Diabetes*, p. 438-457).

rate n'est grosse chez les diabétiques que par suite d'une complication infectieuse ou autre.

J'ai pratiqué de mon côté 36 autopsies de diabétiques.

Chez 10 la rate était de poids normal.

Chez 8 elle était *au-dessous* du poids qu'elle eût du avoir.

Chez 18, au contraire, son poids était supérieur à ce qu'il eût du être.

Mais plusieurs des sujets affectés de splénomégalie étaient des phtisiques avec cavernes, et, en conséquence, infectés [1].

D'autres étaient atteints de cirrhose du foie.

En résumé, le diabète ne me semble pas capable de déterminer par lui-même une splénomégalie.

LE CŒUR CHEZ LES DIABÉTIQUES

L'observation clinique ne révèle, chez un certain nombre de diabétiques, aucune anomalie bien notable du fonctionnement cardiaque. Chez quelques-uns, le pouls présente une tension exagérée [2]; et, dans ce cas, on observe généralement de la polyurie.

D'après mon observation — et j'insiste depuis vingt ans sur ce fait — le pouls est accéléré dans le diabète grave. Quant aux signes de faiblesse cardiaque, j'en parlerai plus loin au chapitre *complications*.

Post-mortem, Frerichs dit avoir vu souvent le cœur « petit et atrophié, pesant seulement de 130 à 200 grammes. Mais si on dépouille ses 55 autopsies il ne semble pas que le mot *souvent* soit suffisamment justifié. En effet, en mettant de côté 4 cas

1. Je remarque, en passant, que toutes les infections ne produisent pas *nécessairement* une splénomégalie: deux de mes diabétiques, morts d'anthrax, avaient, à l'autopsie, une rate *petite*.

2. Ce fait a été signalé par POTAIN. (Voir aussi SEVENE, *Thèse de Paris*, 1907). Pour ma part je ne l'ai que rarement constaté. On peut se demander si, dans ce cas, il n'y a pas une activité exagérée des surrénales. — Voir page 194.

concernant des enfants, on ne trouve dans le tableau des nécropsies que quelques cas où le myocarde est signalé comme présentant une atrophie brune, et seulement 14 cœurs petits. Or, dans tous ces cas il s'agit de phtisiques. Ainsi, d'après les faits précédents, ce ne serait pas au diabète, mais à la phtisie qu'il faudrait attribuer la petitesse du cœur.

Dreschfeld a trouvé le cœur sain chez 40 p. 100 de ses diabétiques ; il a noté que le myocarde était pâle et mou. Restent 20 p. 100 avec des lésions diverses : dilatation, hypertrophie, surcharge graisseuse, rarement lésions valvulaires.

Dans le tableau de ses autopsies, Naunyn ne signale l'état du cœur que chez 12 sujets. Chez 5, cet organe était atrophié.

Voici le résultat des miennes :

Cœurs petits (au-dessous de 270 grammes pour les hommes et de 250 grammes pour les femmes)	17
Cœurs gros	14
Cœurs normaux	5

Ainsi, sur ces 36 diabétiques, 14 avaient un cœur dont le poids dépassait la normale. Mais chez quelques-uns les reins étaient brightiques ; chez d'autres, il y avait artériosclérose ou athérome de l'aorte ; enfin dans 5 cas il existait une hypertrophie générale des organes. Le foie, les reins, etc., étaient plus gros qu'ils ne devaient être normalement. En défalquant ces cas, et d'autre part en éliminant aussi parmi les 17 cœurs petits, ceux qui appartenaient à des diabétiques tuberculeux, il reste 7 cœurs petits et 5 normaux. On doit donc conclure que lorsque le diabète a duré quelque temps, et que la mort arrive par le fait de cette maladie, et non par une complication, le cœur est plutôt petit que gros.

SYMPTOMES DU TUBE DIGESTIF

La sécheresse de la bouche est presque la règle chez les diabétiques. Ce symptôme peut être très accentué et s'accompagner de lésions de la muqueuse. Nous y reviendrons en traitant des complications.

Salive. — On a dit que la salive est souvent peu abondante, probablement à cause de la polyurie. Dans certains cas de diabète cérébral, on l'a trouvé augmentée. On sait que le ptyalisme a été aussi considéré comme un signe de diabète pancréatique.

Il est exceptionnel qu'on puisse y déceler du sucre, alors même qu'on la recueille par le cathétérisme du conduit de Wharton ou de Sténon‘ et il en est de même dans la sialorrhée causée par la pilocarpine.

Cependant Fleckseder[1] en a trouvé deux fois, sur 11 diabétiques qu'il a examinés à ce point de vue. La preuve du sucre a été faite au moyen de la phénylhydrazine. Dans les deux cas, il s'agissait d'un diabète grave.

Réaction de la salive. — D'après Frerichs[2], la salive serait toujours acide chez les diabétiques. Mais il s'est contenté de la recueillir dans la bouche, et vu l'infection habituelle de la cavité buccale, on pouvait douter que dans ses canaux excréteurs elle présentât la même réaction. Aussi, Mosler[3] a-t-il pratiqué le cathétérisme du canal de Sténon. La salive qu'il a ainsi recueillie était acide. J'ai de la peine à croire qu'il en soit de même dans le diabète léger.

Wissel[4] chez 8 diabétiques, a trouvé le pouvoir diastasique de la salive normal ou peu augmenté ; dans un cas il l'a trouvé diminué.

1. Fleckseder. Der gemischte Speichel des Menschen, sein norm. Verhalten, etc. (*Zeitschrift für Heilkunde*. 1906, L).

2. Frerichs. (In *Wagner's Handwörterbuch der Physiologie*, III).

3. Mosler. (*Berliner kl. Wochenschr.*, 1866, p. 162).

4. Wissel. (*Inaug. Diss.*, Leyde). — Analyse in *Maly's Jahresbericht* pro 1897, p. 386.

RÉSORPTION GASTRO-INTESTINALE

1° RÉSORPTION DES SUCRES

D'après Bouchardat les ferments diastasiques du tube digestif seraient beaucoup plus actifs chez le diabétique que chez l'homme sain. Cette assertion mériterait d'être vérifiée ; car le fait aurait de l'importance : nous savons que le mécanisme de l'emmagasinement à l'état de *réserves* (glycogène et graisses) des sucres qui pénètrent dans le sang est très imparfait chez certains diabétiques. Si à ce vice se joint une absorption plus rapide des sucres, une augmentation *post*-prandiale de l'hyperglycémie sera en quelque sorte forcée.

Mais une partie du sucre qui se trouve dans l'intestin est, croit-on, normalement détruit par une fermentation lactique. S'il en est ainsi, et que cette fermentation soit suffisamment active, elle empêchera l'entrée d'une forte proportion de sucre dans le sang.

Quoi qu'il en soit, Rössler[1], à la clinique de v. Jaksch, a trouvé, au moyen du polarimètre, que les fèces des diabétiques, renfermaient, en moyenne, plus d'un demi gramme de sucre pour 1.000 grammes, surtout s'ils ont de la diarrhée. L'ingestion de lactose ou de glycose, augmente la proportion de sucre ; mais le maltose et le lévulose n'amènent pas ce résultat.

2° ABSORPTION DES MATIÈRES AZOTÉES

Naunyn a fait pendant plusieurs semaines consécutives la balance de l'azote ingéré et excrété par des diabétiques : Chez la plupart, la quantité d'urée quotidiennement excrétée, était en rapport étroit avec l'albumine ingérée. L'absorption des matières albuminoïdes était donc parfaite.

1. K. Rössler. Ueber das Vorkommen von Zucker im Stuhl der Diabetiker. (*Zeitschrift für Heilkunde*, 1905, Heft 8-9). Il est inutile de dire que les fèces des gens sains ne renferment pas de sucre.

Il en est de même des graisses, quand le diabète n'est pas compliqué de maladie du pancréas. Dans ce cas, l'absorption des matières albuminoïdes, et surtout celle des graisses, est plus ou moins troublée. Nous traiterons de cette importante question au chapitre du diagnostic.

SYMPTOMES DE L'APPAREIL RESPIRATOIRE

Chez les diabétiques exempts de complications il n'existe pas de troubles respiratoires objectifs. Il n'y a donc à étudier chez cette catégorie de malades que les échanges gazeux :

On a vu à l'historique que Pettenkofer et Voit avaient trouvé l'absorption de l'oxygène et l'exhalation de l'acide carbonique diminuées chez un diabétique grave, âgé de vingt et un ans. Ce jeune homme, avec un régime mixte, rendait par jour 11 litres d'urine et 644 grammes de sucre. Son poids était tombé à 49 kilogr. Rectifiant la conclusion antérieurement tirée des expériences faites sur ce malade. Voit a, plus tard, admis qu'un diabétique bien alimenté, absorbe autant d'oxygène qu'un homme sain [1], mais qu'il exhale moins de CO^2 que ce dernier, sauf dans le cas où son alimentation est exempte d'hydrates de carbone. Cette diminution existait aussi chez un diabétique d'Ebstein, dont les échanges gazeux ont été bien étudiés par le professeur Lehmann [2] et qui rendait en vingt-quatre heures 100 grammes

1. Voit (*Physiologie des Stoffwechsels*, dans *Herrmann's Handbuch*, 1881, p. 228). Un diabétique grave peut même en absorber davantage qu'un homme sain de même poids. Magnus Lévy (*Zeitschrift für kl. Med.*, LX) l'explique par le fait que ces individus étant amaigris, leur surface corporelle (qui règle le besoin de calorique) n'a pas diminué en proportion de leur poids.

2. Ebstein. (*Die Lebensweise des Zuckerkranken*, 2e édit., 1898, et *Deutsche med. Wochensch.*, 1898, n° 7). — Livierato (*Archiv für experim. Pathol.*, 1889, XXV) a aussi trouvé l'exhalation de CO^2 diminuée chez les diabétiques. D'autre part Leo (*Zeitschr. für klin. Medicin*, 1890, XIX, Suppl. Bd.) a conclu de ses recherches, que les échanges gazeux chez les malades oscillent dans les limites normales.

de sucre, 50 grammes d'urée et 690 grammes seulement d'acide carbonique (11 grammes par kilogramme).

D'autre part, Albert Robin et Binet[1] chez plusieurs diabétiques, et Mohr[2] chez un enfant de onze ans, atteint de diabète grave, ont trouvé une augmentation des échanges gazeux.

Le quotient respiratoire est plus significatif que la diminution absolue du chiffre de l'acide carbonique exhalé.

On sait qu'on appelle *quotient respiratoire* le rapport entre le *volume* de l'acide carbonique exhalé et celui de l'oxygène absorbé, ce dernier étant supposé égal à 1.

Chez l'homme normal, le quotient est *nécessairement* plus petit que 1. En effet, il ne se nourrit pas seulement d'hydrates de carbone, et, si ces derniers renferment la quantité d'oxygène juste nécessaire pour convertir tout leur carbone et tout leur hydrogène en acide carbonique et en eau, les albuminoïdes et les graisses sont relativement moins riches en oxygène. Il leur faut en emprunter à l'air. Comme l'acide carbonique renferme son volume d'oxygène, le quotient, en raison de la participation de ces substances à l'ensemble des combustions, sera nécessairement inférieur à l'unité.

Il est à noter que, dans des conditions particulières, le quotient peut, d'après Hanriot et Richet[3] dépasser l'unité : c'est quand on fait ingérer à un homme sain une forte quantité de féculents ou de glycose, avec une proportion suffisante d'eau. Dans ce cas, il ne s'agit plus d'une simple combustion, mais, d'après Hanriot, d'une transformation de l'hydrate de carbone en graisse[4], 100 grammes de glycose, se transformant en graisse, dégagent 21 litres 8 d'acide carbonique, et de l'eau.

Ceci établi, Hanriot a fait ingérer à un diabétique un kilogr. de pommes de terre et un litre d'eau. Le quotient respiratoire

1. Albert Robin et Binet (*Archives générales de Médecine*, 1898 et 1904).
2. Mohr. (*Zeitschrift für exp. Path.*. 1908, III, 910).
3. Hanriot et Richet. (*C. R. de l'Académie des Sciences*, 1887 et 1888).
4. Voir p. 152, l'équation hypothétique.

qui était de 0,78 à jeun, devint dans les heures suivantes : 0,74, 0,72, 0,82. Il ne s'est donc pas élevé, comme chez l'homme sain après un repas de féculents ; de plus, l'excrétion du glycose qui était habituellement de 300 grammes, est montée ce jour à 400 grammes[1].

Le même résultat a été obtenu par Weintraud et Laves[2] et par Struve[3]. Grâce à un régime rigoureux, le diabétique de Struve était à peu près aglycosurique depuis environ trois semaines.

NUMÉRO des EXPÉRIENCES	QUOTIENT RESPIRATOIRE										
	A JEUN	1/2 h.	3/4 h.	1 heure	1 h. 1/4	1 h. 1/2	2 heures	2 h. 1/4	2 h. 1/2	2 h. 3/4	3 heures
		APRÈS LE REPAS									
1	0,74	»	»	0,74	0,77	0,76	0,84	»	»	»	»
2	0,74	»	»	»	0,70	0,75	0,79	0,78	»	»	»
3	0,71	0,76	0,83	0,83	»	»	»	0,70	0,81	0,74	»
4	0,71	»	»	0,74	0,73	»	»	0,70	»	0,79	0,71
5	0,71	0,76	»	0,78	0,75	»	»	0,70	0,77	»	»
6	0,72	0,74	0,71	0,75	»	»	»	0,74	0,75	»	»

Dans les 2 premières expériences on avait fait ingérer au malade 50 grammes et 80 grammes de pain, dans les 3 sui-

1. Hanriot. (*Archives de Physiologie*, 1893, p. 247.). Chez un autre diabétique, qui n'éliminait, en moyenne, que 90 grammes de sucre par jour, le quotient respiratoire, qui était à jeun, 0,71, s'est élevé à 0,82 après un repas semblable. Ce malade n'avait donc pas perdu complètement la faculté d'assimiler le glycose ; mais elle était, chez lui, certainement plus faible qu'à l'état normal.

2. Weintraud et Laves. (*Zeitschrift für physiol. Chemie*, 1894, XIX, p. 603).

3. Struve. *Arbeiten aus dem städtischen Krankenhause zu Frankfurt am Main*, 1896, p. 51).

vantes 50 grammes de lévulose et dans la dernière 50 grammes de glycose.

On remarquera qu'avec le lévulose et même avec le pain il y a eu parfois chez ce malade, qui n'excrétait pas de sucre quand il suivait un régime rigoureux, une *tendance* à l'augmentation du quotient.

Voici encore quelques chiffres obtenus chez un diabétique[1] :

NUMÉROS des expériences.	QUOTIENT RESPIRATOIRE				
	A JEUN	1/2 heure.	2 heures.	3 heures.	4 heures.
		APRÈS L'INGESTION DES HYDRATES DE CARBONE			
1.	0,742		0,691	0,752	0,703
2.	0,759	0,711	0,722	0,738	0,757
3.	0,744	0,710	0,755	0,721	0,749
4.	0,757	0,698	0,719	0,730	0,729
5.	0,721	0,691	0,735	0,721	0,727

Ainsi, *nulle* augmentation du quotient après le repas.

D'après Mohr[2] le quotient diminue dans les sept ou huit heures consécutives à l'ingestion d'une forte quantité de viande (à cause de la glycosurie (?) et de la lenteur relative des combustions). Au contraire, chez l'homme sain, alimenté de viande, le quotient s'élève dans les quatre heures qui suivent l'ingestion.

Des recherches plus récentes de Magnus-Lévy[3] il résulte que, même dans le diabète grave, c'est-à-dire alors que l'utilisation du sucre est faible, le quotient respiratoire ne peut guère être

1. Nehring et Schmoll. (*Zeitschrift für klin. Med.*, 1876, XXXI, p. 87).

2. Mohr. (*Zeitschr. für exp. Path.*, 1908, III).

3. A. Magnus Lévy. (*Engelmann's Archiv für Physiologie*, 1904, p. 377 et *Zeitschrift für kl. Medicin*, 1905, LVI, p. 83).

inférieur à 0,7. En effet, la combustion des matières albuminoïdes donne environ 0,8 pour quotient; celle de la graisse, environ 0,7. Donc, même en admettant — ce qui n'arrive presque jamais chez le diabétique — que l'utilisation des hydrates de carbone soit *nulle*, on doit avoir un quotient supé. rieur à 7.

Le professeur Lafon (de Toulouse) arrive à la même conclusion. Chez 6 diabétiques, dont 3 graves, il trouve même un quotient supérieur à 0,8 ; mais dit-il, il est toujours inférieur à celui des sujets sains dans les mêmes conditions [1].

Dans le diabète grave le quotient diminue parce que l'albumine (et surtout la graisse) sont moins oxygénées que le sucre. Un quotient *bas* est en faveur de l'origine du sucre aux dépens de la graisse.

Il faut savoir d'ailleurs que la détermination du quotient respiratoire est une opération fort délicate.

TEMPÉRATURE CHEZ LES DIABÉTIQUES

Beaucoup de diabétiques ont les extrémités froides, et des observations déjà anciennes ont montré qu'un certain nombre d'entre eux présentent un abaissement de la température centrale. Ces observations sont dues à Donné [2], Bouchardat [3], Jordao [4], Lomnitz [5], Griesinger [6], Rosenstein [7], Bartels [8], Foster [9],

1. Lafon. (*Recherches expérimentales sur le diabète.* Bordeaux, 1906, p. 43).
2. Donné. (*Archives générales de Méd.*, 1835).
3. Bouchardat. *La glycosurie,* ou *diabète sucré.* Paris, 1883.
4. Jordao. (*Thèse de Paris,* 1857).
5. Lomnitz. (*Zeitschrift für ration. Medicin,* 1857, 3e série, II, p. 61).
6. Griesinger. (*Archiv für physiolog. Heilkunde*), 1859.
7. Rosenstein. (*Virch. Arch.* IV, 1857, XII, p. 414).
8. Bartels. (*Aerzt. Intell. Blatt,* 1864).
9. Foster. (*Journal of Anatomy and Physiology,* 1869, march.).

Naunyn, etc. Dans quelques cas, on a noté des températures inférieures à 36°.

Naunyn considère ces températures exceptionnellement basses comme un effet de l'inanition. Il a vu que la température s'élève quand les malades prennent du poids.

CHAPITRE XI

NUTRITION CHEZ LE DIABÉTIQUE

L'utilisation imparfaite du glycose est le fait qui domine la nutrition des diabétiques. Je ne conteste pas que chez un certain nombre de ces malades, il existe une production anormale et exagérée de ce sucre : des faits incontestables le prouvent, et ce processus mérite d'autant plus de retenir notre attention qu'il caractérise le diabète grave ; mais il n'est pas constant, tandis que la mauvaise utilisation du glycose est la règle.

INSUFFISANCE DE L'UTILISATION DU GLYCOSE

La faiblesse du quotient respiratoire chez les diabétiques *qui ont absorbé du glycose*, les expériences de glycosurie alimentaire faites par le prof. Bouchard, etc., donnent la preuve que le diabétique n'utilise pas le glycose aussi complètement que l'homme sain ; mais il ne faut pas exagérer cette inaptitude. Les recherches déjà anciennes de Külz et celles plus récentes de Leo [1] ont prouvé qu'elle n'est à peu près complète que dans des cas exceptionnels [2].

Nencki [3] et d'autres, ont prouvé que les oxydations sont normales chez le diabétique [4]. Mais il n'y a aucune antinomie entre

1. LEO. (*Deutsche med. Wochensch.*, 1892, p. 743).
2. Voir RUMPF. (*Münchener med. Woch.*, 1898, p. 1347).
3. NENCKI et SIEBER. (*Journal für prakt. Chemie*, 1882, XXVI).
4. Voir p. 9.

la mauvaise utilisation du glycose et l'intégrité des phénomènes d'oxydation. On a vu, au chapitre de la glycolyse, que ce processus ne consiste pas dans une oxydation simple, et que celle-ci est précédée par une modification profonde de la molécule de glycose. En fait, il a été démontré dans ces dernières années que divers dérivés du glycose, les acides gluconique, saccharique, mucique, glycuronique, etc., etc., sont détruits par le diabétique aussi bien que par l'homme sain [1].

Au contraire, l'ingestion par un diabétique d'une quantité de glycose tout à fait insuffisante pour produire chez un homme sain le passage dans l'urine de traces de sucre, augmentera sa glycosurie, ou la fera apparaître, si, sous l'influence d'un régime rigoureux, il était aglycosurique au moment de l'expérience. Le pain qui, même en quantité énorme, ne provoque pas chez l'homme sain une glycosurie alimentaire [2], la produit nécessairement chez les diabétiques. Voici à cet égard un résumé instructif des recherches de Külz [3].

Influence de l'ingestion de 100 grammes de pain. — Elles ont porté sur 60 diabétiques chez lesquels un régime rigoureux avait fait disparaître complètement la glycosurie. Külz leur a fait ingérer, à 8 heures du matin, 100 grammes de pain (produisant 60 grammes de glycose). Tous ont eu de la glycosurie. En bloc, les 60 malades, ayant ingéré l'équivalent de 3.600 grammes de sucre, en ont excrété 316 grammes, soit 8,8 p. 100. La durée de la glycosurie, chez aucun d'eux, n'a dépassé six heures. Chez plusieurs elle n'a débuté que deux heures, au moins, après l'ingestion. Ces différences dépendent de plusieurs conditions : la rapidité de la transformation de l'amidon en sucre, la vitesse de l'absorption, l'état des reins, etc., etc. Le tableau qui suit montre comment s'est comportée la glycosurie :

1. Ces recherches ont été faites par divers expérimentateurs. — Voir Baumgarten. (*Zeitschrift für exper. Pathologie*, 1905, II).

2. On a vu au chapitre de la *glycosurie alimentaire* que, chez l'homme sain, la glycosurie *ex amylo* est infiniment plus difficile à produire que la glycosurie *e saccharo*. Voir toutefois p. 227.

3. Kuelz. *Klin. Erfahrungen*, p. 259.

De 8 à 9	heures il a été excrété	5,2	p. 100 du sucre total	excrété.
— 9 à 10	— —	33,4	—	—
— 10 à 11	— —	38,4	—	—
— 11 à 12	— —	16,2	—	—
— 12 à 1	— —	5,5	—	—
— 1 à 2	— —	1,3	—	—

Chez les malades ayant excrété le plus de sucre l'excrétion a été un peu plus précoce.

Si, au lieu de faire ingérer 100 grammes de pain tout d'un coup, on les donne *en trois fois* savoir, 33 grammes le matin, autant à midi, et autant le soir, la quantité de sucre excrétée est plus faible [1].

Fait important, constaté chez plusieurs de ces malades, l'ingestion quotidienne de 100 grammes de pain, pendant plusieurs jours consécutifs, a *diminué* leur capacité d'assimilation ; c'est-à-dire qu'après cette expérience, on a eu quelque difficulté, malgré le régime strict, a les rendre de nouveau *aglycosuriques*.

Ainsi, loin qu'il se fasse une accoutumance, la répétition d'une même dose d'hydrates de carbone rend l'utilisation moins bonne. On comprend, en conséquence, que si un diabétique ingère quotidiennement une quantité d'hydrates de carbone assez voisine de sa limite de tolérance, il soit utile de temps en temps d'en diminuer la dose.

Ingestion de pain chez des diabétiques non aglycosuriques. — Külz a fait la même expérience chez des diabétiques qui, malgré un régime rigoureux continuaient à être glycosuriques. Naturellement cette ingestion a augmenté la glycosurie, ainsi qu'on le voit dans le tableau suivant, comprenant 14 diabétiques [2].

Dans la 1re colonne A du tableau sont indiquées les quantités de sucre qu'ont excrétées les malades la veille de l'expérience. Les cinq colonnes suivantes donnent les chiffres de sucre excrété pendant le nycthéméron; la 7e colonne (T) la quantité totale de sucre excrété pendant cette période ; la 8e (E) l'*excès* de sucre excrété, par rapport à la colonne A. Enfin, la 9e (R) indique le pourcentage

1. Hicke (*Inaug. Dissert.*, Halle, 1903), aurait obtenu des résultats différents, mais j'ignore les conditions de son expérience.

2. Kuelz. *Loc. cit.*, p. 330.

de cet excès par rapport aux 60 grammes de sucre ingérés (à l'état de pain). Naturellement ces deux dernières colonnes ne peuvent nous fournir que des approximations ; car il n'est pas *certain* que les chiffres de la colonne A eussent été les mêmes le jour de l'expérience.

	h	h	h	h	h			
A	8-10	10-12	12-2	2-8	8-8	T	E	(R)
14,3	10,4	11	2,3	5,5	9,4	38,6	24,3	40
76,5	15,8	22,8	14,7	25,6	33,6	112,5	36	60
5,6	2,4	6,7	1,1	1,3	6,1	17,6	12	20
4,4	8,9	3,9	0,2	1,4	3,4	17,8	13,4	22
3,9	0,9	3,5	10	0,7	3,7	18	15	25
6,6	7,3	5,2	0,2	0	1,2	13,9	7,3	12
5,5	11,6	6,8	0,4	0,9	8,9	28,6	23,1	38
5,6	5	17	5,3	5,4	5,6	38,3	32,7	54
5	2,2	6,5	1,4	1,2	2,7	14	9	15
4,9	5,5	11,5	1,7	0,6	1,7	21	16,1	27
6	7	4,2	0,2	3	2,6	17	11	18
2,3	8	2	0,2			10,2	7,9	13
3,9	1	0,9	2,3	7,4	1,8	13,4	9,5	16
7,1	3,8	0,5		1,4	1,4	7,1	0	0
151,6	89,8	102,5	39,9	54,4	82,1	368,7	215,3	

En résumé les 14 diabétiques qui, soumis à un régime rigoureux, excrétaient 151 grammes de sucre, en ont excrété 368 grammes après avoir ingéré 840 grammes de sucre (à l'état de pain). Cela fait un excès de 215 grammes environ[1] soit, à peu près, 25 p. 100 du sucre ingéré[2]. L'assimilation a donc été, en moyenne, des trois quarts seulement du sucre ingéré. Mais, comme on le peut remarquer en suivant les chiffres de la dernière colonne (R), l'excès de sucre apparu dans l'urine consécutivement à l'absorption de 60 grammes de sucre (à l'état de pain) a beaucoup varié suivant les sujets : il a été de 40 p. 100 chez le premier, de 60 chez le second, etc. Par exception, chez le dernier, il a été *nul;* en d'autres termes chez lui, l'assimilation des 60 grammes de sucre ingérés sous forme de pain, a été *parfaite*.

On remarquera que la quantité de sucre excrétée pendant les quatre premières heures (89,8 + 102,5 = 191,3) représente

1. Si 215 + 151 n'égalent pas tout à fait 368, cela tient à ce que la *deuxième* décimale a été négligée dans les calculs.

2. Les malades de la première catégorie n'en avaient excrété que 8,8 p. 100.

52 p. 100 de la quantité totale du sucre (368,7) excrété pendant le nycthéméron.

En somme, le pain est presque toujours mal toléré par les diabétiques. Il paraît en être de même du riz ; au contraire, d'autres aliments amylacés, la pomme de terre (Mossé) [1], la farine d'avoine (v. Noorden) [2] ingérés à une dose donnant théoriquement la même quantité de glycose, produisent moins de glycosurie [3] en général.

D'autres sucres ne seraient-ils pas mieux assimilés que le glycose ?

Maltose. — Palma [4] en a donné 100 grammes à 4 diabétiques. Or, pendant les vingt-quatre heures consécutives, ils ont rendu respectivement 110, 96, 64 et 94 grammes de glycose *en plus* que les quantités moyennes qu'ils rendaient chaque jour [5]. Ce résultat ne saurait nous étonner puisque le maltose, en se dédoublant, donne du glycose.

Plus récemment, Gigon [6] a aussi constaté chez plusieurs diabétiques que le maltose est fort mal toléré.

Lactose. — On sait que ce sucre se dédouble en glycose et en galactose. Il était donc à prévoir qu'il peut augmenter la

1. Mossé. (*Revue de Médecine*, 1902). — Voir aussi Labbé. Tolérance inégale des divers hydrates de carbone. Discussion par Fernet, Linossier, etc. (*Société médicale des hôpitaux de Paris*, 1907, 8 mars).

2. Voir aussi Pari. (*Gazetta degli Osped*, 1908, 31 mai).

3. La meilleure assimilation des hydrates de carbone a aussi l'avantage de modérer la désassimilation des albuminoïdes. Voir Leo. Ueber die eiweisssparende Wirkung der Kohlenhydrate. (*Verhandlungen des XI Congresses für innere Medicin*, 1892, et *Zeitschrift für kl. Medicin*, XXII). — F. Battistini. Contributo allo studio dell'influenza che gli idrati di carbonio esercitano sul ricambio azotato nei diabetici. (*Archivio*, 1897, t. XXXVI).

4. Ces quantités moyennes étaient 185, 334, 247 et 199.

5. Palma. (*Zeitschrift für Heilkunde*, 1894, XV, p. 272 et suiv.).

6. Falta et Gigon. Die Gesetze der Zuckerausscheidung beim D. m. (*Zeitschrift für kl. Med.*, 1907, LXI, p. 353).

glycosurie des diabétiques. C'est, en effet, ce qui a lieu le plus souvent : Bouchardat, Bourquelot et Troisier [1], Fr. Voit [2], Strauss [3] ont observé chez leurs malades que le sucre urinaire augmentait dans un rapport assez exact avec la quantité de lait ingéré, et que le sucre éliminé était du glycose. De Jong [4], chez un diabétique léger ayant ingéré du lactose à jeun, a observé :

	Sucre éliminé : Lactose.	Glycose.
Avec 100 grammes lactose.	trace.	10
— 225 — —	1	25

Un diabétique de Külz a mieux utilisé le lactose. Après en avoir absorbé 500 grammes en trois jours, il n'a rendu que des traces de sucre. Il y a de grandes différences individuelles.

Lévulose. — Külz [5] avait remarqué que le lévulose, dans certains diabètes légers, et même parfois dans quelques diabètes graves, peut être complètement assimilé, s'il est donné en petite quantité. Hale White [6], puis v. Leyden [7], Battistini [8], Naunyn, etc., ont confirmé, en partie, ce fait. Ce dernier, en fractionnant les doses et en les faisant prendre au moment des repas, a réussi, chez deux diabétiques graves, à faire tolérer 100 grammes de lévulose pendant quatre jours. De Renzi et Reale [9] ont aussi administré à des diabétiques 100 grammes de lévulose « sans inconvénient » ; mais ils ne disent pas la durée de cette expérience [10].

1. Bourquelot et Troisier. (*C. R. de la Société de Biologie*, 1889, p. 149).
2. F. Voit. (*Zeitschrift für Biologie*, 1891, XXVIII, p. 353).
3. Strauss. (*Berliner kl. Woch.*, 1898, 9 mai, p. 420).
4. De Jong. (*Doctor Dissert.* Amsterdam, 1886).
5. Kuelz. *Beiträge zur Pathologie und Therapie des D. m.* (Marburg, 1874-75).
6. Hale White. (*Guy's Hospital Reports*, 1893, p. 133).
7. V. Leyden. (*Deutsche med. Zeitung*, 5 et 8 juin 1893).
8. Battistini (clinique de Bozzolo). (*Archivio ital. di clinica med.*, 1897).
9. De Renzi et Reale. (*Semaine médicale*, 1896, p. 444).
10. Voir la Dissert. de Socin, Strassburg, 1894.

On peut, en tous cas, affirmer que la tolérance d'une dose, même moyenne, de lévulose plusieurs jours de suite est rare. Haycraft[1] a donné 55 grammes de lévulose, par périodes de trois jours, à deux diabétiques soumis à un régime d'où les hydrates de carbone étaient exclus autant que possible ; or 19 p. 100 de ce sucre paraissent avoir été excrétés comme lévulose et 60 p. 100 comme glycose. Palma[2], chez 5 diabétiques, a noté que l'administration de 100 grammes de lévulose augmentait l'excrétion du sucre de 60 grammes. Une petite partie de ce sucre paraissait être du lévulose.

Graham et Lusk[3], dans un cas de diabète grave, n'ont pas vu que le lévulose fût utilisé.

Pentoses. — Nous avons vu que ces sucres sont à peu près inutilisés par l'homme sain. Il en est de même chez la plupart des diabétiques. Ainsi, un diabétique observé par Ebstein, qui pouvait assimiler 100 grammes de lévulose, excrétait une très forte proportion de xylose après l'absorption de 25 grammes seulement de ce sucre[4].

Lindemann et May auraient toutefois constaté que les diabétiques utilisent en partie le rhamnose[5] ; et. d'après Kalinski, ils utiliseraient l'arabinose mieux que l'homme sain[6]. Cela n'est pas impossible : on conçoit que, par une sorte de réaction de défense, l'économie des diabétiques, qui a un impérieux besoin d'hydrates de carbone, arrive à consommer certains d'entre eux, que l'organisme sain dédaigne, parce qu'il a à sa disposition le glycose auquel il est originellement adapté.

1. Haycraft. (*Zeitschrift für physiolog. Chemie*, 1894, XIX, p. 137).
2. Palma. (*Prag. Zeitschrift für Heilkunde*, 1894, XV, p. 265).
3. Graham et Lusk. (*Deutsches Archiv für kl. Med*, 1904. LXXXI, p. 485).
4. Ebstein. (*Virchow's Archiv*, 1893, CXXIX, p. 401).
5. Lindemann et R. May. Die Verwerthung der Rhamnose vom normalen und vom diabetischen Organismus. (*Deutsches Archiv für klin. Medicin*, 1896, LVI, p. 283).
6. Kalinski. Ein Beitrag zur Pentosurie. (*Deutsche med. Woch.*, 1902, p. 743).

Si cette hypothèse est fondée, certains diabétiques au moins pourraient se créer des ressources exceptionnelles susceptibles de présenter quelque importance pratique. Lüthje [1], après avoir fait ingérer à un diabétique grave 15 grammes de xylose et autant d'arabinose, n'en a pas trouvé trace dans l'urine. Il est vrai que rien ne démontre qu'ils aient été utilisés, car ils peuvent avoir été détruits dans l'intestin.

En résumé, non seulement le glycose, mais les sucres en général, sont mal utilisés par les diabétiques. Toutefois le lévulose, le lactose et d'autres sucres, qui se trouvent dans les fruits, font parfois exception.

DÉSASSIMILATION DES MATIÈRES PROTÉIQUES

On sait que l'homme normal a besoin de 35 calories, environ, par kilogramme et par vingt-quatre heures. *A priori*, on ne voit pas pourquoi le diabétique aurait un besoin de calories moindre. Et cependant, des diabétiques obèses, faisant très peu d'exercice, d'autres (dont la peau sèche et froide perd peu de calorique), etc., paraissent pouvoir se contenter d'un nombre de calories inférieur à celui de l'homme sain. D'après Schlesinger, un diabétique sans complications, âgé de plus de cinquante ans, n'a pas besoin de plus de 30 à 33 calories par kilogramme [2]. On a donné même des chiffres beaucoup plus faibles [3].

Mais les diabétiques qui ingèrent du glycose et l'utilisent plus ou moins mal subissent un certain déficit de calories, par rapport à un homme sain soumis au même régime. Il est possible que le déficit soit comblé en partie, par une plus ample consommation

1. Luethje. Stoffwechselversuch bei einem Diabetik. (*Zeitschrift für kl. Med.*, 1900, t. XXXIX; p. 397).

2. Schlesinger. (*Zeitschrift für diæt. und physik. Therapie*, VI).

3. De Renzi. (*Klinische therap. Wochenschr.*, 1902, n° 9). — Linossier. (*Bulletin de la Société de Thérapeutique*, 24 décembre 1902). — Linossier et Lemoine (*Bulletins* et *Mémoires de la Société méd. des Hôpitaux de Paris*, 1908, 10 avril).

de graisses. En fait, chez un certain nombre de diabétiques, il n'y a pas d'augmentation de la désassimilation des matières protéiques[1], tandis que chez d'autres, elle est nettement accrue[2].

Reste à savoir si cette augmentation tient uniquement à ce qu'une consommation supplémentaire de matières protéiques vient remplacer le défaut de calories normalement fournies par les hydrates de carbone, ou si elle résulte, en partie, d'une consommation de luxe : habitude vicieuse amenée par une alimentation carnée excessive[3].

Cette consommation de luxe est, chez certains gros mangeurs, incontestable. Ce qui prouve que la désassimilation des matières albuminoïdes ne répond pas à un besoin réel, c'est que par la restriction de l'alimentation carnée on ramène progressivement l'urée au taux normal.

Cet excès présente des inconvénients positifs, entre autres celui d'augmenter la glycosurie, parce que la désassimilation des matières albuminoïdes dégage du glycose, et aussi par un mécanisme indirect, mal connu : Kolisch et Schumann-Leclerq[4] disent avoir vu la glycosurie diminuer à la suite de la substitution de 300 grammes de pommes de terre à 300 grammes de

1. Voir Bouchard. *Traité de Pathologie générale*, Tome III, p. 308. — Weintraud. (*Bibliotheca medica*, D., 1903). — Pautz. (*Zeitschrift für Biologie*, XXXII, p. 197).

2. A en juger par l'azote urinaire il semble que l'homme normal consomme quotidiennement à peine 1 et 1/2 p. 100 de l'albumine de son corps, et que le diabétique émacié en consomme beaucoup plus de 2 p. 100. S'il en est bien ainsi, on comprend que M. A. Robin soutienne que dans le diabète la *dénutrition* est accélérée.

3. Chez la plupart des diabétiques la glycolyse n'étant que diminuée, et non abolie, l'administration d'hydrates de carbone épargne de l'albumine (voir page 507, note 3). Mais cet avantage est souvent chèrement acheté. Ainsi, un diabétique de Borchardt et Finkelstein (*Deutsche med. Wochenschr.*, 1893, 12 oct.), n'excrétait, avec un régime purement carné, qu'une trace de sucre. Après avoir ingéré 50 et 100 grammes de glycose, il a excrété 2 grammes d'azote (c'est-à-dire 4 grammes d'urée) en moins. Mais il a rendu 30 et 70 grammes de glycose et a perdu, en deux jours, 2 kilogrammes de son poids.

4. Schumann-Leclerq. (*Wiener kl. Woch.*. 1903, n°s 18-21).

viande. Maurel (de Toulouse) l'a fait cesser en instituant le régime lacté modéré à la place d'un régime carné et abondant. De tels faits démontrent que l'excès de viande est nuisible aux diabétiques.

Il est cependant des exceptions, car les exceptions abondent dans la pathologie : Naunyn a vu un diabétique de vingt-huit ans qui, au régime exclusif de la viande, en absorbait 1.500 grammes, sans être glycosurique. Ce fait est très insolite : presque toujours la glycosurie reparaît ou s'aggrave avec le régime carné excessif.

Quant à la quantité d'albumine journellement désassimilée par un diabétique, par rapport à son poids, il y a de grandes différences, suivant les variétés de diabètes, et aussi suivant la nature des matières albuminoïdes qui entrent dans l'alimentation.

DIFFÉRENCES QUE PRÉSENTENT A CE POINT DE VUE LES DIVERSES MATIÈRES PROTÉIQUES

De nombreuses recherches ont montré dans ces derniers temps que l'intensité de la glycosurie varie beaucoup suivant que le malade ingère le même poids de telle ou telle substance protéique. La caséine qui, comme on sait, ne renferme pas d'hydrate de carbone dans sa molécule, est une de celles qui provoquent la plus forte excrétion de sucre.

Külz [1] a nourri un diabétique grave, âgé de vingt-sept ans, *pendant plusieurs jours* exclusivement avec du bouillon et de la caséine : avec 200-300 grammes de caséine par jour l'excrétion du sucre, en vingt-quatre heures, n'atteignait pas 90 grammes ; avec 500 grammes de caséine elle dépassait 130 grammes. Ce résultat a été obtenu deux fois, à quinze jours d'intervalle, chez le même sujet.

1. E. Kuelz. Kann in der schweren Form des Diabetes die Zuckerausfuhr durch vermehrte Zufuhr von Albuminaten gesteigert werden? (*Archiv für exper. Path.*, 1876, VI, p. 140).

V. Mering[1] a répété cette expérience chez un diabétique au régime exclusif de la viande depuis onze jours, et qui rendait 34 grammes de sucre en moyenne. L'addition de 300 grammes de caséine a fait monter le sucre à 61 grammes.

De tels résultats paraissent au premier abord décisifs. Mais la critique ne saurait perdre ses droits : Pflueger fait remarquer que pendant la période antérieure à la caséine le malade a pu accumuler du glycogène[2]. Cette objection me semble de peu de valeur. Plus grave, selon moi, serait celle qu'on pourrait fonder sur la supercherie du malade. C'est une cause d'erreur avec laquelle il faut toujours compter.

Mais un certain nombre d'expériences concordantes, dues à d'autres observateurs, témoignent dans le sens de celle de Külz ; aussi, pour le moment, on peut admettre que, toutes choses égales, la caséine donne plus de sucre que d'autres matières albuminoïdes. Il en est de même du pancréas, ainsi que l'a remarqué Lüthje : un de ses malades, avec une alimentation d'ailleurs abondante (600 grammes de bœuf, 250 grammes de saucisses, et 6 œufs), excrétait environ 50 grammes de sucre. Avec une quantité de caséine bien moindre (400 grammes de nutrose), il en rendait 70 grammes ; et. avec 1 kilogramme de pancréas frais, 60 grammes ; tandis qu'avec la même quantité de thymus il restait aglycosurique. Une quantité équivalente d'ovalbumine donnait 10 à 12 grammes[3]. Ces différences tiennent en grande partie à des idiosyncrasies. J'ai pu suivre de très près un diabétique grave, qui ingérait quotidiennement, sans excréter pour cela plus de sucre, une

1. V. Mering. (*Zeitschrift für prakt. Medicin*, 1876, p. 433).

2. Pflueger parle aussi de glycosides « hypothétiques ». La réalité de ces glycosides a été rendue vraisemblable, dès 1891, par le dégagement de sucre à 58° dans le sang défibriné (Lépine et Barral), puis démontrée par les beaux travaux de Pavy, et surtout par le dégagement de sucre au moyen de l'émuline et de l'invertine (Lépine et Boulud). (Voir p. 65.)

3. Luethje. (*Zeitschrift für klin. Medicin*, 1900, XXXIX, p. 417).

forte quantité de fromage frais. Stradomsky a vu, chez deux diabétiques, que le foie[1] et le poisson amenaient une glycosurie plus abondante qu'un même poids de viande[2]. Falta[3] dit que chez certains diabétiques on a pu faire cesser la glycosurie en supprimant le jaune d'œuf. Au contraire, chez deux malades de Therman[4], l'alimentation par la viande a produit plus de sucre que les œufs. Il est difficile de donner une explication de ces faits contradictoires. Peut-être la promptitude avec laquelle la molécule d'albumine est dédoublée exerce-t-elle une sérieuse influence ?

Quoiqu'il en soit, l'observation clinique nous montre que, dans certains cas, l'on réussit à faire disparaître le sucre de l'urine *sans réduire beaucoup* l'ingestion des hydrates de carbone, mais en modérant l'ingestion des matières protéiques, de façon à ce que l'urée de l'urine *soit au-dessous* de 0 gr. 5, ou même 0 gr. 4 par kilogramme. C'est la preuve évidente que chez eux le trouble nutritif dépend, en grande partie, de la production de sucre par les matières protéiques.

Utilisation. — Abelmann, sur des chiens dépancréatés, avait constaté dans les selles de 46 à 56 p. 100 de l'azote ingéré à l'état de viande[5]. Ces résultats furent, au moins en partie, confirmés par De Renzi, Cavazzani, Sandmeyer[6] et Rosenberg[7]. Chez quelques diabétiques, Hirschfeld a trouvé aussi une forte proportion d'azote dans les fèces[8]. Mais il s'agit certainement de

1. J'ai dit (p. 294, en note) que, d'après une observation de Boulud, l'ingestion d'une certaine quantité de foie, chez un diabétique virtuel, peut être suivie de glycosurie.
2. Stradomsky. (*Zeitschrift für diaet. und physik. Therapie*, 1900, IV).
3. Falta. (*Correspondenzblatt für Schweizer Aerzte*, 1903, n° 22).
4. Therman. (*Skand. Archiv*, 1905, XVII, p. 1)
5. Abelmann. (*Inaug. Dissertat.* Dorpat, 1890).
6. Sandmeyer. (*Zeitschrift für Biologie*, 1895, XXXI).
7. Rosenberg. (*Pflueger's Archiv*, 1898, LXX).
8. Hirschfeld. (*Zeitschrift für klin. Medic.*, 1890, XIX).

cas exceptionnels, et, chez l'homme, l'atrophie du pancréas, s'il n'y a pas d'ictère concomitant, n'entraîne pas un défaut d'absorption de l'azote comparable à celui qu'on observe pour la graisse [1].

Rapport du sucre à l'urée. — Ce rapport est important : on se rappelle que chez le chien dépancréaté au régime carné, alors que l'animal a épuisé sa réserve de glycogène, ce rapport est environ de 1 Az. pour 2,8 de sucre (ce qui fait environ 1,4 de sucre pour 1 d'urée). Chez l'homme diabétique, qui ingère généralement une certaine quantité d'hydrates de carbone, le rapport est plus fort, surtout dans les cas graves. Ainsi, chez un diabétique excrétant, par jour, 600 grammes de sucre et 30 grammes d'urée, il s'élève à 20. Au contraire, si le diabète est léger, le rapport sera faible.

INFLUENCE DES GRAISSES

Chez un diabétique, pendant 6 périodes consécutives, chacune de plusieurs jours, Hübner [2] a fait varier les quantités d'hydrates de carbone, de matières protéiques et de graisses ingérées.

Le signe + indique une quantité modérée, + + une quantité forte et + + + une quantité très forte.

Périodes.	Hydrates de carbone.	Matières protéiques.	Matières grasses.	Sucre en 24 heures.
I. . .	+	+ +	0	170,5
II. . .	+	+ +	+ +	185,6
III. . .	+	+ +	+ + +	203,5
IV. . . .	0	+ + +	+	51,3
V. . .	0	+	+ + +	6,9
VI. . .	0	+ +	+ + +	50,2

L'influence fâcheuse des hydrates de carbone et d'un excès de

1. Voir plus loin p. 638 et suiv.
2. Huebner. (*Inaug. Dissert.*, Halle, 1903).

matières protéiques apparaît ici fort clairement. On voit de plus que, chez ce malade, les graisses, même en forte quantité, *n'ont pas augmenté la glycosurie.*

Les chiffres suivants nous montrent aussi qu'avec l'augmentation des graisses et la diminution des matières protéiques, la glycosurie peut tomber à un taux insignifiant, et même disparaître [1] :

	ALIMENTS INGÉRÉS (en grammes)			SUCRE excrété en gr.
Dates.	Albumine.	Graisse.	Hydr. de carbone.	
10.	461	0	0	112
11.	212	42	1	2
12.	79	655	1,4	0
13.	74	638	1,4	0
14.	431	3	1	41
. . . .				
	102	726	10	1

Voici un autre exemple du même genre : un diabétique, observé par Bondi et Rudinger [2], excrétait 27 grammes de sucre s'il ingérait 18 gr. 5 d'hydrates de carbone et 153 grammes de graisse. La quantité d'hydrates de carbone restant la même, la graisse a été portée à 249 grammes par jour ; corrélativement, le sucre urinaire est tombé à 6 gr. 4.

En somme, l'augmentation de la graisse dans la ration d'un diabétique diminue souvent, et, en tous cas, n'accroît pas sa glycosurie. Il existe cependant des exceptions à cette règle. J'en ai, pour ma part, observé. Le cas qui m'a paru le plus net est celui d'une femme de ma clinique qui, tenue d'habitude à un régime assez strict, absorba, un jour, par gourmandise, un demi-litre de crème fraîche. L'excès du sucre excrété pendant les vingt-quatre heures suivantes fut de plus de 20 grammes ; il dépassa donc de *beaucoup* la quantité *maxima* d'hydrates de carbone que renfermait la crème ingérée.

1. LUETHJE. (*Zeitschrift für klinische Medicin*, 1900, XXXIX, p. 425).

2. BONDI et RUDINGER. Ueber die Beeinflusssung der Zuckerausscheidung durch Fettzufuhr. (*Wiener kl. Woch.*, 1906, n° 34).

Rien ne prouve d'ailleurs que, dans ce cas, l'excès de sucre excrété provînt de la graisse : on peut admettre que celle-ci a *épargné* la consommation du sucre ; on peut encore supposer que la crème a stimulé la glycogénie aux dépens d'autres substances que la graisse etc. De tels faits ne prouvent donc pas la formation de sucre *chez les diabétiques*, aux dépens de cette substance.

Rumpf, qui est partisan de cette hypothèse, fait valoir : 1° que dans deux cas de diabète *grave*, l'excrétion de l'azote n'était pas augmentée ; 2° que chez certains diabétiques, privés d'hydrates de carbone, et usant largement de la graisse, le rapport du sucre à l'azote est extrêmement élevé (on aurait trouvé, chez certains sujets, jusqu'à 10 grammes de glycose pour 1 gramme d'azote). Comme chez la plupart des diabétiques privés rigoureusement d'hydrates de carbone ce rapport n'atteint pas 3, il est incontestable que 10 est en faveur de son opinion. Elle n'a d'ailleurs rien de paradoxal, puisque la transformation de la graisse en glycogène semble incontestable chez la marmotte. Mais, en fait, les graisses n'augmentent presque jamais la glycosurie.

Influence de l'alcool sur la nutrition du diabétique. — Les expériences rigoureuses d'Atwater et Benedict[1] ont prouvé que chez les sujets sains la quantité de chaleur produite par une dose modérée d'alcool, substitué en quantité isodyname au sucre, est *identique* à celle qui est fournie par cet aliment. Le glycose étant *imparfaitement* utilisé par les diabétiques, il est certain qu'une dose d'alcool produira chez lui *plus* de chaleur qu'une quantité isodyname de ce sucre.

Les recherches de Clopatt[2] et celles de Neumann[3] ont montré aussi que, chez l'homme sain, l'alcool économise non seule-

1. Atwater et Benedict, cités par A. Gautier (*L'alimentation et les régimes*, Paris, 2e édition, p. 72).

2. A. Clopatt. (*Skandin. Archiv für Physiolog.*, 1901, XI, p. 354).

3. Neumann. (*München. medic. Wochensch.*, 1901, n° 28).

ment les substances non azotées, mais l'albumine, quand l'organisme s'est habitué à cet agent.

Seulement, il les économise *moins* que ne font les hydrates de carbone (Rosemann[1], Atwater et Benedict), et il faut, de plus, ne pas perdre de vue le fait incontestable que l'alcool *non brûlé* exerce une action des plus fâcheuses sur les tissus.

1. ROSEMANN. (*Pflueger's Archiv*, 1901, LXXXVI, p. 307).

CHAPITRE XII

COMPLICATIONS DU DIABÈTE

Il est exceptionnel que, pendant la durée plus ou moins longue d'un diabète sucré, il ne survienne pas quelque complication. Souvent elle apparaît à une période déjà avancée de la maladie; parfois elle est assez précoce pour déceler un diabète resté latent.

Les complications que l'on rencontre chez les diabétiques sont nombreuses et variées. Nous traiterons d'abord de la plus importante, l'acétonémie. De cette dernière, nous rapprocherons la lipémie, relativement rare et d'un intérêt moindre, mais qui, comme elle, dépend directement d'un vice de nutrition inhérent au diabète. — Puis nous décrirons les complications organiques qui sont la conséquence de la *dyscrasie* diabétique, et particulièrement de l'acétonémie. La plus grave est le coma. Viennent ensuite les complications déterminées par l'intervention de microbes ayant trouvé dans un milieu hyperglycémique un terrain favorable à leur développement. Puis les complications *accidentelles :* la syphilis, les maladies aiguës, la grossesse. Entre ces complications purement fortuites et les précédentes, nous placerons le cancer, dont le développement paraît favorisé par le terrain diabétique.

ACÉTONÉMIE

L'homme, à l'état normal, excrète de l'acétone par le poumon et par le rein, mais en faible quantité (quelques milligrammes par jour). Pour qu'on puisse dire qu'il existe une acétonurie, il faut que la quantité excrétée soit beaucoup plus considérable; il faut surtout qu'à l'acétone se joigne au moins un autre corps acétonique, l'acide diacétique.

CORPS ACÉTONIQUES

Sous le nom de corps acétoniques, Geelmuyden a groupé (et on a généralement accepté sa manière de voir), l'acétone, l'acide diacétique et l'acide β oxybutyrique.

L'acétone (ou diméthylkéton $CH^3-CO-CH^3$) est un liquide très volatil (il bout à + 56°), que Frémy a autrefois obtenu par distillation sèche du sucre de gomme et de l'amidon. Plus récemment, Cotton, en distillant, en présence de l'eau oxygénée, un grand nombre de substances alimentaires, ternaires et quaternaires, a constaté que toutes donnent plus ou moins d'acétone, « sauf naturellement celles dont la composition trop simple, par exemple l'acide oxalique, ne contient pas les éléments de la molécule acétonique et se transforme directement en acide carbonique [1] ». Si on mélange l'acétone avec l'acide chromique, on obtient des acides formique et acétique. En présence de l'iodure de potassium, il donne de l'iodoforme (réaction de Lieben).

L'acide diacétique ($CH^3-CO-CH^2\,CO\,OH$) est un acide volatil, peu stable, qui donne avec le perchlorure de fer une belle coloration rouge (réaction de Gerhardt). La réaction d'Arnold est plus sensible : c'est une coloration brune que l'on obtient avec une solution de para-amido acétophénone dans de l'eau acidifiée avec l'acide chlorhydriqne et à laquelle on ajoute du nitrite de soude [2].

L'acide β oxybutyrique $CH^3-CHOH-CH^2-COOH$ est un liquide de consistance sirupeuse, mais que l'on a pu obtenir en cristaux [3],

1. Cotton. Action de l'eau oxygénée sur l'urine. Origine de l'acétone. (*Lyon médical*, 16 juillet 1899, p. 360). Depuis ce travail, et en traitant diverses matières albuminoïdes avec d'autres méthodes, plusieurs chimistes ont obtenu de l'acétone. Voir Orgler (*Festschrift de Leyden*, II, p. 411). — Blumenthal et Neuberg (*Deuts. med. Woch.*, 1901).

2. Sur la séparation de l'acétone et de l'acide diacétique, voir : Folin, *The Journal of Biogical Chemistry*, III, p. 177, 1907. Stuart Hart. *Id.*. 1908, june, IV, p. 477.

3. Magnus Levy. (*Archiv für exper. Path.*), 1899, t. XLII.

soluble dans l'eau, l'alcool et l'éther, non volatil et doué d'un pouvoir sinistrogyre (environ — 24). Ses sels, solubles dans l'eau, peu solubles dans l'alcool, ont un pouvoir rotatoire moindre (— 14 environ). Si on le fait bouillir en solution aqueuse en présence d'un acide minéral, il donne de l'acide crotonique[1].

Au point de vue chimique, ces trois corps ont les plus étroites relations : l'oxydation de l'acide β oxybutyrique donne de l'acide diacétique et de l'eau :

$$C^4 H^8 O^3 + O = C^4 H^6 O^3 + H^2 O$$

Et l'acide diacétique se décompose facilement en acétone et acide carbonique :

$$C^4 H^6 O^3 = C^3 H^6 O + CO^2$$

Il semble hors de doute que ce processus peut avoir lieu dans l'économie[2] ; mais il y a des motifs de penser que les acides β oxybutyrique et diacétique ne sont pas la seule source de l'acétone. Il résulte, en effet, d'expériences de circulation artificielle faites dans le foie isolé[3], que la quantité d'acétone produite est augmentée, par l'addition au sang circulant, de différents corps incapables de donner naissance à de l'acide β oxybutyrique, par exemple la tyrosine.

L'acétone, produit normal d'excrétion. — L'homme, à l'état de santé, exhale surtout (après les repas) de l'acétone, environ 20 milligrammes en vingt-quatre heures. Il en excrète aussi par l'urine ainsi que l'ont vu Jaksch, Baginski, Azémar[4], etc., mais

1. Découvert par Stadelmann dans une urine diabétique par suite de la décomposition de l'acide β oxybutyrique, mais n'y préexistant pas. (Voir l'historique, p. 46).

2. Certains faits conduisent à supposer que l'acide β oxybutyrique est un produit normal (intermédiaire) de la nutrition. — Dans cette hypothèse, le processus physiologique de sa destruction ne donnerait pas naissance à de l'acide diacétique.

3. Embden, Salomon et Schmidt. (*Hofmeister's Beiträge* 1906, VIII).

4. V. Jaksch. (*Ueber Acetonurie und Diaceturie*, Berlin, 1885). — Baginski (*Archiv für Kinderheilk.*, 1887). — Azémar (*C. R. de la Société de Biologie*, 1897 t. XLIX), ont démontré sa présence chez l'homme sain, Mais Vicarelli n'a pu mettre son existence hors de doute chez des enfants à la mamelle. (*Arch. ital. di pediatria*, V).

en quantité moindre, ce qui n'est pas étonnant, en raison de la volatilité de l'acétone. L'alimentation a certainement de l'influence, mais nous manquons de recherches suffisantes à cet égard[1]. Notons cependant que Strauss et Philippson[2] ont obtenu chez des sujets non diabétiques une augmentation de l'acétone urinaire par l'ingestion de butyrate de soude et que Hagenberg a dosé dans l'urine d'un sujet sain, soumis à divers régimes, les quantités d'acétone suivantes :

	Acétone en milligrammes.
Pendant 24 heures d'inanition	97
260 grammes beurre renfermant 2 gr. 2 d'acides gras	185
Alimentation normale	85
Inanition	70
110 grammes beurre, avec 12 grammes de butyrate de chaux.	231
Alimentation normale	71
Inanition	99
Graisse de porc, sans acides gras	57

Hagenberg conclut de ces chiffres qu'à l'état normal l'acétonurie est en relation avec l'ingestion d'*acides gras*, et qu'elle diminue au contraire si l'on ingère de la graisse neutre[3].

Ce dernier point est formellement à réserver ; et il est fâcheux que l'on n'ait pas des recherches plus complètes sur l'influence des diverses graisses chez l'homme sain.

1. Boeri. (*Rivista clinica e terapeutica*, 1891, XIII, Napoli.) — Engel. (*Zeitschrift für kl. Med.*, 1892, XX), et Waldvogel (*Die Acetonkörper*, Stuttgart, 1903), s'accordent à dire qu'on peut en trouver de 6 à 18 milligrammes par jour.

2. Strauss et Philippson (*Zeitschrift für kl. Med.*, 1900, XL. p. 396).

3. Hagenberg. Ueber die Acetonvermehrung beim Menschen nach Zuführung niederer Fettsaüren. (*Centralblatt für Stoffwechsel und Verdauungskr.*, 1900, I. p. 33).

A vrai dire, je trouve les chiffres de 185 et 231 milligrammes un peu forts, et je ne crois pas qu'on les rencontre chez un sujet mangeant modérément et ne buvant pas de liqueur alcoolique. Il faut aussi tenir compte de la remarque de Cotton (*Loc. cit.*) que l'urine renferme, outre de l'acétone, d'autres produits cétoniques, donnant la réaction de Lieben.

L'exercice musculaire n'augmente pas la quantité d'acétone excrétée. Enfin, il faut insister sur le fait qu'on ne décèle, chez l'homme sain, ni acide diacétique, ni acide oxybutyrique.

Des corps acétoniques dans l'inanition. — Il n'en est pas de même si le sujet est soumis à l'abstinence.

Dès le 2e jour, l'excrétion de l'acétone augmente beaucoup dans l'urine ; la réaction de Gerhardt y est (faiblement) positive ; donc, il faut admettre la présence d'acide diacétique ; enfin, ce même jour, ou mieux le lendemain, par un dosage soigné, on décèle de l'acide β oxybutyrique. Au troisième jour de l'inanition, on peut en doser de 2 à 3 grammes. Quant à l'acétone contenu dans l'urine, il peut s'élever à 400 milligrammes, et même davantage (plus de quarante fois la quantité normale).

L'acétone exhalé par le poumon augmente aussi, mais beaucoup moins. Nous avons vu qu'à l'état normal, la quantité exhalée est *plus que double* de celle qui est contenue dans l'urine. Or, la quantité de l'acétone urinaire l'emporte dès le deuxième jour de l'inanition. Ce fait s'explique par la présence dans le sang d'une certaine quantité d'acide diacétique qui, peu stable, comme nous avons dit, se décompose dans le rein ; d'où issue de l'acétone par l'urine[1].

1. Chez le chien à l'inanition l'acétone urinaire n'augmente pas. Mais le chien résiste énergiquement à l'acétonémie, et l'inanition simple ne suffit pas pour faire apparaître chez lui l'acide diacétique. Chez le lapin l'acétonurie physiologique augmente bien plus facilement, et les chiffres suivants d'Halpern et Landau (*Zeitschrift für exp. Pathol.*, 1906, III, p. 466) montrent que sous l'influence de l'inanition, surtout si l'on exagère la dénutrition de l'animal par l'administration de la phlorizine, la plupart des organes renferment davantage d'acétone (tout au moins d'une substance qui donne de l'iodoforme et qu'on considère comme de l'acétone).

Dans le tableau suivant l'acétone est exprimé en milligrammes pour 100 grammes d'organe frais :

	Muscles.	Sang.	Foie.	Reins.	Poumons.
Normaux. . . .	1,87	1,87	3,64	3,39	5,24
A jeun	1,93	2,87	4,25	4,76	7,53
Id. phlorizinés .	1,90	3,34	5,19	5,59	10,58

D'après Langstein et Meyer[1], chez l'enfant inanitié, l'excrétion de l'acétone par l'urine peut devenir considérable (14 fois plus forte que par le poumon). On sait d'ailleurs la gravité de l'acétonémie diabétique chez l'enfant.

Dans l'inanition, les fèces ne paraissent pas contenir d'acétone[2].

D'après Schlesinger[3], ce n'est guère que chez les sujets gras que la privation de nourriture amène une acidose notable[4]. Les sujets cachectiques excrètent beaucoup moins d'acétone. Brugsch[5] a publié l'observation d'une femme atteinte de rétrécissement de l'œsophage, très émaciée, d'une taille de $1^{m}75$, et ne pesant plus que 32 kilogrammes, qui succomba sans avoir présenté de signes d'acétonémie ; elle excrétait de 5 à 8 grammes d'azote par jour et une quantité normale d'ammoniaque ($0^{gr},25$ à $0^{gr},29$).

Influence du sucre. — L'ingestion d'une petite quantité de sucre (50 grammes) suffit, en général, pour diminuer l'acétonurie de l'inanitié. C'est ce qu'on exprime dans le langage actuel en disant que le sucre est anti-kétonique. Ce fait a de l'importance, et nous aurons à en rechercher l'explication. D'après Waldvogel[6], si cette même dose est injectée sous la peau, elle reste inefficace[7], probablement, dit-il, parce que le sucre injecté sous la peau n'arrive pas d'emblée au foie[8]. — Il est, en effet, pos-

1. Lev. Langstein et L. F. Meyer. Die Acidose im Kindesalter. (*Jahrbüch für Kinderheilk.* 1905, LXI, 454).

2. R. Offer. Ueber Acetonurie. (*Wiener med. Woch.*, 1903, n° 33).

3. Schlesinger. (*Mittheil. der Gesellschaft für innere Medic.*, in Wien, 1903, n° 2, p. 18).

4. Le jeûneur Succi ne commençait une période d'inanition qu'après avoir accumulé une forte réserve de graisse. Or, son acétonurie, dès les premiers jours, était très prononcée.

5. Th. Brugsch. Eiweisszerfall und Acidosis im extremen Hunger. (*Zeitschrift für exp. Path. und Therap.*, 1905, I, p. 419).

6. Waldvogel. (*Die Acetonkörper*. Stuttgart, 1903).

7. Ce fait a été contesté par Satta (*Hofmeister's Beiträge*, 1906, VI), mais de nouveau affirmé par Waldvogel. (*Id.* VII, p. 150).

8. On sait par les expériences d'Embden et Kalberlah (*Hofmeister's Beiträge*, 1906, VIII) que le foie produit normalement de l'acétone.

sible que, dans ce cas, il ait eu le temps de contracter une combinaison qui l'empêche de remplir son rôle anti-kétonique.

En lavement, le sucre agit aussi d'une manière moins efficace que par l'estomac : Rolleston et Tebbs[1] n'ont pu, en ajoutant du sucre à des lavements alimentaires, diminuer l'acétonurie de malades inanitiés par suite d'ulcère de l'estomac, etc. On sait que, dans l'intestin, le sucre se détruit, *en partie*, par fermentation.

Influence de la graisse. — On connaît mal l'influence sur l'acétonurie de la graisse ingérée par l'homme inanitié. D'après Elliot Joslin[2], la palmitine n'en exercerait aucune, tandis que celle du palmitate de soude serait « instantanée », fait qui peut s'expliquer en admettant que le sel est mieux résorbé que la graisse neutre. — L'acide oléique a augmenté du double l'acétonurie ; l'acide butyrique a eu un effet nul. On voit là l'action d'idiosyncrasies.

On rencontre l'acétonémie dans beaucoup d'états pathologiques où existe un certain degré d'inanition ; on l'observe aussi dans des cas où l'inanition ne paraît pas en cause, par exemple après une chloroformisation un peu prolongée. Mais l'étude attentive des conditions productrices de l'acétonémie, montre que ce n'est pas l'inanition *totale*, mais bien le défaut des hydrates de carbone qui est la cause pathogénique véritable.

Il est à la rigueur possible, comme l'a pensé Arnheim[3], que cette condition se trouve réalisée après l'inhalation prolongée de chloroforme, qui, comme nous l'avons dit, provoque une hyperglycémie plus ou moins considérable, c'est-à-dire une forte

1. Rolleston et Tebbs. (*British Med. Journal*, 1904).

2. Elliot Joslin. (*Maly's Jahresbericht*, pro 1904, p. 762).

3. Arnheim (*Wiener klin. therap. Woch.*, 1905, n° 43) a observé chez le lapin l'acétonurie six à douze heures après une chloroformisation prolongée pendant deux heures. A ce moment il existait de *l'hypoglycémie*, ce qui tend à justifier son interprétation.

consommation des réserves de l'économie. En fait, l'hyperglycémie est suivie d'hypoglycémie, ce qui indique une disette de sucre disponible. Cette explication peut paraître bien hypothétique, et même un peu forcée; mais j'ai cru devoir l'indiquer en en laissant la responsabilité à son auteur.

D'après Beesly [1], l'acétonémie post-anesthésique est presque constante chez l'enfant, surtout si l'anesthésie a été pratiquée au moyen de l'éther [2]. C'est le lendemain qu'on observe le maximum de l'acétonurie. La fréquence, chez l'enfant, de cette intéressante variété d'acétonémie est à rapprocher de l'intensité de celle qu'on observe dans l'inanition pure, au même âge.

ACÉTONÉMIE DIABÉTIQUE

L'organisme diabétique semble posséder du glycose en quantité surabondante; mais, à cause de l'insuffisance de la glycolyse, il manque réellement de glycose apte à se dédoubler, pour remplir son rôle anti-kétonique. Aussi, après avoir vu que le défaut d'hydrates de carbone, dans l'inanition pure, engendre l'acétonémie, ne sera-t-on pas surpris de l'existence d'une acétonémie diabétique. Ce qui peut seulement étonner, c'est son intensité, relativement à celle de l'inanition. Mais l'inanitié n'est pas absolument privé d'hydrates de carbone, puisqu'il a la possibilité de s'en procurer avec ses réserves d'albumine et de graisses. Au contraire, chez un diabétique grave dont l'énergie glycolytique est à peu près nulle, il y a réellement disette de glycose, puisque le glycose existant est presque inutilisable.

Tous les diabétiques, heureusement, ne deviennent pas acétonémiques. Mais, presque tous sont plus ou moins menacés; car, à divers degrés, l'insuffisance glycolytique est générale dans le diabète. Il ne faut donc pas considérer l'acétonémie comme une complication fortuite de cette maladie, mais comme l'aboutissant presque nécessaire de tout diabète grave, en remarquant

1. Beesly. (*British. Med. Journal*, 1906, 19 mai).

2. Si elle est plus rare avec le chloroforme, c'est, peut-être, parce que chez l'enfant on en consomme très peu pour une anesthésie.

d'ailleurs qu'il faut s'entendre sur le mot diabète grave. Cette dénomination n'est pas applicable à tout diabète avec forte glycosurie. Chez certains arthritiques gros mangeurs le diabète n'a de gravité qu'en apparence.

Comme chez l'inanitié, c'est par l'augmentation de l'acétone urinaire que débute l'acétonémie diabétique. D'après v. Noorden [1], « quand l'acétone urinaire atteint 0 gr. 40 à 0 gr. 50 par jour, l'urine présente habituellement la réaction de Gerhardt, caractéristique de l'acide diacétique ; puis, quand l'acétone atteint 0 gr. 80 à 1 gramme par jour, on peut aussi, en général, déceler l'acide β oxybutyrique. — Enfin, si l'acétone arrive à 1 gr. 50, cet acide ne fait défaut qu'exceptionnellement ». *Mais cette éventualité est possible.*

Avec l'augmentation dans l'urine des acides diacétique et β oxybutyrique, la proportion relative de l'acétone exhalé diminue, naturellement. Mais, absolument, la quantité contenue dans l'air expiré peut être très forte [2], ainsi que le montre l'odeur aigrelette de l'haleine. — Dans un cas de Schwartz (moyenne de trois jours), il y avait :

Acétone et acide diacétique	dans l'air expiré. . . .	5 grammes.
— —	dans l'urine	7 —
Acide β oxybutyrique	—	44 —
Corps acétoniques, pour un jour (comptés comme acide β oxybutyrique)		56 grammes.

On comprend qu'en présence de cas de ce genre, Naunyn ait proposé le nom d'*acidose*. En effet, pour neutraliser 56 grammes de corps acétoniques, il faut *plus* de 50 grammes de bicarbonate de soude. L'ingestion, et même l'injection intra-veineuse de doses énormes de ce sel laisse l'urine acide, ainsi que je l'ai plusieurs fois constaté.

1. V. Noorden. (*Handbuch der Pathol. des Stoffwechsels*, II, p. 74).

2. Le Goff (*C. R. de l'Ac. des Sciences*, 1903, 20 juillet) croit avoir pu déceler dans l'air expiré par un diabétique acétonémique, outre l'acétone, d'autres substances contribuant à donner la réaction de Lieben.

Ces cas s'accompagnent généralement de coma, et se terminent presque toujours par la mort.

Chez le malade de Schwartz, la proportion des corps acétoniques *exhalés* s'élevait à peu près à 10 p. 100 de la totalité. — Dans un autre cas du même auteur (moyenne de huit jours), elle était de 15 p. 100. — Mais, en général, cette proportion n'est pas atteinte ; car l'acide β oxybutyrique n'étant pas volatil, ne s'élimine que par le rein. De plus, l'acide diacétique peut être beaucoup plus abondant que l'acétone [1]; dans ce cas, comme nous l'avons déjà dit, l'excrétion se fera presque exclusivement par le rein. Même dans certains cas de diabète grave, — et Waldvogel en publie des exemples, — on n'a pas trouvé, certains jours, trace d'acétone dans l'air expiré : tout a passé par l'urine.

Il résulte de ce qui précède que les relations des trois corps acétoniques entre eux sont variables. Dans quelques cas exceptionnels, on a noté, pendant plusieurs jours consécutifs, un certain parallélisme entre l'acide β oxybutyrique d'une part, et, d'autre part, l'acétone et l'acide diacétique. Mais il est plus commun de trouver un rapport inverse. En effet, si l'acide β oxybutyrique se dédouble mal, il sera excrété en proportion relativement forte, et inversement. — Enfin, dans le plus grand nombre des cas, on ne saisit pas de relation entre les trois corps. Voilà pourquoi des dosages ne portant que sur l'acétone ne permettent pas de juger la marche d'une acétonémie.

Il faut d'ailleurs savoir que l'acétone ne dérive pas nécessairement de l'acide β oxybutyrique.

L'abondance de l'acide diacétique dans l'urine dépend aussi de conditions particulières et contingentes. D'après Albertoni, si on fait ingérer à un chien de l'acide diacétique, on ne trouve dans son urine que de l'acétone, à moins qu'on ne lui administre con-

1. Waldvogel admet que dans le diabète grave la quantité d'acide diacétique de l'urine doit dépasser celle de l'acétone. 6 grammes d'acétone correspondent à 10 grammes d'acide diacétique.

curemment du bicarbonate de soude[1]. Ainsi, chez un malade dont l'urine *acide* renferme seulement de l'acétone, on ne peut affirmer que le sang ne renferme pas d'acide diacétique.

Strzyzowski, Rabow[2] et Schilling[3] ont observé qu'en additionnant de 5 p. 100 de formol l'urine de certains diabétiques graves, et en la laissant vingt-quatre heures à la température du laboratoire, ou mieux à 60°, elle acquiert une belle fluorescence, qui, d'après Schilling, ne serait pas due à la présence des corps acétoniques. Mais cette opinion paraît mal fondée, et il semble au contraire résulter des recherches de Michaud qu'elle est due à l'acide diacétique, lequel se décompose en présence du formol[4].

Relation entre l'acétonémie et la glycosurie. — Cette relation est complexe.

D'une manière générale (il y a des exceptions), l'acétonémie ne se produit pas dans le diabète léger. On en conçoit la raison ; dans ce cas, en effet, le malade a conservé en grande partie son énergie glycolytique ; par conséquent, la principale des conditions productrices de l'acétonémie fait défaut. Mais si, par une rigueur exagérée du régime, on le prive trop complètement d'hydrates de carbone, on observera à la fois la disparition de la glycosurie et l'apparition de l'acétonémie.

Influence des hydrates de carbone. — Si à un sujet atteint de diabète[5] de moyenne intensité, avec acétonémie, on fait ingérer des hydrates de carbone en abondance, la glycosurie

1. Albertoni. (*Archives italiennes de Biologie*, V, p. 94).

2. Rabow. (*Therap. Monats.*, nov. 1904).

3. Schilling. (*Centr. für innere Med.*, 1905, n° 14, p. 357).

4. Michaud. (*Deutsches Archiv für klin. Med.*, 1908, XCII).

5. Un diabétique de Schwarz, pendant une période de sept jours, les hydrates de carbone *n'étant pas exclus*, a excrété :

Azote, 25 grammes ; *acétone*, 2,4. *Rapport* 100 : 9,6.

Dans une deuxième période pendant laquelle les hydrates sont supprimés :

Azote, 24 grammes ; *acétone*, 4,9. *Rapport* 100 : 20,4.

Ces chiffres se passent de commentaire.

augmentera, mais le pouvoir anti-kétonique des hydrates de carbone abaissera l'acétonémie. Ce cas est des plus fréquemment observés.

Ce n'est pas à dire que dans l'acétonémie diabétique l'ingestion d'hydrates de carbone exerce une action anti-kétonique à beaucoup près aussi efficace que dans l'inanition[1] : v. Noorden cite cinq diabétiques qui ingéraient chacun 250 grammes d'hydrates de carbone, et qui en toléraient (à en juger par la glycosurie) de 70 à 90 grammes par jour, c'est-à-dire une quantité qui eût fait cesser l'acétonémie d'un inanitié. Ils étaient cependant acétonémiques.

Naunyn a vu aussi un diabétique qui, malgré une bonne tolérance pour les hydrates de carbone et une augmentation de poids, était acétonurique[2]. J'ai observé, de mon côté, l'acétonurie persistant des mois chez des diabétiques dont l'état général était bon. Ce sont des cas exceptionnels. Il existe chez ces malades une déviation insolite de la nutrition, mais il n'est pas certain qu'elle soit particulièrement grave[3].

On rencontre d'autre part des diabétiques dont l'acétonurie diminue par l'abstinenee absolue des hydrates de carbone (Fleischer[4], von Jaksch[5], Wolpe[6], etc.), ou augmente si on les admet même en proportion modérée dans l'alimentation. Tel est le cas d'Elischer[7]. Le malade, pendant une période de neuf jours sans hydrates de carbone, rendait en moyenne 36 grammes de

1. D'après Boeri, cité par Waldvogel, « la nourriture végétale (probablement les hydrates de carbone) serait sans action sur l'acétonémie toxique ». Cette assertion mériterait d'être vérifiée.

2 Naunyn. (*Der Diabetes*, 2e édit., p. 187).

3. Rien ne prouve qu'il existe chez eux une augmentation de la production des corps acétoniques. Ces faits peuvent à la rigueur s'expliquer par le défaut de leur destruction dans l'économie.

4. Fleischer. (*Deutsche medicin. Wochenschr.*, 1879).

5. Von Jaksch. (*Ueber Acetonurie und Diaceturie*, 1885).

6. Wolpe. (*Archiv für exper. Pathol.*, 1886, XXI, p. 147 et suivantes).

7. Elischer. (*Orvosi Hetilap*, 1900, p. 299 ; et Mueller, *Fortschritte der Med.*, 1902, n° 16).

sucre et près de 2 milligrammes d'acétone. Or, pendant une période de cinq jours, où il ingérait 50 à 100 grammes de pain, le glycose s'est élevé à 82 grammes, et l'acétone à 4 mgr. 5.

Les choses se présentent parfois d'une manière plus compliquée. Il peut arriver que la privation d'hydrates de carbone amène une exacerbation passagère de l'acétonémie; puis que cette exacerbation soit suivie d'une amélioration durable. C'est ce qu'a vu Satta dans le cas suivant (diabète grave).

	Total des corps acétoniques.
État ordinaire	2 gr. 2
Après une diète rigoureuse	19 gr.
Après une période de graisse	1 gr. 5
Ultérieurement	0 gr. 8

Je trouve dans Waldvogel[1] un autre exemple d'exacerbation passagère. Il s'agit d'un diabétique, aglycosurique en raison d'un régime strict carné et gras, longtemps continué, qui avait amené une acétonurie avec diacéturie. L'ingestion progressive d'hydrates de carbone fut suivie d'une aggravation de l'acétonurie et de la diacéturie; puis, après qu'on eut notablement augmenté les hydrates de carbone, survint une chute brusque de l'acétone et de l'acide diacétique urinaires s'accompagnant d'une glycosurie lentement progressive. A noter que, lors de la brusque diminution de l'acétonurie, la quantité de l'acétone exhalé a dépassé celle de l'acétone urinaire.

Influence du régime carné. — L'alimentation par la viande, quand la ration reste modérée, n'a pas d'influence bien sensible sur l'acétonémie. L'alimentation carnée *exclusive* est kétogène, parce qu'elle supprime la dose d'hydrates de carbone indispensable.

Si, chez un acétonémique, soumis à un régime régulier, on augmente certains jours la quantité des matières albuminoïdes ingérées, sans modifier le reste du régime, on n'observe pas

1. Waldvogel. *Loc. cit.*, p. 221.

d'augmentation de l'acétonurie. Parfois même, on a constaté qu'elle avait diminué (Rosenfeld, Waldvogel, Lüthje, etc.). — Vu la difficulté de connaître exactement les ingesta, on s'est parfois contenté de doser comparativement l'azote et l'acétone urinaires. Or, dans la plupart des cas, il n'y a pas parallélisme entre la courbe de l'acétone et celle de l'azote[1].

Ainsi, chez un diabétique de Muenzer et Strasser, dont l'urine, pendant deux jours consécutifs renfermait la même quantité de sucre et d'azote, l'acétone et l'acide diacétique ont quintuplé le deuxième jour.

Influence de la graisse sur l'acétonémie diabétique. — Chez l'homme sain, l'ingestion de la graisse, même en excès, n'augmente pas l'acétonurie physiologique. Il n'en est pas de même chez le diabétique, ainsi que l'ont vu Schwartz[2], Lœb[3], Hesse[4], etc. Il existe d'ailleurs, à cet égard, de remarquables différences individuelles, que j'ai souvent eu l'occasion de remarquer.

Waldvogel, dans un cas de diabète, de moyenne intensité, n'a pas trouvé que l'ingestion de 100 grammes d'huile amenât une augmentation de l'acétonurie. Mais l'huile n'est pas une des substances grasses les plus kétogènes.

Dans un cas de Schwartz, 330 grammes de graisse, donnés en une seule fois, ont augmenté l'acétone urinaire, le premier jour de 4 mgr. 2, le second de 2 mgr. 5, le troisième de 1 mgr. 7, et le quatrième de 1 mgr. 4. On voit que l'effet d'une seule ingestion dure plusieurs jours. Une dose journalière de

1. Voir Muenzer et Strasser. (*Archiv für exper. Patholog.*, 1894, XXXII, p. 372). Je n'ignore pas qu'on a parfois remarqué le parallélisme des deux courbes. — Voir Wright (*Maly's Jahresbericht* pro 1891, p. 404).

2. Schwartz. (*Verhandlungen des* XVIII° *Congresses für innere Medicin*, 1900).

3. Loeb. (*Centralbl. für Stoffwechsel und Verdauungskr.*, 1902).

4. Hesse. (*Zeitsch. für kl. Med.*, 1902, XLV, p. 258).

200 grammes de graisse de bœuf, continuée pendant trois jours, a fait monter l'excrétion de l'acétone, le premier jour de 1 mgr. 06 à 2 mgr. 03, et le jour suivant à 2 mgr. 04 [1]. Malheureusement, ces chiffres n'ont qu'une valeur relative, parce qu'on n'a pas dosé l'acide β-oxybutyrique.

Dans certains cas, l'ingestion *modérée* de graisse n'augmente pas l'acétonurie diabétique: Weintraud[2], Sandmeyer[3], Hagenberg[4] citent même des cas où un régime composé exclusivement de viande et de graisse l'a fait *diminuer*; mais de tels cas sont rares.

Si des chiens phlorizinés sont alimentés avec de la viande et surtout avec des hydrates de carbone, l'acétonurie est insignifiante[5]. Si on leur administre par l'estomac[6] 2 grammes d'acide butyrique (neutralisé avec de la soude) l'excrétion de l'acétone est très augmentée. Au contraire, certains corps gras, notamment la graisse de bœuf, peuvent diminuer, voire même empêcher l'acétonurie. Cela s'expliquerait d'après Geelmuyden par l'hypothèse que les acides gras volatils posséderaient une action antagoniste de celle de l'acide butyrique.

En résumé, pour un diabétique grave le danger d'un régime prolongé, exclusivement formé de viande et de graisse, ne résiderait pas seulement dans le défaut d'hydrates de carbone, mais aussi dans l'apport de la graisse.

Je n'en finirais pas si je voulais envisager toutes les éventualités de l'acétonurie dans ses rapports avec l'ingestion des divers aliments. Mais il y a un choix à faire dans les observations publiées. Trop souvent on s'est borné à doser, approximativement, l'acétone urinaire. Or, de ce dosage isolé on ne peut

1. Schwartz. (*Prager med. Woch.*, 1901).
2. Weintraud. (*Archiv für exper. Pathol.*, 1894, XXXIV).
3. Sandmeyer. (*In* Kuelz's, *Klin. Erfahrungen*, Iéna, 1899).
4. Hagenberg. (*Centralbl. für Stoffwechsel und Verdauungskr.*, 1900, I, p. 33).
5. Geelmuyden. (*Zeitschrift für physiolog. Chemie*, 1898, XXVI, p. 381).
6. L'injection sous-cutanée ne produit pas le même effet.

tirer de conclusions sûres. L'acétonurie diabétique est autrement complexe et multiforme que celle de l'inanitié. Nous avons décrit celle-ci comme schéma. On voit combien celle-là s'en écarte.

Influence de l'alcool. — Hirschfeld n'a pas remarqué que l'ingestion d'alcool eut une influence sur l'acétonémie[1]. Mais Neubauer[2], dans un cas où le malade excrétait beaucoup d'acide β-oxybutyrique, a constaté, après l'administration de doses modérées d'alcool (de 65 à 135 grammes) une grande amélioration de l'acétonurie et de la glycosurie. N'ayant pas réussi dans d'autres cas d'acétonurie, il suppose que l'alcool agit seulement dans les cas graves, en empêchant la formation d'acide β-oxybutyrique aux dépens de la graisse. Quant à la diminution de la glycosurie, qu'il a également observée, il pense que l'alcool a favorisé la destruction du sucre (!); on pourrait plutôt admettre qu'il a empêché sa formation, également aux dépens de la graisse. On sait en effet que dans la conception de Geelmuyden, acceptée par beaucoup de physiologistes, les acides gras sont capables de produire, soit du sucre, soit de l'acide β-oxybutyrique.

Benedikt et Torok[3] ont aussi vu, chez un diabétique acétonémique la substitution de l'alcool à la graisse amener un bon résultat. Ils ont employé 50 à 80 grammes d'alcool. Pour moi, je n'ai obtenu de l'alcool aucun résultat favorable chez deux acétonémiques; un autre a été réellement aggravé après un excès de vin. La question des indications de l'alcool dans l'acétonémie demeure à l'étude[4].

1. Hirschfeld. (*Zeitschrift für klin. Medicin*, XXVIII et XXXI).

2. Neubauer. (*Münchener medic. Wochensch.*, 1906, 26 avril).

3. Benedikt et Torok. (*Zeitschrift für kl. Med.*, 1906, LX, Heft 3-4).

4. Staubli (*Corresp. Bl. für schw. Aerzte*, 1908, n° 35) a noté une exacerbation (passagère) de l'acétonurie après la suppression de l'alcool.

Influence de l'inanition. — Nous avons vu que chez le sujet sain l'inanition augmente l'acétonurie physiologique, et la transforme en diacéturie. Au contraire, elle diminue l'acétonémie des diabétiques (surtout l'acétone exalé).

Influence de l'état fébrile. — Chez le diabétique acétonurique, un état fébrile intercurrent augmente l'acétonurie. Diverses actions antagonistes entrent en jeu. La fièvre, en augmentant les oxydations, doit favoriser la destruction des corps acétoniques, et le défaut d'alimentation tend à diminuer leur formation[1]. Mais, d'autre part, la consomption fébrile l'accroît singulièrement. C'est ainsi que s'explique, chez le diabétique fébricitant, l'augmentation de l'acétonurie.

SOURCE DES CORPS ACÉTONIQUES

J'ai dit que Cotton et d'autres chimistes ont obtenu de l'acétone en distillant un très grand nombre de substances ternaires, ou quaternaires, en présence de l'eau oxygénée. Ce résultat présente quelque intérêt; mais les processus que met en œuvre l'économie ne sont pas ceux du laboratoire, et si ce dernier nous indique une possibilité, il ne nous donne même pas la probabilité que dans l'économie les choses se passent de même.

On avait pensé autrefois, vu la fréquence et l'intensité de l'acétonémie chez les diabétiques, que l'acétone provenait du sucre. C'était une vue un peu simpliste. En fait, les expériences de Ludwig et Vaughan Harley sont les seules qui donnent une base à cette supposition[2]. Dans le sang de chiens, dont les uretères étaient liés, et qui avaient reçu en infusion intra-veineuse des doses énormes de glycose (10 grammes par kilogramme), Vaughan Harley a trouvé au bout de quelques heures

1. On a vu dans le paragraphe précédent que l'abstinence chez le diabétique, tend à diminuer l'acétonémie.

2. VAUGHAN HARLEY. (*Dubois's Archiv*, 1893. *Supplem. Band*, p. 46).

de l'acétone en assez forte proportion. Mais ce résultat ne prouve nullement que l'acétone provienne du glycose ; car ce sucre peut avoir provoqué la formation d'acétone par un processus indirect. Pflueger[1] qui admet la transformation du glycose en acétone, l'explique « par un procédé de défense, que la nature emploie pour combattre l'action nocive du sucre ».

Il y a d'autres explications possibles, et même meilleures : j'ai constaté depuis longtemps que les infusions massives de glycose dans le sang annihilent son pouvoir glycolytique. On peut donc supposer que l'excès de glycose dans l'économie, bien que persistant des heures (puisque les uretères sont liés), masque en réalité une disette de sucre disponible[2]. — Je suis d'ailleurs loin d'affirmer que mon explication soit suffisante.

Quoi qu'il en soit, d'une manière générale, les hydrates de carbone ne peuvent être la source des corps acétoniques ; car un nombre considérable de faits relatés dans les pages précédentes sont en opposition avec cette hypothèse, notamment le rôle nettement anti-kétonique des sucres.

On a longtemps rapporté aux matières albuminoïdes l'origine des corps acétoniques[3]. Mais, ainsi que l'a fait remarquer Geelmuyden[4], il est difficile d'accepter qu'elles en soient la source exclusive ; car, dans certains cas de diabète grave, ils sont excrétés en quantité énorme sans que la désassimilation azotée soit augmentée, et même sans qu'on puisse constater un déficit

1. PFLUEGER. (Article *Glycogène* du *Dictionnaire de Physiologie* de Richet, p. 457).

2. On a vu plus haut l'hypothèse d'Arnheim, p. 525.

3. STERNBERG (*Zeitschrift für klin. Med.*, 1399, XXXVIII) a émis l'hypothèse que l'acide β-oxybutyrique provenait de l'acide β-amidobutyrique ; et, grâce à une nouvelle hypothèse, on pouvait penser que l'acide amido-butyrique était un dérivé de ces nitriles complexes qui, d'après FIQUET (*Archives internat. de pharmacodynamie*, 1900, p. 307), deviennent, en se simplifiant, des poisons. Mais ces vues théoriques ne reposent sur aucune base.

4. GEELMUYDEN. (*Zeitschrift für physiolog. Chemie*, 1897, XXIII, p. 431).

d'azote dans les *excreta*, par rapport aux *ingesta*. Au contraire, l'acétonémie apparaît, ou augmente chez le diabétique après l'ingestion de graisse[1], ou au moment d'un amaigrissement rapide. Aussi a-t-on généralement admis avec Geelmuyden, que les graisses ont, dans l'organisme, deux modes de dédoublement: suivant l'un, elles donnent naissance à du sucre, et, suivant l'autre aux corps acétoniques[2].

Je me suis d'ailleurs gardé d'être exclusif en cette matière, et depuis plusieurs années je professe que l'origine des corps acétoniques doit être multiple[3]. Les importantes expériences d'Embden, Salomon et Schmidt viennent de prouver qu'en effet les albuminoïdes ainsi que les graisses contribuent à leur formation :

Ces expérimentateurs[4], en ajoutant diverses substances au sang que l'on fait circuler dans un foie isolé, ont constaté que certaines d'entre elles amenaient une augmentation notable de la quantité d'acétone qui se produit normalement dans ces conditions[5]. Ces substances sont la leucine, l'acide isovalérianique[6], l'acide butyrique (et ses homologues supérieurs, possédant un nombre pair d'atome de carbone), l'acide β-oxybutyrique, et, parmi les substances aromatiques, celles dont le noyau benzénique est attaquable dans l'organisme : la tyrosine, la phénylamine, les acides phényllactique, homogentisique.

1. Noorden et Lœb ont vu après l'ingestion de 56 grammes de beurre, l'excrétion des corps acétoniques augmenter de 22 grammes. Il est impossible que le beurre ait produit par lui-même cette énorme augmentation.

2. Geelmuyden. (*Zeitschrift für physiolog. Chemie*, 1897, XXIII).

3. Lépine. (*Le diabète et son traitement*, Paris, 1899, p. 72).

4. Embden, Salomon et Schmidt. (*Hofmeister's Beiträge*, 1906, VIII, p. 129).

5. Embden et Kalberlah. (*Id.*, *id.*).

6. Dakin (*The Journal of Biolog. Chemistry*, janv. 1908) a vu que l'oxydation de la leucine avec l'eau oxygénée donne de l'aldéhyde isovalérique et de l'acide isovalérique qui, par oxydation font de l'acétone.

Quant au processus menant à la formation des corps acétoniques ces expérimentateurs paraissent avoir montré que quand ils proviennent des albuminoïdes, c'est en passant par l'intermédiaire des acides gras. Ainsi, sont conciliées les opinions exclusives de ceux qui les faisaient toujours provenir des matières protéiques et de leurs adversaires qui n'admettaient pas qu'ils eussent d'autre origine que la graisse. En réalité les acides gras sont bien la source *immédiate* des corps acétoniques, avec cette restriction toutefois que l'acétone peut aussi provenir d'un noyau benzénique.

Mais, comme le fait remarquer Neuberg et Blumenthal[1], si les corps acétoniques proviennent immédiatement de la graisse, ils peuvent médiatement dériver des hydrates de carbone; car ceux-ci se transforment en graisse, comme le prouve l'expérience d'Hanriot, et l'on peut ainsi expliquer le paradoxe de ces diabétiques dont l'acétonémie est aggravée par l'ingestion d'hydrates de carbone, bien que d'une manière générale ceux-ci soient anti-kétoniques.

Le professeur Hugounenq[2] avait eu, il y a quelques années, l'intuition que l'intermédiaire entre les hydrates de carbone et l'acide β-oxybutyrique pouvait être l'aldol. Magnus-Lévy admet aussi que le passage des hydrates de carbone à l'acide butyrique se fait par ce corps[3].

Reste à savoir pourquoi le sucre est antikétonique : Nous avons dit précédemment, à propos de l'utilité du glycogène[4] que, d'après les physiologistes, les hydrates de carbone étaient

1. NEUBERG et BLUMENTHAL. (*Hofmeister's Beiträge*, II, p. 241).

2. HUGOUNENQ. (*Revue de Médecine*, 1887, p. 301).

3. Voici d'après MAGNUS-LÉVY les étapes de ce processus : d'abord formation d'acide lactique, qui se dédouble en acide formique et acétal-aldéhyde; puis condensation des deux molécules de ce dernier corps pour faire de l'aldol lequel devient aldéhyde crotonique, puis acide butyrique. Voir la publication récente de MAGNUS-LÉVY. Die Acetonkörper. (*Ergebnisse der inneren Medizin*, 1908, I, p. 352). — Voir aussi FRIEDMANN (*Hofmeister's Beiträge*, XI, p. 202).

4. Voir p. 131.

nécessaires à l'oxydation de la graisse, de la même manière que le menu bois est indispensable pour enflammer de grosses bûches. Dans le même ordre d'idées, on peut admettre que le sucre facilite la destruction des corps acétoniques. — On sait que l'acétone — quand ce corps n'est pas à l'état naissant — oppose dans l'économie une certaine résistance à sa destruction ; car, si on l'injecte sous la peau, il en passe toujours une notable proportion dans l'urine [1].

Mais cette explication, probablement exacte, au moins en partie, est en tous cas insuffisante, et nous devons avouer avec v. Noorden que la question est encore trop peu avancée pour qu'on puisse actuellement la résoudre.

Il existe bien d'autres substances antikétoniques que les hexoses de l'économie (glycose, lévulose, etc.). Et on est loin de les connaître toutes; car, chaque jour on en découvre de nouvelles. Citons les pentoses [2], l'acide glyconique [3], la glycérine [4] et le glycérose [5], l'acide citrique [6], l'acide lactique [7], l'alanine, l'acide glutamique, l'asparagine [8], et l'acide glutarique [9].

De l'oxydation des corps acétoniques chez le diabétique. — Quelques expériences de Waldvogel tendent à prouver que l'ingestion de 5 grammes d'acide oxybutyrique chez l'homme

1. D'après GEELMUYDEN, en l'absence d'hydrates de carbone dans l'alimentation, 7 p. 100 de l'acide diacétique injecté sous la peau passe dans l'urine. Si le sujet est au régime mixte il n'en passe que 1 p. 100.

2. D'après MUELLER, l'homme sain, même s'il ingère des hydrates de carbone ne détruit que 50 à 65 p. 100 de l'acétone ingéré.

3. MOHR et LOEB. (*Centralblatt für Stoffwechsel*, 1902).

4. SCHWARTZ. (*Prager med. Woch.*, 1901, n°s 30 et 31).

5. HIRSCHFELD. (*Zeitschrift für kl. Med.*, 1895, XXVIII). — SATTA. (*Hofmeister's Beiträge*, VI).

6. NEUBAUER. (*Münch. med. Wochens.*, 1906, n° 7).

7. SATTA. *Loc. cit.*

8. BORCHARDT et LANGE. (*Hofmeister's Beiträge*, IX).

9. J. BAER et BLUM. (*Id.*, X, p. 92 et suiv.)

sain n'augmente l'excrétion de l'acétone, ni dans l'urine, ni dans l'air expiré [1]. Il n'en est pas de même chez le diabétique, surtout chez le diabétique grave. — Cela montre que chez ce dernier, les produits de dédoublement de l'acide β-oxybutyrique ne sont pas détruits comme chez l'homme sain.

SYMPTOMATOLOGIE DE LA DIATHÈSE ACÉTONÉMIQUE

L'acétone, l'acide diacétique et l'acide oxybutyrique ne possèdent qu'une faible toxicité. Cela résulte d'un grand nombre d'expériences.

D'après Rörig [2], l'ingestion d'acétone, à la dose de 10 centigrammes par kilogramme, ne produit pas chez l'homme sain de symptômes bien appréciables. Avec une dose double (c'est-à-dire 12 grammes pour un homme de 60 kilogrammes), on observe de l'ivresse.

Il en est de même avec l'acide diacétique : Frerichs en a fait ingérer à des sujets sains jusqu'à 40 grammes, sans provoquer d'autres symptômes que de l'acétonurie et une odeur aromatique de l'haleine. Les expériences d'Albertoni et de von Jaksch, chez l'animal, ont donné les mêmes résultats [3].

Quant à l'acide β-oxybutyrique, l'ingestion de 10 grammes à un homme sain, reste sans effet sensible. Chez le lapin, Waldvogel a vu l'injection sous-cutanée de un gramme de cet acide suivie d'une néphrite hémorragique [4].

Les expériences de Desgrez [5] nous renseignent d'une manière plus précise sur la toxicité de ces trois corps :

1. Waldvogel. (*Loc. cit.*, p. 237). Si après l'injection sous-cutanée d'acide β-oxybutyrique il n'y a pas d'exhalation d'acétone, c'est peut-être parce que l'acétone à l'état naissant dans l'économie est plus destructible.

2. Rörig. (*Inaug. Dissertat.*, Würzburg, 1898).

3. Voy. toutefois les expériences d'Albertoni sur les effets de l'acide lévulinique (citées par von Jaksch, *Die Acetonurie und Diaceturie*, p. 134).

4. Waldvogel. (*Loc. cit.*, p. 257).

5. Desgrez et Saggio. (*C. R. de la Soc. de Biol.*, 1907, 12 oct.).

L'injection intra-veineuse d'une solution aqueuse, rendue isotonique par l'addition d'une quantité convenable de NaCl[1] a amené la mort chez le lapin.

Pour l'acétone.	à la dose de	4 gr. 3	par kilogr.
— l'acide diacétique.	—	2 gr. 2	—
— l'acide β-oxybutyrique	—	1 gr. 6	—

Dans les mêmes conditions, l'acide lactique s'est montré un peu plus toxique que l'acide β-oxybutyrique. Quant à l'acide butyrique, il l'est beaucoup plus (près de cinq fois plus), 0 gr. 33.

Les données précédentes nous donnent une idée, au moins approximative, de la toxicité probable de l'acide β-oxybutyrique chez l'homme.

Desgrez a aussi étudié l'effet d'une injection sous-cutanée quotidienne, pendant deux mois, de faibles doses de chacun des trois corps acétoniques. L'effet le plus net a été une diminution de la diurèse, qui a été en rapport avec leur toxicité. En effet, la quantité journalière d'urine a été :

Chez un cobaye témoin.	47 cm^3
— intoxiqué par l'acétone.	37 —
— — l'acide diacétique.	29 —
— — — β-oxybutyrique . .	19 —

Ces résultats, qui viennent heureusement compléter les notions que nous possédons déjà quant à l'action nocive des corps acétoniques sur le rein[1], nous donnent une explication de l'anurie si fréquemment observée chez les diabétiques comateux.

Réaction de l'économie contre la diathèse acide. — Pour neutraliser 100 grammes d'acide β-oxybutyrique il faut 22 gr. 1 de soude caustique. Il possède donc une forte acidité. Or les travaux de Magnus Levy ont prouvé que certains diabétiques peuvent en excréter pendant des semaines plus de 50 grammes par

1. Voir plus loin les *lésions rénales*, p. 552, et le chapitre du *coma*, p. 580. Voir aussi : Waldvogel. (*Loc. cit.*, p. 258).

jour. Ainsi est créée chez les malades une diathèse acide comparable à celle que cause l'ingestion quotidienne d'acides minéraux, à petites doses, et dont le pouvoir nous est connu depuis les travaux de l'Ecole de Schmiedeberg. — Les lapins n'y résistent pas. Mais l'organisme du chien est mieux adapté à se défendre contre l'acidose[1].

Heiss[2] a observé que l'ingestion quotidienne de 4 à 9 grammes d'acide lactique à un petit chien, pendant plus de trois cents jours consécutifs n'a produit ni une augmentation de la chaux et de la magnésie excrétées, ni une déminéralisation du sang, des muscles et des os. Ce résultat négatif confirme le fait bien connu qu'un organisme sain résiste à l'intoxication acide.

Dans le cas précédent, c'est probablement en détruisant, par oxydation, l'acide organique que s'est effectuée la défense de l'organisme. C'est peut-être aussi en produisant de l'ammoniaque, procédé qu'emploient les carnivores pour résister à l'intoxication avec les acides minéraux. En tout cas, les grands acétonémiques, qui ont perdu au moins en partie le pouvoir d'oxyder l'acide β-oxybutyrique ébauchent leur défense, quand leur énergie réactionnelle n'est pas trop affaiblie, en excrétant journellement de fortes quantités d'ammoniaque[3].

La première constatation à cet égard est bien antérieure à la connaissance que nous avons maintenant de l'acidose. Elle est due à notre grand chimiste Boussingault, qui, dans un litre d'urine diabétique, trouva 1 gr. 6 d'ammoniaque, c'est-à-dire plusieurs grammes par jour. Mais cette importante découverte passa inaperçue, et l'intérêt de l'ammoniurie diabétique resta ignoré

1. Voir sur les effets des acides les travaux de SCHETELIG. (*Virchow's Arch.*, 1880, LXXXII, p. 437). — GOETHGENS. (*Zeitschrift für physiol. Chemie*, 1880, IV, p. 36). — BUDEL. (*Archiv für exp. Pathologie*, 1893, XXXIII, p. 79).

2. HEISS. (*Zeitschrift für Biolog.*, 1876, XII, p. 151).

3. A l'état normal, l'azote de l'ammoniaque de l'urine constitue seulement 2 à 5 p. 100 de l'azote total. Voir SCHITTENHELM et KATZENSTEIN. (*Zeitschrift für exper. Path.*, 1905, II, p. 561).

jusqu'au moment où son étude fut reprise et poursuivie par un élève de Schmiedeberg, Hallervorden [1], puis par Stadelmann [2], Wolpe[3], Naunyn[4], Külz, etc.

L'ouvrage posthume de Külz nous fournit sur ce point des documents précieux, l'ammoniaque ayant été dosée dans l'urine de 662 diabétiques.

Sur ce nombre, 359 appartenaient à la forme légère, c'est-à-dire qu'ils cessaient d'être glycosuriques par le régime carné. Chez ces malades, la moyenne de l'excrétion de l'ammoniaque était très peu supérieure à la normale.

Chez 152 diabétiques appartenant à la forme grave, la moyenne était plus élevée. Il semble donc certain qu'on rencontre, d'une manière générale (et sauf des exceptions dont il faut tenir compte), une augmentation de l'excrétion de l'ammoniaque chez les diabétique avec dyscrasie acide bien prononcée[5].

Mais l'organisme du diabétique n'est pas indéfiniment en état de produire de l'ammoniaque pour lutter contre l'acidose, et il s'appauvrit en chaux[6], dont la proportion dans l'urine dépasse de beau-

1. Hallervorden. (*Archiv für exper. Pathol.*, 1880, XII, p. 237).

2. Stadelmann. (*Archiv für exper. Pathol.*, 1883, XVII, p. 419).

3. Wolpe. (*Archiv für exper. Pathol.*, 1886, XXI).

4. Naunyn. (*Der Diabetes*, 2e éd., p. 215).

5. L'hyperammoniémie, qui existe nécessairement dans les cas où il y a excès de sels ammoniacaux dans l'urine, peut-elle produire des accidents chez le diabétique ? Cela est bien difficile à admettre; car, d'après les recherches de Marfori. (*Archiv für experiment. Pathol. und Pharm.*, 1893, XXXIII, p. 71), un chien supporte l'injection dans une veine, en l'espace d'une heure, de 29 milligrammes de carbonate d'ammoniaque. Si l'on admet que la toxicité des sels ammoniacaux est la même chez l'homme, ce dernier pourrait excréter, par heure, sans être incommodé, plus d'un gramme de carbonate d'ammoniaque, c'est-à-dire une quantité *plus que double* de celle qui a été trouvée dans les cas extrêmes chez les diabétiques.

6. Frerichs. (*Der Diabetes*, p. 143) dit avoir souvent remarqué que « chez les diabétiques les os présentent une légèreté extraordinaire ». Il s'étonne que Schultzen ait trouvé normale, à l'analyse chimique, la composition de ces os. Mais il est possible que leur légèreté tienne exclusivement à une raréfaction du tissu osseux, sans modification de leur composition chimique. — Voir page 485, note 1, et 589.

coup la normale par rapport aux autres éléments minéraux[1]. Il est donc possible que chez l'acétonémique grave il existe une déminéralisation analogue à celle qu'a constatée Desgrez[2] à la suite de l'ingestion longtemps prolongée d'acide phényl-propionique (qui doit produire, à cet égard, des effets assez analogues à ceux de l'acide β-oxybutyrique) :

Chez un lot de cobayes recevant une alimentation de composition constante, le rapport des matières minérales de l'urine vis-à-vis de l'ensemble des matières solides, qui, à l'état normal, était 0,63, s'est élevé à 0,69, sous l'influence de l'acide phényl-propionique[3].

D'après Eppinger[4], qui a expérimenté avec de faibles doses d'acide chlorhydrique, les chiens dépancréatés seraient beaucoup plus éprouvés par l'intoxication acide que les chiens sains. Sans affirmer que le pancréas ait une fonction particulière de défense, je considère le fait avancé par Eppinger comme très admissible ; d'abord en raison de la dépression que produit l'ablation du pancréas, puis parce que les fonctions du foie sont profondément troublées chez le chien dépancréaté. Or on sait que la production d'ammoniaque se fait dans le foie. Il serait donc opportun de répéter les expériences d'Eppinger en dosant l'ammoniaque de l'urine.

En résumé, parmi les corps acétoniques, l'acide diacétique, mais surtout l'acide β-oxybutyrique doivent être considérés

1. Voir Gerhardt et Schlesinger (*Archiv für exp. Path. u. Ph.*, 1899, XLII, p. 43). Outre leurs recherches cliniques ils ont fait sur l'animal des expériences paraissant montrer que dans l'intoxication acide la proportion de chaux éliminée par l'urine est augmentée par rapport à celle qui est éliminée par l'intestin. En se basant sur le chiffre de la chaux urinaire on risquerait donc d'évaluer trop haut l'excrétion de cette base.

2. Desgrez et Quende. (*C. R. de la Société de Biologie*, 25 mars 1905 et *C. R. de l'Acad. des Sciences*, 29 mai 1905).

3. L'ingestion d'acide chlorhydrique, c'est-à-dire d'un acide minéral, a élevé encore ce rapport qui est devenu 0,77.

4. Eppinger. (*Wiener kl. Woch.*, 1906, n° 5).

comme toxiques. De plus, l'acidité de ces derniers corps engendre, quand ils sont produits en grande abondance, une diathèse acide dont les effets prolongés ne peuvent manquer d'exercer sur l'économie l'influence la plus fâcheuse, surtout si le sujet est débilité par la vieillesse [1] ou par une influence morbide [2].

LIPÉMIE DIABÉTIQUE

On sait que le sang de l'homme sain ne renferme guère que 1 à 2 pour 1.000 de graisse [3]. Celui de beaucoup de diabétiques n'en renferme pas davantage [4]. Mais chez un certain nombre d'entre eux — je ne suis pas en état de donner un chiffre précis — la proportion de la graisse est décuplée. — Enfin, dans quelques cas exceptionnels, l'analyse révèle, pour 1.000 grammes de sang, plus de 100 grammes de graisse. Ce liquide présente alors l'apparence de chocolat au lait.

1. Goodull et Joslin. (*Boston Med. and Surg. Journal*, 1908, p. 646.)

2. Landau (*Archiv für exper. Pathol.*, 1908, LV) insiste sur le fait que chez le lapin, l'acidité autogène (intra-cellulaire) qui résulte d'une intoxication par l'acide phosphorique exige, pour sa neutralisation, une dose d'alcali beaucoup plus forte que l'acidose produit par l'infusion d'un acide minéral chez le même animal, dans les mêmes conditions d'inanition.

3. Cette proportion est physiologiquement augmentée après un copieux repas de matières grasses.

4. Dennstedt et Rumpf ont dosé la graisse du sang chez 6 diabétiques. Le premier était atteint de gangrène, les autres dans le coma.

		Graisse p. 1.000.
1	Mort de gangrène	0,46
2	Après 30 heures de coma	0,48
3	— 17 —	1,10
4	— 48 —	1,24
5	— 24 —	0,15
6	— 26 —	0,23

Ce sont, à peu de chose près, les mêmes chiffres qui ont été trouvés dans d'autres états morbides. (*Virchow's Archiv*, 1903, CLXXIV, p. 163).

L'aspect laiteux du sang de certains diabétiques paraît avoir été remarqué depuis longtemps par divers auteurs [1]; mais les observations anciennes sont discutables, et c'est surtout depuis une publication de Sanders et Hamilton [2] que l'attention a été attirée sur la lipémie diabétique. Ces auteurs attribuèrent la mort de leur malade à l'obstruction des capillaires par la graisse. Peu après, les travaux sur cette question se multiplièrent [3]. Coats rapporta l'observation de deux jeunes diabétiques ayant succombé en quelques heures, après avoir présenté une dyspnée intense et un pouls fréquent. A l'autopsie, un grand nombre de veines paraissaient injectées par une substance blanche, crémeuse, que l'examen a montré être de la graisse [4].

Mais on a remarqué avec raison que ces obstructions vasculaires n'étaient que des coagulations formées *post mortem* [5]. En effet, il est hors de doute que chez bon nombre de diabétiques la lipémie n'a elle-même déterminé aucun symptôme et n'a été décelée que fortuitement, soit par l'aspect spécial du sang extrait des vaisseaux [6], soit au moyen de l'ophtalmoscope [7].

1. Marcet d'Edimbourg aurait vu en 1799 un diabétique dont le sang était laiteux, Dobson, Rollo, Babington, Traille, Lecanu, etc. parlent de faits semblables.

2. Sanders et Hamilton. Lipæmia and fat embolism in the fatal dyspnœa and coma of diabetes. (*Edinburgh Med. Journal*, 1879, XXV, p. 47-57).

3. Mackenzie. On the pathology of diabetes, especially dealing with diab. coma. (*British Med. Journal*, avril 1883, p. 665). — Windle. The morbid anatomy of diabetes. (*Dublin Med. Journal*, août 1883). — Dreschfeld. (*British Med. Journal*, août 1886).

4. Coats. (*Glasgow Med. Journal*, 1889).

5. Voy. Saundby et Barling. Fat embolism. (*Journal of Anat. and Physiol.*, 1882, XVI, p. 515), et Saundby. (*Lectures on Diabetes*, 1891, p. 146). — Il n'en est pas toujours ainsi : Herxheimer (*Verhandlungen d. d. path. Gesellschaft*, 1907, 18 sept.) a vu chez un diabétique lipémique une nécrose de la rate, causée par l'obstruction de l'artère splénique, qui était remplie de *grosses* gouttes de graisse.

6. Fraser. (*Edinburgh Med. Journal*, 1882, XXVIII, p. 199). — Fuchter. (*Journal of the American Med. Associat.*, 1899, p. 1008). Le sérum centrifugé présentait de fines granulations, dont un certain nombre se colorait en noir par l'acide osmique. — Fraser. (2e cas). (*Transactions of the Med. Chirurg. Society of Edinburgh*, 1902-1903, XXII, p. 217, avec planches).

7. Heyl. Intraocular Lipaemia. (*Transactions of the American Society*,

CARACTÈRES DU SANG LIPÉMIQUE

Ces caractères ont été bien étudiés dans quelques cas récemment publiés, notamment chez un diabétique de Fischer[1].

Le sang de ce malade, âgé de vingt-six ans, ne renfermait que 696 d'eau p. 1.000 (au lieu de 780, chiffre normal). La densité était diminuée (1014, au lieu de 1046, minimum du chiffre normal). La proportion de graisse était énorme (plus de 180 p. 1.000, au lieu de 1 à 2). Neisser et Derlin[2] ont trouvé un chiffre analogue; Fraser[3], chez un jeune homme de dix-sept ans, 160 grammes, Zaudi[4], 64 grammes.

La graisse est plus abondante dans 1.000 grammes de sérum que dans 1.000 grammes de sang : Javal[5] dans 100 grammes de sérum laiteux d'un diabétique, sept heures avant la mort, a dosé le chiffre extraordinaire de 25 gr. 4 de graisses, soit 254 pour 1.000. Au microscope on voyait de fines granulations[6] faiblement colorées par l'acide osmique; il y en avait 150 p. 1.000 de *sérum*, chez le malade de Stadelmann[7], âgé de vingt-trois ans, etc.

Quant à la composition chimique de la graisse du sang, on

1880, p. 54) — STARR, cité par PEPPER. (*System of Pract. Med.*, 1885, II, p. 207). — FRASER. (2e cas). *Loc. cit.* — V.-H. WITHE. (*The Lancet*, 10 oct. 1903, avec une planche). Chez le malade de White (jeune homme de vingt-six ans), les vaisseaux de la rétine présentaient, à l'examen ophtalmoscopique, une couleur saumon.

1. B. FISCHER. Ueber Lipaemie und Cholesteraemie, etc. (*Virchow's Archiv*, 1903, CLXXII, p. 30 et 218).

2. E. NEISSER et DERLIN. Ueber Lipaemie. (*Zeitschrift für klin. Med.*, 1903, LI, p. 429). Le malade était âgé de vingt-deux ans et rendait plus de 200 grammes de sucre par jour.

3. FRASER. *Loc. cit.* (2e cas).

4. ZAUDY. Beiträge zur Lehre von der Lipaemie, etc. (*Deutsches Archiv für kl. Med.*, 1901, LXX, p. 301). Le sang recueilli sur le cadavre n'a donné que 34 grammes.

5. JAVAL. (*C. R. de la Société de Biologie*, 1908, 25 janv.).

6. FRASER. (2e cas). *Loc. cit.*

7. STADELMANN. Ueber Lipaemie bei Diabetes m. (*Deutsche med Woch.* 4 déc. 1902, *Vereinsbeiläge*).

peut dire, d'une manière générale, qu'elle est constituée par de l'oléine, pour les deux tiers, et qu'elle renferme assez peu d'acides gras libres. Dans plusieurs cas, la cholestérine était augmentée d'une manière extraordinaire; elle atteignait 5 grammes p. 1.000 de sang (environ le décuple de la proportion normale), chez le malade de Fischer. — Dans le cas de Javal un quart de la graisse était constitué par de la lécithine.

CAUSES DE LA LIPÉMIE DIABÉTIQUE

Il existe une lipémie alimentaire, mais chez le sujet sain elle est peu considérable[1]. Elle est plus accentuée chez l'obèse, et surtout chez l'alcoolique. — Chez certains diabétiques elle prend de l'importance[2].

Mais, même sans ingestion de matières grasses, quelques diabétiques présentent une lipémie extraordinaire. Comment l'expliquer ? Il est difficile de supposer une augmentation de la *lipogénie*, l'expérience d'Hanriot prouvant que, chez les diabétiques, la formation de la graisse (aux dépens des hydrates de carbone) ne se produit pas comme à l'état normal[3]. On est plutôt porté à admettre une diminution du pouvoir lipolytique du sang[4]. Mais cette explication n'est pas suffisante, en raison de

1. On a trouvé une forte proportion de graisse dans le sang d'oies grasses, mais ces animaux ne sont pas normaux.

2. Voy. SCHWARTZ. Ueber den Fettgehalt des Blutes (74e *Versammlung deutscher Naturforscher*, 1902 et *Deutsches Archiv für kl Med.*, 1903, LXXVI.)

3. Voir p. 498. Je rappelle seulement ici que d'après HANRIOT (*C. R. de l'Acad. des Sciences*, 1892), si on fait ingérer à un homme sain 100 grammes de glycose en dissolution dans de l'eau, le quotient respiratoire peut *dépasser* l'unité, tandis que chez le diabétique grave, le quotient reste *bien au-dessous* de l'unité, même après une abondante ingestion de sucre.

4. On sait qu'HANRIOT a découvert dans le sérum sanguin un ferment (lipase) qui dédouble la monobutyrine. La découverte d'Hanriot a été confirmée par Pflueger, Enriquez, etc. — Voy. HANRIOT (*C. R. de la Société de Biologie*, plusieurs notes en 1901, 1902 et 1903). —

la prédominance insolite de la lécithine et de la cholestérine. Pour Klemperer et Umber[1], l'abondance de ces deux substances indique une destruction cellulaire.

En résumé, la lipémie, au moins à un degré moyen, est plus fréquente chez les diabétiques qu'on ne l'a supposé jusqu'ici[2] ; mais elle est beaucoup moins commune chez eux que l'acétonémie. Malgré sa rareté relative, je suis porté à penser que, comme cette dernière, elle dépend d'un trouble nutritif en relation directe avec le diabète, et qu'elle ne peut être considérée comme une complication accidentelle de cette maladie.

COMPLICATIONS D'ORIGINE DYSCRASIQUE

Les complications organiques dont nous allons maintenant traiter sont d'origine dyscrasique. L'acétonémie en particulier joue un rôle très actif dans leur développement. Voici l'ordre que nous suivrons :

Complications rénales.
— cardio-vasculaires.
— nerveuses (en insistant sur le coma).
— oculaires.
— osseuses.
— musculaires.
— digestives.
— respiratoires.
— cutanées et génitales.

Doyon et Morel (*id.*, 1902 et 1903). — Pottevin (*C. R. de l'Acad. des Sciences*, 23 mars 1903, p. 767). — Garnier (Ch.) (*C. R. de la Société de Biologie*, 1903, p. 1094 et 1425). — Dans la dernière de ces notes, Garnier dit que le sang de plusieurs diabétiques était *hyperlipasique*, et que celui d'un diabétique maigre était *hypolipasique*.

1. Klemperer et Umber. (*Zeitschrift für kl. Med.*, 1906, LXI).

2. Voir Wilson et Williams. On the occurence and constitution of lipoid material in diabetes blood. (*Biochemical Journal*, II, p. 1-2).

COMPLICATIONS RÉNALES

ALBUMINURIE

Quelques auteurs, et non des moindres, Frerichs, entre autres, ne considèrent pas l'albuminurie comme fréquente chez les diabétiques. Mais la plupart sont d'un avis opposé : Külz [1], sur les 680 diabétiques dont il a rapporté l'observation, dit l'avoir observée chez 540, *à chacun de ses examens* (c'est-à-dire chez 79 p. 100), et, d'une manière accidentelle, chez un certain nombre des 140 autres. Mais l'albumine atteignait (ou dépassait) *un* gramme par litre, chez un dixième seulement, et, chez les deux tiers, elle n'était décelée que par une simple *opalescence*. Il n'est donc pas surprenant que d'autres observateurs, moins méticuleux, aient considéré l'albuminurie comme peu commune chez les diabétiques.

En fait, d'après mon observation personnelle, — et d'après Külz lui-même, — une albuminurie *notable* ne se rencontre guère que chez 8 à 10 p. 100 des diabétiques. Elle dépend le plus souvent d'une néphrite, soit antérieure au diabète, soit causée par l'acétonémie.

Valeur pronostique de l'albuminurie. — Les opinions ont singulièrement varié sur la signification pronostique de l'albumine dans une urine diabétique ; Thénard et Dupuytren [2], ayant observé la diminution de la glycosurie chez des diabétiques qui devenaient albuminuriques, avaient considéré l'albuminurie comme favorable. Mais Rayer [3], Bence-Jones [4], etc., ont fait justice de cette erreur ; et maintenant il est universellement admis qu'elle aggrave beaucoup le pronostic.

1. E. Kuelz. (*Klinische Erfahrungen*, p. 452-453).

2. Thénard et Dupuytren. (*Bulletin de la Société de la Faculté de méd. de Paris*, 1806, p. 41).

3. Rayer. (*Traité des maladies des reins*, II, p. 223, et *Bulletin de la Soc. de Biol.*, 1851).

4. Bence-Jones. (*Méd. Times and Gazette*, fév. 1854, p. 102).

Cette opinion, exacte d'une manière générale, ne l'est pas dans tous les cas ; car on rencontre parfois chez des diabétiques une albuminurie, même considérable, qui paraît, en raison des variations singulières qu'elle présente, dépendre plutôt de conditions vasculaires que de lésions graves du rein.

On peut, en effet, pendant une période plus ou moins longue, observer une albuminurie intense et une glycosurie faible ; puis, inversement, pendant une autre période, une albuminurie faible et une glycosurie intense. Il peut donc exister une véritable *alternance* de l'albuminurie et de la glycosurie.

Chez quelques-uns de ces malades, l'influence du régime est évidente : si, dans leur alimentation, ils remplacent les féculents par la viande, la période albuminurique survient ; et, s'ils usent largement de féculents, ils redeviennent surtout glycosuriques ; mais, chez quelques autres, l'élément nerveux paraît être le plus important. Des faits de ce genre ont été rapportés par B. Teissier[1], et j'en ai observé moi-même plusieurs, dont un très net, chez une femme hystérique[2].

Il faut distinguer de ce diabète *alternant* les cas dans lesquels l'albuminurie augmente par le progrès de la néphrite, en même temps que diminue la glycosurie, par suite de la cachexie et aussi à cause de l'imperméabilité du rein[3].

On a cru remarquer que, dans le diabète traumatique, l'albuminurie était particulièrement fréquente. Ce fait tendrait à prouver que, chez certains diabétiques, elle est de cause nerveuse.

Chez d'autres diabétiques, l'albuminurie paraît plutôt dyscrasique. En somme, l'albuminurie dans le diabète a une pathogénie très complexe, qu'il faut, pour chaque cas particulier, s'efforcer

1. B. Teissier. (*Gazette hebdomadaire*, 1877, p. 646). Voy. surtout les observations III et IV.

2. Lépine. (*Le Diabète non compliqué et son traitement*, Paris, 1905, p. 18-19).

3. En même temps, l'hyperglycémie peut augmenter, en raison de la rétention du sucre dans le sang, à moins que la glycogénie soit fort réduite.

de débrouiller, si l'on veut porter un pronostic exact et instituer un traitement convenable [1].

CYLINDRES

Cantani [2], Ebstein [3], Frerichs [4], E. Külz et ses élèves [5] ont donné d'utiles renseignements sur la fréquence des cylindres dans l'urine des diabétiques. La statistique de Külz porte sur 691 malades (dont la moitié environ étaient des diabètes légers). Chez 64 p. 100, il existait des cylindres. La proportion est encore plus forte dans les cas graves. Elle augmente chez les malades qui passent du régime mixte au régime carné.

LÉSIONS RÉNALES

Nous avons dit précédemment que la polyurie produit chez les diabétiques l'augmentation du poids du rein. On a vu aussi que la glycosurie (ou peut-être plutôt l'hyperglycémie) produit la lésion d'Armanni [6]. Mais la dyscrasie (probablement l'acétonurie) amène le développement de lésions, de néphrite plus ou moins grave. Dans un certain nombre de mes autopsies, la capsule

1. La bibliographie de l'albuminurie diabétique est considérable. Je me borne à l'indication des travaux les plus importants parus dans ces dernières années :

Lancereaux (*Bulletin de l'Acad. de Méd.*, 1892, p. 522, et 1905, 25 juillet). — Sallès (*Thèse de Lyon*, 1893). — Bussière (*Thèse de Paris*, 1893). — Gondard (*Thèse de Paris*, 1897). — Maragliano (*Gazetta degli Osped.*, 5 mars 1899). — Schupfer (*Congrès italien de méd. intern.*, oct. 1899). — Herzog (*Deutsche med. Wochenschr.*, 1899, p. 526). — Vas (*Orvosi hetilap*, 1903, et *Wiener klin. Woch.*, 1904, n° 30). — Elliott (*Journal of the Amer. Med. Association*, 1903, n° 6). — Pavy (*The Lancet*, nov. 1903).

2. Cantani. (*Le diabète sucré et son traitement diététique*, trad. de Charvet, Paris, 1876).

3. Ebstein. (*Deutsches Archiv für kl. Med.*, 1881, XXVIII).

4. Frerichs. (*Zeitschrift für klinische Medicin*, 1883, VI, et *Der Diabetes* p. 247).

5. E. Kuelz. (*Klinische Erfahrungen*, p. 454). — Voir aussi C. Klieneberger und R. Oxenius. (*D. Arch. f. klin. Med.*, LXXX, p. 225).

6. Voir page 486.

rénale était adhérente. A noter que parmi les reins atteints de néphrite chronique, je n'ai pas rencontré de *petit rein*.

Lésions histologiques. — Elles n'offrent rien, à ma connaissance, qui soit spécial au diabète : Ebstein[1] a depuis longtemps signalé des lésions de l'épithélium des tubes contournés. D'après Albertini et Pisenti[2], on pourrait les reproduire expérimentalement, en administrant à des lapins de l'acétone ou de l'acide diacétique.

Fichtner[3] a rencontré chez un diabétique mort dans le coma une dégénération graisseuse de l'épithélium des tubes contournés. Cette lésion ne paraît pas spéciale au diabète, mais toute lésion de cet épithéliun a une importance pathogénique. En diminuant le pouvoir dépurateur du rein, elle contribue à la production du coma.

ŒDÈMES

Il n'est pas très rare d'observer de l'œdème chez les diabétiques, même non cachectiques. Le plus souvent il reconnaît pour cause une rétention chlorurée[4], et dépend de l'état des reins. — Dans quelques cas, il faut incriminer plutôt un affaiblissement cardiaque. V. Noorden a noté que parfois des diabétiques avec affection cardiaque valvulaire n'ont pas d'œdème, alors que la même affection, chez des sujets non diabétiques, entraînerait cette complication. Je mentionne cette particularité intéressante, qu'avait aussi remarquée Lauder Brunton et qu'il a expliquée par l'action diurétique du sucre[5]

1. Ebstein. (*Deutsches Archiv für kl. Med.*, 1881, XXVIII).
2. Albertini et Pisenti. (*Archivio per le scienze Med.*, 1887, XI, p. 129).
3. Fichtner. (*Virchow's Archiv*, 1888, CXIV, p. 400, et *Deutsches Archiv für kl. Med.*, 1889, XLV, p. 122).
4. Voir Joslin et Goodall (*Journal of Americ. Associat.*, 1908, n° 9).
5. Lauder Brunton (*Practitioner*, 1907 juli). — Voir encore Schmitz (*Berliner kl. Woch.*, 1876, n° 5. — J. Mayer *Zeitschrift für kl. Medicin*.

COMPLICATIONS CARDIAQUES

Dans le diabète ayant eu une certaine durée, et se terminant par une cachexie plus ou moins avancée, le poids du cœur diminue. Une complication très fréquente dans ce cas est la dégénérescence du myocarde avec lésions histologiques bien accentuées. Cliniquement cet état de dégénérescence s'accuse par divers symptômes.

Un d'eux est une accélération anormale des battements, lors du passage de la position horizontale à la station verticale[1], ou bien lors d'un effort musculaire, de la marche, etc.

On peut aussi observer le rythme fœtal des bruits.

Un autre symptôme est l'augmentation relative de la quantité d'urine émise pendant la nuit[2]. On sait que chez la *plupart* des diabétiques[3] l'urine est excrétée le jour en plus grande abondance. S'il existe un affaiblissement de l'énergie cardiaque, la quantité d'urine émise la nuit dépasse notablement celle du jour. Ce fait a été constaté par Laspeyre chez deux diabétiques[4], par Hirschfeld[5] et par moi-même.

On peut encore observer des irrégularités, une tendance aux syncopes, etc.

1888, XIV, p. 212). — SCHOTT (*Balneol. Congr. Frankfurt am Main.* Analyse *in Therapie der Gegenwart*, avril 1900, p. 177). — S. MAYER (*Wien. kl. Woch.*, 1903, n° 17). — A. ELLIOT (*American Med. Assoc.*, juin 1907).

1. W. MAGER (*Wiener klinische Wochenschr.*, 1903, p. 1302) a insisté particulièrement sur ce symptôme dont la valeur clinique était d'ailleurs bien connue.

2. Ce signe a été indiqué par QUINCKE (*Verhandlungen des Congresses für innere Med.*, 1893), et plus récemment étudié par PÉHU (*Revue de Méd.*, 1903).

3. Voir p. 464.

4. LASPEYRE. (*Deutsches Archiv*, 1900, LXVIII, p. 175).

5. HIRSCHFELD. (*Die Zuckerkrankheit*, 1902, p. 72-73).

COMPLICATIONS VASCULAIRES

Artériosclérose. — L'artériosclérose est très commune chez les diabétiques ; mais, chez la plupart, elle est antérieure au diabète, ou bien elle est indépendante de cette maladie. En effet, les diabétiques graves ne sont pas, généralement, des artérioscléreux. Assurément, la dyscrasie diabétique peut favoriser le développement d'une artériosclérose ; mais son influence est peu marquée.

Quoi qu'il en soit, préexistante ou consécutive, l'artériosclérose est une complication sérieuse. La nutrition, chez le diabétique artérioscléreux, se fait moins bien que chez celui dont les artères sont saines. Elle peut amener une hémiplégie, une gangrène sèche, etc., qui, à leur tour, aggravent l'état du malade. Nous traiterons plus loin des complications nerveuses. Voyons la gangrène sèche des membres.

GANGRÈNE SÈCHE CHEZ LE DIABÉTIQUE

La gangrène sèche est, chez les diabétiques, comme chez les non diabétiques, le résultat d'un défaut de sang artériel. On n'a constaté que rarement l'oblitération *complète* de l'artère principale de la partie gangrénée [1] ; mais son rétrécissement plus ou moins prononcé, avec thrombose, est la règle. Parfois il existe aussi des thromboses dans les veines [2].

La coexistence du diabète et d'accidents gangréneux a été signalée depuis longtemps [3] ; mais il n'y a guère plus de soixante ans qu'on s'est préoccupé de la relation qui peut les réunir. La

1. L'oblitération complète de l'artère a été trouvée par H. Marsh (1854). — Potain, dans Marchal (de Calvi), p. 416. — Andral (*Gaz. hebdom.*, 1875, n° 26, 1er cas). — Israel, dans Grossmann, obs. 46, p. 65 ; et obs. 49, p. 67, etc.

2. Voy. Hildebrandt. (*Deutsche Zeitschrift für Chirurgie*, 1904, LXXII).

3. Pour l'historique des cas anciens, voy. Charcot (*Gazette hebdomadaire*, 1861).

question a été posée en 1845 à la *Société pathologique* de Dublin [1], et résolue affirmativement quelques années plus tard par Marchal (de Calvi), Hodgkin, etc. [2]. Ces auteurs ont cru que le diabète était, *ipso facto*, la cause de la gangrène. L'examen attentif des faits ne permet pas d'accepter aujourd'hui cette opinion ; et, comme je le disais plus haut, la coexistence d'une oblitération artérielle plus ou moins complète est la règle dans la gangrène diabétique [3]. D'autre part, l'influence de la dyscrasie est prouvée par le fait que la gangrène sèche peut se manifester chez les diabétiques à un âge moins avancé que chez les non diabétiques [4], et que, chez les premiers, elle est plus fréquente et plus grave. La gangrène sèche est plus commune chez les diabétiques alcooliques que chez les tempérants. Ce fait montre l'influence adjuvante de l'alcoolisme.

Evolution de la gangrène. — Dans la majorité des cas, la maladie débute par un pied. Elle s'accompagne des symptômes ordinaires de la gangrène, fourmillements, douleurs, changement

1. Carmichael, Adams et Marsh. (*Dublin Quarterly Journal*, 1846).

2. Marchal (de Calvi). (*Gazette des hôpitaux*, 15 avril 1852). — Marchal. Remarques historiques sur la gangrène diabétique (*Union médicale*, 1861, t. XI, p. 164, 193, 226, 258 et 294). — Marchal. (*Recherches sur les accidents diabétiques*, Paris, 1864). — Hodgkin (*Société harveienne*, 1854, et *Dublin Hospital Gazette*, 1858). — Dionis des Carrières (*Moniteur des hôpitaux*, 1857). — Fauconneau-Dufresne (*Union médicale*, 1858 et 1859, etc.).

On remarquera que, dans la plupart des publications précédentes, la gangrène humide est à tort confondue avec la gangrène sèche.

3. Un homme de soixante-neuf ans, qui ne se savait pas diabétique, fait une promenade de quelques heures. Quatre jours après, il est apporté dans mon service avec une gangrène d'une partie de la peau du pied, et il succomba le lendemain à une complication pulmonaire. L'urine renfermait, par litre, 50 grammes de sucre et 15 grammes d'urée. A l'autopsie, j'ai trouvé une oblitération complète de la tibiale antérieure par un caillot récent siégeant au niveau d'une plaque d'athérome qui rétrécissait l'artère.

4. D'après Hildebrand, l'âge moyen de 15 sujets atteints de gangrène diabétique était de cinquante-quatre ans, tandis qu'il était de soixante-six ans chez 19 sujets atteints de gangrène sénile (Hildebrand (*Zeitsch. für Chirurgie*, 1904, LXXII).

de coloration, insensibilité et refroidissement de la peau, absence de battements artériels, etc. D'après Maurice Raynaud, la gangrène diabétique se développerait surtout en surface[1]; j'ai noté, en effet, cette particularité dans quelques autopsies, mais elle est loin d'être constante et n'est point spéciale à la gangrène diabétique.

On voit parfois la gangrène rester très limitée, et, ce qui est plus rare encore, les parties menacées de gangrène reprendre en apparence leur vitalité. Mais cette amélioration n'autorise pas à croire que tout danger est écarté ; les rechutes sont fréquentes, et la gangrène devient souvent définitive après une rémission trompeuse.

Les deux terminaisons les plus habituelles sont les suivantes :

1° La gangrène se limite, et le malade guérit, ou meurt après une intervention chirurgicale qui l'a débarrassé de la portion mortifiée ;

2° La gangrène sèche, faute d'une asepsie suffisante, se complique de phlegmon, accident redoutable que nous étudierons dans un des chapitres suivants.

OBLITÉRATION DES ARTÈRES VISCÉRALES CHEZ LES DIABÉTIQUES

Hors des membres, les oblitérations vasculaires chez les diabétiques ne paraissent pas avoir beaucoup attiré l'attention ; ou du moins, les observations sont rares. Gaultier a rapporté un cas de mort subite causée par une thrombose de l'artère coronaire[2].

Ménétrier et Touraine ont aussi observé une mort subite chez un diabétique dont le cœur présentait un infarctus occupant une portion de la paroi antérieure du ventricule gauche. Cet infarctus résultait d'une thrombose de la coronaire antérieure. Le

1. Maurice Raynaud, (article Gangrène du *Nouveau dictionnaire de médecine et de chirurgie pratiques* de Jaccoud, 1872).

2. René Gaultier. (*Bulletin de la Société anatomique de Paris*, 1904, p. 636).

malade étant un vieil artérioscléreux, on ne peut affirmer que cette lésion ait été causée par le diabète [1].

TROUBLES DU SYSTÈME NERVEUX

Les plus ordinaires sont la sensation de lassitude, la perte de l'appétit génésique, et l'abolition des réflexes rotuliens. Après eux j'examinerai successivement les troubles sensitifs, trophiques, moteurs et mentaux [2]. Les premiers sont les plus fréquents.

Sensation de fatigue. — Il est peu de diabétiques qui, après une marche de quelques instants, n'éprouvent une sensation de fatigue qui leur était inconnue dans l'état de santé. Comme tous les troubles subjectifs, cette sensation est variable, suivant les sujets, et il s'en faut qu'elle corresponde à la gravité du diabète.

Mais elle me paraît, au moins dans une certaine mesure, en relation avec l'hyperglycémie; car il suffit de diminuer celle-ci pour voir, généralement, la sensation de fatigue disparaître [3].

Perte du besoin et de l'aptitude génésiques. — Ce trouble est bien moins fréquemment accusé par les malades, soit qu'il leur en coûte de l'avouer, soit qu'ils se fassent illusion, soit qu'ils s'en préoccupent moins qu'un homme à l'état de santé (voir plus loin). En revanche, c'est un symptôme précoce, *plus précoce* que la sensation de fatigue.

Griesinger aurait constaté l'existence de spermatozoïdes mobiles dans le testicule. D'autre part, Tommasi et Bussard [4] les auraient trouvés morts.

1. Ménétrier et Touraine (*La Tribune médicale*. 1908, nº 14).

2. Voir les monographies suivantes : Dreyfous (*Thèse d'agrég.*, Paris, 1882). — Desbonnets (*Thèse de Paris*, 1900). — Blanke (*Inaug. Dissert.*, Göttingen 1901). — Lapinski (*Neurologicheski Vextnik*, 1901).

3. Voir Costanzo Zenoni. (*Policlinico*, 1896, section med., p. 538).

4. Tommasi et Bussard. (*Gazette médicale de Paris*, 1876).

Abolition des réflexes. — Après la perte des forces et l'impuissance, l'abolition des réflexes rotuliens est l'anomalie nerveuse qu'on rencontre le plus souvent chez les diabétiques. Elle a été signalée chez eux par le professeur Bouchard. On la rencontre quatre fois sur dix environ, et de préférence chez les diabétiques jeunes (Williamson). — Ce fait, qui pourrait étonner au premier abord, s'explique par la gravité plus grande du diabète dans le jeune âge.

L'*exagération* des réflexes rotuliens aurait été observée dans certaines conditions ; par exemple avant le coma [1].

D'après Williamson [2], le réflexe achilléen ferait défaut dans le diabète, à peu près dans la même proportion que celui du genou. Il pourrait même disparaître plus tôt que ce dernier, ainsi qu'il arrive parfois chez les tabétiques. C'est donc un réflexe à rechercher dans les cas où le réflexe rotulien est conservé.

Le professeur Pitres, qui a examiné avec soin les réflexes rotulien, abdominal, crémastérien, plantaire et pupillaire, chez trente-deux diabétiques, a obtenu les résultats suivants [3] :

	Rotul.	Abd.	Crém.	Plant.	Pupil.
Abolis	13	16	19	16	1
Affaiblis	7	8	6	2	0
Exagérés. . . .	2	6	4	6	0
Normaux. . . .	12	1	3	8	31

Il ressort de ce tableau que les réflexes cutanés (abdominal, crémastérien et plantaire) sont affaiblis ou abolis plus souvent que le réflexe rotulien, mais que le réflexe pupillaire est à peu près constamment intact ; c'est là un signe diagnostique important dans les cas où l'on hésite entre un tabes et un diabète.

Névralgies. — Les *névralgies* sont assez communes chez les diabétiques, surtout la névralgie sciatique. Elle est souvent

1. Zaudy. (*Deutsches Archiv für klinische Medicin*, 1901, LXX, p. 312).
2. Williamson. (*Review of Neurology and Psychiatry*, oct. 1903).
3. Pitres. (*C. R. de la Société de Biologie*, 1902, p. 1286).

bilatérale. Aussi ce caractère devra éveiller l'attention sur la possibilité d'un diabète. Chez un de mes malades, fort indocile d'ailleurs, une sciatique double a duré des années.

Après le sciatique, le trijumeau, et bien d'autres nerfs, peuvent être atteints de névralgies dans le cours du diabète.

Dans les membres inférieurs, les douleurs revêtent parfois le caractère de *douleurs fulgurantes*. J'ai observé ce symptôme chez plusieurs diabétiques, qui ne présentaient, d'ailleurs, aucun autre signe de tabes, sauf l'abolition des réflexes rotuliens. J'y reviendrai plus loin.

Anesthésies. — Une recherche minutieuse fait parfois découvrir des parties anesthésiques sur la peau des diabétiques.

D'après Williamson [1], la sensibilité osseuse, recherchée par la méthode d'Egger, au moyen du diapason, ferait défaut au moins en certains points, par exemple aux malléoles, chez le tiers environ de ces malades.

Démangeaisons. — On en observe surtout sur les parties qui peuvent être souillées par l'urine. Dans ce cas, il existe un certain degré de dermite. Nous traiterons de cette complication dans un autre chapitre.

Angine de poitrine. — Elle a été signalée chez les diabétiques par le professeur Vergely (de Bordeaux) : mais, ainsi qu'Huchard, je la crois chez eux plutôt en relation avec l'arthritisme et avec des lésions vasculaires qu'avec le diabète lui-même [2].

Anidrose. — Sueurs. — La peau est sèche chez beaucoup de diabétiques. Chez d'autres, notamment chez les diabétiques gras, il peut exister de l'hyperhydrose [3].

1. Williamson. The vibrating sensation in affections of the nervous system and in diabetes. (*The Lancet*, 1905, april 1).

2. Voir Ebstein. (*Berliner kl. Woch.*, 1895, n° 24).

3. Buigli. (*Thèse de Paris*, 1873). Dans quelques cas, l'hyperhydrose était unilatérale, ce qui prouve l'intervention d'une influence nerveuse.

Dans la sueur recueillie soit après l'emploi de sudorifiques, soit après une sudation naturelle, on a parfois constaté la présence d'une substance réductrice que l'on a considérée comme du glycose[1].

Troubles trophiques. — On a parfois observé des zonas chez les diabétiques ; mais le plus fréquent et le plus grave des troubles trophiques auxquels ils sont exposés est le *mal perforant*.

Cette lésion siège, en général, au-dessous de l'articulation métatarso-phalangienne. Elle est presque toujours indolore, comme chez les tabétiques. La durée de l'ulcère est souvent longue.

Folet, Vergely, Pitres, Auché[2] ont signalé des *altérations unguéales* pouvant aboutir à la chute des ongles.

Paralysies et atrophies localisées. — Elles s'accompagnent souvent d'atrophie. Ces troubles moteurs peuvent s'associer à un trouble sensitif correspondant. Ainsi, on a vu la névralgie du nerf circonflexe suivie de la paralysie et de l'atrophie du deltoïde[3].

Dans un certain nombre de cas, le diabète n'est pas seul en cause, et, en interrogeant avec soin les malades, on trouve l'alcoolisme, parfois le saturnisme, ou une cause locale professionnelle[4], l'hérédité nerveuse, un traumatisme, etc.

1. Parmi les auteurs ayant constaté l'existence d'une substance réductrice dans la sueur, on peut citer : Fletcher. (*Med. Times*, 1847, XVI, p. 394). — Semmola. (*C. R. de l'Acad. des Sciences*, 1855, et *Vierordt's Archiv*, 1857). — Griesinger. (*Archiv für phys. Heilkunde*, 1859). — Lemaître. (*Archives gén. de Méd.*, 1864). — Koch. (*Inaug. Dissert.*, Iéna, 1867).

On a aussi, parfois, pu déceler du sucre dans les larmes. Voy. Gibb. (*Med. Times and Gazette*, 3 juillet 1858, II, p. 21).

2. Voir J. Vergely. (*Les accidents nerveux du diabète*, Bordeaux, 1898, p. 50). — Auché (*Archives de Méd. expérim.*, 1890).

3. Althaus. (*Lancet*, mars 1888, p. 455).

4. Voir Lannois. Névrite professionnelle du cubital palmaire, chez un diabétique. (*Lyon médical*, 7 décembre 1902, page 785).

Quelquefois, elles frappent de préférence les extenseurs, comme les paralysies alcooliques.

On a noté la fréquence de la paralysie faciale [1] et des paralysies oculaires [2], surtout de la 6e paire.

Un certain nombre de cas ont été étudiés anatomiquement [3]. On a trouvé des lésions de névrite segmentaire. Fleming [4] a noté une exsudation autour des artérioles et des capillaires, dans les septa de l'endonèvre, et aussi entre les fibres nerveuses séparant les lamelles profondes du périnèvre. Cette exsudation avait amené la dégénérescence par compression des fibres nerveuses.

Il est plus que douteux que ces névrites soient causées par l'hyperglycémie [5]. En tous cas, elles ne guérissent pas nécessairement quand on la ramène à un taux très faible [6].

Paraplégie. — On voit parfois la faiblesse des membres inférieurs, que présentent quelques diabétiques, s'aggraver progressivement et aboutir à une véritable parésie, généralement flasque [7]. Dans les cas de ce genre, outre une névrite périphérique,

1. Voir GRÉGOIRE. (*Thèse de Paris*, 1883). — BERNHARDT. (*Neurolog. Centralblatt*, 1899, p. 106).

2. LYON. (*Annales de Médecine*, 1891, oct.), et surtout DIEULAFOY. Paralysie des nerfs moteurs de l'œil chez les diabétiques. (*Presse médicale*, 4 nov. 1905).

3. PRYCE. (*Lancet*, 1888, II, p. 59). — EICHHORST. (*Virchow's Archiv*, CXXVII) — AUCHÉ. (*Archives de méd. expérim. et d'anatomie patholog.*, 1890, p. 635).

4. FLEMING. (*Brain*, 1897, part. LXXVII et LXXVIII, p. 56).

5. PITRES et AUCHÉ n'ont pu provoquer de névrite par des injections d'une solution sucrée sur le trajet des nerfs. DOPTER (*Soc. de Biologie*, 1901, 11 mai) aurait réussi avec de l'acétone.

6. Voir sur les névrites diabétiques : LEYDEN. Entzündung d. periph. Nerven, 1888). — CHARCOT. (*Archives de Neurologie*, 1890, XIX, p. 318). — FRASER et BRUCE. (*British Med. Journal*, 1895). — VERSILOFF. (*Klinitziski journal*, janvier 1899). — FRASER. (*Société méd. d'Edimbourg*. 15 mai 1905). Communication suivie de discussion.

7. D'après SICARD, lorsque la paraplégie est spasmodique, il existe de la lymphocytose rachidienne, et le processus est plutôt *paradiabétique*.

il peut exister des lésions médullaires. Pryce[1], chez un paraplégique qui présentait des symptômes tabétiques et un mal perforant, a trouvé une augmentation de volume du nerf tibial postérieur, et l'atrophie d'un certain nombre de cylindraxes. De plus, les cellules des cornes antérieures de la région lombaire de la moelle paraissaient atrophiées, granuleuses, et avaient perdu leurs prolongements.

Nonné[2] a aussi relaté l'histoire d'une femme de soixante-quatre ans, sans antécédents pathologiques, chez laquelle, quatre ans après le début d'un diabète, avait apparu une atrophie musculaire à type Aran-Duchenne, à évolution rapide. A l'autopsie de la malade, on a constaté, outre une sclérose du pancréas, une dégénération des cellules des cornes antérieures de la moelle dans toute la hauteur de l'organe et une atrophie secondaire des racines antérieures. Nonne admet que le diabète a été la cause de la maladie spinale. Mais il n'a pas fourni la preuve de son assertion.

Bonardi[3], chez une femme diabétique de soixante-douze ans, rendant par jour 4 litres d'urine et 80 grammes de sucre, a noté des symptômes de parésie spastique des quatre membres, surtout des membres supérieurs, avec des troubles divers de la sensibilité. A l'autopsie, on a noté un léger degré de sclérose diffuse de la moelle, surtout dans les cordons antéro-latéraux, et particulièrement au niveau du renflement brachial. Il existait aussi des névrites multiples.

Marinesco[4] a rapporté l'observation d'un paysan de vingt et un ans qui, en labourant, avait été pris d'une soif intense, de polyurie; puis, plus tard, de polyphagie et d'une sensation de

1. Pryce. On diabetic Neuritis. (*Brain*, 1893, n° 47).

2. Nonne. Ueber Poliomyelitis anterior chronica als Ursache einer chronisch-progressiv. atroph. Lähmung bei Diabetes meil. (*Berliner klinische Wochenschrift*, 1896, n° 10, p. 207).

3. Bonardi (Lucca). (*Il Morgagni*, août 1897, p. 557).

4. Marinesco. (*Société de Neurologie de Paris*, juillet 1901). — (*Revue neurologique*, p. 719).

fatigue ; amaigrissement quelques mois plus tard ; il urinait 15 litres d'urine, en moyenne, renfermant 800 grammes de sucre. Outre l'émaciation générale, on constatait une atrophie des membres inférieurs, surtout des muscles extenseurs. A l'autopsie, Marinesco a trouvé des lésions dont il a donné une description très détaillée à laquelle je renvoie.

Pour plusieurs des cas précédents on n'a pas la certitude que la maladie spinale ait été réellement causée par le diabète.

Tabes. — Pavy [1] a signalé l'association possible du diabète et d'un vrai *tabes dorsalis ;* Croner en a réuni quelques observations [2] ; mais, dans plusieurs cas, le tabes paraît avoir été primitif, et c'est le diabète qui l'a compliqué, peut-être parce que la sclérose a envahi le bulbe (?). Ces cas ne rentrent donc pas dans notre sujet.

Il en est autrement dans quelques cas étudiés par Leyden, Kalmus, Williamson, Souques et Marinesco, et plus récemment par Schweiger. Ces cas sont remarquables par le fait que les symptômes nerveux sont aussi peu accentués que possible, et que les lésions des cordons postérieurs présentent certaines particularités.

Ainsi, Kalmus [3] a constaté, dans deux cas, que la sclérose n'avait presque pas entamé les cordons de Goll et que les racines postérieures n'étaient presque pas atteintes.

Williamson a vu, dans un cas au moins, que les racines postérieures n'étaient atteintes que dans leur trajet intra-médullaire [4].

1. Pavy. (*Lancet*, 1885, II, p. 1086, et *Med. News*, sept. 1887, p. 24).

2. W. Croner. Ueber die Beziehungen zwischen Diabetes mell. und Tabes dorsalis. (*Zeitschrift für kl. Med.*, 1900, XLI, p. 40). Voy. aussi, sur la combinaison du diabète et du tabes, Pal. (*Wiener kl. Rundschau*, 1901, n° 1).

3. Kalmus. Beitrag zur Kenntniss der Rückenmarkserkrankungen bei Diab. mell. (*Zeitschr. f. kl. Medic.*, 1896, XXX, p. 559).

4. Williamson. (*British Med. Journal*, 1904, n° 2246).

Schweiger insiste beaucoup sur l'intégrité du système endogène des fibres médullaires, et sur cette particularité que dans les parties malades se trouvent encore, en grand nombre, des fibres saines [1].

Dans la plupart des cas précédents, il n'y avait pas d'antécédents syphilitiques ; mais il existait deux fois une tuberculose avancée, et trois fois une tuberculose au début.

Je viens de dire que ces lésions ne s'accompagnent que de symptômes *tout à fait* frustes de tabes. Aussi, lorsqu'on observe des douleurs fulgurantes chez un diabétique, sans autre signe de tabes, on doit se demander si le malade n'est pas atteint de la lésion médullaire dont il vient d'être question.

Hémiplégies. — On voit des hémiplégies plus ou moins complètes chez les diabétiques, mais je n'oserais affirmer qu'elles soient beaucoup plus communes chez eux que chez les sujets du même âge.

Marinesco, chez un diabétique de quarante et un ans, a observé une hémiplégie *gauche*, suivie, onze jours plus tard, d'une diplopie du côté opposé, et d'une chute de la paupière *droite* (syndrome de Weber). Avant l'hémiplégie, les réflexes étaient presque complètement abolis. Or, deux mois environ plus tard, l'hémiplégie gauche persistant, flasque, avec le syndrome de Weber, le réflexe rotulien avait reparu *à gauche* (ce qui est explicable par la diminution ou l'abolition de l'action modératrice cérébrale de ce côté) [2].

J'ai dit plus haut que les paralysies faciales et les paralysies plus ou moins partielles des muscles oculaires ne sont pas rares chez les diabétiques. On a observé plusieurs fois des paralysies faciales doubles ou une paralysie faciale s'accompagnant d'une paralysie oculaire. Bien que ces cas manquent de la sanction

1. L. Schweiger. Ueber tab. Veränderungen der Hinterstränge bei D. *Wiener med. Woch.*, 1907, n° 32).

2. Marinesco. (*C. R. de la Société de Biologie*, 1895, 26 octobre).

de l'anatomie pathologique, je crois qu'on ne s'avance pas trop en les considérant comme de cause centrale, ce qui n'empêche pas qu'elles soient, parfois, susceptibles de rétrocéder. Il en est de même pour l'aphasie[1]. On peut voir, chez les diabétiques, des symptômes cérébraux bien accusés, avec de minimes lésions de l'encéphale[2]. J'ai notamment constaté, dans plusieurs cas, l'existence de ramollissements de petite étendue, où l'obstruction de l'artériole efférente n'était pas facile à démontrer. Aussi, n'est-il pas impossible que, dans certains cas au moins, la dyscrasie diabétique joue le principal rôle dans la pathogénie de ces ramollissements. Mais ces cas sont fort rares. Dans la règle on trouve des ramollissements vulgaires. On rencontre aussi des hémorragies. J'en ai observé plusieurs cas.

Naturellement, dans chaque cas d'hémiplégie, il y a lieu de se demander si la lésion est bien consécutive au diabète, ou si ce n'est pas elle qui a produit, à la fois, le diabète et l'hémiplégie. Cette question se pose surtout dans les cas de lésion du mésocéphale qui pourraient être diabétogènes. Les commémoratifs permettent généralement de la trancher.

Convulsions. — Crampes. — Des crampes ont été signalées chez quelques diabétiques; mais c'est bien rarement qu'elles appellent l'attention du médecin.

Mouvements choréiformes. — P. Ramon y Cajal[3] a publié l'observation d'une chorée unilatérale droite survenue brusquement chez un diabétique non acétonémique. Les muscles de la face participaient à la chorée. — Avec le début des mouvements, a coïncidé une diminution du sucre qui de 60 grammes par litre est tombé progressivement à 0. Dans les mois suivants,

1. Voy. Corneille. (*Thèse de Paris*, 1897-1898, et *Revue neurologique*, 1898, p. 803).

2. Voir Ligouzat. (*Revue de Médecine*, 1907).

3. Pedro Ramon y Cajal. (*Rev. d. med. y cirur. prat.*, 1907, 28 avril).

une légère glycosurie a reparu quand les mouvements diminuaient.

Convulsions épileptiformes. — Un de mes malades, devenu hémiplégique (droit) et aphasique longtemps après le début du diabète, et dont l'urine renfermait beaucoup d'acétone, a présenté, pendant plusieurs mois, de grandes attaques d'épilepsie. A l'autopsie, j'ai trouvé une lésion minime, exclusivement corticale : sur des coupes fines des circonvolutions motrices, perpendiculaires à la surface, on pouvait constater des lésions fort nettes d'*encéphalite*, et, ce qui était surtout frappant, la disparition à peu près complète de la couche des grandes cellules pyramidales[1].

Chez un diabétique, également acétonurique, de la clinique de Meynert, présentant des douleurs, de la parésie et de la raideur des membres du côté droit, il survint une aphasie brusque, puis des convulsions et du flux salivaire[2].

Stauder[3], chez une diabétique, acétonémique, âgée de cinquante trois ans, a observé des convulsions de l'épaule gauche et du bras, revenant par accès (13 en six jours), et s'accompagnant d'une perte de connaissance de courte durée (deux à trois minutes). Le malade soumis à un traitement alcalin, paraît avoir guéri.

Finlayson[4] a observé un diabétique de trente quatre ans, qui, pendant les dix-sept dernières heures de sa vie eut plusieurs accès épileptiformes alternant avec des accès de manie. L'autopsie ne donna pas la raison des convulsions.

Une diabétique, acétonémique, après une vive céphalée, avec

1. Lépine et Blanc. Hémiplégie diabétique. (*Revue de Médecine*, 1886, p. 167).

2. Redlich. Ueber einen Fall von diab. Hemiplegie und Aphasie. (*Wiener med. Woch.*, 1892, nos 37-40).

3. Stauder. Epilept. Krämpf. bei D. (*Münchener med. Woch.*, 1906, aug., no 35).

4. Finlayson, cité par Love. (*British Med. Journal*, 1900, I, p. 1011).

vomissements, fut prise d'une dyspnée objective très prononcée (respiration à la fois accélérée et profonde). Le lendemain et les deux jours suivants, même état ; sensorium libre ; l'urine renferme de l'acide oxybutyrique. C'est dans cet état qu'elle fut prise de convulsions cloniques, et d'une perte de connaissance de peu de durée. A l'autopsie, le cerveau avait une consistance ferme ; pancréas très atrophié [1].

Un diabétique de vingt-sept ans, avec acidose forte, eut chaque jour, pendant une semaine, de trois à douze attaques, présentant pour la plupart le caractère jacksonien, avec perte de connaissance transitoire. D'autres attaques avaient le caractère de l'attaque épileptique ordinaire [2].

Lewis O. Conner a publié le cas suivant :

Une italienne de seize ans fut brusquement prise d'attaques soudaines de tremblement des membres du côté droit, avec picotements, sans perte de connaissance. Ces attaques se renouvelant plusieurs fois par jour, elle entra au bout de quinze jours à l'hôpital où pendant près de deux semaines elle eut de 5 à 12 attaques par jour.

L'urine était acide ; mais elle n'a présenté que transitoirement de l'acétone. L'albuminurie était légère. Le sucre n'atteignait pas 30 grammes pour 1.000.

A l'autopsie, pancréatite diffuse, inter et intra-acineuse ; cirrhose hépatique périportale, avec infiltration graisseuse des cellules ; dégénérescence médiocre du parenchyme rénal. L'examen histologique du cerveau n'a révélé aucune lésion appréciable [3].

Les convulsions se sont montrées parfois pendant le coma. Nous reviendrons plus loin sur ces cas, d'ailleurs rares.

Dans les cas précédents, les causes des convulsions sont fort

1. Lossen. Ueber das Vorkommen epilept. Krämpfe beim Coma der D. (*Zeitschrift für kl. Med.*, 1905, LVI, p. 39).

2. Soetbeer. (*Monatsch. für Psychiatrie und Neurologie*, 1907, XXII).

3. Lewis, A. Conner. (*Medical Record*, may 16, 1908).

difficiles à préciser. On a vu que le plus souvent l'acétonémie est indiquée ; néanmoins je ne crois pas qu'elle suffise à expliquer les convulsions. Dans quelques cas, d'ailleurs, elle était très peu prononcée. Pour le moment, j'incline à incriminer surtout la disposition du sujet.

Narcolepsie. — Des accès de sommeil soudain et incoercible ont été parfois observés chez des diabétiques, non acétonémiques, mais obèses[1]. Ballet rapporte qu'un diabétique âgé de quarante-quatre ans était pris à table de ces accès[2]. L'urine renfermait 50 grammes de sucre par litre.

On rencontre aussi, parfois, un état cérébral inverse ; l'insomnie qui résulte, le plus souvent, d'un certain degré d'excitation cérébrale[3]. Celle-ci se traduit surtout par une modification du caractère : tel diabétique devient irritable à l'excès et se livre à des accès d'emportement; ces cas sont d'ailleurs assez rares.

Troubles mentaux. — Bouchardat et Marchal (de Calvi) les ont signalés. Legrand du Saulle a insisté sur le caractère du délire chez un certain nombre de diabétiques. C'est un délire mélancolique où domine la crainte d'être ruiné et les idées de suicide[4].

J'ai observé moi-même trois diabétiques mélancoliques, notamment une dame de soixante ans, atteinte de diabète depuis

1. Chez les diabétiques acétonémiques, la somnolence doit, comme nous le verrons plus loin, faire craindre le coma. La somnolence dont il est question ici n'a pas cette gravité. Elle est du même ordre que celle qu'on observe si souvent chez les simples obèses.

2. Gilbert Ballet. (*Revue de Médecine*, 1882, p. 953).

3. L'insomnie chez les diabétiques peut, à la rigueur, être la conséquence de besoins fréquents d'uriner.

4. Legrand du Saulle. L'état mental de certains diabétiques. (*Gaz. des hôpitaux*, 22 décembre 1877). — Les accidents cérébraux dans le diabète : état mental des diabétiques. (*Gaz. des hôpitaux*, 26 février 1884).

au moins quinze ans et dont le cousin germain, également diabétique, présenta, dans les moments où la glycosurie était le plus intense, des troubles mentaux fort sérieux.

Il en était de même depuis quinze mois chez ma malade. Certains jours, cette femme, qui d'ordinaire ne manifeste aucun affaiblissement intellectuel, est prise d'un délire mélancolique la rendant insupportable à son entourage ; elle se croit à tort ruinée, et devient avare au point qu'il est impossible d'obtenir d'elle l'argent du ménage. De plus, elle se livre à des tentatives de suicide qui empêchent qu'on la laisse seule une minute. Depuis un an environ, on a remarqué qu'elle a de l'acétonurie, et les périodes d'acétonurie et de troubles mentaux paraissent coïncider d'une manière exacte.

Le plus souvent, l'urine, dont la densité est 1034, a une odeur faible d'acétone ; la réaction de Gerhardt est peu accusée. Elle renferme de 7 à 10 grammes d'urée, et environ 70 grammes de sucre par litre, avec un écart de 2 grammes en plus, si l'on se sert de la liqueur de Fehling au lieu du polarimètre.

Cette observation a quelque intérêt, en raison de la coïncidence des périodes d'acétonémie et de délire — coïncidence qui ne me paraît pas avoir été jusqu'ici fréquemment remarquée.

Quant aux relations entre la glycosurie et les troubles mentaux, elles sont variables. Dans quelques observations, il y a parallélisme entre ces deux troubles [1]. Dans d'autres cas, il semble au contraire y avoir alternance entre la glycosurie et les troubles mentaux. Bond [2] qui a vu, parfois, le parallélisme entre la glycosurie et l'acuité des désordres psychiques, a observé aussi, dans deux cas, une rémission des symptômes

1. Von Liebe. (*Archives de Neurologie*, 1889). — Cohn. (*Centralblatt für klin. Med.*, 1892, p. 1063). — Laudenheimer. (*Berliner klinische Woch.*, 1898, p. 492).

2. Bond. (*Journal of Mental Science*, janv. 1896). — Kauffmann (13, *Versammlung mitteld. Psychiater u. Neurolog.*, Leipzig, 27 oct. 1907) a guéri en quatre semaines une névrose d'angoisse chez une diabétique par l'abstinence des hydrates de carbone.

mentaux au moment de l'apparition de la glycosurie, et, dans un autre cas, la disparition du diabète au moment où ont éclaté des symptômes maniaques. Mendel, chez un sujet qui rendait 50 grammes de sucre par jour, a vu la glycosurie disparaître quand sont survenues des hallucinations, et reparaître à la rémission de la psychose [1].

Madigan [2] a constaté l'alternance entre une manie périodique et la glycosurie.

L'alternance du diabète et des troubles psychiques semble prouver qu'ils sont tous deux subordonnés à une cause commune.

Les troubles mentaux sont en somme rares chez les diabétiques ; et, ce qu'on observe plutôt chez eux, c'est une simple diminution de la mémoire, parfois, de l'irritabilité, avec une propension à la colère [3].

La prédisposition est nécessaire pour la production de ces troubles. Mais l'influence de la dyscrasie n'est pas douteuse, car on les voit disparaître (parfois définitivement) quand on a diminué la glycosurie [4] ou l'acétonémie. Il faut aussi tenir compte de l'existence de lésions vasculaires chroniques [5]. C'est dans

1. Mendel. (*Archives de Neurologie*, sept. 1889, p. 301).

2. Madigan. (*Journal of Nervous and Mental Disease*, april 1883).

3. Le changement de caractère dans le sens de l'égoïsme, me paraît plus commun que la propension à la colère [Voir Mary. Contribution à l'étude de quelques troubles nerveux qui surviennent chez les diabétiques (*Thèse de Paris*, 1881). et Fassy : Considérations sur l'état mental dans le diabète (*Thèse de Bordeaux*, 1887)].

Il convient encore de noter l'indifférence d'un certain nombre de diabétiques à l'égard de leur impuissance. Cette indifférence mérite d'autant plus d'être signalée que la plupart des hommes, même d'un certain âge, ne prennent pas facilement leur parti de la diminution de leurs forces viriles.

4. Kauffmann (*Münchener med. Woch.*, 1907, p. 2188), avec une psychose anxieuse guérie par un régime anti-diabétique.

5. Redlich. (*Wiener med. Woch.*, 1903, n° 22). — Voir encore la *Thèse* de Toy, faite sous l'inspiration du professeur Pierret, un mémoire de Bernard et Feré. (*Arch., d. Neurol.*, 1882). — Laudenheimer. (*Berl. kl. Woch.*, 1898, n°s 21-24). — Marchand et Olivier. (*Gaz. des hôp.*, 1906, 6 sept.).

ces cas qu'on observe surtout un affaiblissement intellectuel et même une vraie démence.

On a prétendu que certains cas de paralysie générale étaient sous la dépendance d'un diabète. Laudenheimer[1] a publié l'observation d'un homme robuste, avec hérédité névropathique, atteint de diabète depuis vingt ans, et chez lequel à l'âge de quarante-huit ans, apparurent des symptômes ressemblant à ceux de la paralysie générale. Ainsi que le diabète, ces symptômes disparurent après une cure à Carlsbad. — Puis après une rechute du diabète, affaiblissement de la mémoire, changement du caractère; spéculations financières absurdes; apathie, parésie du facial gauche, tremblement fibrillaire de la langue, inégalité pupillaire, trouble du langage (hésitation de la parole et omission de certaines syllabes), inconscience de l'état. — Polyurie, 7 litres, 4 d'urine renfermant 40 p. 1.000 de sucre. Régime antidiabétique, abaissement considérable de la glycosurie, et, parallèlement, amélioration de l'état psychique. Cet homme est devenu agent d'une compagnie d'assurances.

Ingegnieros[2] a rapporté plus récemment une observation presque identique à la précédente. Après une rechute il y eut également disparition complète des symptômes.

Dupré[3] admet, avec réserve, que le diabète soit une cause possible de paralysie générale.

COMA DIABÉTIQUE

L'acétonémie, qui a contribué à la production des troubles cérébraux chez plusieurs des malades dont il vient d'être question, est capable de provoquer le coma et la mort. Mais tout coma chez un diabétique, n'est pas *nécessairement* acétonémique.

1. LAUDENHEIMER. (*Archiv für Psychiatrie*, XXIX, p. 546).
2. INGEGNIEROS. (*Revue neurologique*, 1905, p. 709).
3. DUPRÉ. (*Traité de Pathologie mentale de Ballet*, p. 1039).

1° COMA CARDIAQUE

Un diabétique non acétonémique peut tomber dans le coma, par suite de faiblesse du cœur. Frerichs [1] cite 4 cas de cet accident, et j'en ai observé moi-même plusieurs : Une femme de cinquante ans, avec gangrène sèche du pied, lors de son entrée à ma clinique fermait les yeux et tombait assoupie pendant qu'on lui adressait la parole ; l'urine renfermait 30 grammes de glucose par litre, sans autre anomalie [2]. *Pas d'acétone* et *pas de réaction* de Gerhardt. Mais les bruits du cœur étaient *très faibles*. Sous l'influence de fortes doses de digitaline, qui, dans ce cas, a mieux agi que la caféine, la malade a été tirée, au bout de deux jours, de son assoupissement ; et, deux mois plus tard, elle a quitté la clinique, en bon état de santé, conservant seulement quelques grammes de sucre dans son urine.

2° COMA ACÉTONÉMIQUE

Le coma acétonémique (ou vrai coma diabétique) est infiniment plus fréquent ; près de la moitié des diabétiques meurt de cette complication [3].

Les premiers travaux sur le coma acétonémique sont indiqués à l'historique. Parmi les plus récents il convient de citer surtout ceux de Magnus-Lévy.

CAUSES. — **Age.** — Tous les âges n'y sont pas également

1. FRERICHS. (*Der Diabetes*, p. 81-82).

2. Les indications du polarimètre et de la réduction étaient concordantes.

3. D'après la statistique des hôpitaux prussiens la terminaison du diabète par coma ne s'observent que dans un *cinquième* des cas. Mais cette proportion, en admettant qu'elle soit exacte pour certains hôpitaux où près de la moitié des diabétiques meurt de phtisie pulmonaire, est beaucoup trop faible, si on considère l'ensemble des diabétiques.

exposés, ainsi que le montre le tableau suivant où 100 cas de coma acétonémique sont répartis par âge :

De 0 à 10 ans	8 cas.
— 10 à 20 —	5 —
— 20 à 30 —	20 —
— 30 à 40 —	32 —
— 40 à 50 —	19 —
— 50 à 60 —	9 —
— 60 à 70 —	7 —

En comparant ces chiffres à ceux qui expriment la fréquence du diabète, on remarquera la fréquence relative du coma chez les jeunes enfants.

Influence des causes accidentelles. — Bien des causes peuvent, chez un diabétique acétonémique provoquer le développement des symptômes prémonitoires du coma : une fatigue quelconque, l'influenza[1], une indisposition, une chute[2], mais surtout une opération chirurgicale[3]. Dans ce cas, il faut faire la part de l'anesthésie et du choc. Parfois les symptômes prémonitoires du coma surviennent sans cause occasionnelle connue par les progrès de l'acétonémie.

SYMPTÔMES PRÉMONITOIRES

L'accélération du pouls, d'après mon observation, est un des symptômes les plus précoces; mais il n'est pas caractéristique.

1. Hirschfeld. (*Berliner klin. Wochenschr.*, 1900, n° 25).

2. W. Spitzer. Ueber traumat. Coma diab. (*Deutsche med. Woch.*, 1900, n° 47). Ce cas est particulièrement intéressant parce que le malade, âgé de quarante-six ans, sous l'influence du régime sévère, n'excrétait, depuis des années, qu'une quantité minime de sucre, et *pas d'acétone ni d'acide diacétique*. Après une chute, dans laquelle il se fractura la clavicule et éprouva une vive émotion, il excréta 5 litres d'urine renfermant par litre 50 grammes de sucre, de l'acétone et de l'acide diacétique. — La mort survint en sept jours.

3. Voir (*Deutsche med. Woch.*, 1903, nos 4, 5, 6, 42, et *Wiener kl. Woch.*, 1905, nos 10-11). — Hirschfeld. (*Berliner kl. Woch.*, 1905, 25 déc.) émet l'hypothèse gratuite que beaucoup de cas de coma sont amenés par une inflammation du pancréas.

La céphalée est aussi un symptôme banal, de même l'insomnie, l'agitation, l'anxiété, qui peuvent parfois en imposer, soit pour une excitation maniaque [1], soit pour de l'ivresse alcoolique. On a encore signalé des troubles de la vue, de la parole [2], une exagération de la faiblesse musculaire, et même des convulsions [3]. L'*inappétence* est plus significative. Assurément, un diabétique peut avoir une indigestion et de l'inappétence passagère ; voire même un véritable embarras gastrique ; mais une inappétence de quelques jours doit éveiller l'attention, et si, pendant cette période d'inappétence surviennent des troubles respiratoires, ou une tendance même légère à l'assoupissement, le doute n'est plus permis ; le coma menace, et son début n'est plus qu'une question d'heures.

Troubles respiratoires. — Les troubles respiratoires ont, en effet, une sérieuse signification. Ce n'est pas qu'ils soient pathognomoniques. On a dit avec raison, qu'objectivement, ils ne diffèrent pas essentiellement de ceux de l'urémie ; mais dans les conditions cliniques où ils se présentent, leur valeur diagnostique est de premier ordre.

Le plus souvent, les mouvements respiratoires sont réguliers et amples ; parfois on a observé une durée relativement longue de l'inspiration. Roque a vu l'inspiration se terminer par une sorte de gémissement [4]. Leur fréquence varie entre 20 et 36 par minute. Exceptionnellement on a observé le type de Cheyne Stokes [5], et, comme dans l'urémie, on peut ne trouver aucun râle à l'auscultation du poumon.

Les troubles respiratoires précèdent presque toujours la somnolence. Quoi qu'il en soit, si aucune médication n'intervient, le

1. Voir Futcher. (*New-York Med. Journal*, 1897, déc. 18, p. 823).
2. Castair Douglas. (*British Med. Journal*, 1903, déc. 26).
3. Hudson. (*Id.*, febr. 7, p. 309).
4. Roque, Devic et Hugounenq. (*Revue de Médecine*, 1892, p. 996).
5. Voir Ebstein. (*Deutsches Archiv für kl. Med.*, 1904, LXXX, p. 589).

coma s'établit par l'aggravation de l'assoupissement, le plus souvent d'une manière assez brusque.

Modifications de l'urine. — Chez le malade en imminence de coma, la glycosurie diminue presque toujours ; le rapport de l'azote urinaire au sucre augmente d'une manière sensible. Bien que le malade s'alimente moins que d'habitude, l'azote urinaire des vingt-quatre heures peut augmenter [1]. Cette éventualité est d'ailleurs assez rare.

L'azote uréique, par rapport à l'azote total, est diminué. Cela se conçoit d'autant mieux que, presque toujours, l'ammoniaque de l'urine qui augmente comme nous l'avons vu [2] dès le début de l'acétonémie devient encore plus considérable. Voici quelques cas de Külz où l'on observe cette augmentation [3] :

Ammoniurie antérieure moyenne.	Ammoniurie quelques jours avant le coma.
3,2	4,1
5,8	6,3
7,0	8,7
1,8	4,9
1,1	3,6
0,7	3,3

L'urée n'augmentant pas d'habitude à la période prémonitoire du coma et même s'abaissant souvent beaucoup par suite du défaut d'alimentation, l'augmentation relative de l'azote ammoniacal peut devenir énorme : On a vu la proportion de cet azote être inférieure à 20 p. 100 de l'azote total de l'urine.

Dans quelques cas l'ammoniurie diminue, à ce moment, probablement par suite de l'épuisement du sujet : Rumpf, chez un diabétique excrétant en moyenne 7 gr. 7 d'ammoniaque par jour, a vu ce chiffre tomber à 4 gr. 5, la veille du coma, et à 1 gr. 5 le deuxième jour.

1. Il atteignait 45 grammes dans un cas de ZAUDY. (*Deutsches Archiv für klin. Medicin*, 1901, LXXX, p. 338).

2. Voir plus haut page 543.

3. KUELZ. (*Klinische Erfahrungen*, etc., p. 426 et 427).

Acétonurie et diacéturie. — Pendant la période prémonitoire du coma, et pendant le coma lui-même, l'excrétion de l'acétone et de l'acide diacétique présente des variations qu'il faut renoncer à ramener à une règle, et qu'expliquent, en partie, les relations des trois corps acétoniques entre eux : il est clair que, si l'acide β-oxybutyrique cesse de se dédoubler, l'acide diacétique et l'acétone[1] diminueront et pourront même faire défaut presque entièrement. C'est ce que nous montrent les chiffres suivants de Wolpe[2].

Dates.		Acétone	Acide β oxybutyrique
		pour 1.000 grammes d'urine	
		en milligrammes.	en grammes.
13	troubles digestifs.	24	59
14	somnolence.	21	114
15	coma.	14	125
Même jour (peu avant la mort).		6	149

Dans le cas opposé, et si en même temps les corps acétoniques s'oxydent mal, on observera les chiffres extraordinaires constatés par Magnus-Levy, à savoir 15 grammes d'acétone et 26 grammes d'acide diacétique par jour. L'excrétion de l'acide β-oxybutyrique est d ailleurs moins irrégulière que celle des deux corps précédents.

Cylindres. — Ebstein[3], Fichtner[4], E. Külz et son élève Sandmeyer[5], puis Domanski et Reimann[6], Herrick[7], etc., ont noté une abondante cylindrurie à la période prémonitoire du coma.

1. Telle est, sans doute, la cause de la diminution, ou même de l'absence d'odeur aigrelette de l'haleine, constatée chez beaucoup de comateux.

2. Wolpe. (*Archiv für experim. Pathol. und Pharmak.*, 1886, XXI).

3. Ebstein. (*Deutsches Archiv f. kl. Med.*, 1881, XXVIII).

4. Fichtner. (*Virch. Archiv*, 1888, CXIV, p. 400 et *Deutsches Archiv für kl. Med.*, XLV, p. 122).

5. Sandmeyer. (*Congress für innere Medicin*, 1891).

6. Domanski et Reimann. (*Zeitschrift für Heilkunde*, sept. 1901).

7. Herrick. (*American Journal of the Med. Sciences*, 1900, juillet, p. 53).

Si, par exception, les cylindres font défaut dans l'urine, on les trouve, à l'autopsie, dans les canalicules du rein, qu'ils oblitèrent en partie[1]. Ainsi, qu'ils soient ou non excrétés, ils se forment en abondance, probablement à cause de l'irritation que les corps acétoniques exercent sur les cellules des tubes urinaires.

Coma. — Une fois le coma établi, — et le plus souvent le passage de la somnolence au coma est très rapide, — aucun moyen, sauf parfois une injection intra-veineuse, ne peut en tirer le malade. A cette période, la respiration peut présenter encore l'ampleur ci-dessus signalée : le pouls est rapide, faible ; les extrémités froides, parfois cyanosées ; la température centrale, après une élévation inconstante, est toujours abaissée. Cet abaissement n'est d'ailleurs pas considérable[2]. Les yeux sont demi-clos ; les pupilles tantôt larges et tantôt étroites.

Hypotonie oculaire. — Krause[3] a, depuis quelques années, appelé l'attention sur un symptôme fort singulier, qu'il a observé chez une vingtaine de malades dans les dernières heures de la vie, et qu'il considère comme particulier au coma diabétique. Il s'agit d'une diminution considérable de la tension des globes oculaires, peut-être en relation avec de la lipémie. Il a, en effet, dans deux cas, constaté par l'analyse chimique[4] que le sang renfermait une énorme quantité de graisse (70 et 80 p. 1.000). Dans les autres cas, sans atteindre un chiffre extraordinaire la graisse du sang était augmentée.

1. Voir Aldehoff in *Külz's Erfahrungen*, p. 459.

2. Il est rare que la température du rectum soit au-dessous de 36°,6 ; — dans un cas exceptionnel, Saundby a constaté une *élévation* préagonale de la température.

3. Krause (*Congress für innere Medicin*, Leipzig, 1904, et *id.*, München., 1906).

4. L'examen microscopique seul, alors même qu'on emploie l'acide osmique, expose, paraît-il, à méconnaître la lipémie. Voir aussi : Heine. Ueber Lipaemia retinalis und Hypotonia bulbi. (*Klin. Monatsblatt für Augenheilk.*, XLIV, 1906, p. 451).

Convulsions pendant la période comateuse. — Une autre complication, égalcment fort rare, du coma acétonémique est l'apparition de convulsions; Dreschfeld, sur 16 cas de coma, en a observé une fois. Foster et Saundby en ont cité un cas[1]. J'ai observé des convulsions, surtout cloniques, chez une diabétique comateuse, très fortement acétonémique. Elles survenaient sous forme d'attaques brusques et prédominaient dans les membres inférieurs. Il existait aussi un tremblement général. Les pupilles étaient contractées[2].

La durée du coma n'est pas longue; il est rare qu'elle dépasse trente-six ou quarante-huit heures.

Lésions organiques observées chez les diabétiques morts dans le coma. — *Cerveau.* — J'ai plusieurs fois noté que la consistance du cerveau différait de celle qu'il présente à l'état normal. Elle était généralement plus élastique, parfois un peu pâteuse. Quincke[3] et d'autres observateurs ont aussi indiqué cette modification de la substance cérébrale.

Dans quelques cas, on y a trouvé une proportion d'eau moindre qu'à l'état normal (Bouchard, Rumpf)[4].

Ce dernier, en collaboration avec Dennstedt a, de plus, constaté que la graisse du sang est augmentée et que la soude est généralement très diminuée dans le sang et dans le foie. — La potasse est normale, ou augmentée[5].

1. Balthazar Foster et Robert Saundby. Diabetic Coma. (*Birmingham Med. Review*, 1883, janv.).

2. R. Lépine. Diabète; accidents attribuables à une intoxication par les acides formique et β-oxybutyrique. Coma, etc. (*Revue de Médecine*, 1888, p. 1004). — Voy. aussi Lossen. (*Zeitschrift für klinische Medicin*, 1905, LVI, p. 31). — Dans un cas: Hudson. (*British Med. Journal*, 7 février 1903, p. 309), les convulsions se sont produites trois jours avant le coma.

3. Quincke. (*Berl. kl. Woch.*, 1880).

4. Rumpf. (*Zeitschrift für klin. Medic.*, 1902, XLV, p. 260).

5. Exceptionnellement, ils ont trouvé les muscles d'un diabétique riches en *soude* et en potasse.

Dans le sang d'un de mes malades en état de coma, Hugounenq a trouvé le chiffre énorme de 4 grammes d'acide β-oxybutyrique [1] (pour 1.000 grammes de sang). Dans un cas, Magnus-Lévy a trouvé 1 gr. 3 d'acide oxybutyrique par kilogramme de muscle, et 1 gr. 4 par kilo de foie [2]. Geelmuyden, par kilo d'organe de diabétiques morts dans le coma a dosé de 58 à 67 milligrammes d'acétone (5 à 10 fois plus qu'à l'état normal). C'est le foie qui en renfermait le moins. Le sang en contenait beaucoup, ainsi que les reins et le cerveau.

Le liquide céphalo-rachidien m'a paru peu abondant, en général. Grünberger [3], chez une jeune fille de seize ans, acétonémique, a trouvé qu'il avait une tension de 110^{mm} d'eau, et renfermait du sucre, de l'acide diacétique, probablement aussi de l'acétone; car il donnait la réaction de Legal.

Les reins présentent toujours quelques lésions au moins microscopiquement appréciable. On a vu que Fichtner a décrit une altération des cellules des tubes contournés, consistant dans la présence de granulations graisseuses près de la base de l'épithélium [4]. Je l'ai rencontrée plusieurs fois [5]. Mais cette lésion n'est pas spéciale au diabète.

CAUSE PROCHAINE DU COMA

Nous venons de voir qu'il y a dans l'organisme des individus ayant succombé dans le coma diabétique une légère diminution

1. LÉPINE. (*Revue de Méd.*, 1888, p. 229, en note) et HUGOUNENQ. (*Id.*, p. 302).

2. MAGNUS LEVY. (*Archiv für exper. Pathol. und Pharm.*, 1899, XLII, 188). GEELMUYDEN. (*Zeitschrift für physiol. Chemie*, 1904, XLI, p. 128).

3. GRUENBERGER. Ueber den Befund von Acetessigsäure in der Cerebrospinalflüssigkeit bei Coma (*Centr. für innere Med.*, 1905, n° 25).

4. FICHTNER. (*Virchow's Archiv*, 1888, CXIV, p. 400, et *Deutsches Archiv für klin. Med.*, 1888, XLV, p. 122).

5. Elle était particulièrement nette chez un diabétique, dont j'ai publié l'observation. (*Semaine médicale*, 1897, p. 73). Les préparations avaient été faites par le Dr BONNE, dans le laboratoire du professeur RENAUT.

de l'eau et aussi de la soude. L'appauvrissement de l'économie en soude est à noter. C'est une nouvelle preuve de la diminution de l'alcalinité de l'organisme [1]. Plusieurs fois j'ai injecté dans le sang de diabétiques comateux plus de 40 grammes de bicarbonate de soude. L'urine est toujours restée acide [2] à la période du coma. Minkowski [3], Kraus [4], Beddard, Pembrey et Spriggs [5] ont constaté que la teneur du sang en acide carbonique est très faible, ce qui indique qu'il ne renferme plus assez de bases pour fixer ce gaz [6].

Mais la diminution *incontestable* de l'alcalinité de l'organisme des acétonémiques comateux ne prouve pas qu'ils aient

1. 100 grammes de bicarbonate de soude renferment près de 48 grammes de soude caustique.

2. Une diabétique de ma clinique très acétonémique, étant en imminence de coma, bien qu'elle ingérât depuis plusieurs jours une forte dose de bicarbonate de soude, je lui fis une injection intra-veineuse de 34 grammes de ce sel. Ce jour (17 mars) et les jours suivants, elle en a encore ingéré 20 grammes. Elle a donc reçu le 17 mars 27 grammes de *soude*. Or, elle n'en a rendu, dans les 24 heures suivantes que 17 grammes. Le lendemain, elle en a rendu davantage. Ainsi il y a eu le premier jour une notable rétention de la soude introduite.

3. MINKOWSKI. (*Mitheil. aus der Kœnigsb. med. Klinik*, 1888, p. 174).

4. KRAUS. (*Zeitschrift für Heilkunde*, X).

5. BEDDARD, PEMBREY et SPRIGGS. Some observations on the blood gases in diabetes. (*Lancet*, 16 mars 1903, p. 1366). — Je dois cependant ajouter que d'après ces auteurs (*Journal of Physiology*, 1908, XXXVII), le sang n'aurait pas une capacité moindre pour CO^2 qu'à l'état normal (?) et que, si la proportion de ce gaz dans le sang est diminuée, c'est parce que la ventilation est augmentée, par suite d'une excitabilité exagérée du centre respiratoire. — Que cette cause intervienne, cela paraît probable, mais j'avoue avoir de la peine à croire que dans l'acidose le sang puisse fixer CO^2 comme à l'état normal.

6. BENEDICT, élève du professeur Tangl (de Budapest), a contesté (*Pflueger's Archiv*, 1906, CXIV, p. 106), que dans le coma diabétique la réaction du sang fût modifiée, parce que, dit-il, le nombre des hydroxyls-ions n'est pas beaucoup moins élevé que dans le sang normal. Mais dans l'état actuel de la question, d'après les savants les plus compétents, il est oiseux de discuter sur la réaction du sang (voir A. LUMIÈRE et CHEVROTIER) (*Archives de Méd. expérim.*, 1901). Des physiciens d'une grande autorité ont d'ailleurs contesté que le nombre des hydroxyls-ions ait la signification qui lui a été accordée.

succombé à la diathèse acide. En effet, pour tuer un lapin, il faut lui faire ingérer 0 gr. 9 d'acide chlorhydrique par kilo de poids vif. Pour obtenir la même acidité avec l'acide β-oxybutyrique, il en faut 2 gr. 6, c'est-à-dire pour un adulte de 60 kilos, près de 460 grammes. Or, il est peu probable que l'organisme d'un diabétique puisse accumuler une si grande quantité d'acide β-oxybutyrique[1].

Desgrez nous a d'autre part appris que l'acide β-oxybutyrique tue un lapin à la dose de 1 gr. 6 par kilo[2]. C'est une dose notablement plus faible que 2,6 ; l'acide β-oxybutyrique possède donc une toxicité spéciale, dont il faut tenir compte[3].

C'est ce que j'exprimais déjà en 1887 : après avoir insisté sur le fait que l'acide lactique — qui a tant d'analogie au point de vue chimique avec l'acide β-oxybutyrique, produit de la somnolence[4], j'ajoutais : « A la notion de dyscrasie *acide*, qui, d'après Stadelmann, serait la cause du coma diabétique, il convient donc de substituer celle de toxicité spéciale[5]. »

Il est assez probable que d'autres substances toxiques coexis-

1. Je n'ignore pas qu'à l'autopsie de diabétiques comateux on a parfois trouvé de fortes quantités d'acide β-oxybutyrique dans les organes, et j'ai cité un cas de Magnus-Levy où il en aurait dosé 1 gr. 3 par kilogramme de muscles. Mais cette quantité est exceptionnelle. — Je reconnais aussi que l'intoxication oxybutyrique se continuant durant des semaines, et souvent des mois, l'économie peut perdre une bonne partie de ses bases de réserve.

2. Voir p. 540, 541.

3. En admettant pour l'homme la toxicité trouvée par Desgrez, il n'en faut que 96 grammes. De plus, il est fort possible que le diabétique épuisé par une longue intoxication résiste moins bien que le lapin sain.

4. D'après les recherches faites dans mon laboratoire, l'acide lactique injecté sous la peau d'un cobaye est mortel à la dose de 1 gr. 5 par kilogramme.

5. Lépine. (*Revue de Méd.*, 1887, p. 231). — Plus récemment Roque, Devic et Hugounenq (*Revue de Médecine*, 1892, p. 995) ont observé que le sérum d'un diabétique comateux était très acide et hypertoxique. Ramené à l'alcalinité normale par l'addition de bicarbonate de soude il était encore plus toxique (pour le lapin) que le sérum d'un homme sain.

tent avec les corps acétoniques chez le diabétique acétonémique. Mais, en somme, je suis assez disposé à admettre que le coma est l'aboutissant d'une intoxication chronique (ou subaiguë) par l'acide β-oxybutyrique. Cette manière de voir n'est, je le reconnais, pas universellement acceptée : Klemperer a soutenu que le coma est produit par une toxine [1]. D'après lui, l'acidose ne serait pas la cause, mais la conséquence de l'intoxication. D'autre part Wolpe, Rumpf, Munzer et Strasser, Hugounenq [2], etc., n'ont pu déceler d'acide β-oxybutyrique dans l'urine de diabétiques comateux. Mais il est à la rigueur possible que cet acide ait été en totalité dédoublé dans le sang.

La lipémie peut-elle produire un coma? Quelques auteurs, Sanders et Hamilton, Starr, Coats, Ebstein ont admis que des granulations graisseuses, obstruant les capillaires du poumon, peuvent produire de la dyspnée et même des troubles graves. — Assurément on peut supposer que des obstructions lipémiques peuvent se produire dans le cerveau. Mais, en fait, on a, dans ces dernières années, plusieurs fois constaté l'absence de troubles cérébraux chez des diabétiques, dont les vaisseaux de la rétine paraissaient, à l'examen ophtalmoscopique complètement remplis de graisse.

COMPLICATIONS OCULAIRES

On a remarqué, depuis près d'un siècle, la coïncidence de troubles de la vison avec le diabète [3].

Néanmoins, plusieurs auteurs, et non des moindres, — contestaient encore, il y a une cinquantaine d'années, que cette maladie en fut la cause : Bouchardat soutenait que « les troubles oculaires qu'on a signalés dans le cours du diabète ne doivent

1. Klemperer (*Naturforscher Versammlung zu Heidelberg*, 1889).

2. Hugouneno (*Lyon médical*, 3 juin 1900).

3. Voir pour cet historique. Leber. Ueber die Erkrankungen des Auges bei Diabetes mellitus. (*Græfe's Archiv für Ophtalmol.*, 1875, XXI).

être considérés que comme des complications accidentelles », et Garrod, dont l'autorité en cette matière était également très grande, affirmait de son côté que, sur un nombre considérable de diabétiques, il n'avait pas observé de troubles de la vision.

D'après certains auteurs, ils s'observeraient chez plus du quart des diabétiques. Mais les statistiques sur lesquelles ils se fondent englobent les troubles de l'accommodation, très communs, comme on sait, dans la dernière moitié de la vie, c'est-à-dire à l'âge où l'on observe surtout le diabète. Il ne faut donc pas les mettre exclusivement sur le compte de cette maladie.

On ne trouve pas, d'ailleurs, un très grand nombre de diabétiques dans les cliniques et policliniques ophtalmologiques. En conséquence, il serait exagéré de dire que le diabète amène *très souvent* des troubles de la vue. La vérité est qu'il *prédispose* à leur développement, en raison de la dyscrasie et de sénilité précoce qu'il provoque [1]. En laissant de côté les troubles légers de l'accommodation, sur 100 diabétiques affectés de troubles de la vue, Schmidt-Rimpler a trouvé [2] :

1. Voir Galezowski : le diabète en pathologie oculaire (*Journal de Thérap*, 1883). — Dianoux : Des troubles oculaires dans le diabète (*Annales d'oculistique*, 1898. CXX). — Rollet : complications oculaires du diabète (*Bulletin médical*, 1905, n° 43). — Paloque : L'œil diabétique, thèse de Lyon, 1905.

2. Schmidt-Rimpler. Die Erkrankungen des Auges. (In *Specielle Pathologie und Therapie de* Nothnagel, Wien, 1898, XXI, p. 335). — La statistique plus récente de Kako (*Klin. Monatsblatt für Augenheilk.*, 1903, p. 263) ne donne pas des résultats bien différents (83 cataractes contre 75 rétinites ou névrites optiques). Pour les autres lésions oculaires, la proportion est sensiblement la même.

Cataractes (y compris les légères opacités du cristallin).	45
Lésions du nerf optique.	25
— de la rétine	23
Amblyopie sans lésions appréciables	10
Parésie des muscles du globe.	7
Troubles *graves* de l'accommodation.	6
Iritis et choroïdite	5
Opacités du corps vitré.	2
Total	123

Ainsi, un certain nombre de ces 100 diabétiques étaient porteurs de deux ou plusieurs espèces de troubles oculaires.

On voit que la cataracte est le plus commun de ces troubles.

1° CATARACTE DES DIABÉTIQUES

Elle a été étudiée par Desmarres, Stœber, Sichel, de Græfe, France, Lécorché, etc.[1], et plus récemment par Vinsonneau[2] et par H. et L. Dor[3].

Chez les diabétiques âgés, on rencontre des cataractes que rien ne permet de rattacher sûrement au diabète. Ce sont vraisemblablement des cataractes purement séniles. Mais, d'autre part, on rencontre des cataractes molles, bilatérales, chez des jeunes avec glycosurie intense. En voici un exemple :

Une jeune fille à la suite d'un refroidissement, fut prise de polydipsie, polyphagie, polyurie et glycosurie intense. Un an plus tard, la vision s'altéra rapidement, au point qu'elle perdit à peu près complètement la vue en deux mois. — L'examen des yeux montrait une double cataracte molle ; les urines renfermaient 70 grammes de sucre par litre, et leur quantité journalière était considérable. Malgré ces conditions défavorables, la vision semble avoir été rendue à la malade par l'opération de l'extraction[4]. — On voit que, dans ce cas, — et il en est de même dans un bon nombre d'autres observés chez de jeunes sujets diabétiques, — l'évolution de la cataracte a été très rapide. C'est un caractère qu'ont invoqué ceux qui la considèrent comme de nature spéciale.

1. Stoeber. (*Gazette méd. de Strasbourg*, 1855). — De Græfe. (*Archiv für Ophtalmologie*, 1858, IV). — France. (*Ophtalm. Hospital Report.*, 1859; *Med. Times*, 1899, et *Gaz. Hospital Report.*, 1865). — Lécorché. (*Archives générales de médecine*, 1861).

2. Vinsonneau (*Thèse de Paris*, 1904).

3. H. et L. Dor : Affections du cristallin, dans l'*Encyclopédie française d'Ophtalmologie*.

4. Léger et Leroux. (*Annales médicales de Caen*, 1904, n° 3).

Lécorché croit que la cataracte apparaît seulement à une période avancée du diabète. C'est une erreur : comme toutes les complications de cette maladie, la cataracte peut en constituer une manifestation précoce. Elle est en effet le résultat de causes complexes, de conditions locales et de la dyscrasie diabétique. Or, si les premières sont suffisamment efficaces, il n'est pas nécessaire que la dyscrasie dure depuis un temps fort long.

Quel est, parmi les éléments de la dyscrasie diabétique, celui dont le rôle est le plus nocif sur la nutrition du cristallin ? Il est, en l'état actuel de la science, fort difficile de le dire. Naturellement, on pense au sucre, d'autant plus que la vraie cataracte diabétique, celle des jeunes sujets, ne se produisant guère que dans les cas de glycosurie intense, il y a des raisons de croire à une forte hyperglycémie. Mais, en admettant que le sucre constitue réellement l'élément nocif, il lui faut un certain temps pour manifester son action ; car on a pu porter momentanément à 20 p. 1.000 la teneur de l'humeur aqueuse en sucre, sans provoquer l'opacité du cristallin [1]. Or le sang diabétique en renferme rarement plus de 5 p. 1.000.

L. Dor [2] pense que les cellules des procès ciliaires, qui, d'après Koch [3], sont fréquemment altérées dans le diabète, « laissent passer des substances qui sont toxiques pour les cellules épithéliales de la capsule du cristallin (cytolysines ou diastases hydratantes), et qu'à la suite de ces altérations, le cristallin lui-même s'opacifie. Tout ce processus n'aurait que peu de rapport avec la présence de sucre dans l'humeur vitrée ou dans le cristallin [4].

1. Foa et Viterli (*Archives italiennes de Biologie*, 1907, XLVIII, p. 15), n'ont réussi qu'avec une très forte proportion de glycose.

2. L. Dor. Affections du cristallin, p. 181 (Extrait de l'*Encycl. franç. d'ophtalmol.*).

3. Koch. (*Inaug. Dissertation*, Marburg, 1899).

4. Voir encore Pineles. Tetanusstar — Zuckerstar — Altersstar. (*Wiener med. Wochens.*, 1906, n° 23).

Anatomie pathologique. — La cataracte diabétique des jeunes sujets se distingue peut-être de la cataracte molle vulgaire par diverses lésions accessoires, par exemple l'infiltration œdémateuse de la couche pigmentée de la surface postérieure de l'iris, la friabilité du ligament suspenseur, etc. Quelques autres particularités ont été encore signalées ; je renvoie à cet égard aux ouvrages spéciaux [1].

Marche. — Nous avons vu précédemment que l'évolution de la vraie cataracte diabétique est souvent très rapide. La littérature spéciale fait mention de quelques cas à cet égard assez étranges ; car on l'aurait vu débuter et mûrir en peu de jours. Des faits de ce genre ne peuvent être acceptés que sous bénéfice d'inventaire ; il est possible que le début de l'opacité du cristallin ait passé inaperçu.

Un traitement antidiabétique peut amener une diminution considérable de l'opacité cristallinienne. Seegen a rapporté deux faits qui le prouvent. Mais l'amélioration de la vision n'autorise pas à affirmer que le cristallin est devenu moins opaque, attendu qu'elle peut tenir à toute autre cause, par exemple à la cessation d'un trouble de l'accommodation, etc. Un examen direct du cristallin est nécessaire.

2° IRITIS

L'iritis diabétique a été décrite par Marchal (de Calvi), mais surtout par Leber [2]. Wiesinger [3] ainsi que Leber considèrent l'iritis et l'irido-cyclite comme une complication assez fréquente du diabète.

3° LÉSIONS DE LA RÉTINE ET DU NERF OPTIQUE

On a vu chez des diabétiques des hémorragies rétiniennes,

1. Deutschmann. (*Græfe's Archiv*, 1877, XXIII). — Becker. (*Zur Anatomie der ges. und kr. Linse*, Wiesbaden, 1883).
2. Leber. (*Archiv für Ophtalm.*, XXXI).
3. Wiesinger. (*Id.*).

coexistant le plus souvent avec des plaques blanches; mais ces lésions sont exceptionnelles chez les diabétiques jeunes. Elles n'ont, en tout cas, rien de caractéristique. La forme des hémorragies est variable. Avec le temps, la tache rouge devient blanche, et aux taches blanches se joignent des taches pigmentées.

Quant à la rétinite parenchymateuse, elle se présente sous l'aspect de petites taches siégeant surtout au voisinage de la papille, et particulièrement confluentes vers les confins de la région papillo-temporale de la macula [1]. Elles ne sont pas disposées en étoiles, comme dans le mal de Bright. Il n'y a pas d'œdème papillaire, et, en général, pas de papillite; les vaisseaux ne présentent pas les graves altérations que l'on remarque dans la rétinite albuminurique.

Scotome central et amblyopie. — Le scotome central, si commun dans les amblyopies toxiques, n'est pas très rare chez les diabétiques [2]. Mauthner croit qu'il faut chez eux l'attribuer à l'alcoolisme ou au tabagisme; et, à l'appui de cette manière de voir, on peut invoquer le fait que le scotome est très rare chez la femme. Il est donc probable que le diabète, *par lui-même*, ne produit le scotome central que rarement.

On a observé chez des diabétiques une amblyopie sans scotome central et sans rétrécissement du champ visuel; et, plus rarement encore, une amaurose brusque unilatérale ou bien une hémianopsie, etc. [3]. Ces divers troubles, y compris le scotome, sont sous la dépendance de lésions d'origine vasculaire, principalement d'hémorragies siégeant dans le nerf optique [4], et,

1. Voy. E. ROLLET. (*Traité d'ophtalmoscopie*, Paris, 1898, p. 253, avec une planche en couleur de rétinite diabétique, p. 258).

2. Voir H. DOR (*Lyon médical*, 1908, I, p. 367.)

3. COHN. (*Archiv für Augen und Ohrenheilk.*, 1878, VII, p. 83). — SCHMIDT-RIMPLER. (*Loc. cit.*, p. 358.)

4. On a aussi constaté une névrite rétro-bulbaire. Voir DEYL. (*Wiener kl. Rundschau*, 1901, nos 38 et 39).

pour le cas d'hémianopsie homonyme, dans l'écorce d'un lobe occipital.

On a aussi noté parfois des crises amblyopiques généralement accompagnées de céphalée, sans que l'examen ophtalmoscopique (pratiqué en dehors des crises) ait rien montré d'anormal au fond de l'œil. Suivant les cas, on pourra penser à une cause névropathique ou toxique[1].

COMPLICATIONS OSSEUSES ET MUSCULAIRES

1° FRAGILITÉ DES OS

On ne parle guère, d'habitude, des complications osseuses chez les diabétiques. Mais un examen un peu approfondi de la question montre qu'on aurait tort de les passer sous silence : une acétonémie intense et prolongée peut amener une raréfaction du tissu osseux et une fragilité insolite des os[2]. Si les fractures ne sont pas plus communes dans ce cas, c'est que l'état valétudinaire met, le plus souvent, le malade à l'abri des causes accidentelles qui les produisent[3].

2° LÉSIONS MUSCULAIRES

On n'observe pas, à l'autopsie des diabétiques, de lésions macroscopiques des muscles; mais on peut y trouver des altérations histologiques, notamment la disparition de la striation, à certaines places.

LÉSIONS DU TUBE DIGESTIF

La bouche, chez les diabétiques, est le siège de diverses complications. La plus grave est la périostite alvéolo-dentaire,

1. Voir ROLLET. (*Lyon médical*, 1907, 1er semestre, p. 1022).

2. Voir page 543, note 6, et VERNEUIL. Fractures chez les diabétiques. (*Bulletin de l'Acad. de méd.*, 1883).

3. M. ALLINA (*Wiener med. Presse*, 28 août 1904), a observé la coexistence de l'ostéomalacie et du diabète; mais ce dernier paraît avoir été consécutif au début de l'ostéomalacie.

dont il sera question plus loin. Nous ne nous occupons, pour le moment, que des lésions non purulentes.

Les lèvres et la bouche sont fréquemment sèches, et la langue est parfois le siège d'une prolifération épithéliale qui forme des gaines autour des papilles (langue pileuse). Cette petite lésion, qui n'est d'ailleurs pas spéciale aux diabétiques, a l'inconvénient, outre la gêne qu'elle cause, d'affaiblir le sens du goût.

On dit que celui-ci est, parfois, perverti dans le diabète : Les malades, alors même qu'ils n'ont pas mangé de sucre, perçoivent une saveur soit sucrée, — ce qui s'explique par la dyscrasie, — soit désagréable (comme métallique ?)

On a vu les bords de la langue gonflés, et le dos de cet organe présenter des inégalités qui l'ont fait comparer — non sans exagération — à la peau du crocodile (Seegen), des fissures et même (rarement) de petites ulcérations. Ces lésions ne dépendent pas du diabète, mais d'une infection buccale, entretenue par le terrain diabétique.

Les gencives sont souvent rouges, tuméfiées et même fongueuses, à cause de la périostite alvéolo-dentaire presque constante (voir plus loin).

Acidité de la salive. — Nous avons déjà dit qu'elle est très fréquente chez les diabétiques graves. Elle explique la production du muguet chez ces malades.

Pharyngite. — D'après Garel, qui l'a bien décrite, elle se manifeste à l'examen objectif par une congestion intense, uniforme, avec empâtement de la muqueuse, principalement à la base de la langue. Comme symptôme subjectif, on ne note guère qu'une sensation de gêne, sans douleur, même au moment de la déglutition.

Cette pharyngite n'a rien de spécial au diabète, car elle existe avec les mêmes caractères en dehors de cette maladie.

TROUBLES STOMACAUX

La boulimie, beaucoup plus rare chez les diabétiques qu'on n'est tenté de le croire, est parfois extraordinaire : Un homme observé par Quintard[1], âgé de soixante-deux ans, absorbait 4 k. et demi d'aliments *solides*. Un diabétique de Külz[2] mangeait quotidiennement de 5 à 6 kilogrammes de viande.

On conçoit que l'ingestion de solides et de liquides, en quantité excessive, amène des troubles de la digestion gastrique, et l'on peut même s'étonner qu'ils ne soient pas plus fréquents. En fait, il y a des diabétiques qui jouissent d'un excellent estomac; mais il en est un bon nombre qui éprouvent des troubles fonctionnels sérieux, assez rarement de l'hyperchlorhydrie, plus souvent, dit-on, de l'anachlorhydrie[3]. — Une véritable insuffisance digestive n'est d'ailleurs pas fréquente. Dans quelques cas exceptionnels, elle avait pour substratum anatomique une atrophie des glandes stomacales, consécutive à une gastrite interstitielle[4].

ABSORPTION INTESTINALE

L'absorption des aliments est généralement normale chez les diabétiques. Mais il y a des exceptions, et je renvoie à cet égard au chapitre du diagnostic du diabète pancréatique.

Le défaut d'absorption des matières albuminoïdes, et surtout des graisses, n'est pas extraordinaire chez les diabétiques atteints de lésions du pancréas. Il se comprend plus difficilement en

1. Quintard. (*Bulletin de la Société méd. d'Angers*, 1894, p. 75).

2. Kuelz, cité par Rumpf. (*Zeitschrift für diæt. und physikal. Therapie*, 1900, IV).

3. Voir Honigmann. (*Deutsche med. Woch.*, 1890, n° 43).

4. Voir Rosenstein. (*Berliner klin. Wochens.*, 1890, n° 13), et Janeway et Oertel (*Virchow's Archiv*, 1903, CLXXI, p. 547). Dans le cas publié par ces auteurs, les glandes gastriques (et intestinales) étaient en grande partie détruites par une infiltration de jeunes cellules. Le pancréas était sain.

l'absence de lésions appréciables du pancréas; Naunyn cite un malade qui ingérait chaque jour près de 200 grammes d'albumine. Il eut dû, en conséquence, éliminer 65 grammes d'urée par jour. Or, la moyenne de sept jours a été 27 grammes. Encore, n'est-ce pas là tout le déficit; car, en sept jours, le malade a perdu 5 k. et demi de son poids, c'est-à-dire une notable quantité d'albumine.

A l'autopsie, on a trouvé le pancréas en apparence normal. Il n'est rien dit de l'intestin.

VOIES RESPIRATOIRES [1]

Epistaxis. — Garel [2] a publié une douzaine d'observations d'épistaxis survenues chez des diabétiques. D'après lui, l'arthritisme n'est pas seul en cause. Elle survient tantôt plusieurs jours de suite, le matin, tantôt à l'occasion d'une congestion quelconque. Dans quelques cas, l'hémorragie a été assez sérieuse pour nécessiter un tamponnement.

Troubles laryngés. — Les diabétiques qui sont atteints de pharyngite peuvent présenter des troubles laryngés. A l'examen, on voit les cordes de couleur rosée (laryngite hyperémique) — ou bien on constate les lésions de la laryngite sèche, décrite par Leichtenstern [3]. Exceptionnellement, dans ce cas on observe au niveau de la glotte intercartilagineuse des érosions symétriques, superficielles qu'il faut se garder de confondre avec des ulcérations tuberculeuses (Collet).

L'ictus laryngé, consistant dans une perte de connaissance subite et très courte, précédée le plus souvent d'un léger accès de toux, s'observe dans le diabète, ainsi que dans la goutte et

1. Je traiterai plus loin de la pneumonie, de la gangrène et de la tuberculose pulmonaires.

2. Garel. (*Bulletin de laryngologie*, 1905).

3. Leichtenstern. Ueber Kehlkopferkrankungen im Verlaufe des D. (*München. med. Woch.*, 1900, 16 et 17).

l'obésité (Garel et Collet [1]). L'examen ne montre alors que du catarrhe chronique ou de l'hyperémie des voies aériennes supérieures (pharynx et larynx).

F.-A. Hoffmann [2] admet que le diabète peut amener la parésie d'une corde vocale (?)

COMPLICATIONS CUTANÉES ET GÉNITALES

Quelques maladies de la peau paraissent sous la dépendance de la dyscrasie diabétique.

Eczéma. — Parmi ces maladies, on range l'eczéma, bien qu'il soit souvent difficile de dire la part de l'arthritisme dans sa production chez les diabétiques. Toutefois, dans quelques cas, l'influence de la dyscrasie diabétique n'est pas douteuse ; j'ai pu m'en convaincre chez un ingénieur, âgé de soixante ans, très arthritique. Ce malade, dont le diabète était resté méconnu, et qui, par gourmandise, croquait des sucreries toute la journée, souffrait depuis deux ans d'un eczéma très prurigineux, occupant la plus grande partie du tronc et des membres. De nombreux traitements, conseillés par d'éminents spécialistes, n'avaient pas été suivis d'amélioration. C'est dans ces conditions qu'appelé à le voir, je soupçonnai et reconnus le diabète. Avec un régime convenable, la proportion du sucre urinaire, qui s'élevait à 60 grammes par litre, ne tarda pas à diminuer, et l'eczéma disparut sans retour. Plus tard, le malade est mort d'angine de poitrine.

Psoriasis. — La coïncidence du psoriasis et du diabète a été signalée [3], et on dit que, dans ce cas, le diabète est peu grave, parce qu'il est arthritique. Mais il n'en est pas toujours ainsi :

1. Garel et Collet. (*Annales des maladies de l'oreille et du larynx*, 1895).

2. F.-A. Hoffmann. Constitutions krankheiten, Stuttgart 1893, p. 315.

3. Voy. Grube. (*Berliner kl. Woch.*, 1897, p. 1134). — Saalfeld. (*Deutsche med. Woch.*, 1903, n° 30).

j'ai vu succomber, à ma clinique, de coma acétonémique, un cultivateur de trente-quatre ans, porteur depuis douze ans d'un psoriasis des coudes et des genoux. Le diabète était survenu sans cause connue, un an environ avant la mort ; et, pendant plusieurs mois, le malade a uriné quotidiennement 3 à 10 litres d'urine renfermant 40 à 50 grammes d'urée et 500 à 700 grammes de sucre. A l'autopsie, le pancréas a paru sain. Le foie présentait des altérations histologiques (secondaires).

Urticaire. — Il n'est pas impossible que la dyscrasie diabétique favorise la production d'une urticaire[1].

Xanthome. — Sous le nom de xanthome, les dermatologistes désignent une affection de la peau caractérisée par des taches jaunes de petites dimensions, quelquefois saillantes, ou bien présentant l'apparence de nodosités intradermiques. Cette affection, assez commune chez les ictériques, est beaucoup plus rare chez les diabétiques.

Les cas anciens, au nombre d'une douzaine, sont cités par Malcom-Morris et Jackson-Clarke[2]. D'autres ont été publiés par Crocker[3], Gans[4], Töpfer[5], Schwenter-Trachsler[6], Sherwell et Johnston[7], Borellini[8], Marullo[9], Leven[10], Hallopeau et Vieillard[11], etc.

1. Voir Marchal (de Calvi), *loc. cit.*, et Emma Billstein (*Centralblatt für innere Medicin*, 1895, p. 75).
2. Malcom-Morris et J. Jackson-Clarke. (*British Journal of Dermatology*, août 1892, p. 237).
3. Radcliffe Crocker. (*Id.*, p. 253).
4. Edgar Gans. (*Therapeutische Monatshefte*, janv. 1896, p. 15).
5. Töpfer. (*Société des médecins de Vienne*, 22 janvier 1897).
6. Schwenter-Trachsler. (*Centralblatt für med. Wissensch.*, 1899, p. 191).
7. Samuel Sherwell et James Johnston. (*Journal of Cutan. and Genito-urinary Diseases*, sept. 1900).
8. Borellini. (*Clinica medica, italiana*, 1900, n°s 10-12).
9. Marullo. (*Dermat. Zeitschrift*, 1903, X, p. 354).
10. Leven. (*Archiv für Dermatol. u. Syph.*, 1903, LXVI, n°s 1 et 2).
11. Hallopeau et Vieillard. (*Annales de dermatologie*, 1904, p. 340). — Voy. aussi l'article de Max Joseph, dans Mracek et Hudelo. (*Atlas manuel des maladies de la peau*).

D'après les dermatologistes les plus autorisés, le xanthome des diabétiques n'est pas foncièrement différent de celui que l'on observe chez les ictériques. Cependant on ne l'a pas vu aux paupières, siège de prédilection du xanthome chez ces derniers, et quelques auteurs admettent que cette lésion, chez les diabétiques, a quelque chose de spécial [1].

Quoi qu'il en soit, elle n'est certainement pas en relation directe avec l'hyperglycémie [2]; car, dans le cas de Töpfer [3], le xanthome a rétrocédé malgré l'aggravation de la glycosurie, et dans celui de Rénon et Follet [4], le malade, ancien diabétique, ne présentait plus de sucre dans son urine au moment où s'est développé le xanthome. Cependant, Derlin a vu, chez un diabétique, les noyaux de xanthome s'effacer quand la glycosurie disparut, sous l'influence d'un régime [5].

Dyce-Duckworth [6] a observé cette affection dans un cas de diabète à marche rapide.

On a signalé une fois l'existence d'un pentose dans l'urine d'un malade atteint de xanthome [7]; mais il est impossible de rien conclure de cette constatation, car les pentoses excrétés par l'urine sont différents de celui qui existe dans le pancréas.

Affections cutanées avec intervention certaine d'un élément

1. D'après Pinkus et Pick (*D. med. Woch.*, 1908, n° 33) elle serait produite par l'excès dans le sang d'une combinaison de la cholestérine avec des acides gras,

2. Padassohn. Hautkrankheiten bei Stoffwechsel-Anomalien. (*V. inter. derm. Congress im Berlin*) Berlin, 1905, p. 26, avec une riche bibliogr., p. 89).

3. Töpfer. *Loc. cit.*

4. Rénon et Follet. (*Société médicale des hôpitaux de Paris*, 20 janvier 1890).

5. Derlin. (*Wiss. Verein der Aerzte zur Stettin*, 6 janvier 1903).

6. Dyce-Duckworth. (*London Clinical Society*, 1905, 26 may).

7. Colombini. (*Monatsch. für praktische Dermatologie*, XXIV, Heft 3). — Voir encore sur le xanthome diabétique, William Procter. (*Lancet*, 1905, nov. 11). — Sack. (*Selenew's Archiv*, juin 1907). — Schtscherbakow. (*Centralblatt für innere Med.*, 1907, n° 39).

mycosique. — Ehrmann[1] a observé chez un diabétique des pustules qui renfermaient des cellules de levure. Cette affection était réinoculable au malade, mais pas à d'autres sujets non diabétiques. Dans ce cas, l'influence du terrain était évidente. Si la peau est souillée par une urine sucrée, elle constitue à un double titre un terrain favorable au développement des végétations mycosiques. Telle est, en partie au moins, la cause de la prédominance des affections cutanées aux parties génitales.

DIABÉTIDES GÉNITALES

Diabétides génitales chez l'homme. — La lésion objective la plus précoce, après une période de démangeaisons, est une rougeur érythémateuse autour du méat. Puis on voit de petites érosions présentant l'aspect d'une vésicule d'herpès crevée, de la dimension d'une tête d'épingle.

L'eczéma constitue une maladie plus accentuée. Il siège surtout à l'extrémité antérieure du prépuce et ne tarde pas à amener un certain degré de phimosis. Le prépuce s'infiltre; l'œdème, faute de soins appropriés, peut se transformer en un phlegmon gangréneux : tel est le phimosis *aigu*, qu'il ne faut pas opérer, parce que l'opération serait faite dans les conditions les plus défavorables.

Quand, par des irrigations et des bains d'eau stérilisée, etc., on est arrivé à calmer l'état inflammatoire, on constate qu'au niveau des ulcérations la réparation se fait sous forme de cicatrices parcheminées. La transformation cicatricielle de l'anneau préputial lui donne une forme froncée, à plis plus ou moins profonds. Si l'orifice du prépuce ne correspond pas exactement au méat, la sécrétion urinaire est gênée. Dans ce cas, on réussit parfois, par une dilatation progressive, à faire cesser les accidents produits par le phimosis; autrement, on pratiquera la circoncision avec les précautions nécessaires.

1. EHRMANN. (*Wiener med. Wochensch.*, 1902, n° 43).

Il convient d'ailleurs de ne faire l'opération qu'en cas de nécessité, car elle a été parfois suivie de mort.

Assez souvent, le gland lui-même est le siège d'une lésion analogue à celle du prépuce, mais plus superficielle ; les lèvres du méat deviennent dures, et l'orifice urétral peut se rétrécir ; mais il est tout à fait exceptionnel que ce rétrécissement nécessite un débridement.

Diabétides génitales chez la femme. — Chez la femme, après une période plus ou moins longue de démangeaisons vulvaires et souvent périvulvaires, parfois extrêmement pénibles, il se développe une rougeur érythémateuse de la vulve, surtout accentuée au niveau des plis. Elle peut être suivie des lésions de l'eczéma aigu, avec tuméfaction et suintement séreux ou séro-purulent. Toute la région est endolorie ; les démangeaisons sont vives, la sensation de brûlure très accusée.

Lorsque l'eczéma, au lieu d'être aigu, revêt la forme chronique, la peau prend une coloration plus sombre. La surface est, à la fois, sécrétante et desquamante ; il y a du suintement dans les plis et de la desquamation sur les parties plates. Les démangeaisons sont très violentes et portent la malade à un grattage frénétique ; le sommeil en est profondément troublé. Lorsque l'eczéma se prolonge, il donne naissance à un état lichénoïde de la peau : les téguments infiltrés ne peuvent plus se plisser ; les grandes lèvres gonflées ressemblent à des quartiers d'orange (Fournier). Les petites lèvres œdémateuses pendent entre les grandes lèvres ; le capuchon du clitoris est hypertrophié ; cette tuméfaction peut s'étendre à l'orifice du vagin.

Dans d'autres cas, où la tuméfaction est beaucoup moindre, les lésions peuvent prendre un aspect syphiloïde, qu'il importe de bien connaître, pour éviter une méprise qui serait grave[1]. En tous cas, les diabétides génitales de la femme sont précédées

1. Voy. Barthélemy. (*La pratique dermatologique*, t. I, p. 906, avec une bonne planche).

presque toujours de la formation, à la surface des muqueuses, d'un enduit blanchâtre pelliculaire et gras, dans lequel le microscope révèle la présence de spores arrondies ou ovalaires, isolées ou groupées, et de filaments de mycélium saccharomycète, etc.[1].

MÉTRITE

Une métrite granuleuse du col, dans certains cas au moins, paraît être la conséquence d'une propagation de l'eczéma de la vulve. Cette métrite du col peut se compliquer de catarrhe de la cavité utérine et de métrorragies. Il faut donc se préoccuper de l'état de la matrice chez une diabétique dont les règles sont trop abondantes, et il importe de faire cesser les métrorragies, parce que toute hémorragie abondante peut aggraver le diabète.

D'autre part, cette maladie peut amener une ménopause prématurée, et même, dit-on, l'atrophie de l'utérus et des ovaires[2].

COMPLICATIONS MICROBIENNES

D'autres complications sont dues, pour la plus grande part, à l'envahissement de l'organisme diabétique par divers microbes, parmi lesquels ceux de la suppuration occupent la première place. Ces complications sont fort nombreuses.

PHLEGMONS ET GANGRÈNE HUMIDE DE LA PEAU ET DU TISSU CELLULAIRE SOUS-CUTANÉ

Ces affections sont beaucoup plus communes chez les diabétiques que chez les sujets sains, ce qui ne saurait étonner, un certain nombre de diabétiques étant alcooliques, goutteux, atteints

1. On trouvera quelques détails complémentaires sur les diabétides génitales de l'homme et de la femme dans un article de FOURNIER. (*Union médicale*, 1892).

2. STROYNOWSKI. (*Prezeglad lekarski*, 1891).— Analyse (*Centralblatt für der med. Wissensch.*, 1892). — Voir aussi DE GRAEFE. (*Centralblatt für innere Medicin*, 1898, p. 711).

d'artério-sclérose ou de lésions des nerfs périphériques[1]. Des causes multiples peuvent intervenir; mais la dyscrasie diabétique elle-même peut affecter la vitalité des tissus, ou favoriser le développement et l'exaltation de la virulence des microbes.

Bujwid[2] a prétendu qu'une culture de staphylocoque doré, qui, injectée seule à un lapin, est inoffensive, cesse de l'être, si on l'injecte avec une solution de glycose. Karlinski[3] a confirmé, en partie, ces résultats. Mais d'autres expérimentateurs les ont contestés[4].

D'après Nicolas[5], une solution sucrée favorise le pouvoir pyogène du staphylocoque, quand elle est portée en même temps que le microbe dans le tissu cellulaire sous-cutané; mais, ainsi que l'a vu Budjwid, si la solution sucrée n'est introduite sous la peau qu'un certain temps après le microbe, cette action favorisante fait défaut. Si on injecte la solution sucrée dans le sang, tandis qu'on inocule le staphylocoque dans le tissu cellulaire sous-cutané, il se produit des accidents locaux intenses, avec tendance au sphacèle. Si l'on injecte dans le sang à la fois la solution sucrée et le staphylocoque, il y a exaltation du pouvoir pyogène et de la virulence.

Smith (de Boston)[6] a remarqué qu'une proportion de sucre

1. Il résulte des expériences de Roger. (*Revue de chirurgie*, 1890, p. 941); de Charrin et Ruffer. (*Société de Biologie*, 1889); d'Hermann. (*Id.*); de Kaspareck (*Wiener kl. Woch.*, 1895, p. 570); d'Hofbauer et Czyhlarz. (*Centralblatt für allg. Path.*, 1898, p. 567), etc., que la section d'un nerf diminue, dans la partie énervée, la résistance aux infections microbiennes.

2. Bujwid. Traubenzucker als die Ursache des Eiterung ueber Staph. aureus. (*Centralblatt für Bakter.*, 1888, IV, p. 577).

3. Karlinski. (*Centralblatt für Bakt.*, 1888, IV, p. 580).

4. Voy. Grawitz et de Bary. (*Virch. Archiv*, 1887, CVIII, p. 77). — Steinhaus. (*Ætiologie der akut. Eiterungen*, Leipzig, 1889). — Hermann. (*Annales de l'Institut Pasteur*, 1891, p. 243).

5. J. Nicolas. Influence du glucose sur le pouvoir pyogène et la virulence du *Staph. pyog. alb.* (*Archiv. de méd. expérim. et d'anat. patholog.*, 1896, p. 332).

6. Th. Smith. Ueber die Bedeutung der Zuckers in Kulturmedien für Bakterien. (*Centr. f. Bakt.*, 1895, XVIII, p. 3).

supérieure à 5 p. 100 rend le milieu impropre à la culture d'un certain nombre de microbes. Le staphylocoque doré n'est pas très sensible. Toutefois, d'après Bujwid, il se développe mal dans un milieu renfermant 5 p. 100 de glucose (c'est-à-dire dix fois plus que la proportion indiquée par Smith). D'après Kayser[1], la virulence du staphylocoque est affaiblie, si la culture est faite dans du bouillon renfermant 2 p. 100 de glucose. Cette action est tout à fait indépendante d'un processus d'acidité.

Grossmann[2] a confirmé l'observation de Bujwid sur l'atténuation du staphylocoque dans un milieu sucré. Il a vu qu'il en était de même pour le streptocoque. Il a de plus constaté que l'injection sous-cutanée, chez le lapin, d'une culture de staphylocoque ou de streptocoque, insuffisante à provoquer une réaction, produit au contraire un abcès si, à la même dose, au lieu d'être diluée dans l'eau salée, elle l'est dans une solution de sucre à 5 p. 1000.

En résumé, la virulence du staphylocoque peut être augmentée par une faible proportion de sucre dans le milieu où il végète. C'est précisément le cas chez les diabétiques ; car chez eux la proportion du glucose dans le sang et la lymphe atteint rarement 5 p. 1000.

Il faut aussi tenir compte du fait que la symbiose est souvent favorable à l'exaltation de la virulence de certains microbes.

FURONCLES ET ANTHRAX

Toutes choses égales, les diabétiques sont particulièrement exposés aux furoncles. Chez un diabétique observé par Griesinger[3], cette complication s'est montrée après l'ingestion deux fois répétée de plus de 200 grammes de sucre. Mais tous les diabé-

1. HEINRICH KAYSER. Einwirkung des Traubenzuckers auf Staph. pyog. (*Zeitschrift für Hygiene und Infect.*, 1902, XL, p. 21).

2. GROSSMANN. (*Ueber Gangræn bei Diabetes mellitus*. Berlin, 1900).

3. Cité par GROSSMANN, p. 22.

tiques fortement hyperglycémiques ne sont pas atteints de furoncles, et les diabétiques légers n'en sont pas indemnes.

On a voulu assigner quelques caractères spéciaux aux furoncles ainsi qu'à l'anthrax diabétiques. On a dit, par exemple, qu'ils sont d'aspect livide, et que leur centre s'élimine comme pus, plutôt que comme bourbillon ; j'ignore s'il y a quelque chose de fondé dans ces assertions, mais je suis porté à penser que l'anthrax, chez le diabétique, a une disposition particulière à s'étendre. Au Brésil, d'après Fonseca[1], il se compliquerait, le plus souvent, de la gangrène totale de la peau qui le recouvre.

L'anthrax est, comme on sait, susceptible de provoquer parfois une glycosurie transitoire, s'il survient chez un sujet prédisposé. Aussi peut-il aggraver une glycosurie préexistante. Mais on observe rarement cette éventualité ; car des causes antagonistes y mettent obstacle. La principale est le défaut d'alimentation : un diabétique porteur d'un anthrax mange moins ; cela suffit d'ordinaire pour faire baisser le taux de la glycosurie, ce qui ne diminue pas d'ailleurs la gravité des cas.

PHLEGMON GANGRÉNEUX

Un phlegmon peut se développer chez un diabétique à l'occasion d'une lésion quelconque de la peau, souvent à la suite d'une éraillure minime, qui, chez un sujet sain, n'eût entraîné aucune conséquence fâcheuse. Son siège de prédilection est aux extrémités inférieures. Il faut se méfier de sa marche insidieuse : après avoir, pendant quelques jours, présenté un caractère bénin, il peut, tout à coup, s'étendre et devenir diffus. Si son évolution est très rapide, l'inflammation est presque aussitôt compliquée de gangrène. Même dans ce cas, le malade ne ressent, le plus souvent, qu'une douleur modérée, et qui paraît peu en rapport avec les désordres locaux. Quant aux phénomènes généraux, ils sont

1. Outre les travaux déjà cités, on pourra consulter celui de mon élève MOIRET. (*Thèse de Lyon*, 1892).

généralement peu marqués au début : la fièvre est presque nulle ; l'état général paraît bon ; puis brusquement des symptômes d'une haute gravité surviennent : les rêvasseries, le délire, la somnolence, précurseurs d'une terminaison fatale. L'éventualité de cette marche insidieuse doit être présente à l'esprit du médecin.

GANGRÈNES DIVERSES

Gallard[1], chez un diabétique mort d'un phlegmon gangréneux de la jambe, a vu la muqueuse de l'estomac parsemée de 5 ou 6 plaques noirâtres, ovalaires, de 1 centimètre de diamètre, facilement détachables et laissant alors à nu le derme de la muqueuse.

Beaucoup moins graves sont les plaques gangréneuses de la peau, consécutives le plus souvent à des bulles ou à des ecchymoses. Marchal (de Calvi), et d'autres[2] après lui, ont relaté des cas de cette lésion, d'ailleurs rare.

On a signalé exceptionnellement la gangrène d'autres organes chez les diabétiques ; par exemple celle de l'utérus[3], mais la seule qui mérite une description, est la gangrène pulmonaire.

GANGRÈNE PULMONAIRE

Cette complication est assez rare. C'est à peine si on la rencontre une fois sur 100 autopsies de diabétiques[4]. Grossmann en rapporte 16 observations empruntées à divers auteurs[5].

1. Gallard. (*Assoc. française pour l'avancement des Sciences.* Session de Clermont-Ferrand, 21 août 1876).

2. Voir Grossmann. (*Loc. cit.*, p. 25). — M. Kaposi. Zwei eigenthümliche Fälle von Dermatosis diabetica. (*Med. Iahrbücher*, 1894, avec planche). — W. Rosenblath. Ueber multiple Hautnecrosen und Schleimhaut Ulcerationen bei einem Diabetiker (*Virchow's Archiv*, 1888, CXIV, p. 282).

3. Liepmann. (*Archiv für Gynaekologie*, LXX).

4. Voy. Windle. (*Dublin Quarterly Journal of Med. Science*, 1883, p. 112).

5. Grossmann, *loc. cit.*

D'après Naunyn, la gangrène aiguë du poumon ne s'observe que dans les diabètes graves : « Le malade est pris de fièvre et des signes d'une inflammation pulmonaire. Les crachats sont souvent hémorragiques, mais ne présentent pas l'odeur si caractéristique de la gangrène du poumon. A l'autopsie, on trouve un ou deux foyers d'apparence gangréneuse, quelquefois creusés d'une cavité remplie de sanie purulente, mais sans odeur de gangrène[1]. Autour d'eux, le tissu est hépatisé. On ne peut constater d'oblitération artérielle.

A quoi tient l'absence d'odeur des crachats et des foyers gangréneux du poumon? D'après Hirschler[2], l'addition de sucre à de la viande pourrie apporte un certain obstacle à la production des substances aromatiques qui se développent pendant la putréfaction. La raison de ce fait est encore l'objet de discussions; on a pensé à l'expliquer par la présence d'acide lactique produit par le sucre. D'autre part, Kuhn[3] aurait vu que les bactéries de la putréfaction en présence du sucre, qui leur sert d'aliment, n'attaqueraient pas les matières albuminoïdes. D'après F. Raymond[4] les microbes anaérobies de la gangrène sont promptement remplacés par des aérobies. Telle serait la cause de la disparition de la fétidité de l'haleine. — Enfin, il faut aussi remarquer que, dans un certain nombre de cas de prétendue gangrène pulmonaire, il s'agissait de lésions d'une tout autre nature (parfois d'une pneumomycose) ne donnant pas lieu à une expectoration fétide.

Naunyn décrit aussi une forme subaiguë et chronique de gangrène pulmonaire, qui, d'après lui, survient chez les diabétiques avancés en âge, et parfois aussi chez des sujets dont le diabète

1. Charcot. (*Gazette hebdomadaire*, 1861, p. 544.)

2. Hirschler. (*Zeitschrift für physiolog. Chemie*, X, p. 306).

3. Kuhn. (*Archiv für Hygiene*, XIII). — Voy. aussi : Strauss. (*Berliner klinische Woch.*, 1896, n° 18). — Seelig. Ueber den Einfluss des Milchzuckers auf die bakt. Eiweisszersetzung. (*Virchow's Archiv*, 1896, CXLVI, p. 53).

4. F. Raymond. (*Société Médic. des Hôpitaux de Paris*, 29 mai 1908).

était latent. La maladie débute par un catarrhe des voies respiratoires, avec fièvre variable ; l'attention n'est attirée que par une hémoptysie, ou par l'odeur des crachats. Ceux-ci restent hémorragiques, ou deviennent purulents : comme dans la forme précédente, ils sont peu abondants. La maladie peut ainsi durer fort longtemps, jusqu'à ce que la mort arrive, à la suite d'une hémoptysie abondante ou du déclin progressif des forces [1].

Il est inutile d'insister sur l'extrême gravité de la gangrène pulmonaire chez les diabétiques. J'en ai vu cependant un qui a guéri de cette redoutable complication.

PÉRIOSTITE ALVÉOLO-DENTAIRE

Aucune complication du diabète n'est plus fréquente que la périostite alvéolo-dentaire. Néanmoins, il faut se garder de la considérer toujours comme le résultat de la dyscrasie diabétique : beaucoup d'arthritiques non diabétiques présentent la même lésion des alvéoles et des gencives, sans caractère objectif différentiel. Aussi, lorsqu'un dentiste diagnostique chez un de ses clients le diabète, il ne le fait que sous bénéfice d'inventaire.

La suppuration chronique de la bouche et l'ingestion incessante des microbes de la suppuration peuvent causer des troubles digestifs [2].

OTITE PURULENTE DE LA CAISSE

L'otite moyenne est une complication assez sérieuse du diabète [3]. Lannois [4] a insisté sur l'intensité des douleurs que souvent elle amène, et sur le caractère hémorragique de l'écoulement au début. Plusieurs otologistes ont signalé sa facile propa-

1. NAUNYN. (*Der Diabetes*, p. 226).

2. J. TELLIER. (*Lyon médical*, 24 mai 1908 (avec bibliographie). — Voir aussi p. 401 et 433).

3. TOYNBEE. Diseases of the Ear, 1866).

4. LANNOIS. (*Lyon médical*, 1889).

gation à l'apophyse mastoïde. La destruction des tissus explique la fréquence des abcès cérébraux, et justifie l'intervention chirurgicale précoce, qu'il faut recommander dans les cas où l'état général des malades n'est pas trop grave[1].

CYSTITE ET PNEUMATURIE

On rencontre parfois, dans l'urine de diabétiques, des champignons qui n'ont donné lieu à aucun symptôme[2]. Mais certains d'entre eux déterminent la fermentation de l'urine et le développement de gaz dans la vessie, d'où la pneumaturie, complication d'ailleurs rare chez les diabétiques de l'un et de l'autre sexe[3].

TUBERCULOSE PULMONAIRE

Une des infections les plus communes chez les diabétiques est l'infection par le bacille de Koch, et c'est presque toujours par le poumon qu'elle débute. La tuberculose pulmonaire conduit à la mort près de la moitié des diabétiques de nos hôpitaux[4] et le quart des diabétiques qui sont dans l'aisance.

1. Voy. Koenig. (*Centralblatt für Chirurgie*, 1880). — M. Raynaud. (*Annales des maladies de l'oreille*, 1881, n° 2). — Kraske. (*Deutsche med. Wochensch.*, 1881, n° 35). — Israel. (*Berliner kl. Wochensch.*, 1881, p. 705). — Kirchner. (*Congrès internat. d'otologie*. Bâle, 1885). — Schwabach. (*Deutsche med. Woch.*, 1885, n° 52). — Wolf. (*Archiv für Ohrenheilkunde*, XXV et XXVI). — Kuhn. (*Id.*, XXIX). — Kobner. (*Archiv für Ohrenheilk.*, 1889, XXIV, p. 61). — Schnæbelé. (*Thèse de Lyon*, 1899, p. 71). — Muck. (*Zeitschrift für Ohrenheilkunde*, XXXV, p. 215). — Lannois. (*Congrès international de médecine*, Paris, août 1900). — Vernieume. (*Annales de la Société de médecine de Gand*, 1903). — Eulenstein. (*Zeitschrift für Ohrenheilk.*, XLII, p. 263).

2. W. Gentzsch. Ueber pathogene Sprosspilze bei D. (*Inaug. Dissert.*, Iena, 1908).

3. Voir pour la bibliographie F. Mueller. (*Berl. kl. Woch.*, 1889, n° 41). — V. Noorden. (*Der Diabetes*, 4e édition, p. 349).

4. Une des principales causes de la fréquence de la phtisie chez le diabétique hospitalisé est certainement l'infection du milieu nosocomial. Il est probable que celle-ci diminuera avec les progrès de l'hygiène hospitalière.

Causes de l'infection tuberculeuse. — L'excès de glycose dans les humeurs et dans les tissus paraît favorable au développement du bacille, soit directement, soit indirectement, en diminuant la résistance des tissus ; des recherches très précises à cet égard font encore défaut. Outre le sucre, quelques substances qui contribuent à constituer la dyscrasie diabétique peuvent jouer peut-être un rôle favorisant. La simple dénutrition, qui existe dans tout diabète grave, agit certainement comme cause prédisposante. La preuve en est donnée par la fréquence de la tuberculose pulmonaire chez les vaches laitières. Aussi ne peut-on s'étonner qu'elle soit plus commune chez les diabétiques présentant une dénutrition intense.

Elle n'est, d'ailleurs, pas spéciale aux diabétiques cachectiques, et tous les cliniciens ont pu l'observer chez des diabétiques dont la nutrition paraissait bonne, et la maladie peu grave. Tapret l'a vue se développer chez un goutteux, qui n'avait que quelques grammes de sucre par litre [1]. Dieulafoy cite un malade d'Hutinel qui, devenu diabétique à la suite d'un traumatisme, contracta ensuite une tuberculose pulmonaire [2]. Aucune espèce de diabète n'est donc à l'abri de cette complication.

Évolution de la tuberculose. — Celle-ci débute, le plus souvent, d'une manière insidieuse, par le développement plus ou moins lent des granulations ou bien, d'une manière plus aiguë, par une broncho-pneumonie, qui devient caséeuse. Mais même dans ce cas, la marche de la maladie n'est pas nécessairement très rapide, et, souvent, la fonte des portions caséeuses ne se fait qu'en quelques mois. Chez les diabétiques arthritiques on peut même compter, souvent, sur une évolution lente des lésions si, par un traitement convenable, ils amendent leur hyperglycémie. La phtisie n'est donc pas, chez le diabétique, toujours mortelle

1. SAUVAGE. Du diabète dans ses rapports avec la tuberculose pulmonaire. (*Thèse de Paris*, 1895).

2. DIEULAFOY. (*Clinique médicale*, 1901-02, tome IV, 13° leçon). On sait que le diabète d'origine traumatique est le plus souvent bénin.

à brève échéance, et l'on est parfois heureusement surpris de sa bénignité relative.

J'ai longtemps observé à ma clinique un homme de trente-six ans, alcoolique, diabétique depuis quelques années, et tuberculeux depuis l'année précédente. A son entrée, on constatait sous la clavicule droite de la matité et de gros râles, qui avaient fait admettre l'existence probable de cavernules. Il est à croire que celles-ci n'ont pas existé réellement; car, un an après, la matité au sommet droit était bien moindre, et on ne pouvait déceler d'autres signes d'auscultation, chez ce malade, qu'un certain degré d'obscurité du murmure et quelques râles très fins. Il n'avait pas de fièvre et rendait, par jour, 4 litres d'urine renfermant 30 grammes d'urée et 300 grammes de sucre. Pas d'acétonurie.

A côté de ces cas si remarquablement bénins [1], on observe quelquefois des pneumonies caséeuses à évolution rapide, et, beaucoup plus rarement, une tuberculose miliaire aiguë [2].

Symptomatologie. — On a dit que la phtisie diabétique chronique présentait quelques particularités, par exemple la rareté relative des processus pleuraux, et aussi celle des hémoptysies que l'on a expliquée par l'artérite oblitérante (Leyden) [3].

On a noté aussi qu'en général on n'observe guère chez ces malades la fièvre, les sueurs profuses, la diarrhée et l'abondance de l'expectoration, si communes chez la plupart des phtisiques vulgaires [4]. Ces remarques ne sont pas sans fondement, mais il

1. Voir aussi un cas de LABBÉ. (*Gazette des hôpitaux*, 1908, 30 juillet).

2. LETULLE. (*Bulletin de la Société anatomique*, 1878, p. 496).

3. LEYDEN. (*Zeitschrift für klinische Medicin*, 1882, IV, p. 298).

4. Voy. sur la phtisie diabétique : BOUCHARDAT. (*La Glycosurie*, p. 56, 60, 353). — LÉCORCHÉ. (*Traité du Diabète*, Paris, 1877, p. 283).— RICHARDSON. (*Med. Times and Gazette*, 1878). — DRESCHFELD. (*Med. Chron.*, 1884, I. p. 5). — GREGORACI. (*Tesi per le libera docenza*, Napoli, 1895). — WILLIAMSON. (*Diab. mell.*, 1898). — BLUMENFELD. (*Therap. Monatshefte*, 1889, n° 2). — LETULLE. (*Bulletins et Mémoires de la Société médic. des hôpit. de Paris*, 21 juin 1901, p. 690). — CRONER. (*Deutsche med. Woch.*, 1903, 5 nov.). — THORSPECKEN. (*Münchener med. Woch.*, 12 févr. 1907). — SHIVELY. (*New-York Med. Journal*, 1908, mai 16).

y a de nombreuses exceptions, et plusieurs cliniciens disent avoir eu l'occasion de noter, les uns des hémoptysies, les autres l'abondance des crachats, etc.

On sait qu'à la période consomptive de la tuberculose, la glycosurie diminue et peut même faire défaut. Dans un cas, Zaudy a vu disparaître de l'urine non seulement le sucre, mais, ce qui est assez extraordinaire, l'acétone et l'acide diacétique qu'elle renfermait[1].

On a prétendu, il y a une quarantaine d'années, que la phtisie pulmonaire chez les diabétiques était de nature spéciale ; car, plusieurs observateurs des plus compétents, Wilks, Hilton-Fagge, Dickinson, Leyden, etc., n'avaient pas constaté l'existence de granulations tuberculeuses dans les poumons de ces malades ; mais Immermann et Rütimeyer[2], etc., ont eu des résultats positifs à cet égard. Il est probable que dans les cas où la recherche des bacilles avait été infructueuse on avait eu surtout affaire à un processus ulcéro-gangréneux, qui, dans les poumons des diabétiques, prend parfois une grande importance[3]. La symbiose de divers microbes avec le bacille de Koch influe beaucoup sur l'évolution des lésions[4].

AUTRES LOCALISATIONS DE LA TUBERCULOSE

Beaucoup moins commune que la tuberculose pulmonaire, la tuberculose intestinale a été parfois observée chez les diabétiques (Frerichs).

La tuberculose rénale est aussi assez rare. Dans quelques cas

1. Zaudy. (*Deutsche med. Woch.*, 1902, nº 23).

2. Immermann et Rutimeyer. Ueber das Vorkommen von Tuberkelbacillen in Caverneninhalt bei Diabet. Lungenphtisie. (*Centralblatt für klinische Medicin*, 1883, p. 129).

3. Voir Scott. (*Dublin Hospit. Gazette*, 1856). — Dreschfeld. (*British Med. Journal*, 17 févr. 1883). — Riegel. (*Centralblatt für innere Medicin*, 31 mars 1883).

4. Voy. Ehret. (*Münchener med. Wochenschr.*, 28 déc. 1897).

(Odge, cité par Naunyn, Rabé [1], etc.) on a rencontré une tuberculose des capsules surrénales.

La méningite tuberculeuse est tout à fait exceptionnelle [2]; les tubercules cérébraux, d'après Naunyn, le seraient moins [3].

J'ai signalé précédemment l'extrême rareté de la pleurésie tuberculeuse chez les diabétiques. On ne connaît guère non plus chez eux la péritonite tuberculeuse. Il est donc positif qu'ils ont peu de tendance à réaliser la tuberculose des séreuses.

COÏNCIDENCE DU DIABÈTE ET DE DIVERS ÉTATS

CANCER

La coexistence d'un diabète et d'un cancer n'est pas très rare. Tuffier l'explique par la diathèse arthritique, cause commune des deux affections. Mais il semble qu'indépendamment de toute tare arthritique le diabète prédispose au cancer [4].

Un fait particulièrement digne de remarque est la fréquence relative du cancer *du foie* chez les diabétiques [5]. Elle me paraît explicable par la suractivité fonctionnelle de cet organe.

Évolution du cancer chez les diabétiques. — D'après Gilbert et Weil [6], cette évolution serait plus rapide que chez les non-diabétiques ; et, dans le cas où la tumeur préexisterait, elle prendrait une marche aiguë, lors de l'apparition du diabète. Mais l'influence accélératrice de ce dernier sur le cancer n'est rien moins que constante: dans un cas, que j'ai personnellement observé avec soin (cancer de la parotide), la tumeur n'a pas été

1. Rabé. (*Presse méd.*, 13 juillet 1901).
2. Un cas de Rokitanski (cité par Seegen).
3. Drummond. (*Lancet*, 1887, I, p. 12).
4. Tuffier. (*Archives générales de médecine*, 1888, 2e semestre).
5. Bouchard. Troubles préalables de la nutrition (in *Traité de pathologie générale*, t. III, p. 328).
6. Gilbert et Weil. (*C. R. de la Société de Biologie*, 3 déc. 1898, p. 1121). — Kappler. (*Thèse de Paris*, décembre 1898).

influencée, en apparence au moins, par les modifications que le traitement a apportées à la glycosurie. Œstreicher[1] a publié un cas analogue. — On a, d'autre part, vu des cas dans lesquels l'évolution du cancer a paru lente.

Il ne faut pas s'étonner de ces différences. Elles s'expliquent par des conditions différentes. On sait que le glycogène est un aliment essentiel pour les tissus en voie de développement et que ses variations quantitatives dans les tumeurs sont très grandes.

Influence du cancer sur le diabète. — Quant à l'influence du cancer sur le diabète, elle peut se manifester aussi par une diminution de la glycosurie, comme si la tumeur absorbait à son profit une partie des hydrates de carbone de l'économie. Boas[2] dit que, parfois, le cancer amène une tolérance pour les hydrates de carbone et qu'il peut exister un antagonisme entre les deux maladies. Cette opinion est en désaccord avec l'opinion générale.

LEUCÉMIE

Rebitzer[3] et, plus récemment, Schwartz[4], ont publié chacun un cas de leucémie coexistant avec le diabète. Dans le cas de Schwarz, la leucémie paraît avoir été la première affection en date; mais, dans le cas de Rebitzer, c'est le diabète qui aurait débuté. On ne voit pas de relation entre les deux maladies.

SYPHILIS

Les diabétiques ne contractent pas fréquemment la syphilis ; mais, comme ils ont en général peu de rapports sexuels, on ne

1. Œstreicher. Ein Beitrag zum Carcinomdiabetes. (*Prager med. Woch.*, 1903, p. 293).

2. Boas. Ueber Carcinom und Diabetes. (*Berliner klinische Woch.*, 1903, p 243).

3. Rebitzer. (*Prager medic. Wochenschrift*, 1892, n° 31).

4. Emil Schwartz. Ein Fall von Myelæmie mit Diabetes mellitus. (*Wiener med. Wochensch.*, 1905, n° 9).

peut prétendre que le terrain diabétique soit défavorable à cette maladie : Molle[1] a d'ailleurs observé un cas de *réinfection* syphilitique chez un malade atteint de diabète léger (probablement arthritique, car il a disparu sous l'influence du bicarbonate de soude).

On a dit que le chancre induré avait, chez les diabétiques, une tendance au phagédénisme[2]. Cela ne serait pas extraordinaire, vu la facilité avec laquelle la peau des diabétiques est envahie par des infections microbiennes. On a dit aussi que, chez ces malades, les accidents secondaires de la syphilis sont particulièrement précoces. Mais je ne connais pas de bonnes observations démontrant l'exactitude de cette assertion. Pour les accidents tertiaires, on est encore moins bien renseigné.

TRAUMATISMES

Les tissus, chez les diabétiques, paraissent avoir moins de vitalité que chez l'homme sain; aussi n'est-il pas étonnant qu'en général les plaies guérissent plus lentement chez eux : Verneuil compare à cet égard les diabétiques aux alcooliques, et il ajoute que « dans le cas de diabète alcoolique les blessures revêtent un caractère de gravité exceptionnelle[3] ». Ceci ne doit pas être pris tout à fait à la lettre, et il y a heureusement d'assez nombreuses exceptions à cette règle.

L'influence inverse, celle de la blessure sur le diabète, est assez nette dans bon nombre de cas; cela ne saurait étonner, puisque chez des sujets, d'ailleurs prédisposés au diabète, des traumatismes même légers peuvent être suivis de glycosurie.

1. Molle. (*Lyon médical*, 29 mai 1904).

2. Voir Augagneur. Aspect gangreneux du chancre chez les diabétiques (*Province médicale*, 1888, p. 65.)

3. Verneuil. Des blessures chez les alcoolo-diabétiques. (*Association française pour l'avancement des Sciences. Congrès du Havre*, 1877).

MALADIES FÉBRILES

Les diabétiques ne paraissent pas être particulièrement susceptibles de contracter les maladies infectieuses saisonnières ou autres [1]. Mais, vu la diminution de leur résistance vitale, on peut s'attendre à ce que ces maladies soient plus graves chez eux, et les faits confirment cette prévision.

Pneumonie. — J'ai vu, comme Bouchardat, des diabétiques jeunes succomber en quarante-huit heures à une pneumonie. Mais ces cas, foudroyants en quelque sorte, sont devenus rares. En effet, ils ne se rencontrent guère que chez des diabétiques ne suivant aucun régime, soit que leur diabète ait été méconnu, soit pour un autre motif. Or, ce type de diabétique est devenu relativement moins fréquent.

J'en ai observé un cas chez un nouveau marié d'apparence herculéenne, obèse et dont le formidable appétit faisait l'admiration des siens. On ne soupçonnait pas qu'il fût malade quand, subitement, il fut atteint d'une pneumonie caractérisée par une matité étendue à une grande partie du poumon gauche et par de nombreux râles crépitants. C'est à ce moment que je fus appelé à le voir, et qu'en examinant l'urine je fis la découverte du diabète. La mort survint le troisième jour.

D'autre part, une pneumonie peut évoluer chez certains diabétiques comme chez les sujets sains. J'ai vu trois cas de ce genre; dans un de ces cas, le diabète, assez grave, entraîna la mort l'année suivante par phtisie pulmonaire. Naunyn dit aussi avoir observé des pneumonies bénignes chez des diabétiques graves.

1. On peut même se demander si le terrain diabétique ne serait pas un mauvais terrain pour certaines d'entre elles. Ainsi le rhumatisme articulaire aigu n'est pas fréquent chez les diabétiques ; il est vrai que la plupart des diabétiques ont passé l'âge où l'on est le plus exposé à cette maladie.

Fièvre typhoïde. — On a plusieurs fois pu suivre l'évolution d'une fièvre typhoïde chez un diabétique. Ebstein [1] en cite 6 observations, et on en a, depuis son mémoire, publié plusieurs. La symptomatologie de la fièvre est souvent modifiée, et la terminaison par coma diabétique a été plusieurs fois observée [2].

Il résulte, en somme, des faits connus, que le pronostic de la fièvre typhoïde est plus grave si elle évolue sur le terrain diabétique. Ce n'est pas que l'infection devienne plus intense, mais diverses complications, entre autres le coma, peuvent amener la mort. Rénon [3] a vu succomber un de ses malades à une hémorragie intestinale foudroyante ; et, peu après, Marfan [4] publiait l'observation d'un obèse de trente-trois ans, dont l'urine renfermait par jour de 150 à 250 grammes de sucre, et qui, à la troisième semaine d'une fièvre typhoïde, fut pris d'une hémorragie intestinale, que l'auteur évalue à 4 litres.

Il a été question, précédemment, de l'influence des maladies aiguës sur la glycosurie, — quant à leur influence sur l'évolution ultérieure du diabète, — en général, elle ne paraît pas heureuse. La grippe surtout aggrave presque toujours le diabète d'une manière très fâcheuse.

Glaessner a publié une observation tendant à prouver qu'un diabète pourrait être guéri à la suite d'une pneumonie [5].

Il s'agit d'une femme de cinquante-quatre ans, très amaigrie depuis quelques mois, ayant environ 30 grammes de sucre par litre (133 grammes par jour), avec acétone et acide diacétique. Survint une pneumonie qui diminua, puis fait disparaître le

1. EBSTEIN. (*Deutsches Archiv für klin. Medicin*, 1881, XXX, p. 20).

2. VON ENGEL. (*Prag. med. Woch.*, 1891, n° 28, 15 juillet). — La même terminaison a été aussi maintes fois observée à la suite de l'influenza. — Voy. HIRSCHFELD. (*Berliner klinische Woch.*, 1900, n° 25).

3. L. RÉNON. (*Bulletins et Mémoires de la Société médicale des hôpitaux de Paris*, 4 déc. 1903).

4. MARFAN et ISCOVESCO. (*Bulletins et Mémoires de la Soc. méd. des hôpit. de Paris*, 29 janv. 1904).

5. KARL GLAESSNER. (*Wiener klinische Wochensch.*, 1906, n° 29).

sucre. Trois mois après, malgré l'ingestion de 100 grammes de glycose, l'urine, de quantité normale, ne renfermait ni sucre, ni acétone.

DIABÈTE ET GROSSESSE

Une grossesse survenant chez une femme diabétique se présente généralement dans des conditions peu favorables, pour la femme et pour l'enfant ; ajoutons que la grossesse peut aggraver beaucoup le diabète.

Influence du diabète sur la grossesse. — On a dit que les femmes diabétiques étaient relativement inféconds. Il est certain que le diabète peut indirectement mettre obstacle à la fécondation s'il a déterminé une métrite ou quelque lésion des annexes [1]. L'hyperglycémie est-elle, par elle-même, nuisible à la fécondation ? On ne saurait actuellement l'affirmer.

La conception effectuée, la grossesse se termine prématurément au moins deux fois sur cinq [2]. L'avortement se produirait avant le cinquième mois dans le tiers des cas, et il faut, de plus, mettre sur le compte du diabète un certain nombre d'accouchements prématurés. L'hydramnios n'est pas rare, et les hémorragies seraient assez fréquentes; elles seraient dues à des lésions vasculaires.

Influence du diabète sur le fœtus. — Schenk (cité par v. Noorden) dit que les femmes diabétiques ont plus de filles que de garçons. Quoi qu'il en soit, comme nous venons de le dire, le produit de la conception n'arrive pas à terme dans les deux cinquièmes des grossesses, et peu d'enfants, parmi ceux

1. On a signalé aussi l'atrophie de l'utérus chez les femmes diabétiques. Cette lésion expliquerait la fréquence chez elles de l'aménorrhée précoce (Kleinwachter et Graefe).

2. Stengel. (*University of Pennsylv. Med. Bulletin*, 1903, p. 296), donne une statistique un peu plus favorable.

qui naissent avant terme, ont des chances de survie. Ils ne sont pas diabétiques, en général; mais leur faiblesse est telle qu'ils succombent généralement peu de temps après la naissance. Quant à ceux qui naissent à terme, plusieurs sont mal conformés. On a signalé quelques cas d'hydrocéphalie.

Influence de la grossesse sur le diabète. — Ainsi que nous l'avons dit en commençant, cette influence est plutôt fâcheuse. Un assez grand nombre de faits le prouvent, mais il y a des exceptions. A cet égard, je signale la curieuse observation qui suit :

Une femme, de trente-sept ans, était atteinte d'un diabète d'intensité moyenne (2 litres et demi d'urine, avec 46 grammes de sucre par litre), qui s'améliora par le régime et par le salol; elle devint enceinte, et cessa d'être glycosurique, un peu plus d'un mois après le début de la grossesse. Accouchement à terme. Les jours suivants, l'urine était albumineuse, mais non sucrée; puis survint une phlébite. L'urine renfermait alors une trace d'albumine, quelques cylindres, des cristaux d'acide urique et d'oxalate de chaux; mais pas de sucre. Puis, l'albuminurie disparut; et, quatre mois après la délivrance, elle fit place à la glycosurie, en même temps que reparaissaient les autres symptômes du diabète[1].

Ce cas est tellement obscur qu'on n'en peut tirer aucune conclusion[2].

On a publié un certain nombre de cas d'acétonurie, d'éclampsie, etc., chez des femmes diabétiques en état de grossesse. En général, ces observations manquent de détails suffisants pour qu'on puisse utilement les interpréter[3].

1. ESHNER. (*American Journal of the Med. Sciences*, 1907, sept.).

2. Voir sur la coïncidence du diabète et de la grossesse : LOP. (*Gazet. des hôpit.*, 1899). — CHAMBRELENT. (*L'Obstétrique*, 15 janv. 1902). — RUOFF. (*Americ. Medic.*, 1903, april). — KLEINWACHTER. (*Wiener Med. Presse*, 1904, n° 51). — FELS. (*Id.*, 1905, n° 13). — DURIEUX. (*Société d'Obstétrique*, 18 mai 1905). — CHAPIOT. (*Thèse de Paris*, 1907, juin).

3. Voir STOLZ. (*Archiv für Gynæk*, 1902, LXV). — ESSENSON. (*New-York Med. Journal*, 14 avril 1906).

CHAPITRE XIII

MARCHE, DURÉE, TERMINAISONS

MARCHE

La marche du diabète, dans l'immense majorité des cas, est essentiellement chronique. Cette règle comporte des exceptions :

DIABÈTE A MARCHE AIGUE

Cette forme de diabète se rencontre surtout chez les enfants, et particulièrement à la suite d'une chute sur la tête. Parfois, en quelques semaines, il aboutit au coma acétonémique. Je pourrais en citer plusieurs exemples [1].

Chez l'adulte, au contraire, cette forme de diabète est tout à fait exceptionnelle.

Walbach a publié un cas, en apparence décisif, celui d'un chimiste qui, quelque temps après avoir constaté que son urine était exempte de sucre, se refroidit et contracta un catarrhe bronchique. Survint alors une soif intense, une perte des forces et de l'amaigrissement. L'urine rendue en abondante quantité fut examinée quelques jours après le début de la maladie. Elle renfer-

1. Schewecкendick (*Allg. med. Centralzeit.*, 1907, n°1), a rapporté l'observation d'un enfant dont l'urine, deux jours après un coup de pied dans la région de l'ombilic, renfermait 47 grammes de sucre (p. 1000), et beaucoup d'acétone. La mort est survenue, dans le coma, six jours après le traumatisme. L'autopsie n'ayant pas été faite, le cas est en somme assez obscur.

mait 80 grammes de sucre p. 1000. Le malade mourut quinze jours après, et l'autopsie, sauf quelques lésions pulmonaires, ne présentait rien de spécial[1].

Mais il serait bien étrange qu'un diabète à marche foudroyante eût été causé par un simple refroidissement. Il me paraît extrêmement vraisemblable que ce sujet était un diabétique, *virtuel*, mais déjà fortement touché lors du début du catarrhe. Ce cas ne me semble donc pas un cas probant de diabète aigu.

Le professeur Bernheim[2], Bœhm[3], etc., etc., ont aussi rapporté des cas de diabète terminé par la mort, et dont le début apparent ne remontait qu'à quelques semaines. Mais dans la plupart des cas on peut supposer que le diabète était resté latent jusqu'à la dernière période.

La date de début d'un diabète traumatique étant, en général, plus facile à préciser, la durée réelle de ce dernier est beaucoup moins discutable. Or, on en connaît un certain nombre qui ont guéri au bout de quelques mois[4]. On en pourrait citer un plus grand nombre où la glycosurie a fait place à une polyurie simple ayant duré un temps variable :

Klée a rapporté l'histoire d'une femme de vingt-quatre ans, qui eut un traumatisme du crâne, du côté gauche, avec fracture et enfoncement du frontal. Le même jour, soif vive. Cinq jours après, on remarqua une polyurie qui augmenta pendant douze jours (jusqu'à 8 litres en vingt-quatre heures), avec glycosurie. Puis, amélioration, également progressive. La glycosurie, cinq semaines après l'accident, n'existait plus qu'à l'état de traces. La polyurie dura encore deux mois, puis guérit[5].

1. J. Wallach. Diabetes mellitus von fünfwöchentlichem Verlaufe. (*Virchow's Archiv*, 1866, XXXVI, 291).

2. Bernheim. (*Recueil de faits cliniques*, 1890, n° 21).

3. Boehm. (*Münch. Med. Woch.*, 1898, n° 36).

4. On en trouvera quelques-uns parmi les 30 cas de diabète traumatique réunis par le professeur Ebstein. (*Deutsches Archiv für kl. Med.*, 1895, LIV, p. 305).

5. Klée. (*Gazette médicale de Strasbourg*, 1863, obs. I.)

Un garçon de seize ans reçut un coup de bâton sur l'occiput. Trois jours après, soif et boulimie, polyurie. L'urine acide avait une densité de 1,043 et renfermait beaucoup de sucre. Cet état dura huit jours; puis la glycosurie diminua. Finalement, polyurie simple, qui dura deux mois [1].

Dans le cas de Scheuplein [2], à la suite d'une chute d'une grande hauteur, survint une glycosurie qui dura quarante-trois jours et fut suivie d'une polyurie simple, dont il ne restait pas trace deux ans plus tard.

Une fille de dix-sept ans a la tête prise entre deux cylindres. Somnolence les premiers jours; puis paralysie d'un des droits externes. C'est au sixième jour qu'on trouve environ 10 grammes de sucre par litre. Soif intense, polyurie. A la troisième semaine, il y a 23 grammes de sucre par litre. Puis, amendement progressif de la glycosurie qui cessa complètement en trois mois. Mais la polyurie persista [3].

L'observation suivante a été publiée par Leudet.

Une femme de trente-deux ans, présentant de l'affaissement des os du nez, fut atteinte, au sixième mois d'une grossesse, d'amaurose du côté gauche, de céphalée, et, peu après, d'une soif vive, la forçant à boire jusqu'à 6 ou 8 litres de liquide par jour. L'urine renfermait du sucre. Quatre mois après l'accouchement, elle fut prise d'apoplexie et de paralysie de plusieurs nerfs craniens; puis, la glycosurie fut remplacée par une polyurie simple. A l'autopsie, lésions de méningite [4].

L'alternance de diabète sucré et de diabète insipide est plus rare. Westphal [5] en a rapporté un cas chez un sujet de quarante-cinq ans, atteint de tabes combiné. — A l'autopsie, outre des lésions médullaires, on a trouvé des granulations sur l'épendyme du plancher du quatrième ventricule.

1. Plagge. Ein Fall von Diabetes traumaticus. (*Virchow's Archiv*, 1858, t. XIII, p. 93).

2. Ce cas se trouve cité précédemment au chapitre du diabète traumatique, p. 422.

3. Kamnitz. (*Archiv der Heilkunde*, 1873).

4. Boutard. (*Thèse de Paris*, 1890, p. 175).

5. Westphal. (*Archiv für Psychiatrie*, 1878, VIII, p. 510).

CHRONICITÉ AVEC VARIATIONS DE LA GLYCOSURIE

J'ai rapporté les cas précédents à cause de leur intérêt intrinsèque; mais il ne faut pas oublier qu'ils sont l'exception : le diabète est une affection essentiellement chronique, et généralement progressive quand il n'est pas traité. Telle est la règle.

Cette marche chronique est aggravée surtout par la persistance de la cause; elle peut l'être par une foule d'incidents[1], par exemple par la coïncidence de diverses maladies aiguës. On a vu au chapitre précédent qu'elles n'aggravent pas nécessairement le diabète, et que certaines d'entre elles pourraient même l'améliorer (?) au moins exceptionnellement. Mais la grippe a toujours une influence fâcheuse. J'ai vu dans un cas la variole agir de même. Mais la variole étant devenue rare, je n'ai pas eu d'autre occasion d'observer l'influence de cette maladie sur le diabète.

DURÉE

Il résulte de ce qui précède, que, sauf exception, la durée du diabète est assez longue. Il est d'ailleurs sans intérêt d'essayer de fixer une moyenne. Mais on trouvera au chapitre du pronostic quelques chiffres qui permettront de se faire une idée de la survie des diabétiques aux différents âges.

Burghard[2] a publié l'observation d'un diabète ayant duré

1. Le Dr NAVARRE (*Lyon méd.*, 1899, oct.), a rapporté le cas d'une dame de soixante-sept ans, atteinte de diabète léger qui, après une cure à Vichy (d'où elle était partie avec 4 grammes de sucre par litre), fut piquée par une grosse guêpe. Quelques jours après, l'urine renfermait 40 grammes de sucre et de l'acétone. Il paraît donc certain que cette piqûre a singulièrement aggravé le diabète. On peut seulement se demander si c'est le venin qu'il faut incriminer ou l'émotion qu'a ressentie la malade. Je penche pour la seconde alternative.

2. BURGHARD. (*Berliner klinische Wochenschr.*, 1899, p. 179).

trente-trois ans. Je ne considère pas ce fait comme si extraordinaire; car je connais plusieurs diabétiques dont la maladie remonte, au moins, à une trentaine d'années[1].

TERMINAISONS

Seegen, v. Mering, Rumpf, Leo[2] contestent d'une manière formelle que le diabète puisse guérir. D'autres sont moins absolus. Parmi eux je citerai Külz, Senator, Frerichs et Ebstein, cliniciens dont l'expérience en matière de diabète est bien connue. Je me range sans hésitation à côté d'eux.

Leo n'admet la guérison du diabète que si le sujet supporte sans glycosurie une ingestion *excessive* d'amylacés. — Cette condition est exorbitante. Avec un tel critérium, il faudrait considérer comme dyspeptique quiconque est incommodé par un *excès* de nourriture ou, comme cardiaque, quiconque a des palpitations après un exercice forcé.

Je reconnais d'ailleurs que la guérison du diabète n'est pas commune[3] et que la plupart succombent à une complication. Les plus fréquentes sont le coma, la septicémie et la tuberculose pulmonaire.

Il est d'autres terminaisons du diabète; mais ce ne sont pas des guérisons. Telle est par exemple la cessation de la glycosurie chez un diabétique atteint de cirrhose du foie[4]. Sans

1. Une de mes malades actuellement âgée de plus de soixante-dix ans, est atteinte d'un diabète que j'ai *constaté* il y a vingt-cinq ans et qui existait à cette époque depuis un temps que je ne puis préciser. Je l'ai soignée il y a quinze ans pour des accidents cardiaques graves, avec albuminurie intense. Actuellement elle n'a plus d'accidents cardiaques. L'albuminurie est intermittente, et la glycosurie, *qui n'a jamais cessé*, est devenue assez modérée, *grâce au traitement*.

2. Leo. (*Berlin. klin. Woch.*, 1904, n° 50, avec bibliographie).

3. On a maintes fois signalé la réapparition du sucre chez d'anciens diabétiques réputés guéris. Cela n'a rien d'extraordinaire; car chez ces sujets la *disposition*, au moins, doit persister.

4. Voir p. 427. Ces cas ne sont rien moins que rares.

cirrhose de cet organe j'ai vu 2 diabétiques gros mangeurs, et obèses, perdre, sous l'influence du régime, ou d'autres causes, leur embonpoint et leur glycosurie et rester cachectiques pendant des années. L'un d'eux vit encore, il a cessé depuis longtemps d'être glycosurique.

CHAPITRE XIV

DIAGNOSTIC

Le diabète, quand il est bien caractérisé, est une des maladies les plus faciles à reconnaître. Si l'on trouve réunis les principaux symptômes : la polyurie, une glycosurie intense, la soif, la perte des forces, etc., l'hésitation est impossible. Mais, le plus souvent, le diabète se développe d'une manière insidieuse; et, tant qu'il est léger, il peut facilement rester méconnu s'il ne s'accompagne d'aucune complication (anthrax, affaiblissement de la vue, etc., etc.) qui oblige le patient à consulter un médecin. — Dans ces conditions, la maladie soupçonnée à l'occasion d'un incident fortuit, ne peut être affirmée que par un examen de l'urine.

Mais il arrive aussi qu'un sujet, qui s'observe, s'inquiète de la diminution de ses forces — ou de son impuissance. Plus souvent, c'est l'un des époux qui remarque chez son conjoint la soif, ou la polyurie, etc., ou bien encore, c'est le médecin qui est mis sur la piste du diabète par un symptôme révélateur.

Symptômes révélateurs. — Nombreux et divers sont les symptômes révélateurs du diabète : la perte des forces, les troubles de la vue, l'ébranlement des dents, les furoncles, la polydipsie, la polyurie sont les plus communs. Mais il en est bien d'autres, et quelques uns sont assez insolites.

J'ai été consulté par un ingénieur de cinquante ans, qui se plaignait seulement de faiblesse, avec incapacité de se livrer à ses occupations. Comme il se *lamentait* d'une manière exagérée, car il n'était pas possible de lui faire préciser un malaise défini, comme l'examen des organes était négatif, et que son état mental avait quelque chose de spécial[1], je recherchai le sucre dans l'urine. Or, celle-ci en renfermait une assez forte proportion.

Loeb[2] rapporte qu'un négociant, âgé de cinquante quatre ans, vint le consulter pour une *anosmie*. Aucun autre symptôme morbide. L'examen complet du malade révéla des traces de sucre dans l'urine. Deux ans plus tard elle en renfermait 31 grammes par litre.

L'anosmie est un symptôme révélateur bien rare. Beaucoup plus communs sont les troubles de la miction simulant une maladie de la prostate ou de la vessie. Aussi, Bazy prescrit-il de rechercher le sucre dans l'urine de tout malade présentant des troubles urinaires qui s'expliquent mal par l'état anatomique des organes; surtout s'il n'est pas atteint d'une maladie nerveuse[3].

Mais aucun des symptômes dits révélateurs du diabète n'est pathognomonique. On peut les rencontrer, et on les rencontre très souvent chez des malades qui n'ont pas trace de sucre dans l'urine. Ils peuvent éveiller l'attention; mais, en l'absence d'un examen de l'urine, ils ne suffisent pas pour qu'on puisse porter un diagnostic certain, et cet examen, si le sucre n'existe dans l'urine qu'à l'état de traces, n'est pas sans présenter quelques difficultés.

1. Voir p. 569.

2. Loeb. Die Frühdiagnose des D. (*Deutsche medic. Zeitung*, 1903, p. 490).

3. Bazy. (*Archives générales de médecine*, 1890, et *Presse médicale*, 18 juin 1904). — Voir aussi Posner (*Berliner kl. Woch.*, 1905, 20 nov.).

I. — L'URINE RENFERME-T-ELLE UN SUCRE RÉDUCTEUR ?

Il faut savoir qu'une trace de sucre dans l'urine peut être complètement méconnue par le médecin; car, s'il en fait la recherche avec la liqueur de Fehling, la créatinine, en sa qualité de base, maintient en dissolution, si elle se trouve en proportion un peu forte, l'oxydule qui devrait être précipité. On a la preuve de cette cause d'erreur en ajoutant à l'urine d'un sujet sain, s'alimentant largement de viande, une petite proportion de glycose (2 grammes environ par litre) : Avec les sels de cuivre on sera incapable d'en reconnaître la présence, tandis que le dosage de la même proportion de glycose dans l'*eau pure* s'y ferait avec une exactitude absolue [1].

Il faut donc se débarrasser de la créatinine, ce qui est facile en déféquant l'urine avec le nitrate acide de mercure, par le procédé de Patein [2].

L'erreur inverse, qui consiste à croire à tort à l'existence de sucre dans une urine, est encore plus commune.

Il est très fréquent de rencontrer des arthritiques plus ou moins obèses qui ont l'apparence de diabétiques, sauf que leur urine est peu abondante. S'ils sont gros mangeurs, elle renferme une forte proportion d'acide urique, substance réductrice. Un opérateur peu expérimenté croira que la réduction est due à une matière sucrée.

Un moyen très simple d'éviter cette erreur consiste à refroidir l'urine en la maintenant dans la glace pendant quelques heures.

1. Si le sucre est en proportion un peu forte, on a bien une réduction ; mais le précipité n'est pas rouge, comme il l'est avec une solution purement aqueuse de sucre. Voir DESSAIGNES. (*Journal de pharmacie et de chimie*, 1857). — WORM-MUELLER. (*Pflueger's Archiv*, 1882, XXVII). — HEUMAYER. (*Deutsches Archiv*, 1900, LXVII, p. 195). — CIPOLLINA. (*Deutsche med. Woch.*, 1901, p. 440).

2. Voir aussi PORCHER et HERVIEUX. (*Journal de physiol. et de pathol. générale*, oct. 1902), et EURY. (*Bulletin de la Société chimique*, 1900, XXIII, p. 45).

L'acide urique et les urates sont en grande partie précipités ; on filtre ; puis on additionne l'urine de liqueur cuprique et on l'abandonne vingt-quatre heures dans un endroit frais. Si, au bout de ce temps, dans ces conditions, il y a un précipité d'oxydule de cuivre, on peut admettre l'existence de sucre ; car les matières réductrices, non sucrées, de l'urine ne réduisent qu'à chaud.

Worm-Müller a indiqué une méthode très élégante et très sûre pour les cas de ce genre :

On détermine exactement sur une portion d'urine la quantité nécessaire pour décolorer 1 centimètre cube de liqueur de Fehling ; puis on fait fermenter une autre portion avec un peu de levure de bière. Quelques heures plus tard, on recherche si pour décolorer la même quantité de liqueur de Fehling, il faut employer une plus grande quantité d'urine. Dans ce cas, il est clair que la réduction était, au moins en partie, causée par du sucre fermentescible. — Cette méthode est théoriquement excellente ; pratiquement, elle est délicate, et demande un manipulateur un peu exercé.

On peut encore, si l'urine renferme au moins 3 grammes de sucre par litre, employer le réactif de Nylander [1], l'oxyde de bismuth ayant sur celui de cuivre l'avantage de n'être pas réduit par l'acide urique, la créatinine, etc. Mais il est indispensable d'opérer avec une urine débarrassée d'albumine et de mucine, car une trace de matière albuminoïde noircit le liquide, à cause de la formation de sulfure de bismuth. En cas de doute, il faut de toute nécessité recourir à l'épreuve de la fermentation, et surtout s'adresser à un chimiste qui fera un osazone.

1. Le réactif de Nylander est une solution de sous-nitrate de bismuth et de sel de Seignette dans de la lessive de soude à 10 p. 100. On fait bouillir pendant deux minutes 1 partie de ce réactif avec 10 parties d'urine. La présence du sucre est prouvée par la coloration noirâtre du liquide.

LA GLYCURIE CONSTATÉE EST-ELLE SYMPTOMATIQUE D'UN DIABÈTE?

Alors même qu'on aura la certitude que l'urine renferme du sucre, le diagnostic du diabète ne sera pas établi ; car elle peut renfermer un sucre qui n'est pas du glycose.

LACTOSURIE

L'urine sucrée d'une femme dont la lactation vient brusquement d'être interrompue, renfermant, par conséquent, du lactose, pourrait être considérée à tort comme une urine diabétique ; mais les circonstances cliniques du cas suffiront généralement pour éviter toute erreur. Ajoutons que la lactose ne fermente pas avec la levure de bière.

PENTOSURIE

L'urine d'un sujet d'ailleurs sain, qui, quelques heures auparavant, avait mangé une grande quantité d'oignons blancs du Midi, possédait un pouvoir réducteur équivalant à près de 10 grammes de glycose. Boulud, qui l'a examinée avec soin, a constaté qu'elle ne présentait pas de pouvoir rotatoire[1]. Son pouvoir réducteur était dû à un pentose (arabinose inactive).

V. Jaksch a trouvé qu'il suffit à un homme sain de boire 1 litre à 1 litre et demi d'un vin de fruits *non fermenté* pour être pentosurique pendant vingt-quatre heures au moins[2].

L'absence de pouvoir rotatoire et de pouvoir fermentescible permet de différencier la pentosurie de la glycosurie. Or, la pentosurie n'est pas toujours d'origine alimentaire. On a, dans ces dernières années, publié un certain nombre de cas de pentosurie idiopathique[3].

1. Il est probable que l'épreuve de la fermentation eut été négative.

2. Von Jaksch. (*Centralblatt für innere Medicin*, 1906, n° 6).

3. Nous avons signalé, en traitant de l'urine diabétique, la pré-

Les sujets chez lesquels on a observé cette singulière glycurie différaient beaucoup des diabétiques ordinaires ; car ils n'ont présenté ni les symptômes, ni les complications du diabète, et le traitement anti-diabétique est loin de leur être favorable.

L'observation *princeps* a été publiée par Jastrowitz et Salkowski[1] : dans l'urine d'un morphinomane, ils ont trouvé accidentellement un sucre présentant les caractères d'un pentose inactif vis-à-vis de la lumière polarisée.

Un sujet, observé par F. Meyer[2], âgé de vingt-neuf ans, pâle et nerveux depuis son enfance, mais ne se sentant pas malade, avait été refusé, comme diabétique, par le médecin d'une compagnie d'assurances sur la vie. Neuf ans plus tard, il se plaignait de faiblesse, de maux de reins, de céphalée, de vertiges et de névralgies, surtout de *sciatique double*. Peu d'appétit; pas de polydipsie, pas de polyurie (1.800 centimètres cubes d'urine claire, sans dépôt ni albumine, réduisant la liqueur cuprique, mais avec cette particularité que la réduction se faisait seulement après un chauffage *prolongé* et alors *tout d'un coup*. Pouvoirs rotatoire et fermentescible *nuls*.

La réaction des pentoses par l'orcine était positive, et, en faisant l'extraction de la couleur par l'alcool amylique, on obtenait une raie entre C et D[3]. L'osazone avait pour point de fusion 159° et renfermait 17,09 p. 100 d'azote.

Le régime antidiabétique et la cure de Carlsbad n'amenèrent aucun résultat; mais le régime lacté fut suivi d'une améliora-

sence éventuelle de pentoses, en très petite proportion, conjointement avec le glycose ; mais, dans la pentosurie idiopathique, l'urine ne renferme point de glycose.

1. SALKOWSKI et JASTROWITZ. (*Centralblatt für die med. Wissensch.*, 1, n° 19). Cette urine réduisait la liqueur de Fehling, mais tardivement. La polarisation et la fermentation ne donnaient qu'un résultat négatif. Avec la phénylhydrazine, on obtenait un précipité d'osazone (environ 3 grammes par litre d'urine). Cet osazone se distinguait du glycosazone par son point de fusion (158°) beaucoup plus bas que celui de ce dernier (205), et par le fait qu'il était soluble dans l'eau — Certains jours, l'urine du malade renfermait aussi du glycose.

2. F. MEYER. (*Berliner klinische Woch.*, 1901, p. 785).

3. La quantité de pentose, par litre, a été évaluée à 6 grammes.

tion réelle; le malade engraissa, vit disparaître ses névralgies et diminuer la pentosurie. Puis, quelques mois plus tard, des émotions et du surmenage amenèrent le retour de l'état morbide (urine 1.800 centimètres cubes, avec 6 grammes par litre de pentose; névralgies, etc.). Un régime convenable l'améliora de nouveau.

Une alimentation riche en hydrates de carbone et en nucléine[1] n'augmentait pas la pentosurie.

Tintemann[2] a publié l'observation d'une jeune fille israélite, âgée de vingt et un ans, qui excrétait par jour de 800 à 1.500 centimètres cubes d'urine. La densité, en relation inverse avec la quantité, variait de 1.025 à 1.018, La réduction se faisait quelques minutes après le commencement de l'ébullition de l'urine mélangée à la liqueur de Fehling. Pas de pouvoir rotatoire; pas de fermentation avec la levure. Réactions colorées des pentoses, et bandes d'absorption entre C et D. Osazone fusible à 156°—159°; la quantité de pentose excrétée par jour (3 grammes environ) était indépendante de l'alimentation. La malade tolérait bien le glycose et le lévulose.

L'ingestion de xylose donnait lieu, comme chez l'homme sain, à l'excrétion de 40 p. 100 environ de ce sucre.

L'urine d'une dame, considérée comme atteinte de diabète léger, présentait les caractères suivants : pouvoir rotatoire nul; pouvoir réducteur énergique; coloration verte par le réactif de Bial; absence de fermentation après addition de levure de bière, même après huit jours de séjour à l'étuve. Au bout de ce temps, cette urine donnait, comme avant, la réaction de Bial[3].

L'un des deux pentosuriques de Vas jouissait d'une bonne santé; l'autre était neurasthénique[4].

Weil (de Stuttgart) a observé trois pentosuriques; tous trois étaient israélites. Le deuxième cas est celui d'un jeune homme

1. Neuberg a démontré que c'est du xylose qui est fourni par le dédoublement de la nucléine. Or, c'est de l'arabinose qu'on trouve dans l'urine des pentosuriques.

2. Tintemann. Stoffwechseluntersuch. bei einem Fall von Pentosurie. (*Zeitschrift für kl. Medicin*, 1905, LVIII, p. 190).

3. Kraft. (*Apoth. Zeitung*, 1906, p. 611).

4. B. Vas. (*Wiener klinische Woch.*, 1908, n° 10).

de vingt ans, qui se trouvait parfaitement bien portant et s'étonnait d'avoir été refusé par une compagnie d'assurances. Le troisième concernant une femme de vingt-deux ans, bien portante, a ceci d'intéressant que l'affection s'est développée après la lactation [1].

L'urine d'un israélite de vingt-deux ans, faiblement acide, réduisait, ne fermentait pas, et déviait *très faiblement* à gauche; l'osazone correspondait à 1 gramme d'arabinose par litre d'urine [2].

Un enfant de quinze ans, très grand (1 m. 75), ne pesant que 58 kilogrammes, et affecté de bronchite [3], était atteint de pentosurie et d'albuminurie orthostatique. L'alimentation n'avait aucune influence sur la pentosurie, et on n'a pas réussi à provoquer chez lui une glycosurie alimentaire.

Blum [4] a rapporté deux cas de pentosurie. Dans le premier, il s'agit d'une jeune fille de quinze ans, atteinte d'anémie légère et de constipation, qu'il a pu suivre pendant trois ans. L'urine avait un pouvoir réducteur équivalent à 5 grammes de glycose par litre, et qui n'était pas influencée par l'alimentation.

Elle présentait les réactions colorées des pentoses, l'osazone était fusible à 155°-156°.

Certains jours, l'urine déviait *à gauche*. Blum croit que cette déviation était due à une substance particulière. La santé générale était bonne.

L'autre cas du même auteur est celui d'une jeune fille de dix-huit ans et demi, constipée, et dont l'urine, dénuée de pouvoir rotatoire, avait un pouvoir réducteur permettant d'évaluer à 1 gr. et demi par jour le pentose qui y était contenu. De même que dans le cas précédent, la quantité d'urine ne dépassait pas un litre par jour et souvent n'atteignait pas ce chiffre. Elle n'était pas influencée par l'alimentation.

1. Weil. (*Med. Korresp. Blatt der Wurtemb. Aerzte*, L. 1907).

2. O, et R. Adler. (*Pflueger's Archiv*, CX, p. 625).

3. Chobola. (*Zeitschr. f. innere Medicin*, 1907, n° 34).

4. Blum. Ueber zwei Fälle von Pentosurie. (*Zeitschrift für klinische Medicin*, 1906, LIX, p. 244).

Janeway [1] a observé deux pentosuriques semblables aux précédents. C'étaient deux frères de nationalité allemande. Leur urine ne fermentait pas, ne déviait pas la lumière polarisée et donnait les réactions colorées des pentoses. Une alimentation pauvre en sucre *diminuait* la glycosurie.

Klercker [2] a aussi observé deux frères israélites affectés de pentosurie, l'un de trente ans, l'autre de dix-huit, qu'il a soigneusement étudiés. Il a trouvé un certain parallélisme entre l'excrétion de l'azote urinaire et celle du pentose, tandis que l'alimentation par les hydrates de carbone est sans relation avec la pentosurie.

Un cas de Luzzatto [3] diffère des précédents, parce que l'urine déviait *à droite,* bien qu'elle ne renfermât pas de glycose ; car elle ne fermentait pas, et les caractères de l'ozazone obtenue n'étaient pas ceux du glycosazone. Son pouvoir réducteur dépassait celui qu'on a jusqu'ici observé dans la pentosurie essentielle ; il équivalait à 11 grammes de glycose. Le régime a été sans influence sur la proportion d'arabinose excrétée.

Une partie des pentoses de l'urine peut être combinée : Dans le premier cas de Vas, la réduction donnait 1,5 p. 100 ; elle accusait 2,46 après chauffage de l'urine en présence de l'acide sulfurique.

Les pentosuriques excrètent des pentoses dans les fèces, tandis qu'on n'en rencontre pas dans les selles de sujets sains n'ingérant pas de pentosanes [4].

La cause de la pentosurie reste pour le moment fort obscure [5],

1. JANEWAY (de New-York). (*American Journal of the Med. Sciences,* 1906, sept.).

2. KLERCKER. (*Nordiskt med. Arkiv,* 1905, Heft 1 et 2).

3. LUZATTO. (*Archivio di farmacia sperim,* 1902, I, fasc. 7), et *Hofmeister's Beiträge,* 1904, VI, p. 87).

4. FOLLER. (*Münch. medic. Woch,* 1908, n° 3).

5. Les chimistes ont obtenu un pentose en traitant le glycose par le permanganate de potasse et l'eau oxygénée. On sait d'autre part que l'acide glycuronique, qui a tant de ressemblance avec les pentoses, peut aussi dériver du glycose.

affection souvent familiale, compatible avec la santé, mais qui, le plus souvent, s'observe chez des névropathes, surtout de race israélite. — On n'a pas vu jusqu'à présent la pentosurie se transformer en diabète glycosurique ; mais il existe, certainement, une certaine connexité entre les deux maladies ; car on trouve de vrais diabétiques dans les familles des pentosuriques, ainsi que l'ont noté Blumenthal père[1], Rosenfeld[2], etc. Enfin, chez plusieurs malades, notamment chez celui de Salkowski et Jastrowitz[3], une glycosurie a coexisté un certain temps avec la pentosurie. Chez un malade de Brat[4], la première a succédé à la seconde. D'autre part, Bergell[5], en produisant une pentosurie alimentaire chez un sujet atteint de diabète *latent*, a provoqué l'apparition du glycose dans l'urine.

Ce qui rapproche encore la pentosurie du diabète, c'est le fait que, quoiqu'on ait dit le contraire, les pentosuriques sont exposés à certaines complications identiques à celles qu'on observe chez les diabétiques. Ainsi, Cassirer et Bamberger[6] ont publié le cas d'un pentosurique de quarante-trois ans, chez lequel se développa une névrite des deux nerfs cruraux, avec atrophie des muscles psoas-iliaques et quadriceps. Le malade était alcoolique ; mais cette névrite, par sa localisation, n'avait pas les caractères de la névrite alcoolique pure.

LÉVULOSURIE

Je serai beaucoup plus bref pour le diabète lévulosurique, qui s'allie le plus souvent au diabète glycosurique[7] et qui, dans les

1. Cité par F. BLUMENTHAL. (*Deutsche Klinik*, 1902, p. 313).
2. ROSENFELD. (*Med. Klinik*, 1906, n° 44).
3. Voir p. 628.
4. BRAT. (*Zeitschrift für kl. Medicin*, 1902, XLVII, p. 499).
5. BERGELL. Verhalten der l. Arabinos. im normalen und diabet. Organismus. (*Leyden's Intern. Beiträge* II, p. 403).
6. CASSIRER et BAMBERGER. (*Deutsche med. Woch.*, 30 mai, p. 886).
7. Voir le chapitre de l'urine glycosurique, p. 473-75.

cas exceptionnels où le lévulose est le seul sucre existant dans l'urine, est cliniquement identique au diabète vulgaire sauf que sa bénignité est plus grande. En effet, à ma connaissance, aucune complication grave n'a été jusqu'ici observée dans le diabète lévulosurique.

GLYCOSURIES NON DIABÉTIQUES

L'existence de *glycose* dans l'urine ne suffit pas pour que chez un malade, en l'absence de signes cliniques positifs, on soit en droit d'affirmer l'existence d'un diabète; car il peut s'agir d'une glycosurie temporaire [1].

J'ai vu plusieurs fois coexister avec une glycosurie divers symptômes cérébraux : une hémiplégie, du strabisme, des vertiges, etc. Si l'on connaissait toujours le mode de début et l'évolution des accidents, il n'y aurait nulle difficulté; mais, dans beaucoup de cas, faute de commémoratifs suffisants, on hésitera entre un diabète compliqué de troubles nerveux, et une glycosurie consécutive à une lésion cérébrale.

Quelques diabétiques sont atteints de parésie flasque ou spasmodique des membres inférieurs [2]. Comme ces malades présentent parfois, anssi des douleurs fulgurantes, et que leur glycosurie peut être faible par suite de l'état cachectique, on peut avoir des doutes sur l'existence du diabète [3]. Mais la glycosurie est exceptionnelle dans les maladies de la moelle, tandis qu'un diabète se complique parfois de symptômes médullaires.

Dans bien d'autres cas on pourra hésiter entre un diabète et une glycosurie. Les éventualités sont innombrables et je renonce à les envisager [4]. Le plus souvent, une analyse exacte des commémoratifs est le moyen de porter un diagnostic probable.

1. Voir ROQUE. (*Des glycosuries non diabétiques*, Paris) 1899.
2. Voir p. 562.
3. Voir ABADIE, LAFON et VILLEMONTE. Tabes sénile avec glycosurie. (*Revue neurol.*, 1905, 1155).
4. CHAMBRELENT. (*Société d'obstétr. de Paris*, 1901, 21 mars) a trouvé

La proportion du sucre contenu dans l'urine a une certaine signification diagnostique. Si elle dépasse 10 grammes par litre, on peut affirmer qu'on a affaire à un diabète.

Le cas suivant est instructif à cet égard.

Une femme de quarante-cinq ans fut apportée à ma clinique sans connaissance, à 6 heures du soir. Trois jours auparavant, elle paraissait bien portante; mais, dans la soirée, s'étant exposée à un courant d'air, elle eut un frisson, puis de la céphalalgie. Dans la nuit et le jour suivant, agitation et délire. Depuis la veille, elle était dans le coma. L'interne de garde, croyant à une urémie (car l'urine recueillie par le cathétérisme était albumineuse), fit une saignée qui n'amena pas de modification de l'état de la malade. Elle succomba deux heures plus tard.

Le lendemain on dosa le sucre du sang (qui avait été recueilli dans le fluorure de sodium (pour empêcher la glycolyse). Ce dosage a donné les résultats suivants (Boulud) :

Déviation polarimétrique.	+ 0,4
Pouvoir réducteur (en glycose) . .	0 gr. 88 p. 1.000

L'urine renfermait, outre un peu d'albumine, 12,5 d'urée et 24,7 de glycose.

A l'autopsie, on a trouvé une méningite cérébro-spinale suppurée. Les autres organes (y compris le pancréas), étaient sains.

La question qui, dès lors, se posait, était celle de savoir si nous avions eu affaire à un diabète ou à une glycosurie symptomatique de la méningite.

En faveur de cette dernière, on pourrait faire valoir : 1° l'intégrité du pancréas; 2° le faible chiffre de la glycémie (0 gr. 88).

Mais, d'autre part, on n'a jamais trouvé 24 grammes de glycose dans une simple glycosurie; l'intégrité histologique du pancréas n'est pas incompatible avec le diabète, et l'absence d'hyperglycémie, au moment du dosage, peut s'expliquer, soit

du sucre dans l'urine d'un enfant de dix-huit jours, dont la mère était diabétique. Vingt-cinq jours plus tard, cet enfant n'était plus glycosurique. On aurait donc commis une erreur grave en le considérant comme diabétique; c'était un simple hyperglycémique (et glycosurique) par le fait de l'hyperglycémie maternelle.

par une glycolyse partielle que n'a pas empêchée le fluorure de sodium[1], soit par l'inanition fébrile. Ajoutons que les renseignements donnés ultérieurement par le mari nous ont appris que, depuis deux ans, *au moins*, la malade se levait chaque nuit plusieurs fois pour boire et pour uriner. Il est donc certain que cette femme était atteinte de diabète.

DIAGNOSTIC DU DIABÈTE EN L'ABSENCE D'EXAMEN DE L'URINE

J'ai été appelé à faire ce diagnostic dans des conditions particulièrement embarrassantes : il s'agissait d'une femme qu'on amena à ma clinique en état de coma. La vessie ne renfermait pas d'urine. Elle n'exhalait pas d'odeur d'acétone. Avait-on affaire à un coma diabétique? Les commémoratifs faisaient défaut. Me fondant surtout sur l'intégrité des battements du cœur, j'ai admis l'existence d'un coma diabétique, bien que la dyspnée n'eût rien de caractéristique. C'était un diagnostic de pure probabilité, et qui n'avait d'intérêt que pour les élèves; car l'état de la malade était trop grave pour qu'on pût utilement intervenir. — Des renseignements ultérieurs, très positifs, fournis par les parents de la malade, et l'autopsie, l'ont pleinement confirmé.

Dans un cas de ce genre, on pourrait recourir à l'examen du sang. La méthode de Williamson, fondée, comme on sait, sur la décoloration du bleu de méthylène *ou mieux* la préparation extemporanée d'un extrait de sang, (la méthode de Cl. Bernard est une des plus rapides) permettrait, en moins d'un quart d'heure, de savoir s'il existe une hyperglycémie[2]. Mais le dosage devrait être fait avec beaucoup de soin, parce qu'à la période ultime du diabète, l'hyperglycémie peut être très faible. Il y a encore la réaction de Bremer, mais il faudrait avoir

1. Voir plus haut p. 164, en note.

2. Mueller (*Münch. med. Woch.*, 1899, p. 822), dans un cas de coma aurait eu la preuve du diabète au moyen de la réaction de Williamson.

à sa disposition les réactifs, ce qui n'est possible que dans un hôpital où existent des laboratoires bien installés. Et encore ne pourrait-on conclure qu'avec une extrême réserve. Je n'oserais, quant à moi, en présence d'un résultat négatif, affirmer la non-existence d'un diabète; et, d'autre part, un résultat positif, quoique beaucoup plus probant, ne me donnerait pas une certitude *absolue*[1].

On voit la difficulté du diagnostic dans le cas de coma sans urine. Mais il ne faudrait pas croire que, si l'on a de l'urine, toute difficulté disparaît ; si, chez un malade dans le coma, on trouve de l'acétone, mais pas de sucre, on aura quelquefois à hésiter entre un diabète devenu aglycosurique, et une acétonurie non diabétique. C'est le plus souvent cette éventualité qui aura les plus grandes chances[2] ; car il est bien insolite de voir le sucre disparaître totalement chez un diabétique atteint d'une acétonémie grave.

DIAGNOSTIC DES ÉLÉMENTS CONSTITUANTS DU DIABÈTE

Il ne suffit pas de reconnaître l'existence d'un diabète sucré. Ce qui importe surtout, c'est de savoir à quel diabète on a affaire.

J'ai dit plus haut que, sauf exception (lithiase pancréatique, chute sur la tête, etc.), un diabétique donné ne peut guère être rangé dans une *espèce* tranchée, et que, le plus souvent, la maladie résulte du concours de plusieurs éléments pathogéniques.

1. Voir p. 458.

2. Voir PETTERS. Autotoxikose durch Azeton. (*Prager med. Wochenschr.*, 1905, p. 199). Le malade, dans le coma, présentait des contractures toniques des extrémités, du diaphragme et de la nuque. L'urine ne renfermait ni albumine ni sucre, mais beaucoup d'acétone, dont la décroissance a marché de pair avec l'atténuation des accidents. Cette acétonurie était la conséquence de troubles digestifs. Le professeur J. Teissier a récemment (*Société méd. des hôpitaux de Lyon*, 1908, 9 juin) attiré l'attention sur des faits de ce genre. Deux de ses malades avaient des parents diabétiques, ce qui augmentait encore la difficulté d'interprétation.

Il s'agit en conséquence de déterminer, si possible, leur importance relative. Il faut donc soumettre chaque cas particulier à une analyse minutieuse, faire la part de l'hérédité, des habitudes hygiéniques, de l'alimentation, des maladies antérieures, des circonstances actuelles, etc. Il est d'ailleurs beaucoup de cas où le diagnostic complet des conditions pathogéniques de la maladie est impossible. Comment reconnaître, par exemple, l'insuffisance fonctionnelle du pancréas ?

DIAGNOSTIC DE L'INSUFFISANCE FONCTIONNELLE DU PANCRÉAS

La constatation de modifications anatomiques pourrait aider à la faire soupçonner. Mais le pancréas est une glande profondément située, souvent inaccessible à la palpation. Quant à la douleur pancréatique, elle n'a pas une localisation précise qui permette de la reconnaître d'une manière sûre[1]. Un malade d'Ebstein[2] souffrit souvent de vives douleurs abdominales pendant trois ou quatre ans. Heureusement, on découvrit fortuitement, lors de l'une des crises, que l'urine était sucrée. Dans l'intervalle des coliques, il n'y avait pas de glycosurie spontanée, mais on provoquait une glycosurie alimentaire. Puis la glycosurie devint permanente.

Chez un de mes malades, l'affection fut encore plus obscure; il fut pris un matin de vives douleurs siégeant à la partie supérieure de l'abdomen aussi bien d'un côté que de l'autre, sans irradiations nettes, et qui cédèrent à une injection de morphine. Quelques mois après, ces douleurs reparurent avec les mêmes caractères et sans s'accompagner de symptômes capables

1. Il existe une forme de cancer du pancréas où les douleurs sont très vives. Voir OSER, (*loc. cit.*). — PIC et TOLOT (*Province méd.*, 1899, p. 55). — SAUVÉ (*Revue de Chirurgie*, 1908, p. 352). — CHAUFFARD (*Bulletin méd.* 1908, p. 913), probablement, dit Chauffard, à cause de l'excitation du plexus solaire. Mais, dans les cas jusqu'ici publiés de cette forme, il n'y avait pas de diabète.

2. EBSTEIN. (*Zeitschrift für klin. Med.*, XL, p. 181).

de mettre sur la voie du diagnostic : il n'existait pas de sialorrhée; il ne survint pas d'ictère, ni de diarrhée, etc. Ce n'est que trois ans plus tard que des symptômes de diabète se manifestèrent.

De tels cas font comprendre qu'on ait confondu souvent la colique pancréatique avec une colique hépatique fruste, ou avec diverses douleurs abdominales [1], voire même, dit-on, avec une angine de poitrine. Cette confusion semble, au premier abord, extraordinaire ; mais elle ne paraîtra pas impossible à quiconque s'est trouvé en présence de ces faits insolites qui déroutent les cliniciens les plus habiles.

Un amaigrissement trop prononcé, des troubles digestifs graves sont un indice d'altération de la fonction pancréatique, mais un simple indice, car on les observe dans beaucoup de maladies chroniques. Il faut donc s'adresser à des troubles fonctionnels plus précis, et particulièrement à ceux que provoque le défaut de la sécrétion externe. Ils nous sont révélés par l'examen du contenu du tube digestif, de l'urine et du sang.

SIGNES TIRÉS DE L'EXAMEN DU CONTENU DU TUBE DIGESTIF

Examen des selles au point de vue de la graisse. — 1° *Selles graisseuses.* — Les selles que les cliniciens désignent sous le nom de selles graisseuses se présentent macroscopiquement sous plusieurs aspects : « tantôt décolorées, pâteuses, argileuses, elles ont la consistance et l'apparence d'une sorte de pommade d'odeur putride ou aigrelette ; tantôt une matière huileuse surnage sur des selles diarrhéiques ; tantôt la graisse se montre sous forme de petites boules molles et jaunes [2] ». C'est surtout l'aspect hui-

1. Voir W. Minnich. Ein Fall von Pankreaskolik. (*Berliner klinische Wochensch.*, 19 fév. 1894). Il s'agit dans ce cas d'une colique pancréatique avec douleurs à l'hypocondre gauche. — M. Holzmann. Zur Diagnose der Pankreassteinkolik. (*Münch. med. Wochensch.*, 15 mai 1894). — E. Quénu et P. Duval. Pancréatites et lithiase biliaire. (*Rev. de chir.*, oct. 1905).

2. R. Gaultier. Essai de coprologie : exploration fonctionnelle de l'intestin par l'examen des fèces. (*Thèse de Paris*, 1904, p. 104).

leux qu'on avait depuis longtemps remarqué : Kuntzmann (1820), Bright, Lloyd, Elliotson, Gould, Reeves, etc., etc.[1], l'ont noté chez des malades qui succombèrent à une affection du pancréas. Mais on ne peut accorder à leurs observations qu'une valeur limitée, parce que, dans la plupart des cas, il y avait, en même temps, de l'ictère. Ces faits ne fixèrent d'ailleurs l'attention que lorsque Claude Bernard eut fait connaître le rôle du suc pancréatique dans l'absorption des graisses. A partir de ce moment, les observations devinrent plus nombreuses :

Une des premières est celle du malade de Fles, dont les selles, graisseuses quand il mangeait du lard, étaient normales lorsqu'il ingérait en même temps un pancréas de veau. A l'autopsie, on trouva une atrophie complète du pancréas. Mais le foie était aussi atrophié. Ce n'est donc pas un cas pur.

Quand la bile s'écoule dans l'intestin, les selles graisseuses sont assez rares, alors même que le pancréas est en grande partie atrophié et que le malade absorbe une forte quantité de graisse. Ainsi, Hartsen[2] n'a pas observé de selles graisseuses chez deux diabétiques qui buvaient chaque jour de 8 à 10 cuillerées d'huile de foie de morue, et dont le pancréas, à l'autopsie, a été trouvé atrophié. On peut, à la vérité, se demander si dans ces cas l'examen des selles a été fait avec le soin nécessaire.

D'autre part, on a observé des selles graisseuses alors que le pancréas était sain : Le professeur Pribram[3] a insisté sur diverses conditions qui peuvent empêcher l'absorption de la graisse alimentaire : un état morbide de la muqueuse, une tuberculose des ganglions mésentériques, etc., et même la simple exagération du péristaltisme.

2° *Rapport de la graisse des selles à la graisse ingérée.* — L'examen des fèces à l'œil nu n'est d'ailleurs pas suffisant ; et,

1. Cités par L. Oser. (*Die Erkrankungen des Pankreas*, Vienne, 1898).

2. Hartsen. (*Arch. f. die holländ. Beiträge z. Natur- u. Heilkunde*, 1864, III, p. 319).

3. A. Pribram. Ueber Steatorrhoe. (*Prag. med. Wochensch.*, 7 et 14 sept. 1899).

pour savoir si les graisses sont utilisées d'une manière normale, il est indispensable de recourir à l'analyse chimique.

Si l'on fait absorber au sujet, avant et après l'ingestion d'une quantité connue de graisse, soit de la poudre de charbon, soit plutôt un cachet renfermant 1 gramme de carmin, on a la possibilité de délimiter la portion de fèces où se trouve la graisse correspondant à celle qui a été systématiquement ingérée. On prend cette portion en totalité ; on la pèse et on en prélève une certaine quantité que l'on dessèche à l'étuve et dans laquelle on dose la graisse neutre, les acides gras et les savons. De nombreuses recherches faites dans ces dernières années, d'après cette méthode, ont permis de connaître des faits intéressants [1].

Le premier, c'est que le défaut de suc pancréatique dans l'intestin diminue beaucoup la proportion de la graisse absorbée. Mais, quand on veut préciser davantage, on se heurte à des affirmations contradictoires.

Quelques observateurs sont d'avis que l'oblitération du canal de Wirsung seul, sans empêchement à l'écoulement de la bile, suffit pour que l'on trouve dans les fèces jusqu'à 70 p. 100 de la graisse ingérée. D'autres prétendent que, dans ce cas, la graisse des fèces n'atteint jamais 50 p. 100 [2]. Ces divergences s'expliquent, en partie, si l'on tient compte de la quantité ainsi que de la qualité de la graisse ingérée et aussi de l'état du sujet [3].

1. Malgré l'opinion de quelques expérimentateurs, je ne considère pas les résultats obtenus chez le chien comme absolument valables pour l'homme ; car, sous le rapport de l'absorption et du dédoublement des graisses et de la proportion respective des acides gras libres et des savons, il existe de notables différences, suivant les espèces animales. Ainsi, les rats absorbent presque toute la graisse à l'état de savons. Voir B. Moore et D. P. Rockwood. (*Proceed. of the Royal Society of London*, 1897, LX, p. 438), et (*Journ. of Physiol.*, 1897, XXI, p. 58).

2. A. Gigon. Stoffwechselversuch an einem Falle von Pankreasdiabetes. (*Zeitsch. f. klin. Med.*, 1907, LXIII, p. 444).

3. D'après Th. Brugsch (*Zeitsch. f. klin. Med.*, 1906, LVIII), l'absorption de la graisse est diminuée chez les diabétiques acétonémiques, probablement à cause du défaut d'alcalinité des sucs intestinaux. Mais cette assertion a été contestée.

L'influence du défaut simultané de la bile dans l'intestin est considérable : c'est dans ce cas que l'on peut trouver dans les fèces jusqu'à 90 p. 100 de la graisse ingérée. Le professeur Dastre[1], qui a fait ses expériences avec le lait, dit même que la bile est plus essentielle que le suc pancréatique à l'absorption des *émulsions naturelles*. Les travaux du professeur F. Müller[2] ont aussi montré l'importance de la bile dans l'absorption des graisses en général ; elle agit en favorisant leur dédoublement[3]. Mais ils ne nous empêchent pas de conclure que l'oblitération du canal cholédoque seul (le suc pancréatique continuant à se déverser dans l'intestin) gêne moins l'absorption des graisses alimentaires que ne le fait l'oblitération du canal de Wirsung.

Lorsque, par suite de circonstances défavorables, on n'a pu délimiter les fèces, on a une double ressource : rapporter le poids de la graisse à celui des fèces sèches, ou rapporter le poids des acides gras à celui de la graisse totale.

3° *Rapport de la graisse aux fèces sèches.* — Ce pourcentage à l'état normal, et lorsque l'ingestion des matières grasses n'est pas excessive, ne doit pas dépasser 15. Or, il atteint 30, 40, et même 60 en cas d'insuffisance pancréatique totale. Mais, si le malade est ictérique, ce pourcentage n'a pas de valeur diagnostique, car, avec l'insuffisance biliaire seule, on peut trouver dans les fèces sèches jusqu'à 80 p. 100 de graisse. Ceci peut, au premier abord, paraître paradoxal. En effet, nous venons de

1. A. Dastre. Contribution à l'étude de la digestion des graisses. (*Arch. de physiol. norm. et pathol.*, janv. 1891, p. 186).

2. F. Mueller. Untersuchungen über Icterus. (*Zeitsch. für klinische Med.*, 1887, XII, p. 45).

3. O. von Fuerth et Schuetz. Ueber den Einfluss der Galle auf die fett- und eiweisspaltenden Fermente des Pankreas. (*Beiträge z. chem. Physiol. u. Pathol.*, 1907, IX, p. 28) admettent que l'influence activante de la bile sur la trypsine est due aux sels biliaires. R. Magnus (*Zeitsch. f. physiol. Chemie*, 1906, XLVIII, p. 376), est aussi d'avis que l'action activante de la bile sur la stéapsine est due aux sels biliaires. — Je dois cependant faire remarquer qu'Abelmann (*Zentr. für die gesam. Physiol.*, 1907, 508), conteste l'influence activante de la bile sur le suc pancréatique.

voir dans un des paragraphes précédents qu'avec la seule insuffisance biliaire le pourcentage de la graisse *absorbée* est plus grand qu'avec la seule insuffisance pancréatique. L'abondance relative de l'azote dans les fèces sèches nous donnera tout à l'heure l'explication très simple de cette apparente antinomie.

4° *Rapport des acides gras à la graisse totale des fèces*. — Les auteurs sont ici en complet désaccord. Quelques-uns ont trouvé ce rapport beaucoup plus faible qu'à l'état normal [1], ce qui paraît logique, puisque le suc pancréatique est un agent énergique de dédoublement des graisses en acides gras et glycérine. D'autres n'ont pas remarqué que ce dédoublement fût moindre [2] et l'on ne saurait s'en étonner beaucoup, si l'on tient compte du fait qu'il existe d'autres lipases que celle du suc pancréatique.

Gastrolipase. — Contejean [3], Volhard [4] et ses élèves Stade, Zinsser, Fromme [5], puis Falloise [6], ont, en effet, prouvé que le suc gastrique peut dédoubler une quantité considérable

1. Voir notamment A. Katz. (*Wien. med. Wochensch.*, 21 et 28 janv. et 4 fév. 1899). — R. Gaultier *Loc. cit.*

D'après les recherches poursuivies depuis plusieurs mois, dans mon laboratoire, par mon préparateur, M. Rochaix, les graisses neutres, dans les fèces de certains sujets sains, peuvent atteindre 75 p. 100 des graisses totales. Ce défaut de dédoublement des graisses non absorbées doit tenir en partie à l'idiosyncrasie du sujet, en partie à la nature des graisses ingérées.

2. Voir P. Deucher. Stoffwechseluntersuchungen bei Verschluss des Ductus pancreaticus. (*Corresp.- Bl. f. Schweiz. Aerzte*, 1er et 15 juin 1898), et surtout Th. Brugsch. *Loc. cit.*

3. Ch. Contejean. Sur la digestion gastrique de la graisse. (*Arch. de physiol. norm. et pathol.*, janv. 1894).

4. F. Volhard. Ueber Resorption und Fettspaltung im Magen. (*Münch. med. Wochensch.*, 30 janv. et 6 fév. 1900). — Ueber das fettspaltende Ferment des Magens. (*Zeitsch. f. klin. Med.*, 1901, XLII et XLIII).

5. W. Stade. Untersuchungen über das fettspaltende Ferment des Magens. (*Beiträge z. chem. Physiol. u. Pathol.*, 1903, III, p. 291).

A. Zinsser. Ueber den Umfang der Fettverdauung im Magen. (*Beiträge z. chem. Physiol. u. Pathol.*, 1906, VII, p. 31).

A. Fromme. Ueber das fettspaltende Ferment der Magenschleimhaut. (*Beiträge z. chem. Physiol. u. Pathol.*, 1906, VII, p. 51).

6. Falloise. Sur la lipase gastrique. (*Archiv. internation. de physiol.*, 1906, III, p. 396 et 1907, IV, p. 89 et 405).

de graisse [1] (environ 25 p. 100 à l'état normal et bien davantage dans certaines circonstances plus ou moins pathologiques), *si cette graisse est émulsionnée.* Comme le liquide duodénal peut refluer dans l'estomac, on a objecté que le dédoublement de la graisse, constaté dans le contenu stomacal, était dû au suc pancréatique [2]. Mais des expériences très précises, faites, *in vitro*, au moyen de la muqueuse gastrique de chiens dépancréatés depuis plusieurs jours (Falloise, ou, *in vivo*, avec des estomacs séquestrés, ou bien encore avec le petit estomac de Pavlow [3] ont prouvé que la gastrolipase, non seulement des animaux, mais aussi de l'homme, peut produire un dédoublement de la graisse, capable d'induire en erreur, lorsqu'on cherche à déterminer l'activité fonctionnelle du pancréas [4].

Lipase intestinale. — Son existence, affirmée par Schiff, et, depuis fort discutée, a été démontrée par les travaux de Poulain [5], de Boldyrew [6] et de Frouin [7]. Cette lipase est suscep-

1. C'est la muqueuse du grand cul-de-sac qui possède ce pouvoir au maximum.

2. Voir la bibliographie de V. Boldyrev. Die Lipase des Darmsaftes und ihre Charakteristik. (*Zeitsch. f. physiol. Chemie*, 1907, L, p. 394).

3. Voir E. Laqueur. Ueber das fettspaltende Ferment im Sekret des « kleinen Magens ». (*Beiträge z. chem. Physiol. u. Pathol.*, 1906, VIII, p. 281).

F. Heinsheimer. Experimentelle Untersuchungen über fermentative Fettspaltung im Magen. (*Deutsche med. Wochensch.*, 26 juillet 1906).

4. S. Levites. Ueber die Verdauung der Fette im tierischen Organismus. (*Zeitsch. f. physiol. Chemie*, 1906, XLIX, p. 273 et 1907, LIII, p. 349), a observé chez des chiens à fistule un dédoublement moindre que celui qu'avait noté M. Falloise. D'après lui, le beurre et la graisse de bœuf sont mieux absorbés que la graisse de porc; mais, en tout cas, l'absorption est très faible.

Guyot. Etude de la lipase gastrique. (*Thèse de Bordeaux*, 1905) dit que la gastrolipase augmente par l'alimentation lactée.

5. Poulain. Sur la lipase des ganglions lymphatiques à l'état normal et pathologique. (*C. R. de la Soc. de Biol.*, séance du 13 juillet 1901, p. 642.

6. V. Boldyrew. *Loc. cit.*

7. A. Frouin. Saponification des graisses neutres dans l'intestin isolé; action favorisante de la bile. (*C. R. de la Soc. de Biol.*, séance du 22 déc. 1906, p. 665).

tible, à elle seule, de dédoubler une certaine quantité de graisse.

Action des microbes. — Le *Penicillium glaucum*[1] et beaucoup de champignons et de microbes, même pathogènes (le colibacille, par exemple,), ont aussi ce pouvoir; mais on ignore le degré de leur participation au dédoublement des graisses dans l'intestin.

De ce qui précède, il résulte, en somme, que, en l'absence du suc pancréatique dans l'intestin, la proportion des acides gras peut, au moins, dans certains cas, constituer les deux tiers de la graisse totale des fèces[2].

5° *Rapport des savons aux acides gras.* — Un autre fait, sur lequel on est généralement d'accord, c'est qu'une proportion très faible de savons, par rapport aux acides gras libres, est un signe de défaut de suc pancréatique[3]. Cela s'explique par l'acidité des selles sur laquelle insiste Cammidge[4].

Ainsi donc, si, chez un diabétique non acétonémique, les selles renferment beaucoup de graisses et peu de savons, on sera, dans l'état actuel de la science, autorisé à admettre un défaut de suc pancréatique dans l'intestin, alors même qu'on y rencontrerait des acides gras en abondance. Telles sont les conclusions qui découlent de nombreux travaux et qui sont confirmées par les recherches faites dans mon laboratoire.

1. L. Camus. Formation de lipase par le *Penicillium glaucum*. (*C. R. de la Soc. de Biol.*, séance du 20 fév. 1897, p. 192). — E. Gérard. Sur une lipase végétale extraite du *Penicillium glaucum*. (*C. R. de l'Acad. des sciences*, séance du 15 fév. 1897, p. 370).

2. Voir encore sur l'absorption et le dédoublement des graisses en général, F. Umber et Th. Brugsch. Ueber die Fettverdauung im Magen-Darmkanal, mit besonderer Berücksichtigung der Fettspaltung. (*Arch. f. experim. Pathol. u. Pharmakol.*, 1906, LV, p. 164).
L. Zoja. Contributo alla semeiologia colla diagnosi delle malattie del pancreas. (*Clinica medica italiana*, juillet 1906).

3. Voir P. Deucher. *Loc. cit.*

4. P.-J. Cammidge. Observations on the fæces in biliary obstruction and pancreatic diseases. (*Brit. Med. Journ.*, 28 oct. 1905).

B) **Examen des selles au point de vue des matières albuminoïdes.** — 1° *Utilisation de ces matières.* — En l'absence de suc pancréatique, les matières albuminoïdes sont mieux absorbées que les graisses. D'après Brugsch on ne trouve dans les selles que 25 p, 100, au plus, de l'azote ingéré. Pour que la perte soit plus forte, il est nécessaire que la bile fasse en même temps défaut. Comme l'absence seule de la bile entraîne une perte moindre (11 p. 100), on comprend que le pourcentage de la *graisse* dans les matières sèches (voir plus haut) soit plus élevé dans les cas d'oblitération du cholédoque que dans l'atrophie du pancréas.

La perte d'azote n'étant pas caractéristique, puisque bien d'autres causes que le défaut du suc pancréatique peuvent produire une perte analogue, on a jugé avec raison qu'il était opportun de chercher à apprécier l'énergie tryptique elle-même ; et, pour cela, diverses méthodes ont été recommandées.

2° *Recherche de la trypsine. Méthode de A. Schmidt.* — Cette méthode repose sur le fait d'observation que le suc pancréatique est la seule sécrétion du tube gastro-intestinal capable de digérer les noyaux des fibres musculaires.

En conséquence, Schmidt coupe de la viande de bœuf en cubes d'un demi-centimètre, et les durcit dans l'alcool : puis il les introduit dans un petit sac de gaze et les conserve dans ce liquide. Pour faire une détermination, on prend un de ces sacs, et, après immersion pendant une demi-heure dans l'eau, on le fait ingérer au malade. Il est facile de le retrouver dans les selles : on le lave ainsi que son contenu et l'on recherche au microscope les noyaux de fibres musculaires[1].

Schmidt fait remarquer que le séjour trop prolongé ou trop court du sac de gaze dans l'intestin est susceptible d'induire en erreur : dans le premier cas, la putréfaction peut amener la destruction des noyaux, en l'absence de suc pancréatique ; dans le second, si la traversée est trop rapide, les noyaux, même en

1. A. Schmidt. Funktionelle Pankreasachylie. (*Deutsches Archiv für klin. Med.*, 1906, LXXXVII, p. 461).

présence de suc pancréatique, ne seront peut-être pas digérés. C'est ce que cet auteur croit avoir observé chez des sujets atteints de tuberculose ou de dégénérescence amyloïde de l'intestin. Il est d'ailleurs possible que le suc pancréatique n'ait pas possédé, dans ces cas, son activité normale.

Dutton Steele[1], en employant la méthode de Schmidt, a vu aussi que, en cas d'achylie, les noyaux étaient conservés, bien que le pancréas fut anatomiquement intact. Mais, pour n'être pas infaillible, la méthode de Schmidt peut néanmoins rendre des services.

Voici une autre méthode très simple, qu'on prétend propre à déceler l'existence de la trypsine ; si on met une parcelle de fèces sur une plaque de gélatine et qu'on laisse celle-ci vingt-quatre heures à 55°-60°, on obtient une liquéfaction de la gélatine que ne produit pas la pepsine et le ferment protéolytique des leucocytes[2].

Méthode de Boldyrev-Volhard. — Cette méthode a pour base un fait signalé par Boldyrev au Congrès international des physiologistes tenu à Bruxelles, à savoir que l'ingestion excessive d'huile ou d'un liquide très acide détermine le reflux du liquide duodénal dans l'estomac. Dans sa communication, ce physiologiste émet l'idée qu'on pourrait utiliser ce fait en clinique.

C'est ce qu'a effectivement tenté Volhard, en opérant de la manière suivante :

Avec une sonde œsophagienne il introduit dans l'estomac, à jeun, 200 c.c. d'huile d'olive. Au bout d'un quart d'heure il retire une centaine de grammes d'un liquide glaireux, coloré, où surnage de l'huile que l'on élimine facilement. Dans le liquide restant, on recherche la trypsine par digestion de caséine en milieu alcalin[3].

1. Dutton Steele. (*21st Meeting of the Assoc. of Amer. Physic.*, mai 1906).

2. E. Mueller. (*Deutsches Archiv für klin. Medicin*, 1908, CII. p. 199). — H. Schlecht. (*Münch. medicin. Woch.*, 1908, p. 725).

3. F. Volhard. Ueber die Untersuchung des Pankreassaftes beim.

D'après Volhard, on trouverait de la trypsine, 9 fois sur 10, dans l'estomac de l'homme sain. S'il en est ainsi, la méthode serait justifiée.

C) **Détermination du pouvoir amylolytique des fèces.** — Cette méthode est à l'étude. Ambard, Binet et Stodel[1] ont pu se convaincre que, *chez le chien*, le pouvoir amylolytique des fèces dépend, à peu près exclusivement, du suc pancréatique. S'il en était de même chez l'homme, on aurait facilement un signe d'insuffisance pancréatique. Mais on ne peut à cet égard assimiler l'homme au chien ; car la salive, chez cet animal, a, sous ce rapport, relativement peu d'importance.

Ces expérimentateurs ont confirmé le fait connu depuis von Jaksch, Leo, etc., que le pouvoir amylolytique des fèces n'est bien prononcé que dans les selles diarrhéiques. En conséquence, ils purgent le sujet, préalablement mis à la diète lactée la veille. Cette méthode, au point de vue spécial qui nous occupe, n'a pas encore été mise en pratique.

SIGNES TIRÉS DE L'EXAMEN DE L'URINE

Les signes d'insuffisance pancréatique que l'on peut essayer de tirer de l'examen de l'urine ne sont pas aussi significatifs que plusieurs de ceux que nous venons de passer en revue. Il convient cependant de ne pas les négliger.

On a dit — non sans raison — que dans le diabète pancréatique la quantité d'urine est le plus souvent très modérée, malgré

Menschen und eine Methode der quantitativen Trypsinbestimmung. (*Münch. med. Wochensch.*, 26 février 1907). Voir aussi : Boldyrev. Ueber den selbstständigen und künstlich hervorgerufenen Uebergang von Pankreassaft in den Magen. (*Zentralblatt für die gesamme Phys. und Path des Stoffwechsels*, 1908, n° 6), et surtout Lewinski (*Deutsche med. Wochensch.*, 1908, n° 37). Cet auteur insiste sur l'utilité d'administrer au malade de la magnésie calcinée en même temps que l'huile.

1. L. Ambard, M.-E. Binet et G Stodel. Etude de l'activité pancréatique par le dosage de l'amylase fécale. (*Comptes Rendus de la Société de Biol.*, séance du 16 février 1907, p. 265).

une forte glycosurie. Cette remarque a sa valeur; mais l'analyse de l'urine fournit aussi des renseignements utiles.

1° *Détermination de la proportion des sulfo-conjugués.* — On sait que, à l'état normal, un dixième environ de l'acide sulfurique urinaire se trouve à l'état de sulfo-conjugués. Or, on a fait la remarque intéressante que cette proportion est moindre quand le suc pancréatique fait défaut, probablement parce que l'indol, le scatol, etc., sont moins abondants dans l'intestin[1]. Quoi qu'il en soit, et bien que parfois on ait trouvé l'indican *augmenté* dans l'urine de malades atteints d'affections diverses du pancréas[2], la diminution des sulfo-conjugués de l'urine paraît, dans ces cas, devoir être la règle[3].

2° *Réaction de Cammidge.* — Cette réaction consiste à chauffer l'urine en présence d'un acide et, après l'avoir neutralisée, à la traiter par la phénylhydrazine pour y rechercher des cristaux d'osazone. Dans l'urine normale ces cristaux font défaut, comme on le sait, mais l'on en trouve assez souvent, en quantité d'ailleurs minime, quand il existe une maladie du pancréas[3].

Cammidge[4] avait d'abord expliqué ce fait à l'aide d'hypothèses que des motifs d'ordre physiologique et chimique rendaient invraisemblables. Plus récemment, il a émis l'idée que la réaction est produite par une substance qui, dans l'urine acidifiée et

1. Voir D.-L. Edsall. The estimation of the urinary sulphates and of the fecal fat in the diagnosis of pancreatic disease (*Amer. Journ. of the Med. Scienc.*, avril 1901) qui donne la bibliographie de la question, et K. Wilannen. (*Thèse de Saint-Pétersbourg*, 1905, analysée *in Centr. Bl. f. inn. Med.*, 10 mars 1906, p. 258) qui a eu des résultats assez nets chez les chiens.

2. A. Katz. *Loc. cit.*

3. Le Nobel. Ein Fall von Fettstuhlgang mit gleichzeitiger Glycosurie, (*Deutsch. Arch. f. klin. Med.*, 1888, XLIII, p. 285) a noté l'*absence* de sulfo-conjugués dans l'urine d'un malade diabétique, maltosurique avec selles graisseuses. Mais ce cas n'est pas probant, car il manque de la vérification anatomique.

4. P.-J. Cammidge. The chemistry of the urine in diseases of the pancreas. (*Lancet*, 19 mars 1904.

chauffée, se transformerait en un pentose[1]. Mais rien ne prouve que cette explication soit fondée; et, en réalité, nous ne sommes pas en état de donner une théorie satisfaisante de cette réaction.

Quant à sa valeur clinique, elle ne semble pas nulle dans les pancréatites aiguës[2], mais, à ma connaissance, on ne l'a jamais observée dans le diabète.

Elösser dit avoir isolé du pancréas une substance qui donne la réaction de Cammidge[3]. Si le fait était confirmé, cette réaction loin d'être un signe de déficit pancréatique, indiquerait, au contraire, l'excès de résorption d'une substance élaborée par le pancréas.

3° *Diminution de la lipase urinaire.* — La lipase contenue dans l'urine a été trouvée en augmentation, chez le chien, après divers traumatismes du pancréas, notamment dans les jours qui suivent la ligature du canal de Wirsung, et surtout après la pancréatite hémorragique expérimentale. Il n'est pas impossible qu'on la trouve diminuée en cas d'affection chronique du pancréas.

4° *Diminution de l'amylase urinaire.* — Avec la collaboration de Regaud, j'ai constaté autrefois que chez les chiens dépancréatés l'urine avait un pouvoir amylolytique moindre que chez les chiens sains. Quelques expérimentateurs ont vérifié ce fait, qui mériterait d'être étudié chez l'homme, car il se pourrait

1. P.-J. Cammidge. The so-called pancreatic reaction in the urine. (*Edinburgh Med. Journ.*, fév. 1907).

2. M.-P.-S. Haldane. (*Edinburgh Med. Journ.*, nov. 1906) refuse toute valeur à la réaction de Cammidge, mais M.-S.-G. Agabekov. (*Roussk. Vratch*, 25 août et 1er sept. 1907) et M.-F. Eichler. (*Berlin. klin. Wochensch.*, 24 juin 1907) disent l'avoir trouvée dans un certain nombre d'affections pancréatiques. M. Taylor. (*Lancet*, 30 juin 1906) l'a aussi rencontrée dans diverses lésions de l'abdomen (?).

3. L. Elösser. Die in den letzten 10 Jahren an der Heidelberger chirurgischen Klinik beobachteten Fälle von Pankreaserkrankungen, nebst Beitrag zur Klinik der Pankreasaffectionen und Bemerkungen über die Cammidge'sche Urin-Probe. (*Mitteil. aus den Grenzgebieten der Med. u. Chir.*, 1907, XVIII, 2).

que la diminution du pouvoir amylolytique de l'urine donnât quelques présomptions d'insuffisance pancréatique.

5° *Méthode de Sahli.* — Cette méthode consiste à apprécier la digestion des albuminoïdes dans l'intestin, en faisant ingérer au malade des capsules de gélatine suffisamment durcies par les vapeurs de formol pour qu'elles traversent intactes l'estomac et se dissolvent seulement au contact du suc pancréatique. Ces capsules renfermant de l'iodoforme, l'apparition plus ou moins rapide d'iode dans l'urine fournira par suite une notion probable sur l'énergie avec laquelle elles ont été attaquées ; mais, comme on le devine, les causes d'erreur sont nombreuses, et les recherches de contrôle ont prouvé que l'apparition tardive de l'iode dans l'urine ne permet pas de conclure à un défaut de suc pancréatique [1]. Une prompte réaction permet-elle, au moins, d'exclure la possibilité d'une insuffisance pancréatique ? Je ne suis pas en état de répondre à cette question.

6° *Diminution de l'acide urique endogène.* — Rosenberger [2] a constaté qu'un malade atteint de diabète pancréatique, soumis à un régime aussi exempt que possible de corps puriques, sécrète très peu d'acide urique. Il ne s'agit pas d'un défaut d'excrétion de cet acide, car, si l'on fait ingérer du thymus au malade, l'élimination de l'acide urique est très forte. On peut en conséquence admettre que la formation de l'acide urique endogène est, chez lui, plutôt affaiblie. Rosenberger pense que la

1. SAHLI. Weitere Mitteilungen ueber die diagnostiche und therapeutische Verwendung von Glutoidkapseln. (*Deutsch. Arch. f. klin. Med.*, 1898, LXI, 5-6).

F. FROMME. Die Verwertbarkeit der Glutoidkapseln für die Diagnostik der Darmerkrankungen, speciell der Erkrankungen des Pankreas. (*Münch. med. Wochensch.*, 9 avril 1901).

WALLENFANG. Ueber die Symptome der gestörten Funktion des Pankreas, mit besonderer Berücksichtigung neuerer Versuche zur Prüfung derselben. (*Inaug. Diss. Bonn*, 1903).

G. GALLI. Intorno al valore diagnostico della prova di Sahli per la funzione gastrica. (*Gazz. degli Osped.*. 17 avril 1904).

2. F. ROSENBERGER. Zur Ausscheidung der endogenen Harnsäure bei Pankreaserkrankung. (*Zeitsch. f. Biol.*, 1907, XLVIII, 4).

connaissance de ce fait pourra probablement servir au diagnostic du diabète pancréatique.

7° *Maltosurie.* — On a vu que l'urine des diabétiques renferme très souvent du maltose [1], ou un sucre analogue, c'est-à-dire doué d'un pouvoir dextrogyre beaucoup plus élevé que le glucose, et d'un pouvoir réducteur un peu moindre [2]. Cette maltosurie est la *règle* chez les chiens dépancréatés, ainsi que nous l'avons établi il y a six ans [3], et que des observations récentes, encore inédites, nous l'ont confirmé. On pourrait en induire que la maltosurie est un signe certain d'insuffisance pancréatique ; mais, bien que cette opinion soit exprimée par plusieurs auteurs, je ne la considère pas comme fondée. La maltosurie est la conséquence d'un fonctionnement vicieux du foie, qui est *très souvent* sous la dépendance de l'insuffisance pancréatique ; mais il me paraît certain qu'un trouble hépatique primitif ou consécutif à une influence nerveuse [4] peut faire du maltose.

SIGNES TIRÉS DE L'EXAMEN DU SANG

1° *Graisse dans le sang.* — Neumann a constaté que le nombre des granules visibles dans le sang humain au moyen de l'ultra-microscope est peu considérable chez un sujet sain, à jeun depuis douze heures, et qu'il ne varie guère après un repas

1. Voir p. 473.

2. H. C. Geelmuyden. (*Zeitschrift f. klinische Med.*, 1905, LVIII, 1-2) est d'avis que ce n'est pas du maltose, mais un ou plusieurs sucres inconnus. Il y a là une question de chimie pure, qui, dans l'espèce, a peu d'importance. Il est certain que lorsqu'on soumet une de ces urines à l'hydrolysation, dans le but de transformer le maltose en glucose, on a rarement une élévation du pouvoir réducteur *exactement* corrélative à l'abaissement du pouvoir rotatoire. Ce fait, que Boulud et moi avons maintes fois constaté, prouve seulement qu'il y a dans l'urine autre chose que du glucose et du maltose, mais ne témoigne pas contre l'existence de maltose.

3. Voir p. 353-355.

4. Dans un cas de lésion cérébrale, sans lésion du pancréas (ni du foie), j'ai constaté, avec Boulud, la présence de maltose (et de glycose) dans l'urine. (Voir p. 252).

de féculents ou d'albuminoïdes, tandis qu'il augmente notablement après l'ingestion de 10 à 40 grammes de beurre ou de 400 grammes de lait. Chez des malades atteints d'affections du tube digestif le retard de l'augmentation du nombre des granules a été très net[1]. L'examen du sang au moyen de l'ultramicroscope permettrait donc peut-être d'apprécier un défaut de l'absorption des graisses.

2° *Diminution du pouvoir amylolytique du sang.* — En 1891, j'ai observé avec Barral[2] que chez les chiens dépancréatés le pouvoir amylolytique du sang était très notablement diminué. Ce fait a été confirmé par Kaufmann. Carnot[3] a fait la même constatation, chez un malade cachectique, atteint de cancer du pancréas, sans glycosurie. On sait que l'amylase du sang augmente après la ligature de l'intestin[4].

SIGNE TIRÉ DE L'EXAMEN DE LA PUPILLE

En instillant une solution d'adrénaline au millième sur la conjonctive, O. Löwi[5] a observé qu'il ne survenait de la mydriase que chez les animaux privés de pancréas. Chez 48 malades atteints d'affections diverses, parmi lesquels se trouvaient 18 diabétiques, il s'est livré à la même investigation. Or, la mydriase s'est produite chez 10 diabétiques, soit 55 p. 100, et 2 fois seulement chez les 30 patients non diabétiques. Ces premiers résultats font désirer qu'on poursuive l'étude de cette ophtalmo-

1. A. Neumann. Ueber ultramikroskopische Blutuntersuchungen zur Zeit der Fettresorption bei Gesunden und Kranken. (*Wien. klin. Wochensch.*, 11 juillet 1907).

2. Lépine et Barral. Sur les variations des pouvoirs glycolytique et saccharifiant du sang. (*Comptes Rendus de l'Acad. des Sciences*, séance du 28 déc. 1891, p. 1014).

3. Carnot. (*Comptes Rendus de la Soc. de Biol.*, séance du 24 mai 1902, p. 571).

4. Loeper et Ficaï. Contribution à l'étude de l'amylase. (*Arch. de méd. expérim. et d'anat. pathol.*, sept. 1907, p. 722).

5. O. Loewi. Une nouvelle fonction du pancréas. (*Société des médecins de Vienne*, séance du 14 juin 1907).

réaction spéciale, au point de vue du diagnostic de l'insuffisance pancréatique. Pour le moment, il serait imprudent de lui accorder une valeur décisive.

En résumé, l'abondance de la graisse et la rareté des savons dans les fèces, l'épreuve d'A. Schmidt, et la diminution des sulfo-conjugués de l'urine, tels sont, pour le moment, les meilleurs signes du défaut de la sécrétion externe du pancréas. La mydriase provoquée par l'adrénaline paraît devoir être un indice de ce déficit de la sécrétion interne. Quant à la maltosurie, il reste à élucider si elle est un signe d'insuffisance de la sécrétion externe ou de la sécrétion interne.

On voit combien le diagnostic de l'insuffisance fonctionnelle du pancréas laisse à désirer. Mais la science n'a pas dit son dernier mot, et il est permis d'espérer qu'une des nouvelles méthodes actuellement à l'étude donnera des résultats plus significatifs.

CHAPITRE XV

PRONOSTIC

Le diabète abrège la durée de la vie; parfois il l'interrompt brusquement. Sa gravité, suivant les cas, présente de telles différences qu'un pronostic général n'a qu'un médiocre intérêt. Si l'on tenait à l'établir on pourrait comparer la survie générale à la survie du diabétique. Mais il n'est pas aisé de fixer cette dernière; et, ce qui est plus extraordinaire, on ne connaît qu'approximativement la survie générale[1].

Une récente publication de J. Bertillon fournit cependant des

1. On en jugera par la comparaison des chiffres des trois colonnes ci-dessous. J'ai calculé ceux de la première d'après Bertillon et ceux de la troisième d'après les tables des compagnies d'assurances sur la vie (américaines, anglaises et françaises). Ceux de la deuxième colonne sont les chiffres de l'annuaire du bureau des longitudes.

Sur 1.000 naissances il survit :

A 10 ans	658	720	
— 20 —	614	680	684
— 30 —	558	632	637
— 40 —	508	568	589
— 50 —	448	508	529
— 60 —	358	424	439
— 70 —	200	292	293
— 80 —		112	113

On a lieu d'être étonné de l'écart existant entre les chiffres des trois colonnes, et j'avoue ne pas comprendre pourquoi ceux du bureau des longitudes diffèrent tant de ceux de Bertillon. Quant à ceux des compagnies d'assurances, qui sont les plus élevés, j'ignore comment ils ont été obtenus. Ils ne s'appliquent probablement qu'à un groupe sélectionné.

chiffres précis sur la mortalité diabétique à Paris, comparée à la mortalité générale[1].

D'après ce savant, sur 100.000 Parisiens, il en est mort annuellement 1.790, dans la période 1901-1905. La mortalité diabétique est 15, c'est-à-dire un peu inférieure à 1 pour 100 des décès. Depuis dix ans elle est à peu près stationnaire. Elle est moindre à Berlin, mais parait augmenter dans cette ville; car elle était en :

1881-1885 de	3,6
1886-1890 —	5,0
1891-1895 —	7,3
1896-1900 —	9.2

Si un diabète non traité a une tendance presque fatale à l'aggravation — et à la mort, on peut dire que, dans des conditions opposées, cette maladie permet, dans l'immense majorité des cas, une survie relativement longue. Le traitement a donc une très grande influence sur le pronostic. Il ne faut d'ailleurs pas oublier qu'un incident quelconque, un traumatisme, un refroidissement, une simple fatigue, peuvent, si le diabète présente une intensité moyenne, devenir l'occasion de complications fort graves.

L'âge, les conditions sociales, la cause, l'état de la nutrition, la quantité de sucre excrété par jour, l'existence ou non de complications, voilà les éléments principaux du pronostic.

Age. — Le diabète est une maladie relativement très grave chez les enfants. On compte les cas d'amélioration, et l'on ne connait que *quelques* guérisons[2].

A l'occasion du coma nous avons vu qu'il est la terminaison

1. Bertillon. De la fréquence des principales causes de décès à Paris, de 1886 à 1905. (Paris, *Imprimerie municipale*, 1906).

2. Redon. (*Thèse de Paris*, 1877) cite 2 sœurs diabétiques âgées, l'une de dix-sept mois, et l'autre de trois mois, qui guérirent ou du moins qui vivaient vingt-cinq ans plus tard.

presque fatale des diabètes juvéniles qui ne se compliquent pas de tuberculose.

Mais le diabète, chez l'enfant, est rare. Voilà pourquoi, comme le dit Bertillon, le diabète ne devient une cause de mort importante qu'après quarante ans. C'est ce que montre le tableau suivant :

MORTALITÉ PAR DIABÈTE (A PARIS), POUR 100.000 HABITANTS

De la naissance à 29 ans	3,7
— 30 à 39 ans	5,7
— 40 à 49 —	24,2
— 50 à 59 —	85,9
— 60 à 69 —	196,4
— 70 à 79 —	221,4
Après 80 ans	75,5

Conditions sociales. — Un diabétique riche, s'il est intelligent, saura se soigner; un prolétaire ne pourra être traité qu'à l'hôpital; et avec un résultat médiocre, parce que la plupart des malades ne comprennent pas la nécessité du régime. Je n'en ai guère vu qui, en cachette, ne se fassent apporter du pain ou des sucreries. Un d'eux, gravement atteint, qui me faisait des protestations qu'on aurait pu croire sincères, se gorgea de raisin au point d'en avoir une indigestion, et l'on trouva, de plus, des croûtes de pain dans son lit. Aussi le médecin qui traite un diabétique à l'hôpital ne peut conserver l'illusion que ses prescriptions seront toujours suivies.

En Allemagne on les isole dans une cellule close; mais nous ne pouvons le faire en France : aucun malade ne se soumettrait à cette séquestration.

Cause. — On sait que le diabète goutteux, d'une manière générale, n'est pas grave, si le sujet est en bon état de nutrition, dans la force de l'âge et s'il est convenablement traité. — Le pronostic d'un diabète traumatique est assez souvent bénin; car il peut guérir spontanément, ou se transformer en diabète insipide. — Au contraire, le diabète pancréatique est grave si la lésion de la glande est profonde et étendue. Autrement, il peut s'amender, et même disparaître, ainsi qu'on l'a vu dans le cas de kystes.

Nutrition. — L'état de la nutrition est un élément capital du pronostic. Il est des diabétiques qui ont une disposition progressive fatale à l'acétonémie. De tels cas se rencontrent 2 ou 3 fois sur 100 et, pour le moment, ils sont au-dessus des ressources de l'art.

La disposition de l'économie en vertu de laquelle se développe l'acétonémie, voilà le grand élément du pronostic.

Intensité de la glycosurie. — Le public considère l'intensité de la glycosurie comme fort significative. En réalité, c'est un élément qui n'est pas à négliger; mais la tendance à l'acétonémie a une valeur toute autre. Je connais des diabétiques qui, lorsqu'ils étaient jeunes et doués d'un bon estomac, mangeaient d'une manière excessive et excrétaient beaucoup de sucre. Arrivés à l'âge mûr, et devenus dociles au régime, ils n'ont plus qu'une excrétion de sucre très modérée. Leur diabète était donc moins grave qu'on n'eût pu croire. Je n'ignore pas que ces grands glycosuriques sont exposés à maintes complications susceptibles de devenir promptement mortelles; mais, s'ils parviennent à les éviter — ce qui est relativement assez facile dans certaines professions — ils jouissent assez longtemps de la plupart des apparences de la santé.

Complications. — Certaines complications rendent périlleuses la vie du diabétique, la pneumonie, par exemple, parce que toutes choses égales, elle est beaucoup plus grave chez lui que chez un homme sain. Il faut se garder, d'ailleurs, d'exagérations à cet égard : un certain nombre de pneumoniques diabétiques guérit.

Après la pneumonie, on doit signaler la tuberculose pulmonaire qui évolue plus vite chez le diabétique, et ne guérit *presque* jamais. Je ne dis pas *jamais*, car j'ai cité précédemment au moins un malade, longtemps observé à ma clinique, chez qui l'amélioration de la tuberculose pulmonaire et même du diabète semblait équivaloir à une guérison [1], combien précaire, c'est ce que je n'essaie pas de nier [2].

La gangrène humide est une complication des plus redoutables, mais qui n'entraîne pas fatalement la mort; car j'en ai vu plusieurs guérir, grâce à une amputation hâtive pratiquée loin du foyer gangréneux.

La grossesse est une complication défavorable. Tous les auteurs sont d'accord sur ce point : mais il est bien difficile d'évaluer en chiffres l'aggravation du pronostic chez une femme diabétique qui devient grosse [3]; car on a vu [4], et j'a suivi moi-même des diabétiques dont une grossesse n'a pas aggravé la maladie, au moins immédiatement, et qui ont accouché d'enfants assez bien portants. Les observations de ce genre sont d'ailleurs fort rares.

Le travail de l'accouchement, surtout s'il est prolongé, peut amener les plus graves accidents, notamment le coma. Mais, parfois, — tant il est vrai que les éventualités les plus opposées peuvent se produire, — l'accouchement a amené une rémission temporaire du diabète.

Dans les jours qui suivent immédiatement l'accouchement, on a noté aussi la disparition plus ou moins complète de la glycosurie, probablement à cause de la diminution de l'alimentation ou de l'hémorragie. Il semble, dit Lécorché, que la délivrance ait une action analogue à celle des règles.

Mais il n'est pas rare que les suites de couches, loin d'amener une rémission du diabète, aient fait éclater le coma. On a vu

1. Voir p. 607.

2. Voir aussi ŒDER. (*Deutsche med. Woch.*, 1901, 3 oct., p. 693).

3. D'après FELLNER. (*Deutsche med. Zeitung*, 1903, p. 946), la mortalité du diabète compliqué de grossesse varierait entre 27 et 50 p. 100. En conséquence, il conseille d'*interdire* le mariage aux diabétiques.

4. LOP. (*Gazette des hôpitaux*, 1899, n° 49).

aussi, à ce moment, le diabète prendre un caractère grave. Toutes les éventualités, je le répète, peuvent se présenter.

Voilà les principaux éléments qui influent sur la gravité du diabète. Mais cette énumération est bien incomplète, et beaucoup d'autres mériteraient d'être étudiés, par exemple le sexe : Je vois dans la statistique des hôpitaux prussiens[1] que la mortalité du diabète chez la femme est plus forte que chez l'homme et je trouve le même fait brut dans une statistique parisienne[2]. Cette coïncidence est curieuse et il est probable qu'elle correspond à une réalité ; mais, pour le moment, je ne vois pas pour quel motif le diabète présenterait, chez la femme, une gravité plus grande.

En résumé, le diabète chez un homme dans de bonnes conditions, et qui se soigne, n'est pas, sauf exceptions, une maladie très grave ; il permet d'espérer une survie, sinon égale à celle d'un homme sain, au moins assez longue. Aussi comprend-on mal que les compagnies d'assurances sur la vie considèrent la glycosurie comme un vice rédhibitoire. — Qu'elles écartent les diabétiques âgés de moins de trente ans, et ceux qui présentent une complication sérieuse, *surtout l'acétonurie*, rien de plus naturel ; mais il est incompréhensible qu'elles refusent d'admettre les diabétiques légèrement atteints. M. Siredey leur a proposé très judicieusement de les renvoyer à un an.

1. G. Heimann. Zur Verbreitung der Zuckerkrankeit im preussichen Staate. (*Deutsche med. Wochensch.*, 12 août 1900, p. 505).

2. D'après Bloch (*Médecine moderne*, 1897, p. 818), il est mort à Paris du diabète, pendant la période décennale 1885-1894, 1748 hommes et 1223 femmes. Cela fait 41 femmes pour 100 diabétiques. Cette proportion est plus forte que celle de la morbidité de la femme pour le diabète.

CHAPITRE XVI

TRAITEMENT

TRAITEMENT PROPHYLACTIQUE

Bon nombre d'arthritiques obèses sont des diabétiques virtuels. Un traitement prophylactique rationnel peut enrayer chez eux le développement d'un diabète.

C'est aux moyens hygiéniques qu'il convient tout d'abord de recourir.

L'alimentation doit être sévèrement réglée. Il faut chez eux la ramener progressivement à la ration normale, et même un peu au-dessous, en diminuant principalement les hydrates de carbone et les graisses, de manière à leur faire perdre méthodiquement un certain nombre de kilogrammes. Les boissons alcooliques — qui sont souvent utiles aux vrais diabétiques — doivent être chez eux supprimées. Le lait est utile, s'il remplace une partie de la ration journalière. Autrement, c'est-à-dire s'il est donné en supplément, il est nuisible.

Si, chez le diabétique grave, l'exercice musculaire ne peut être autorisé qu'avec prudence, il en est autrement dans la période prédiabétique, où les accidents causés par la fatigue ne sont pas à redouter, si le cœur est sain. L'exercice n'a dans cette période qu'un défaut, celui de trop stimuler l'appétit. La cure d'altitude — qui accroît la nutrition et augmente les échanges respiratoires — n'a pas les inconvénients de l'exercice musculaire forcé.

TRAITEMENT DU DIABÈTE CONFIRMÉ SANS COMPLICATIONS

Avant de commencer le traitement d'un diabétique, comme de tout autre malade, il faut l'interroger minutieusement sur ses antécédents et son genre de vie. Le diabète n'étant pas une maladie douloureuse, les sujets qui en sont affectés portent généralement peu d'attention aux premiers symptômes; ils s'observent le plus souvent fort mal; aussi est-il utile de contrôler leurs assertions par celles des personnes de leur entourage; on apprendra ainsi des particularités qui leur avaient échappé.

Quand on connaît l'hygiène et les habitudes du malade, on passe à l'examen médical de ses organes. Puis l'analyse de l'urine nous procure les renseignements les plus précieux : Supposons qu'elle ne renferme pas d'albumine, ou n'en renferme qu'une trace, *qu'elle ne donne pas la réaction de Gerhardt*, que le malade ne présente pas de lésion grave d'organe, le traitement est relativement assez simple.

Il n'existe en effet dans ce cas qu'une indication fondamentale, celle de diminuer l'hyperglycémie. On remplira cette indication de deux manières : 1° en s'adressant à la cause, si cela est possible; 2° en combattant directement l'hyperglycémie par une diététique appropriée, et par des agents physiques et médicamenteux.

SUPPRESSION DE LA CAUSE

Il n'est pas en notre pouvoir d'empêcher l'influence de l'hérédité, etc. — Mais dans quelques cas, on est cependant en état de supprimer au moins une des causes productrices du diabète.

J'ai été consulté il y a quelques années par un industriel d'une cinquantaine d'années exempt de tares héréditaires. Il menait une vie normale et n'avait pas de soucis; son diabète s'était manifesté depuis deux ans.

Après un long interrogatoire, je finis par apprendre que depuis trois ans il avait apporté à ses habitudes une modification, qu'il jugeait à tort insignifiante : il était venu habiter son usine, tandis qu'auparavant, il faisait quotidiennement, pour s'y rendre, deux fois par jour, et en revenir, une marche de huit kilomètres — En possession de ce renseignement, je lui prescrivis de se promener deux heures par jour. Je réglai en même temps son régime. La glycosurie disparut.

Les cas aussi faciles sont l'exception ; mais souvent on pourra remédier aisément à un vice du régime, si le malade est docile. C'est ainsi que j'ai guéri, au moins en apparence, un certain nombre de diabétiques.

Je citerai seulement parmi eux un homme de quarante ans, que j'ai pu minutieusement observer. Il exerçait une profession sédentaire et, né dans un pays de vignobles, buvait quotidiennement deux litres de vin et mangeait beaucoup de viande. En supprimant le pain et le vin, et en diminuant la viande, j'ai fait tomber en peu de mois le sucre urinaire de 80 grammes à 0, et l'urée de 50 grammes à 30 grammes par jour.

Il importe en même temps d'insister auprès du malade et de sa famille pour écarter les soucis, surtout d'argent. Si l'on a affaire à un malade pusillanime et qui s'effraie d'être diabétique, on pourra qualifier son état de glycosurie, ce mot ayant dans le monde une meilleure réputation. Il faut aussi lui persuader, ce qui est d'ailleurs la vérité, qu'il n'est pas en état de juger de la gravité de sa maladie par le chiffre du sucre urinaire.

RÉGIME

Quelques auteurs conseillent de procéder de la manière suivante : Tout d'abord, déterminer, au moins approximativement, la surface cutanée du malade, ce qui, d'après eux, permet de fixer le nombre de calories qu'il faut lui fournir par l'alimentation, puis, à l'aide de tables indiquant la teneur en albumine, en graisse et en hydrates de carbone des différents aliments, formuler un traitement relativement pauvre en hydrates de carbone et assurant au malade la quantité totale de calories qui lui sont nécessaires [1].

Dans cet ordre d'idées, voici un régime proposé par le professeur A. Gautier : [2]

Aliments.	Quantités en grammes.	Contenant		
		Albumine. Grammes.	Graisses. Grammes.	Hydrates de carbone. Grammes.
Viande désossée . . .	900	180	40,8	3,2
Pain de gluten	70	35		10,3
Légumes verts	300	16	2,7	13
Pommes de terre. . .	60	0,8	0,1	12
Poisson.	150	23	2,1	
Crème de lait.	100	3,7	22,7	4,2
Beurre et graisse. . .	100	1	85	0,7
Fromage	60	19	17	
Totaux		278,5	170,4	43,4
Calories correspondantes [3]. . . .		1.024	1.465	168
Total des calories des aliments.			2.657	
auxquelles il faut ajouter les calories fournies par 40 grammes d'alcool. . .			320	
Calories des aliments et boissons. . . .			2.977	

Ainsi, avec le régime précédent, un homme sain de 65 kilogrammes, en n'ingérant que 43 grammes d'hydrates de carbone (au lieu de 380 grammes, quantité ordinaire), aurait près de 3 000 calories disponibles, c'est-à-dire une quantité suffisante quand on ne se livre pas à un travail forcé [4].

1. On sait que la combustion :

	Calories.
D'un gramme d'albumine donne	3,68
— de graisse.	8,65
— d'hydrates de carbone.	3,88

2. A. Gautier : *L'alimentation et les régimes*. Paris, 1904.

3. Je les ai calculées d'après les chiffres indiqués dans la note précédente.

4. En admettant que l'adulte ne se livrant pas à un travail forcé a besoin de 39 calories, il suffirait de 2.540 calories à un diabétique de 65 kilogrammes. — Voy. A. Gautier. (*Loc cit.*, p. 70).

Un diabétique de même poids, chez lequel l'utilisation du glucose serait peu diminuée, c'est-à-dire qui brûlerait une bonne partie des 43 grammes d'hydrates de carbone, produirait encore suffisamment de calories.

Il est assurément très scientifique de procéder de la sorte; mais je doute que cela soit pratique; car, chez divers sujets, de même surface corporelle, la désassimilation n'est pas égale, et leurs besoins en calories ne sont pas identiques. Il faut aussi compter avec l'impossibilité de faire ingérer à un malade, doué d'un excellent appétit, juste la quantité des aliments prescrits. Puis l'absorption intestinale n'est pas la même chez tous les individus; et enfin les aliments ne donneront jamais exactement la quantité de calories prévue. Pour l'albumine, nous avons admis qu'un gramme donne 3 cal., 68; mais l'albumine végétale ne fournit pas ce chiffre.

Pour les hydrates de carbone de nos aliments, les analyses sont bien peu significatives; car certains d'entre eux sont assimilables par les diabétiques. Elles ne nous fournissent que des résultats bruts, susceptibles de nous induire en erreur : Ainsi, dans le pain, le rapport des hydrates de carbone à l'albumine est comme 7 à 1. C'est exactement la proportion que nous donne le mélange de légumes que l'on appelle *julienne*. Eh bien, il me paraît invraisemblable que le potage julienne provoque chez la plupart des diabétiques autant de glycosurie que le potage au pain.

Dans les pois cassés, les haricots, les fèves, les lentilles et autres légumes de ce genre, le rappport des hydrates de carbone aux albuminoïdes n'est guère que comme 2 est à 1. C'est sensiblement le même rapport que dans le chou cabus, le chou-fleur, l'asperge, etc. Et cependant nous interdisons avec raison aux diabétiques les fèves et les lentilles, etc., tandis que nous leur conseillons les choux-fleurs, etc. C'est que, suivant la remarque fort juste du professeur A Gautier, la cuisson enlève à ces légumes une grande proportion de leurs sucres et solubilise en partie l'amidon, qui s'en va avec l'eau de la cuisson. Les chiffres suivants le démontrent :

HYDRATES DE CARBONE DANS 100 PARTIES

	Avant cuisson.	Après cuisson.
Choux-fleurs	3,2	1,4
Épinards	3	0,8
Choux cabus	5,7	3,2
Asperges	2,6	1,6
Raves	3,1	2,4

Ainsi la cuisson fait perdre aux légumes une proportion variable mais toujours forte de leurs hydrates de carbone[1].

En résumé, il me paraît difficile de déterminer d'une manière tant soit peu exacte le chiffre de calories nécessaires à un diabétique donné, et il semble impossible, avec les analyses insuffisantes à notre point de vue que nous possédons des aliments, mêmes usuels, de constituer un régime fournissant juste le nombre de calories exigées. Pour ces motifs, je préfère procéder différemment, en me fondant seulement sur les notions suivantes :

1° Le poids du malade, non seulement son poids actuel, mais son poids avant sa maladie. Ce poids est-il normal par rapport à la taille ?

2° Les quantités de sucre et d'urée éliminées dans les vingt-quatre heures.

Si le poids est au-dessus de la normale, le traitement est en général facile. En effet, avec une cure d'amaigrissement, on améliore le diabète. *S'il est, au contraire, fort au-dessous*, on peut être parfois dans l'embarras.

Dans ce dernier cas, si la quantité de sucre excrétée en vingt-quatre heures est considérable, et si le malade ne tolère pas bien les graisses, les difficultés pourront être sérieuses. Il est nécessaire de lui faire reprendre du poids, en même temps qu'on réduit les hydrates de carbone. Il importe, en tout cas, de ne

1. Un kilogramme de viande de boucherie, par la coction perd, dit-on, environ 18 grammes de matières albuminoïdes, et 1 gr. 5 d'hydrates de carbone — qui passent dans le bouillon : mais la viande bouillie garde son sucre virtuel.

pas les supprimer complètement : une certaine dose (supérieure à 50 grammes) est nécessaire. Autrement on expose le malade à l'acétonémie.

Si le chiffre de l'urée ne dépasse pas 0 gr. 4 *par kilogramme* [1], je ne diminue pas la viande; *autrement* je la restreins progressivement, en augmentant les graisses, ce qui n'a que des avantages, si elles sont bien digérées et ne provoquent pas l'apparition d'acétone dans l'urine.

I. Restriction des hydrates de carbone. — La restriction des hydrates de carbone, ainsi que le remarque Naunyn, a l'avantage non seulement d'abaisser, pendant que le sujet y est soumis, le taux du sucre dans les humeurs de l'organisme, mais encore d'assurer ultérieurement, au moins dans la plupart des cas, une plus grande tolérance pour ces substances. Le repos relatif de la fonction fait récupérer à l'organisme une partie de son énergie glycolytique.

Pain et féculents. — Beaucoup de diabétiques font abus de féculents; mais, chez le plus grand nombre, c'est par l'ingestion de pain que se fait l'apport le plus considérable des hydrates de carbone. On a vu plus haut que 100 grammes de pain renferment 53 grammes d'hydrates de carbone (le pain de luxe peut en renfermer plus de 55 grammes) qui, en se transformant en glycose donneront environ 60 grammes [2]. Il est vrai qu'il y a un déchet dans l'intestin. Néanmoins, on doit admettre qu'un diabétique qui mange un demi-kilogramme de pain par jour, fait entrer dans son organisme *plus* de 250 grammes de glycose. On voit qu'il est important de restreindre beaucoup l'ingestion du pain.

1. Ce chiffre est empirique. Il serait plus scientifique de rapporter l'urée non au kilogramme corporel, mais au kilogramme d'albumine fixe, ainsi que fait le professeur Bouchard. D'après lui, chez l'homme normal de $1^{m},60$ à $1^{m},65$, il y a 150 grammes d'albumine fixe par kilogramme de poids corporel. Chez l'obèse, le poids d'albumine fixe est naturellement moindre.

2. Voir page 504.

On peut conseiller à certains diabétiques de manger seulement la mie de pain, attendu qu'à volume égal, elle renferme un poids moindre d'hydrates de carbone[1], et qu'elle est plus facile à mâcher, ce qui n'est pas indifférent s'ils ont les gencives malades. Enfin, étant moins appétissante, la dose permise risque moins d'être dépassée.

Qu'on autorise la croûte ou la mie, je suis d'avis que ce soit en quantité aussi faible que possible : 30 grammes, 50 grammes. Quelque minime que soit cette dose, elle suffit aux personnes qui savent l'employer à propos.

Dans certains cas, il faut supprimer complètement le pain ainsi que les féculents (macaroni, pâtes d'Italie, riz, sagou) qui, relativement à leur teneur en azote, renferment encore plus d'amidon que le pain. Le tableau suivant, dont j'emprunte les éléments à Boussingault, permet de s'orienter à cet égard[2].

COMPOSITION CENTÉSIMALE DE QUELQUES ALIMENTS AMYLACÉS[3]

	MATIÈRES albuminoïdes.	MATIÈRES grasses.	AMIDON et dextrine.	EAU.	RAPPORT de l'amidon à l'albumine.
Riz	7,5	0,5	76	14,6	10
Pommes de terre	2,8	0,2	23.2	73	8,3
Sagou	9,1	0,6	74,7	13	8,2
Vermicelle	9,5	0,3	76,4	12,5	8
Pain de Paris	7	0,2	55,3	36.5	7,9
Brioche	10,9	10,9	41.3	17,9	3,7
Echaudé	15,8	15,8	54,1	13,6	3,4
Préparation de gluten	21,3	1	64,7	12,2	3
Pois secs	23,8	1,6	55,7	13,5	2,3
Lentilles	25	2,5	55,7	12,5	2,2
Haricots blancs	26,9	3	48,8	15	1,8

1. Seulement 47 p. 100, tandis que la croûte en contient 66 p. 100.

2. BOUSSINGAULT. (*Annales de chimie et de physique*, 1875, 5e série, V).

3. En additionnant *horizontalement* les chiffres des 4 premières colonnes, on n'obtient pas 100, parce que j'ai volontairement supprimé le chiffre des sels, qui est pour nous sans intérêt, et que, pour les pois secs, lentilles et haricots blancs, j'ai négligé de donner celui des pellicules, qui varie entre 2 et 3 p. 100.

La dernière colonne de ce tableau nous montre que le riz, la pomme de terre, le sagou (ainsi que le tapioca), le vermicelle (et les pâtes d'Italie) renferment, pour 1 d'azote, plus d'amidon que le pain. *A priori*, il faudrait donc en interdire l'usage aux diabétiques ; et cependant, dans ces dernières années, le professeur Mossé a montré que certains d'entre eux se sont bien trouvés de l'ingestion de plusieurs centaines de grammes (jusqu'à 1.500 grammes) de pommes de terre par jour, quantité pouvant fournir à l'économie plus de 350 grammes de glycose.

Mais de tels faits sont exceptionnels. Ils ne s'observent guère que chez les sujets qui faisaient un abus de viande : Kolisch et Schuman-Leclerc ont montré que, dans ces conditions, la substitution à 300 grammes de viande d'un poids égal de pommes de terre peut ne pas augmenter sensiblement la glycosurie et même, parfois, la diminuer [1].

En suivant cette idée, on pourrait considérer la cure de pommes de terre comme une simple cure d'abstinence de viande, qui aurait le défaut d'apporter à l'économie beaucoup de glycose. Mais cette interprétation ne serait pas tout à fait exacte : Mossé [2] a démontré d'une manière certaine que 100 grammes de fécule de pomme de terre sont, en général, mieux tolérés que 100 grammes d'amidon de pain, et v. Noorden a vu de son côté que la farine d'avoine a aussi l'avantage de donner, à poids égal, moins de sucre urinaire que d'autres farines [3].

Certaines fécules sont donc relativement moins nuisibles aux diabétiques. Mais pour être moindre, leur nocuité n'en est pas moins réelle ; aussi, *a priori*, peut-on approuver les procédés d'ailleurs très simples, à l'aide desquels on débarrasse la pulpe de pommes de terre de la plus grande partie de son amidon [4]. Des mets très variés peuvent être faits de la sorte.

1. Kolisch u. Schuman-Leclerq. Zur Frage der Kohlenhydrattoleranz der Diab. (*Wiener kl. Woch.*, 1993 nº 48, p. 1321).
2. Mossé. (*Revue de médecine*, 1902).
3. V. Noorden. (*Berliner klinische Wochensch.*, 1903, nº 36).
4. Sternberg. (*Deutsche med. Woch.*, 1907, nº 27).

Poursuivons l'examen de la table de Boussingault : Dans la brioche et l'échaudé il y a seulement 3 à 4 parties d'amidon pour 1 partie d'azote. A cet égard ces aliments sont supérieurs au pain, et présentent de plus l'avantage de renfermer une très forte proportion de graisse.

Vient ensuite une préparation de gluten. On en fabrique actuellement d'autres, moins riches en amidon que celle-ci. Certains diabétiques se trouvent bien de ces préparations qui sont très recommandables. A côté d'elles se rangent un grand nombre de pains et de poudres, où entrent, en proportion variable, différentes albumines. Leur énumération est inutile, les progrès de l'industrie en augmentant chaque jour le nombre.

Les légumes secs (pois, lentilles, haricots blancs), qui terminent le tableau ci-dessus, renferment, pour un gramme d'hydrates de carbone, environ quatre fois plus d'albumine végétale que le pain. Théoriquement, ces aliments ne seraient pas mauvais pour les diabétiques, puisque, pour 1 gramme d'azote, ils ne leur donnent que 2 grammes seulement d'amidon. Mais il paraît difficile qu'un sujet doué d'appétit se contente d'une seule cuillerée de pois ou de lentilles. Or, s'il en ingère plusieurs cuillerées, il absorbera une quantité absolue d'amidon assez considérable. Puis, la proportion d'albumine indiquée par les chimistes est un trompe-l'œil, puisque l'albumine végétale nourrit moins que l'albumine animale. Les analyses ne sont pas, à elles seules, capables de guider le praticien.

En résumé, le pain doit être autant que possible supprimé. Il peut être remplacé par de petites quantités d'échaudé, des biscottes de gluten et, chez quelques sujets, par la pomme de terre (Mossé). Le petit volume des légumes secs rend peu pratique leur emploi, bien qu'ils soient riches en albumine. La question de *volume* des aliments est importante chez le diabétique; car, s'il n'a pas la sensation que son estomac est rempli, il ressent vivement la faim.

Aussi suis-je relativement tolérant pour les légumes aqueux, même pour ceux que leur saveur plus ou moins douce ou sucrée rend suspects à beaucoup de médecins et de malades. Ainsi, j'autorise la courge. En effet, elle renferme plus de 90 p. 100 d'eau et moins de 6 p. 100 d'hydrates de carbone (la pomme de terre en renferme 20 p. 100). Les matières albuminoïdes ne sont d'ailleurs pas en quantité négligeable dans la courge : 1 partie pour 6 d'hydrates de carbone[1], tandis que le pain, également pour 1 partie d'albumine, contient près de 8 parties d'amidon.

Les légumes verts constituent un aliment précieux pour le diabétique. Ils sont, à la vérité, pauvres en azote ; mais ils le sont surtout en hydrates de carbone, quand ils sont cuits. Quelques-uns, même sans cuisson, par exemple la salade, ne renferment presque pas d'hydrates de carbone. Enfin ils ont l'avantage de posséder, comme les fruits, diverses substances peptiques agréables au goût.

Fruits. — Les fruits sont proscrits en bloc par presque tous les médecins. Je crois que c'est à tort ; car leur privation est très pénible à beaucoup de malades.

Il en est qu'il faut absolument proscrire ; mais d'autres ne renferment qu'une proportion modérée de sucres, dont quelques-uns sont probablement plus ou moins assimilables par la plupart des diabétiques. Je n'affirme rien d'ailleurs à cet égard, des expériences précises faisant défaut.

En tête des fruits défendus, il faut inscrire les dattes, qui, dans l'état où nous les consommons, renferment environ 70 p. 100 de sucre ; les figues sèches qui en renferment plus de 50-55 p. 100, les bananes plus de 25 p. 100, les pruneaux, les raisins, etc[2].

1. Je transcris ce chiffre, sans m'en porter garant.

2. J'emprunte la plupart de ces chiffres à Balland, dont la compétence est bien connue. Ils se rapportent à 100 grammes de fruits dans l'état où ceux-ci se trouvent sur nos tables.

Les grenades contiennent plus de 10 p. 100 de matières sucrées, les cerises douces et acides, les figues fraîches[1] et les pommes plus de 9. Ces fruits ne sont donc pas à recommander. Mais d'autres passent pour être moins riches en matières sucrées, bien que les analyses de Balland ne le montrent pas d'une manière très nette. Tels sont les abricots, les poires, les pêches, les groseilles et les fraises. — C'est l'amande fraîche, pelée, qui paraît le fruit de choix pour les diabétiques ; car elle ne renferme qu'un très faible pourcentage de matières sucrées.

En résumé, certains fruits que j'ai indiqués renferment moins de 8 p. 100 de matières sucrées ; mais il est très délicat d'affirmer, en se fondant sur les analyses actuelles, que tel fruit, qui en contient 7, est plus nuisible que les autres qui en contiendront 4. Il ne faut pas oublier que des différentes matières sucrées, dosées en bloc, et désignées comme sucre, tout n'est pas nécessairement nuisible au diabétique : ainsi, les pentoses, même non utilisés, peuvent le plus souvent traverser l'organisme sans inconvénient[2] ; ils augmentent la *glycurie*, mais pas la *glycosurie*. D'autres sucres sont souvent utilisés, si la quantité ingérée n'est pas trop forte, notamment le lévulose[3].

Le miel et le saccharose donnant par leur dédoublement la moitié de leur poids de lévulose, on comprend que quelques diabétiques puissent absorber presque impunément une petite cuillerée de miel ou 2 ou 3 morceaux de sucre. J'ai publié autrefois l'observation d'un diabétique à la période cachectique, n'ayant qu'une faible glycosurie, et qui se croyant perdu à brève échéance se permettait, par gourmandise, une petite dose quotidienne de sucre (25 grammes). Se trouvant bien de ce régime, il me demanda l'explication d'un fait qu'il jugeait

1. Les figues *violettes* fraîches ont environ le double de matières sucrées.

2. A forte dose les pentoses peuvent produire de la diarrhée.

3. Voir p. 508.

paradoxal[1], et j'eus à lui faire comprendre qu'en ingérant 25 ou 30 grammes de saccharose, dont il assimilait sans doute la moitié (celle qui passait à l'état de lévulose) il absorbait beaucoup moins de glycose qu'en mangeant un morceau de pain[2].

Lait. — Ainsi que l'a montré Maurel, le régime lacté réussit chez les diabétiques quand il est substitué à une alimentation trop copieuse. Il en est qui tolèrent 3 litres de lait par jour, c'est-à-dire 140 grammes de lactose environ[3]. Quelques-uns en absorbent même 4 litres[4]. Mais je ne crois pas qu'ils les tolèrent et je considère ces quantités comme excessives.

Chez la plupart, en effet, la tolérance est très faible : alors qu'au régime strict ils n'ont pas de glycosurie, celle-ci apparaît après l'ingestion d'un demi-litre de lait. Aussi a-t-on conseillé chez ces malades l'usage de laits privés de lactose ; Wright a proposé le mode de préparation suivant : on ajoute au lait 3 ou 4 parties d'eau acidulée avec de l'acide acétique ; on précipite ainsi la caséine et la graisse. On filtre sur du calicot ; on lave le précipité, et on le redissout dans une solution salée renfermant en proportions convenables les sels du sérum.

J'ai dans plusieurs cas employé ce mode de préparation ; mais les malades, en général, trouvent ce lait artificiel détestable. On peut le sucrer avec de la saccharine. Williamson se contente de diluer de la crème dans l'eau. La crème, à la vérité, renferme près de 4 grammes de lactose pour 100 ; mais,

1. On sait qu'il y a un demi siècle quelques praticiens administraient du sucre aux diabétiques, les uns, à petite dose et empiriquement; les autres à dose élevée, et guidés par la théorie de Piorry, qui conseillait de restituer à l'organisme le sucre perdu par la voie urinaire. Cette pratique a plusieurs fois causé la mort.

2. Il faut d'ailleurs se rappeler qu'une quantité un peu forte de lévulose absorbée quotidiennement n'est pas indéfiniment tolérée, de sorte que 50 grammes de miel ou de saccharose finissent par provoquer la glycosurie, d'autant mieux qu'ils sont beaucoup plus rapidement absorbés que 50 grammes de matières amylacées.

3. Œttinger. (*Semaine méd.*, 1907, p. 57).

4. Guillemonat. (*Id.*, 1906, p. 236).

comme on n'en introduit qu'une assez faible quantité dans 1 litre d'eau, le malade absorbe, en somme, très peu de sucre. Malheureusement, le goût de ce mélange d'eau et de crème n'est rien moins que satisfaisant. Le képhir, qui ne renferme pas de lactose, mais un peu d'alcool et d'acide lactique, est souvent mieux accepté par les malades.

Le lait est d'ailleurs un aliment complexe : ingéré en excès, il peut augmenter la glycosurie non seulement à cause de son sucre, mais à cause de la caséine[1].

Nous arrivons ainsi, par une transition naturelle, à envisager le rôle des matières protéiques dans l'alimentation des diabétiques.

II. — Alimentation des diabétiques par les matières protéiques

Si l'on restreint notablement chez un diabétique l'alimentation par les hydrates de carbone, il faut, de toute nécessité, pour obtenir des aliments les 2,500 à 3,000 calories nécessaires, augmenter la proportion des matières protéiques et des graisses; et il faut le faire *judicieusement;* car, chez certains diabétiques, un excès d'aliments protéiques produit une augmentation de la glycosurie, ou bien est la source d'accidents.

L'expérimentation et l'observation clinique l'ont démontré (Külz, Naunyn, etc.), et j'ai aussi, depuis plusieurs années, insisté sur la nécessité de restreindre l'abus de la viande chez eux. La difficulté est de fixer la ration utile.

Quantité des albuminoïdes. — D'une manière générale, il faut tendre à la ramener dans les limites de la ration normale en se servant des tables de Kœnig, de Balland[2] ou de A. Gautier. Mais, même avec la collaboration intelligente des malades,

1. Voir la glycogénie aux dépens des acides amidés, p. 140.

2. Balland. *Les aliments*, Paris, 1907. — On trouvera aussi les tables de cet auteur dans un opuscule qu'il vient de publier : *Comment choisir ses aliments?* Paris, 1909, p. 242 et suivantes.

on arrive assez difficilement à apprécier avec précision la quantité d'albuminoïdes ingérés. Il est beaucoup plus aisé de se guider, dans le cas où le poids du sujet ne varie pas, sur le chiffre de l'urée excrétée. J'ai dit précédemment qu'en général, il ne faut pas qu'elle dépasse 0 gr. 4 par kilog. de poids. Encore ce chiffre, qui n'a que la valeur d'une moyenne, est-il en réalité trop fort pour les obèses. Supposons en effet un diabétique de 100 kilos, mangeant assez pour ne pas maigrir ; s'il excrète 40 grammes d'urée par jour, il absorbera une quantité d'albuminoïdes qui risque fort d'augmenter sa glycosurie. On en aura la preuve en la diminuant ; on verra en effet, le plus souvent, diminuer la glycosurie[1].

Qualité des albuminoïdes. — La qualité n'est pas sans importance : chez certains diabétiques, la caséine produit une glycosurie beaucoup plus abondante que le même poids d'albumine de l'œuf[2]. La chair du poisson n'est pas équivalente à la viande de boucherie. Il faut donc, par tâtonnements, choisir les substances albuminoïdes les mieux appropriées à l'idiosyncrasie du malade.

III. — Emploi de la graisse

Chez les diabétiques *non acétonuriques*, un large emploi des matières grasses ne comporte guère d'autres contre-indications que l'obésité et l'état des voies digestives[3]. Ces substances sont avantageuses, puisque 1 gramme de graisse dégage 8,6 calo-

1. Voir le chapitre *nutrition*, p. 511.

2. C'est pour ce motif qu'il faut surveiller l'action des fromages chez les diabétiques. *A priori*, le fromage paraît un aliment excellent puisqu'il est riche en graisse et en albumine et ne renferme presque pas d'hydrates de carbone, et cependant chez beaucoup de malades il augmente la glycosurie. — Voir Therman. (*Skand. Archiv*. 1905, XVII, p. 1).

3. Je dis *emploi large*, mais non *abus*. Tout abus est dangereux chez les diabétiques.

ries, alors que le même poids d'albumine et d'hydrates de carbone n'en donnent que 3,6 et 3,8. La crème fraîche, le beurre frais[1], les graisses animales, le cacao[2] sont généralement bien supportés, même à forte dose. Il est des diabétiques qui acceptent volontiers l'huile d'olives. Il en est même qui, n'ayant pas de répugnance pour l'huile de foie de morue, se trouvent bien de son emploi.

Maignon a proposé d'additionner l'huile d'un peu de soude, ce qui amène son émulsion par saponification partielle. Mais le goût de cette préparation n'est rien moins qu'agréable, alors même qu'on n'a employé que 1 gr. 5 de soude pure pour 1.000 grammes d'huile[3]. Rochaix[4] recommande de préférence la formule suivante :

Savon médicinal fraîchement préparé.	2 gr. 50
Eau de laurier cerise.	20 gr.
Eau distillée	80 gr.
Huile de sésame[5], q. s. pour faire 500 centimètres cubes.	

Aromatiser avec quelques gouttes d'essence de menthe ou de citron ou avec de la vanille. — On peut aussi ajouter 0 gr. 10 de saccharine ou 2 grammes de glyzine ammoniacale.

Ce mélange renferme 80 p. 100 d'huile émulsionnée. Certains malades en acceptent deux, et même trois cuillerées par jour, qu'on peut faire prendre dans du café noir.

On obtient une émulsion crémeuse en remplaçant dans la formule précédente la moitié de l'huile par de la végétaline.

1. La crème et le beurre ne sont pas les corps gras les meilleurs pour les diabétiques suspects de disposition à l'acétonémie. Il faudra donc surveiller de très près leur action à cet égard.

2. Le cacao n'est pas un aliment exclusivement *gras*. Certaines marques renferment une proportion énorme d'hydrates de carbone (jusqu'à 49 p. 100 !). Les diabétiques, naturellement, doivent s'en abstenir. Mais il est des cacaos qui n'en renferment que 12 p. 100. Le beurre contient 8,5 p. 100 d'hydrates de carbone.

3. Maignon. (*C. R. de la Société de Biologie*, 1908, 2 mai.) — F. Arloing. (*C. R. de la Société de Biologie*, 14 nov.)

4. Rochaix. (*Lyon médical*, 1908, 2e semestre, p. 711.)

5. L'huile de sésame s'émulsionne mieux que l'huile d'olives.

Dans l'état actuel de nos connaissances il semble qu'il y ait avantage à donner au diabétique une graisse déjà émulsionnée; toutes choses égales, il l'absorbera plus complètement qu'une graisse neutre. Mais il est essentiel qu'il la prenne sans dégoût. Autrement, mieux vaut qu'il s'en abstienne.

Théoriquement, l'huile doit, à poids égal, donner moins de corps acétoniques que le beurre. Néanmoins, chez tout diabétique menacé d'acétonémie, il est nécessaire de suivre de très près, au moyen de la réaction de Gerhardt, l'effet de l'huile émulsionnée ou non. Dans plusieurs cas, je l'ai vue aggraver une acétonurie légère.

IV. — Boissons alcooliques

On s'accorde à interdire aux diabétiques les liqueurs sucrées, le champagne, qui peut renfermer plus de 12 p. 100 de sucre, le vermouth qui peut en contenir 11 p. 100, etc. La bière doit aussi être rangée parmi les boissons défendues, surtout certaines bières qui renferment 5 p. 100 d'hydrates de carbone et d'autres substances. Le cidre passe aussi pour pernicieux; puis, certains vins blancs où se trouverait une substance (inconnue) favorisant le diabète. L'alcool d'ailleurs est nuisible même aux diabétiques, s'il est absorbé en quantité exagérée.

Mais, en quantité modérée, et surtout à l'état de vin, il est au contraire utile, sauf dans le cas de contre-indications tirées de l'état du foie ou des voies digestives. Il donne, par gramme d'alcool ingéré, environ 7 calories; il favorise parfois la digestion et n'augmente pas la glycosurie. Von Noorden rapporte même un cas où 100 grammes d'alcool l'auraient diminuée. C'est une exception bien rare.

V. — Condiments a saveur sucrée

La saccharine est employée par les diabétiques à cause de sa saveur sucrée. Elle entre dans la préparation d'un certain nombre d'aliments spéciaux qui leur sont destinés, notamment du chocolat. Or, bien qu'on ait exagéré ses méfaits, il est certain qu'elle est susceptible de produire de la dyspepsie. On peut en tolérer l'emploi, mais non le recommander.

En somme, chez un diabétique sans complications le régime est d'importance primordiale. Il suffit, dans beaucoup de cas, pour amener la guérison, ou un état presque équivalent. Mais vouloir l'imposer aux malades sans tenir compte de leurs goûts, et sans les atténuations nécessaires pour qu'il soit accepté, c'est aller au devant d'un échec. Il faut donc la collaboration intime du malade et du médecin. Or, cette collaboration, il est chimérique de la demander au malade d'hôpital parce qu'il est incapable d'en comprendre l'importance, et ne se préoccupe que d'assouvir sa faim et ses caprices. C'est du moins ce que j'ai observé dans le milieu où j'ai exercé : après quarante ans de pratique, je n'ai pas encore trouvé à ma clinique un seul diabétique qui ne m'ait trompé, ou n'ait tenté de le faire. Aussi, ai-je peu d'illusions sur la stricte observance des régimes qu'on prétend leur imposer.

Il en est tout autrement avec les sujets appartenant à une autre condition sociale, et qui, dans une maison de santé, se soumettent volontiers à certaines obligations parfois pénibles, mais dont ils comprennent l'utilité [1].

Indépendamment de la bonne volonté du malade, il est quelquefois difficile de formuler le régime d'un diabétique, parce qu'on se heurte à des contre-indications particulières : Ainsi, je me suis trouvé en présence d'un malade atteint de dyspepsie intestinale grave et ne tolérant, pour ce motif, aucun légume herbacé. D'autre part, la viande devait être restreinte chez lui

1. Certain jour, le malade est soumis, par exemple, à un régime purement herbacé. La glycosurie d'origine alimentaire est ainsi réduite au minimum, ce qui est essentiel pour apprécier sa quotité dans la glycosurie globale. — Un autre jour, on impose au malade l'ingestion d'une quantité déterminée d'un corps gras, d'huile par exemple, ou bien de beurre, etc.

en raison d'une indicanurie très accentuée. J'ai réussi avec des purées de légumes non féculents (et par l'emploi de divers agents médicamenteux dirigés contre les fermentations intestinales).

TRAITEMENT MÉDICAMENTEUX

Sans le régime, les médicaments n'auraient que peu d'efficacité dans le traitement du diabète ; mais, avec l'aide d'un régime convenable ils sont assez souvent utiles. Les uns paraissent agir surtout en diminuant la glycogénie, d'autres, moins nombreux, en excitant la glycolyse. Un certain nombre doivent posséder ces deux actions, mais il est bien difficile d'être affirmatif à cet égard ; nos théories sur l'action des médicaments sont encore provisoires ; aussi, faut-il considérer comme seulement probables, et non démontrées, les interprétations qui suivent :

Groupe des médicaments dits antipyrétiques. — **Antipyrine.** — Bien que l'antipyrine ait été depuis un certain nombre d'années introduite dans la thérapeutique du diabète, à la vérité d'une manière empirique [1], on ne savait, au moment où j'ai commencé à m'occuper de son mode d'action, qu'un seul fait, découvert par Brouardel et Loye, à savoir qu'en l'ajoutant, *in vitro*, à du sang défibriné, on retarde la destruction du sucre de ce sang. Mais ce résultat qui pouvait sembler paradoxal, puisque l'antipyrine s'était montrée utile à certains diabétiques, n'a en réalité que peu d'importance. Beaucoup de substances *in vitro* peuvent arrêter la glycolyse, sans posséder

1. Gönner. (*Correspondenz-Blatt für Schweizer Aerzte*, 1er oct. 1887, p. 604). — Dujardin-Beaumetz. (*Soc. de thérapeutique*, 28 mars 1888). — Huchard. (*Id.*, 11 avril). — G. Sée et Gley. (*Bulletin de l'Acad. de Méd.*, 1889, 16 janv.). — Panas. (*Id.*, 9 avril). — Alb. Robin. (*Semaine médicale*, 1889, p. 114).

cette action dans le sang circulant. En fait, l'influence favorable de l'antipyrine chez certains diabétiques paraît tenir à son action antiglycogénique, que j'ai démontrée avec Porteret[1].

Il est très vraisemblable que c'est surtout par son influence nerveuse que l'antipyrine ralentit la glycogénie : mais elle exerce aussi une action directe sur la cellule hépatique[2].

L'antipyrine a, comme on sait, le grand défaut de troubler la digestion. D'après Kaufmann[3], les diabétiques le tolèrent moins bien que les rhumatisants, ce qui peut s'expliquer par le fait que loin de garder la diète comme ces derniers, les diabétiques surmènent, en général, leur estomac. Le *pyramidon*, à cet égard, a moins d'inconvénients. On a dit qu'il ne réussit pas aussi bien que l'antipyrine chez les diabétiques ; mais cette assertion aurait besoin d'être confirmée, car il existe avec les médicaments dits antipyrétiques des idiosyncrasies fort singulières[4].

Quinine. — J'ai constaté avec Martz, dans le cours d'une longue série de circulations artificielles à travers le foie, que si l'on additionne d'un sel de quinine le sang circulant à travers cet organe, ce dernier conserve, *relativement*, son glycogène[5]. Il paraît donc très probable que la quinine qui, depuis plus d'un demi-siècle[6], a été employée, parfois avec quelque succès dans

1. Lépine et Porteret. (*C. R. de l'Acad. des Sciences*, 3 avril et 13 août 1888). — Voir p. 117 de cet ouvrage le résumé de nos expériences.

2. On broie rapidement un foie qu'on vient d'extraire du corps de l'animal. Sur la pulpe *bien brassée* (car deux portions d'un même foie n'ont pas la même teneur en glycogène) on prélève deux portions de même poids qu'on fait macérer, la première, dans une solution aqueuse d'antipyrine, et la seconde, dans l'eau pure, puis, au bout de quelques heures, on dose le glycogène de l'une et de l'autre. Celle qui a macéré dans l'antipyrine en renferme davantage. (Lépine).

3. Kaufmann. (*Zeitschrift für kl. Med.*, 1903, XLVIII).

4. L'antipyrine rend l'urine assez fortement lévogyre. On ne peut donc, quand on traite un diabétique par l'antipyrine, se contenter de doser le sucre par le polarimètre.

5. Voir Martz. Recherches expérimentales au moyen des circulations artificielles à travers le foie et le pancréas. (*Thèse de Lyon*, 1897.)

6. Worms. (*Bulletin de l'Acad. de Médecine*, 1889 et 1893).

le diabète, exerce une action anti-glycogénique du même genre que l'antipyrine[1].

Salicylates; Salol; Aspirine[2]. — Il est possible que ces médicaments — qui ont souvent diminué la glycosurie — agissent surtout comme antiglycogéniques; mais, d'après quelques-unes de mes expériences sur le chien, je serais porté à croire que leur influence sur la glycolyse n'est pas négligeable. Je les ai souvent employés avec succès.

Sédatifs. — **Opium.** — Ce médicament, à l'état de thériaque, et, plus récemment, à l'état d'extrait, a été beaucoup employé dans la cure du diabète. Il est incontestable qu'à dose forte, il diminue beaucoup la glycosurie et la polyurie. Si le diabète est compliqué d'insomnie et de douleurs, il fait merveille. Mais après l'avoir beaucoup expérimenté, je n'hésite pas à dire qu'on ne saurait le considérer comme un médicament antidiabétique. C'est seulement parfois un assez bon antiglycogénique[3]. Dans mes expériences avec Martz, j'ai constaté que si on additionne de morphine le sang circulant à travers le foie, cette substance n'empêche pas la destruction du glycogène. Cela prouve qu'elle n'influence pas d'une manière directe, comme fait la quinine, le protoplasma de la cellule hépatique, mais seulement par l'intermédiaire du système nerveux.

On sait que, d'après Lécorché, l'opium modérerait la dénutrition azotée. Reprenant cette idée, von Mering et Minkowski ont

1. Mais moins favorable, saut dans des cas exceptionnels. Ainsi j'ai vu un diabétique chez lequel la quinine agissait mieux que tout autre médicament.

2. Voir la bibliographie dans Kaufmann.

3. Ce point a été établi par Richter. (*Zeitschrift für kl. Med.*, 1898, XXXVI), en suivant la méthode que j'avais employée pour étudier l'action de l'antipyrine. Ses expériences ont été faites chez des lapins. Il est seulement à regretter qu'il n'ait pas procédé avec des *lots* d'animaux, afin de se mettre sûrement à l'abri des différences individuelles.

dit que l'opium était particulièrement apte à empêcher la glycogénie qui se fait aux dépens des matières protéiques. Cette action serait précieuse, mais je n'ai pu me convaincre de sa réalité.

Dans quelques cas, la *belladone*, associée ou non à l'opium, a paru utile. Mais, en raison de la sécheresse de la gorge que cette substance détermine, on ne peut continuer longtemps son emploi, et je n'ai pas eu à m'en louer.

Bromures. — Begbie (d'Edimbourg) aurait employé avec succès le bromure de potassium chez deux diabétiques (1866). Depuis lors, ce médicament a été recommandé par plusieurs praticiens, notamment par Félizet. Comme il ne favorise pas la glycolyse, il modère sans doute la glycogénie. Mais son action à cet égard est assez limitée. Théoriquement, il paraît indiqué dans le diabète nerveux ; mais, en fait, il est peu efficace ; et en raison de son action déprimante, son administration, en général, ne peut être prolongée longtemps.

MÉDICAMENTS DIVERS. — **Arsenic**. — Ce médicament *à dose toxique*, est azoamylique, ainsi que Saïkowski l'a autrefois montré. On comprend donc qu'à dose très forte, il diminue la glycosurie. Mais *à dose médicamenteuse*, il ne paraît pas antidiabétique. Comme modificateur de la nutrition, il remplit toutefois d'utiles indications ; aussi, dans certains cas, a-t-il fait de véritables cures. Je suis d'autant moins disposé à le contester que le phosphore, qui est loin de passer pour un agent recommandable chez le diabétique, paraît avoir été utile dans un cas de diabète nerveux (?). Tout est possible en thérapeutique.

Alcalins[1]. — A dose très forte, le bicarbonate de soude met obstacle à la glycogénie[2] ; mais aux doses thérapeutiques, utili-

1. Pour l'historique de la médication alcaline dans le diabète voir BROUARDEL. (*Etude critique des diverses médications du diabète sucré*, Paris, 1869).

2. Voir p. 119, note 1. La dose de 2 à 5 grammes de bicarbonate

sées chez les diabétiques, ce sel ne peut agir de cette façon. On sait que les alcalins sont employés en chimie pour favoriser les oxydations, et qu'ils agissent probablement en se transformant en peroxydes. Quoi qu'il en soit, l'expérience clinique a prouvé leur grande utilité dans presque tous le cas de diabète. Je dis presque tous, parce que chez certains malades on les a vus augmenter la glycosurie.

Manganèse. — Des alcalins il faut rapprocher les sels de manganèse qui paraissent incontestablement agir comme oxydants. Nous savons que la glycolyse n'est pas un simple phénomène d'oxydation et que les *oxydases* ne parviennent pas à attaquer la molécule de glycose[1]. Les oxydants ne sauraient donc suppléer au défaut du ferment glycolytique, mais ils ont quelque utilité, en terminant la glycolyse.

Les *inhalations d'oxygène* et l'*air comprimé* n'ont qu'une utilité restreinte.

Levure de bière. — Le suc de la levure est certainement glycolytique, ainsi que l'a montré Büchner. Aussi était-il naturel de l'employer dans le diabète, bien que, d'après mes expériences faites avec Martz[2], il ne soit pas très actif. Jusqu'ici les résultats obtenus n'ont pas été décisifs. Boulud a essayé l'invertine, ferment qui se trouve, comme on sait, dans la levure de bière. Mais elle paraît peu glycolytique.

Opothérapie pancréatique. — La sécrétion interne du pancréas favorisant la glycolyse, on pouvait *a priori* espérer beau-

de soude, *dose très forte* pour un petit chien. Elle correspond à 20-50 grammes au moins de bicarbonate pour l'homme. La diminution de la glycogénie est d'accord avec le fait qu'en milieu alcalin l'activité des diastases glycogéniques est entravée.

1. Les oxydases signalées par Mme Sieber dans la fibrine du sang sont, jusqu'ici, les seules oxydases connues qui soient douées d'un pouvoir glycolytique. Ce pouvoir est, d'ailleurs, faible. Voy. mon article GLYCOLYSE dans le *Dictionnaire de physiologie*, de CH. RICHET.

2. LÉPINE et MARTZ. (*Archives de pharmacodynamie*, 1899, p. 99).

coup de l'opothérapie pancréatique. Mais les résultats n'ont nullement répondu aux espérances, ce qui peut s'expliquer à l'aide de diverses hypothèses [1].

Opothérapie hépatique. — Introduite dans la thérapeutique par Gilbert et Carnot, l'opothérapie hépatique s'est montrée au contraire utile, dans quelques cas, d'ailleurs rares, de diabète. C'est une médication exceptionnelle, et qui trouve son indication dans la déchéance de la cellule hépatique. Elle agit comme euzoamylique.

Jambul. Myrtilles. — Le jambul est une myrtacée que l'on rencontre dans les Indes orientales et à Java. Colosanti et Martz, qui ont étudié son action sur les digestions artificielles d'amidon, admettent qu'il renferme une substance entravant la production du sucre. Le jambul a été utile à quelques diabétiques. Quant au suc de myrtilles il est inefficace.

AGENTS PHYSIQUES

Climatothérapie. — Dancel [2], Ebstein, etc., sont d'avis que la climatothérapie n'est pas un adjuvant négligeable de la cure du diabète. Je partage cette opinion. Dancel recommande les climats chauds. Il est certainement dans le vrai, d'une manière générale ; mais je crois avec Ebstein qu'une cure d'air est souvent utile. En se prononçant pour l'altitude ou pour le séjour au

1. La transplantation d'un pancréas d'animal sous la peau d'un diabétique a été proposée et réalisée, mais jusqu'ici sans succès. C'est une tentative qui serait rationnelle au point de vue théorique, au moins pour les cas où l'insuffisance de la sécrétion interne du pancréas est certaine, s'il était prouvé qu'un pancréas transplanté sous la peau peut conserver son activité fonctionnelle. Mais il ne faut pas perdre de vue que l'opération, même pratiquée avec soin, peut être suivie de phlegmon.

2. Dancel. (*L'influence des voyages sur l'homme et sur les maladies*, 2e édition, Paris, 1858, p. 342).

bord de la mer, on tiendra compte des chances de refroidissement, qu'il faut écarter autant que possible.

Cures hydro-minérales. — Une cure hydro-minérale, surtout thermale, est souvent avantageuse à certains diabétiques. Elle peut diminuer la glycosurie.

Alors même qu'elle ne produirait pas immédiatement ce résultat il ne faudrait pas croire qu'elle a été sans utilité, si elle a amélioré l'état général. Je dirai même que dans certains cas, elle a rendu service au malade alors même qu'il en est revenu plus glycosurique qu'auparavant. Car le paradoxe de Cl. Bernard, qu'il faut être bien portant pour être diabétique, renferme une part de vérité. Un cachectique devenu aglycosurique, et qui redevient glycosurique après une cure thermale, est plus résistant vis-à-vis de certaines complications. — Les eaux minérales agissent en partie par leur thermalité, en partie par le bicarbonate de soude et d'autres sels, et peut-être par des principes inconnus, soit euzoamyliques, soit glycolytiques, que certaines d'entre elles posséderaient.

Exceptionnellement l'hydrothérapie a pu rendre quelques services, mais il faut s'en méfier chez les diabétiques graves. La condition essentielle est que le malade puisse réagir.

Exercice musculaire. — Parmi les excitants de la glycolyse il faut placer l'exercice musculaire, préconisé depuis Trousseau et Bouchardat, qui en faisaient, avec raison, un élément important de la cure du diabète. Malheureusement, on ne peut le recommander à tous les malades[1], et il faut même l'interdire aux diabétiques arrivés à la période de dénutrition ; car la fatigue augmente cette dernière. L'exercice musculaire intempestif agit donc comme le surmenage intellectuel, les soucis, etc. Il

1. V. Fernand Lagrange, *La médication par l'exercice*, p. 292, et le volume *Physiothérapie*, dans la *Bibliothèque de thérapeutique Gilbert et Carnot*.

peut augmenter la glycosurie, l'acétonurie et amener un collapsus cardiaque promptement mortel.

Un certain nombre de diabétiques se trouvent bien du massage.

Electricité. — On a traité des diabétiques par les courants continus, par l'électricité statique, et, plus récemment, par les courants de haute fréquence qui, au point de vue de leur action physiologique, présentent une grande analogie avec l'électricité statique. Les résultats paraissent médiocres. Du reste l'action désassimilatrice provoquée par l'électricité peut être, dans certains cas, défavorable : De Renzi et Reale, chez des diabétiques virtuels, dont le sucre avait disparu de l'urine, l'ont vu reparaître à la suite de l'emploi de courants de haute fréquence.

Influence du tabac sur le diabète. — On est souvent consulté par les diabétiques quant à l'influence du tabac sur leur maladie. Bien que l'intoxication nicotinique aiguë produise la glycosurie [1], je ne crois pas que le fait de fumer aggrave le diabète. Au moins ne l'ai-je pas constaté. Mais l'abus du tabac est certainement dangereux pour les diabétiques dont le cœur n'est pas sain.

RÉSUMÉ

En résumé, les sujets héréditairement prédisposés au diabète ou déjà diabétiques devront s'astreindre aux prescriptions les plus rigoureuses de l'hygiène et régler leur alimentation de concert avec leur médecin, en évitant avec soin l'excès non seulement des hydrates de carbone, mais des viandes. Si le diabète a acquis une certaine gravité, ils devront à cet égard redoubler de précautions, et le plus souvent faire usage de quelques médicaments. Pour apprécier d'une manière sûre l'utilité de tel régime, la nocivité de tel autre, l'efficacité de telle médication, il faut que

1. Voir p. 303.

le malade soit surveillé de très près et qu'on fasse, au moins pendant quelque temps des analyses d'urine presque quotidiennes et même, parfois, post-prandiales. Cette observation minutieuse est incompatible avec la vie libre. Aussi j'insiste sur la nécessité pour le diabétique en état de se soigner, de séjourner pendant un temps suffisant dans une maison de santé.

L'étude individuelle minutieuse et suffisamment prolongée du malade est la condition nécessaire d'un traitement efficace, vu les idiosyncrasies, qui déroutent souvent les prévisions les plus légitimes.

TRAITEMENT DES COMPLICATIONS

1° TRAITEMENT DE L'ACÉTONÉMIE

Nous avons vu que l'acétonémie est la plus commune et l'une des plus dangereuses complications du diabète. Dès qu'elle est reconnue, il faut la combattre.

Au premier abord, il peut sembler facile de traiter cette diathèse, en neutralisant les acides de l'économie par le bicarbonate de soude. Ce traitement, évidemment rationnel, rend dans un grand nombre de cas, d'éminents services, bien qu'il soit purement symptomatique. Le traitement causal consisterait à modifier l'anomalie de la nutrition qui a pour conséquence l'acétonémie. Mais nous ne connaissons pas suffisamment sa pathogénie, qui paraît complexe. Il existe probablement plusieurs espèces d'acétonémie. Ce qui me porte à le croire, c'est que dans les cas où l'on réussit à la faire disparaître, c'est tantôt avec tel régime, et tantôt avec tel autre. La graisse, par exemple, le plus souvent l'aggrave et parfois la fait cesser[1]. Et encore, j'ai tort de dire *la graisse* : c'est parfois tel corps gras seulement qui est nuisible, et non tel autre. Il faut donc, dans

1. Il ne faut pas s'en étonner : nous avons vu que l'acétonémie est le résultat d'une dénutrition. Si un corps gras est brûlé sans faire d'acétone, il sera utile; autrement il sera nuisible.

chaque cas particulier, étudier par tâtonnement l'influence de différents corps gras. On commencera par les exclure aussi complètement que possible de l'alimentation ; puis, si leur suppression fait cesser, ou tout au moins diminuer l'acétonurie, on recherchera méthodiquement si certaines graisses sont tolérées, et en quelle quantité[1]. Le beurre surtout engendre l'acide β-oxybutyrique. Mais il y a des exceptions à cet égard.

Dans quelques cas on s'est bien trouvé de restreindre l'ingestion des viandes; d'autres fois l'acétonurie a diminué par une alimentation riche en albuminoïdes; dans ces derniers cas l'acétonurie dépendait de la désassimilation de la graisse. La qualité des albuminoïdes est en tout cas à surveiller. Il est possible que le parmesan qu'on a vanté comme antikétonique, agisse surtout par la caséine. Mais il se pourrait aussi que ce soit par la qualité des graisses qu'il renferme[2].

Presque toujours il sera nécessaire de permettre aux acétonémiques l'usage d'hydrates de carbone. Mais il faudra, par l'expérience en fixer la quantité et la qualité. En traitant de la pathogénie de l'acétonémie j'ai dit que dans quelques cas, contre toute attente, l'ingestion d'hydrates de carbone avait aggravé cette dyscrasie (probablement dans des cas où le pouvoir glycolytique était presque nul). Mais cette éventualité est exceptionnelle, et, en général, les hydrates de carbone (si la glycolyse est suffisante) sont des agents anti-kétoniques efficaces.

Alors que la glycolyse du glycose est très insuffisante et qu'avec les hydrates de carbone ordinaires on ne réussit pas à diminuer l'acétonurie, il se peut qu'on ait un succès, au moins pendant quelques jours, en employant le lévulose. Il faudra

1. Voir dans le chapitre de l'acétonénie (p. 532 et suiv.) beaucoup de particularités que je ne reproduis pas ici, pour éviter les redites.

2. Simon. (*Prag. med. Woch.*, 1905, n° 34), a eu recours à ce fromage à haute dose chez des diabétiques restés acétonémiques malgré la suppression du beurre. Mais en même temps il leur a fait ingérer des hydrates de carbone. On n'est donc pas certain que ce soit le parmesan qui ait amené un bon résultat.

aussi essayer avec persévérance divers légumes verts, qui renferment des hydrates de carbone très différents des farineux.

Quelques auteurs ont recommandé l'alcool comme propre à diminuer l'acétonémie. Or, un de mes malades est tombé dans le coma après un excès de boisson. La question de dose à cet égard a de l'importance. Il est possible qu'à dose modérée l'alcool soit réellement utile.

En somme, le médecin devra s'inspirer des conditions variables dans lesquelles se trouve l'acétonémique et régler l'alimentation en conséquence. Il faut éviter tout traitement systématique, sauf le traitement alcalin, plus ou moins intensif, suivant le cas.

TRAITEMENT DU COMA CHEZ LES ACÉTONÉMIQUES

On a vu que le coma, chez un acétonémique, est toujours précédé de quelque symptôme prémonitoire. Dès qu'on sera en présence d'une menace il faut instituer la thérapeutique la plus active contre l'intoxication présumée : il y a quelques années, je voyais dans mon cabinet une jeune dame diabétique, acétonémique, présentant une amplitude insolite des mouvements respiratoires, sans qu'elle se sentît oppressée d'une manière notable. Je remarquai, de plus, qu'elle était apathique; et sur ma demande, elle me dit que, depuis le matin, elle avait une tendance au sommeil. — Comme il était impossible de se méprendre sur la signification de ces deux symptômes, je la fis aussitôt reconduire chez elle, en lui prescrivant un purgatif drastique et une forte dose de bicarbonate de soude. Elle resta somnolente toute la soirée. Je continuai le lendemain la même médication, et j'eus la satisfaction de constater, au bout de deux jours, une amélioration évidente. Quinze jours plus tard, sous l'influence de la médication alcaline intense et d'un régime surtout végétarien, l'acétonurie était devenue fort légère. Cette dame a survécu plus de deux ans à cette menace de coma.

Dans quelques cas, au lieu d'un purgatif drastique, on a employé le lavage de l'estomac, et, paraît-il, avec succès. Il est possible que l'indication de ce lavage se présente de temps en temps. Mais c'est surtout à la médication alcaline qu'il faut recourir avec persévérance, et sans redouter l'emploi de doses énormes (30 à 40 grammes par jour). On est même autorisé à injecter dans une veine une solution de bicarbonate de soude.

On sait que cette médication a été proposée par Stadelmann dans le cas de coma confirmé. Je l'ai conseillée, et plusieurs fois employée à la période prémonitoire, alors même qu'il n'y a pas d'autres signes positifs de menace de coma que l'amplitude des mouvements respiratoires. Dans ces conditions, évidemment favorables, je n'ai eu que des succès. Ainsi je crois devoir conseiller cette pratique qui a l'avantage d'écarter sûrement le danger, au moins pour quelques semaines. On ne saurait croire, quand on ne l'a pas vu de ses yeux, avec quelle facilité les malades, dans les conditions que j'ai précisées, supportent l'injection intra-veineuse de deux litres d'une solution isotonique tiède de bicarbonate de soude. Une solution isotonique renfermant environ 17 grammes de bicarbonate de soude par litre, le malade en reçoit donc 34 grammes. J'ai l'habitude de faire pénétrer les deux litres en une demi-heure ou trois quarts d'heure environ. Deux fois seulement j'ai dû ralentir un peu l'entrée du dernier demi-litre, ayant perçu l'apparition d'un bruit de galop, symptôme de surcharge cardiaque. Voilà le seul épiphénomène que j'aie pu remarquer.

Les suites ont toujours été, chez mes malades (en imminence de coma), des plus heureuses : les symptômes menaçants se sont dissipés et, pendant des semaines et des mois, ils sont restés exempts d'accidents acétoniques.

Dans plusieurs cas, j'ai fait doser la soude éliminée par l'urine et les fèces. J'ai remarqué une rétention de cette substance, au moins pendant le premier jour. Cela tend à prouver qu'elle était en déficit dans l'économie.

Schwartz avait cru remarquer dans un cas de bons effets de l'administration d'un dérivé du glycose, l'acide glyconique. Mais de plus récentes tentatives ont montré que les résultats annoncés par Schwartz avaient été exceptionnels [1].

Traitement du coma confirmé. — Quand le malade est dans le coma, même depuis un temps très court (une demi-heure), les conditions sont tout autres, et les chances que l'on a d'arracher le malade à la mort deviennent minimes. C'est dans peu de cas seulement que l'injection bicarbonatée a procuré un succès qui, malheureusement, a été rarement définitif.

Le nombre des sujets jusqu'ici soumis à cette médication est assez considérable. Il n'y a nul intérêt à relater les insuccès, mais il n'est pas sans utilité d'indiquer quelques-uns au moins des cas où une amélioration, soit passagère, soit durable, a été obtenue.

Dans le cas de Hesse [2], il s'agissait d'un diabétique tombé depuis une heure dans le coma. On lui injecta 250 grammes d'une solution de bicarbonate de soude à 4 p. 100. Pas d'amélioration *immédiate;* mais une heure plus tard, le coma se transforma en un sommeil calme, suivi de réveil et de retour à la connaissance. La dose de bicarbonate injectée ayant été de 10 grammes seulement, on peut se demander si elle a été réellement l'agent efficace de l'amélioration. Mais on est porté à l'admettre, attendu que, quelques heures plus tard, la somnolence a reparu et a été de nouveau combattue avec succès par la même médication.

Le professeur Rosenstein [3] a rapporté l'observation d'un comateux à qui l'on fit l'injection intra-veineuse de 500 grammes d'une solution bicarbonatée à 4 p. 100. L'effet immédiat fut

1. Plus récemment, Baer et Blum (*Hofmeister's Beiträge*, 1897, X, p. 90) ont appelé l'attention sur l'acide glutarique. Mais l'expérience clinique fait défaut.

2. Hesse. (*Berliner kl. Wochensch.*, 1898, p. 379).

3. Rosenstein. (*Berliner klin. Wochensch.*, 1890, p. 291).

merveilleux : le malade répondit sur-le-champ avec netteté aux questions qui lui furent posées. Mais la température s'abaissa quelques heures plus tard, et la mort survint le lendemain.

J'ai obtenu un résultat semblable dans plusieurs cas, notamment chez un diabétique, phtisique, de vingt-quatre ans. Je le vis trois heures après le début du coma : les pupilles étaient contractées ; le pouls très petit ; la température ne dépassait pas 36°,5. J'injectai aussitôt 20 grammes de bicarbonate de soude dans 2 litres d'eau salée. A la fin de l'injection, qui dura un quart d'heure, le malade ouvrait les yeux, et, spontanément, demandait à boire. On lui fit absorber, par la bouche, 50 grammes de bicarbonate de soude en quelques heures.

L'après-midi, l'amélioration était encore plus marquée ; le pouls avait pris de la force ; la connaissance était parfaite. Mais le malade n'avait uriné qu'une *très petite* quantité d'urine pâle, *très acide*, renfermant, par litre, 2 gr. 5 d'urée et 14 gr. 7 de glycose. Dans les heures suivantes, malgré l'emploi de la caféine, le malade n'urina presque pas. La mort survint le lendemain. L'urine trouvée dans la vessie était *acide*.

Chez un malade de Besson, comateux avec absence de pouls (les mouvements respiratoires étaient le seul indice de la vie), l'injection de 25 grammes de bicarbonate de soude dans de l'eau salée a amené, au bout d'une heure, le retour de la connaissance [1].

Les cas précédents ne sont pas les seuls qu'on puisse invoquer en faveur de l'efficacité de l'injection alcaline : plusieurs autres montrent aussi l'utilité, au moins temporaire, de cette médication. Or, on ne peut nier que le retour à la connaissance, même pendant quelques heures seulement, ne soit un important résultat ; car dans beaucoup de circonstances, il n'est pas indifférent qu'un mourant puisse manifester ses dernières volontés. Le succès est, toutes choses égales, d'autant plus problémati-

1. Besson. (*Gazette hebdomadaire*, 1898, p. 929). Le malade excrétait plus de 600 grammes de sucre par jour.

que que le coma dure depuis plus longtemps. Vu la fragilité des cellules de l'encéphale, on comprend aisément que l'action un peu prolongée d'un toxique amène chez elles une altération irréparable. Il ne faut pas oublier, d'ailleurs, que la médication alcaline ne s'adresse qu'à un des éléments de l'intoxication, le plus important, sans doute, mais ne porte remède ni au trouble primordial de la nutrition, ni à l'insuffisance de la dépuration urinaire.

Au lieu d'injecter le liquide dans la veine, on pourrait être tenté de le faire pénétrer dans le tissu cellulaire sous-cutané ; mais cette pratique n'est pas recommandable : le bicarbonate de soude risque d'amener un phlegmon et même de la gangrène [1].

On a parfois injecté, avec une apparence de succès, de l'eau salée dans la veine, au lieu de bicarbonate de soude. Assurément un lavage de l'organisme peut n'être pas tout à fait inutile. Mais, comme l'*acidité* est un élément morbide incontestable de l'acétonémie, on commettrait une faute très grave en renonçant à la combattre, et en se bornant à l'injection d'eau salée, comme on l'a conseillé, bien à tort.

Dans le but de favoriser la combustion des produits toxiques, on a employé les inhalations d'oxygène à la période prémonitoire du coma. Il est possible qu'elles soient utiles, et il n'y a en tout cas aucun inconvénient à y recourir.

Anurie. — Il est fort rare que le sujet en imminence de coma soit réellement *anurique ;* mais il arrive fréquemment que chez lui l'urination soit *diminuée*, soit à cause de la présence de cylindres dans les tubes, soit à cause de lésions épithéliales macroscopiquement légères, mais fonctionnellement importantes. L'indication est de faire uriner le malade au moyen de divers diurétiques. La digitaline, la caféine, la théobromine sont le plus souvent utiles.

1. MAGNUS-LÉVY. (*Archiv für exp. Path.*, 1899, XLII, p. 213).

TRAITEMENT DE LA NÉPHRITE CHRONIQUE ET DES COMPLICATIONS CARDIO-VASCULAIRES

Même avant que l'acétonémie existe ou soit bien prononcée on peut être fort embarrassé pour le traitement du diabète avec néphrite. Si le malade était au régime carné, il faudra diminuer la viande dans la mesure du possible et la remplacer, — à moins de contre-indication, — par le lait. La contre-indication principale du lait résulte de sa teneur en lactose, grâce à laquelle un diabétique peut rarement, sans augmenter la glycosurie, en tolérer plus de 1 litre à 1 litre et demi. Il est cependant des cas où il a été utile d'en faire prendre 2 litres et même davantage. Mais ces cas sont exceptionnels. Quant aux laits artificiels, c'est-à-dire privés de lactose, j'ai déjà dit qu'ils ne sont pas bien acceptés, à cause de leur mauvais goût, et, d'ailleurs, il n'est pas prouvé qu'en raison de la caséine, ils ne puissent être nuisibles. Le régime idéal du diabétique atteint de néphrite, celui qui diminue l'albuminurie sans augmenter la glycosurie, est en somme fort difficile à régler.

Quant au traitement des affections cardiaques chez les diabétiques, il ne présente rien de spécial.

TRAITEMENT DE LA GANGRÈNE SÈCHE

Il en est de même pour le traitement de la gangrène sèche, sans complication acétonémique. Le malade est, *sauf la dyscrasie*, dans l'état d'un sujet atteint de gangrène sénile. Il faudra donc s'efforcer de diminuer l'hyperglycémie et traiter la gangrène, comme une gangrène sénile, mais en évitant, *autant que possible*, toute intervention chirurgicale. J'ai, en effet, connaissance de deux cas où l'amputation fut suivie du développement d'un accident que rien ne faisait prévoir et qui se termina promptement par un coma mortel. — Il faut donc se garder de faire courir sans nécessité absolue au malade les risques très sérieux qu'entraînent, chez beaucoup de diabétiques, l'anesthésie chloroformique et le shock opératoire[1]. Depuis l'introduction de l'asepsie, les opérations chez les diabétiques ont perdu une grande partie de leur gravité[2]. Mais il ne faudrait pas croire qu'elles soient pour cela devenues inoffensives. Ce n'est donc qu'après réflexion qu'on se décidera à intervenir chez un diabétique atteint de gangrène sèche.

Dans le cas où l'exérèse a été suivie de succès, il n'est pas rare de voir le diabète s'amender d'une manière notable. J'ai vu deux faits de ce genre, et Kœnig[3] rapporte celui d'un homme âgé de soixante-dix ans, chez lequel la glycosurie a cessé après l'amputation de la cuisse.

S'il existe de l'acétonémie à un degré *un peu sérieux*, la situation est des plus graves, et qu'on intervienne ou non, chirurgicalement, les chances de survie sont minimes.

TRAITEMENT DE LA GANGRÈNE HUMIDE

Dans les cas de gangrènes humides sans acétonémie — ce qui est rare — il n'y aucune hésitation à avoir. L'amputation doit être faite le plus rapidement possible et le plus loin des parties gangrénées. Le salut est à ce prix, et on réussit assez souvent. J'ai vu plusieurs cas de ce genre.

Si la gangrène survient chez un acétonémique, l'amputation est encore indiquée, car elle donne au malade les seules chances de guérison qu'il puisse espérer. Mais la partie est très compromise. Il faut aussi tenir compte du fait que l'anesthésie chez un acétonémique le prédispose singulièrement au coma.

1. Voy. Becker. Die Gefahren der Narkose bei Diabetiker. (*Deutsche med. Woch.*, 1904, p. 359).

2. Le coma peut en être la conséquence.

3. Koenig. (*Berliner klinische Woch.*, 1896, n° 25, p. 553).

CONDUITE A TENIR PENDANT LA GROSSESSE ET L'ÉTAT PUERPÉRAL CHEZ UNE FEMME DIABÉTIQUE

1° **Pendant la première partie de la grossesse.** — Le traitement du diabète devra être institué avec le plus grand soin. Ce traitement sera surtout hygiénique : on évitera, dans l'intérêt du fœtus, l'emploi de médicaments qui ne paraîtraient pas indispensables. Si malgré un traitement hygiénique sévère, le diabète s'aggravait, on serait autorisé à provoquer l'avortement.

2° **Pendant les trois derniers mois de la grossesse.** — L'interruption de la grossesse, dans le cas d'aggravation d'un diabète grave, est légitime. Elle est évidemment de l'intérêt de la mère, et, quelque paradoxal que cela paraisse, elle est favorable à l'enfant ; car, dans une couveuse, avec une alimentation convenable, il a plus de chances de vie.

3° **Pendant le travail.** — Chez une femme diabétique, il est indiqué de terminer le travail aussitôt que possible, que l'enfant soit vivant ou non.

4° **Après l'accouchement et pendant les suites de couches.** — Pendant cette période, l'antisepsie rigoureuse est nécessaire. On surveillera avec soin la cicatrisation de la plus petite plaie périnéale ; de plus, le traitement hygiénique du diabète sera institué avec soin. Il faut avoir présent à l'esprit le danger précédemment signalé de l'aggravation du diabète pendant les suites de couches.

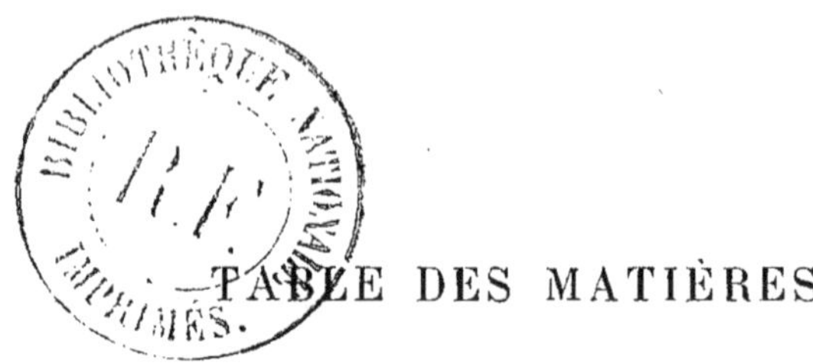

TABLE DES MATIÈRES

ÉVREUX, IMPRIMERIE CH. HÉRISSEY ET FILS

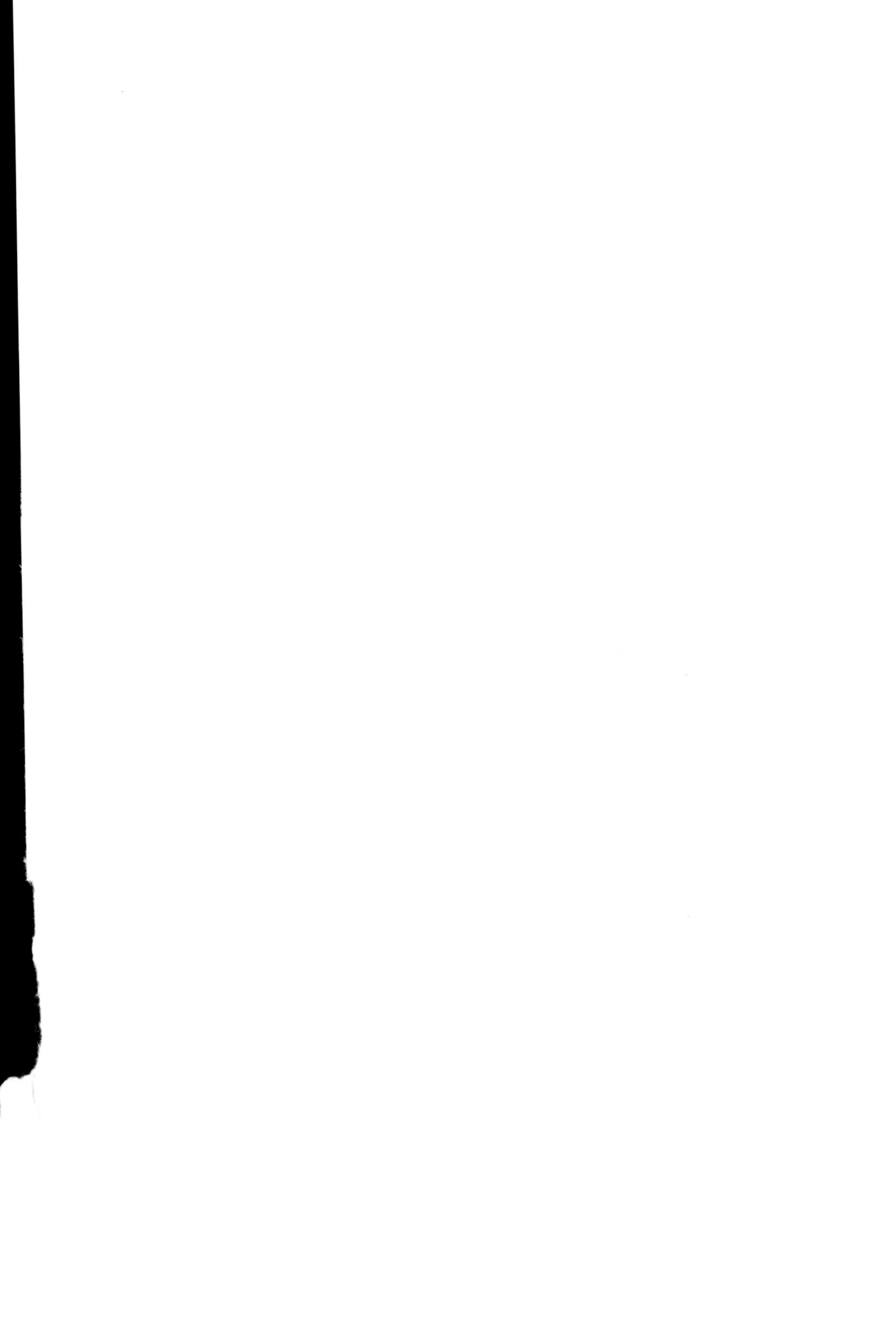

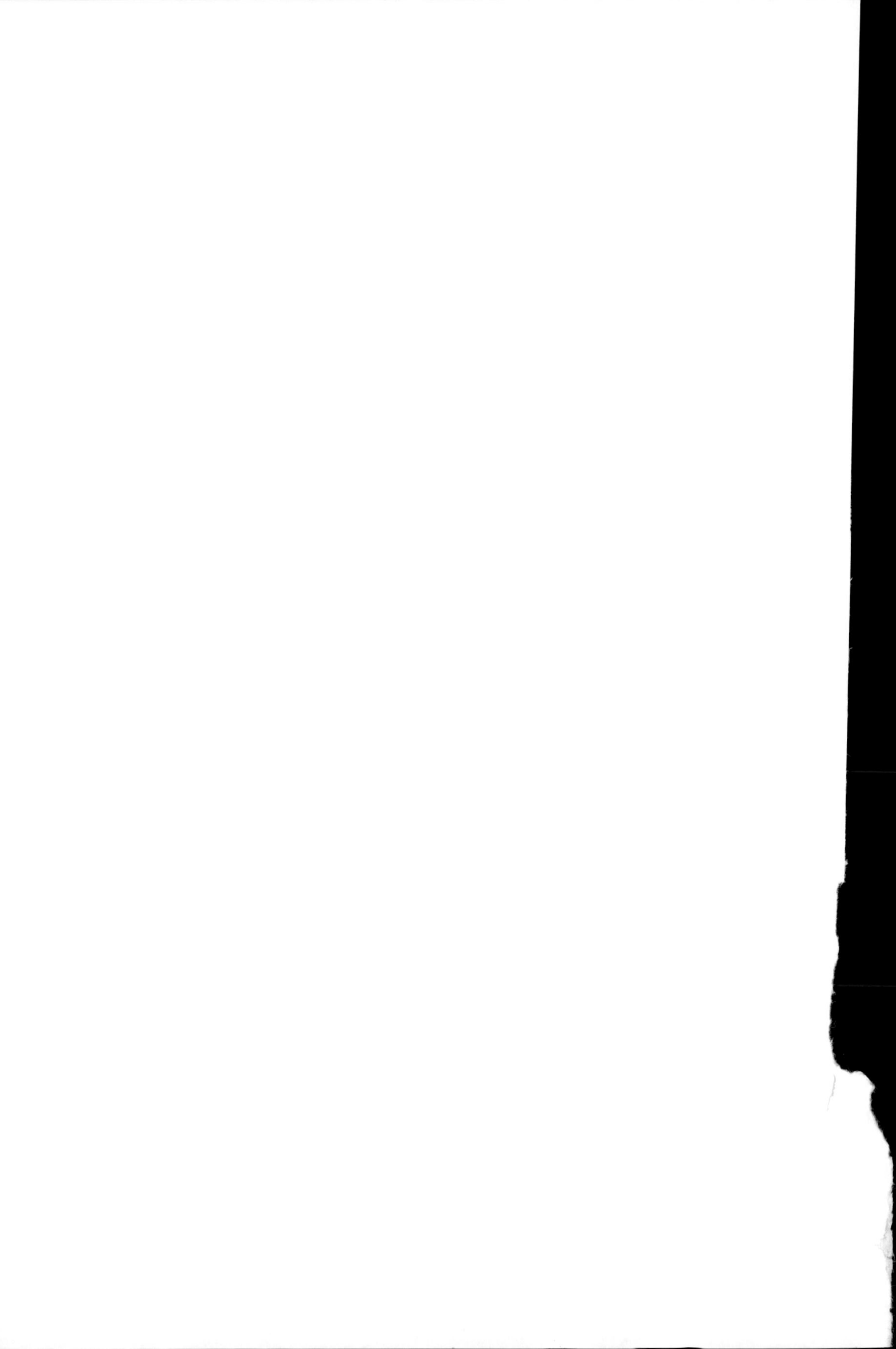

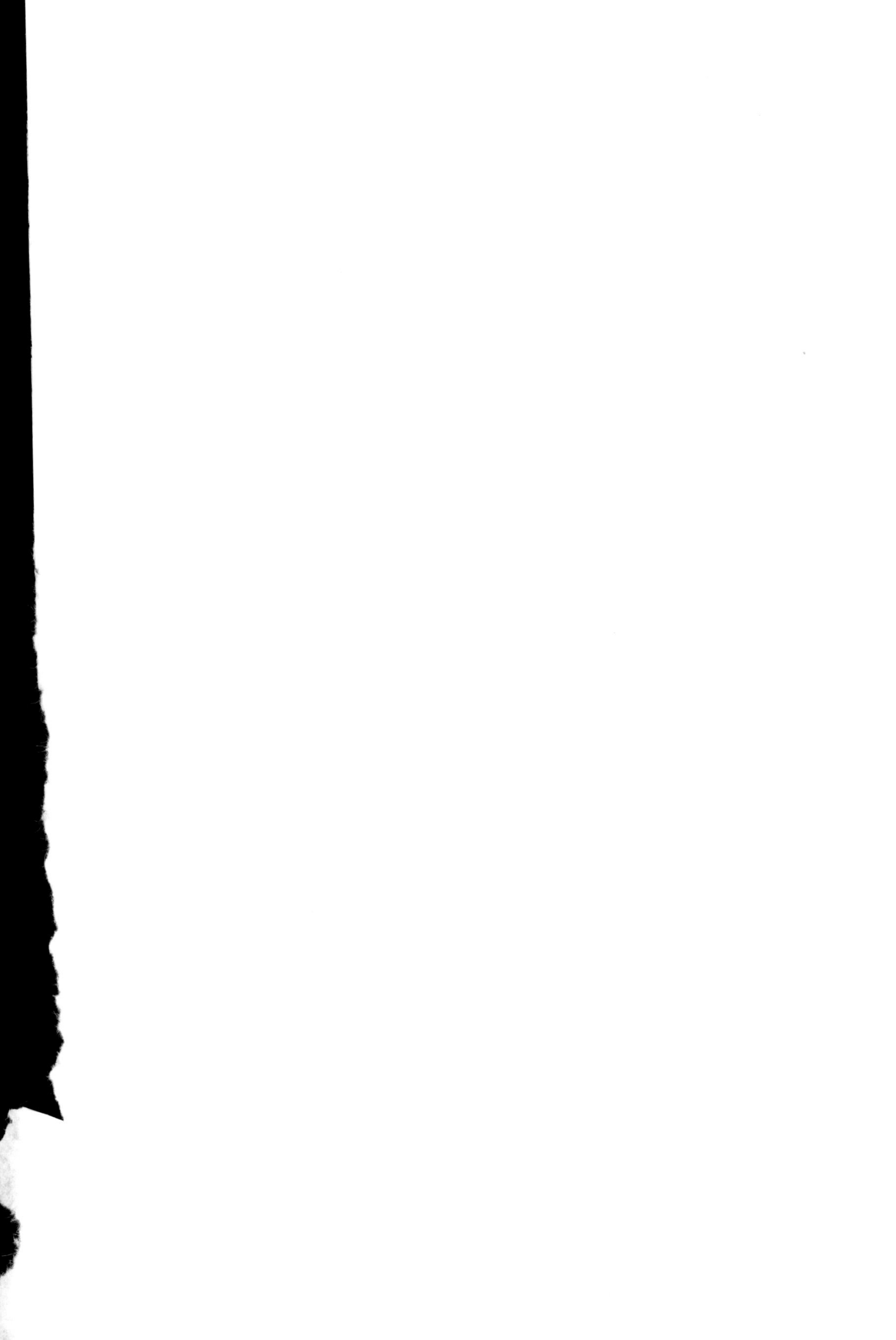

www.ingramcontent.com/pod-product-compliance
Ingram Content Group UK Ltd.
Pitfield, Milton Keynes, MK11 3LW, UK
UKHW031043260726
13965UKWH00006B/39

9 782012 394568